中医临床经典评注

U0230222

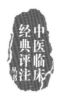

中医临床经典评注丛书

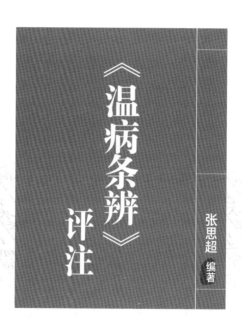

《温病条辨》评注

张思超 编著

人民卫生出版社
·北京·

图书在版编目（CIP）数据

《温病条辨》评注 / 张思超编著. —北京：人民
卫生出版社，2022.10
（中医临床经典评注丛书）
ISBN 978-7-117-33657-4

Ⅰ．①温⋯ Ⅱ．①张⋯ Ⅲ．①温病学说－中国－清代
②《温病条辨》－注释 Ⅳ．①R254.2

中国版本图书馆 CIP 数据核字（2022）第 183682 号

人卫智网	www.ipmph.com	医学教育、学术、考试、健康，购书智慧智能综合服务平台
人卫官网	www.pmph.com	人卫官方资讯发布平台

中医临床经典评注丛书——《温病条辨》评注
Zhongyi Linchuang Jingdian Pingzhu Congshu——
《Wenbing Tiaobian》Pingzhu

编　　著：张思超
出版发行：人民卫生出版社（中继线 010-59780011）
地　　址：北京市朝阳区潘家园南里 19 号
邮　　编：100021
E - mail：pmph @ pmph.com
购书热线：010-59787592　010-59787584　010-65264830
印　　刷：廊坊一二〇六印刷厂
经　　销：新华书店
开　　本：710×1000　1/16　印张：32　插页：2
字　　数：445 千字
版　　次：2022 年 10 月第 1 版
印　　次：2022 年 11 月第 1 次印刷
标准书号：ISBN 978-7-117-33657-4
定　　价：89.00 元

打击盗版举报电话：**010-59787491**　E-mail：**WQ @ pmph.com**
质量问题联系电话：**010-59787234**　E-mail：**zhiliang @ pmph.com**
数字融合服务电话：**4001118166**　E-mail：**zengzhi @ pmph.com**

作者简介

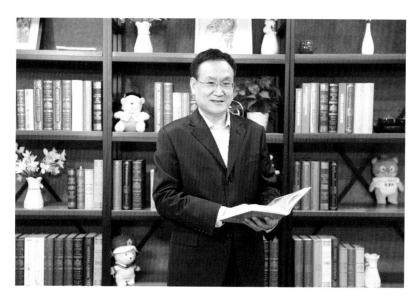

　　张思超，医学博士，山东中医药大学教授、博士生导师，山东名中医药专家，国家中医药管理局重点学科"中医健康管理学"学科带头人，国家中医药管理局中医药文化科普巡讲团专家，高等学校中医学类专业核心课程《温病学》课程联盟副理事长，中华中医药学会感染病分会副主任委员，中国中医药研究促进会温病分会副会长，山东省中医药管理局重点学科"温病学"学科带头人，山东中医药大学中医临床基础学系主任、温病教研室主任。主持国家自然科学基金等科研课题 9 项。出版著作及教材 30 余部，发表论文 120 余篇。获国家级教学成果奖二等奖 1 项，山东省教学成果奖一等奖 1 项。2020 年获"全国抗疫最美家庭"等荣誉称号。

前　言

　　吴瑭，字配珩，号鞠通。生于清乾隆二十三年（1758），卒于清道光十六年（1836）。江苏淮阴人。清代温病四大家之一。著有《温病条辨》《医医病书》《吴鞠通医案》。其代表作《温病条辨》，为温病学第一部理法方药具备的典籍。其理论溯源《内经》、问道张仲景、发扬吴又可、师承叶天士、博采众医家、摭己生平心得，合而成书。六淫邪气均有论述，以温为主，外感内伤皆有涉猎，重在外感。"自温而热而暑而湿而燥，一一条分缕析"（朱彬序）。"学者诚能究其文，通其义，化而裁之，推而行之，以治六气可也，以治内伤可也"（汪廷珍叙）。创立了三焦辨证理论体系，以温热、湿热两大纲，系统地论述了四时温病的病因、病机及证治。其方约而精，创制了诸多实用方剂，如银翘散、三仁汤、安宫牛黄丸等。在当今突发传染性疾病的中医治疗中，《温病条辨》方剂的疗效厥功至伟，突显优势。

　　《温病条辨》全书共六卷。卷首，引《内经》十九条，以溯温病理论之源。卷一、二、三，分列上、中、下三焦篇，论述各种温病的证治。体例仿仲景《伤寒论》，并于诸条之下自注自辨。卷四、五、六，为杂说、解产难、解儿难，为吴氏所撰短篇论文，论述精辟。该书于1813年由问心堂初刻付梓刊行，后流传甚广，一直被奉为学习温病必读之书。作为一名中医药大学的温病学教师，从事温病学教学、临床、科研三十余年，深切体会到《温病条辨》的地位和价值。笔者将其奉为枕中鸿宝，朝研夕究，获益良多。本次评注基于"经典—评注—理论—临床"编写理念，以《温病条辨》原文为框架，结合笔者临证体会及学习之悟，对条文的理论意义、方药使用及临床所治病症，进行分析和阐发，详略结合，较全面地揭示了吴鞠通的学术思想。对某些重要方证条文，结合临床，后附吴鞠通等古代医家及笔者所治医案，并加按语剖析之。编写注重文字与图画、表格结合，以较直观的方式理解评注内容。

　　本书以实践至上为原则，评议其理，阐发其用，充分展现中医经典奥旨与临床魅力，对中医临床各科均有启迪思维之用。广泛适用于中医及中西医结合临床医生、中医院校师生、中医爱好者学习参考。

　　是书希冀好学深思者触类引申，启迪临床。若有不合者，尚请高明之士举而正之。

张思超

2022 年 9 月　济南

评注说明

1. 本书评注以山东中医药大学图书馆所藏清嘉庆十八年问心堂刻清道光十六年重校本《温病条辨》为底本，人民卫生出版社 1963 年出版《温病条辨》排印本为校本。原著中"汪按""徵按""眉批"此次略去。

2. 原书繁体字均改为规范简化字。凡底本中因写刻致误的明显错别字，予以径改，俗写字、异体字、古今字均以简化字律齐，不出校。

3. 采用现代标点方法，对原书进行重新句读。

4. 对个别冷僻字词加以注释，采用汉语拼音法注音。

5.《温病条辨》系清代著作，度量衡仍沿用宋制，采用两、钱、分、厘、毫之目，即十毫为一厘，十厘为一分，十分为一钱，十钱为一两，以十累计，积十六两为一斤。折算方剂药物用量时，可以参照清代一两折合现在米制为 37.3g。现代处方时，中药用量一般应以 2020 年版《中华人民共和国药典》为指导，根据药物性质、剂型、配伍关系，患者的病情、年龄、体质，以及季节等变化而酌定，不必拘泥于原方剂量。

6. 本书中所引用医案，凡属笔者的医案不注明出处，凡引用已出版图书中的医案皆注明出处。

目录

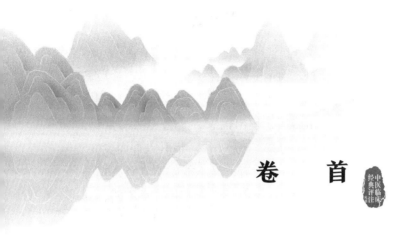

卷 首

序

温病条辨叙

　　昔淳于公[1]有言：人之所病，病病多；医之所病，病方少。夫病多而方少，未有甚于温病者矣！何也？六气之中，君相二火无论已，风、湿与燥，无不兼温，惟寒水与温相反，然伤寒者必病热。天下之病，孰有多于温病者乎？方书始于仲景，仲景之书专论伤寒，此六气中之一气耳。其中有兼言风者，亦有兼言温者，然所谓风者，寒中之风，所谓温者，寒中之温，以其书本论伤寒也。其余五气，概未之及，是以后世无传焉。虽然，作者谓圣，述者谓明，学者诚能究其文，通其义，化而裁之，推而行之，以治六气可也，以治内伤可也。亡如，世鲜知十之才士，以阙如为耻，不能举一反三，惟务按图索骥。盖自叔和而下，大约皆以伤寒之法，疗六气之疴，御风以缔[2]，指鹿为马，殆试而辄困，亦知其术之疏也。因而沿习故方，略变药味，冲和、解肌诸汤，纷然著录。至陶氏[3]之书出，遂居然以杜撰之伤寒，治天下之六气，不独仲景之书所未言者，不能发明，并仲景已定之书，尽遭窜易。世俗乐其浅近，相与宗之，而生民之祸亟矣！又有吴又可者，著《温疫论》，其方本治一时之时疫，而世误以治常候之温热。最后若方中行、喻嘉言诸子，虽列温病于伤寒之外，而治法则终未离乎伤寒之中。惟金元刘河间守真氏者，独知热病，超出诸家，所著《六书》，分三焦论治，而不墨守六经，庶几幽室一灯，中流一柱。惜其人朴而少文，其论简而未畅，其方时亦杂而不精，承其后者，又不能阐明其意，裨补其疏，而下士闻道，若张景岳之徒，方且怪而訾之，于是其学不明，其说不行。而世之俗医，遇温热之病，无不首先发表，杂以消导，继则峻投攻下，或妄用温补，轻者以重，重者以死，幸免则自谓己功，致死则不言己过，即病者亦但知膏肓难挽，而不悟药石杀人。父以授子，师以传弟，举世同风，牢不可破，肺腑无语，冤鬼夜嗥，二千余年，略同一辙，可胜慨哉！我朝治洽学明，名贤辈出，咸知溯源《灵》《素》，问道长沙。自吴人叶天士氏《温病论》《温病续论》出，然后当名辨物，好学之士，咸知向方，而贪常习故之流，犹且各是师说，恶闻至论，其粗工则又略知疏节，未达精旨，施之于用，罕得十全。吾友鞠通吴子，怀救世之心，秉超悟之哲，嗜学不厌，研理务精，抗志以希古人，虚心而师百氏，病斯世之贸贸[4]也，述先贤之格言，摅[5]生平之心得，穷源竟委，作为是书。然犹未敢自信，且惧世之未信之也，藏诸笥者久之。予谓学者之心，固无自信时也，然以天下至多之病，而竟无应病之方，幸而得之，亟宜出而公之，譬如拯溺救焚，岂待整冠束发，况乎心理无异，大道不孤，是书一出，子云其人，必当旦暮遇之，且将有阐明其意，裨补其疏，使夭札[6]之民，咸登仁寿者，此天下后世之幸，亦吴子之幸也。若夫折杨皇荂[7]，听然而笑，阳春白雪，和仅数人，自古如斯，知我罪我，一任当世，岂不善乎！吴子以为然，遂相与评骘[8]而授之梓。

嘉庆十有七年[9]壮月[10]既望，同里愚弟汪廷珍[11]谨序

【注解】

[1] 淳于公：西汉著名医家淳于意，姓淳于，名意。

[2] 御风以绨：绨，chī，细葛布。用细葛布抵挡风寒，此处比喻

方法不当。

　　[3] 陶氏：指明代医家陶节庵。

　　[4] 贸贸：纷乱貌。

　　[5] 摅：shū，抒发。

　　[6] 夭札：yāo zhá，因疫病而死亡。

　　[7] 折杨皇荂：折杨，shé yáng，意思是古俗曲名。皇荂，huáng fū，古代通俗歌曲名。

　　[8] 评骘：píng zhì，意思是评定。

　　[9] 嘉庆十有七年：即公元1812年。

　　[10] 壮月：指农历八月。

　　[11] 汪廷珍：（1757—1827），字玉粲，号瑟庵，江苏山阳人（今江苏淮安），官至礼部尚书，与吴鞠通是同里人。

温病条辨序

立天之道，曰阴与阳；立地之道，曰柔与刚；立人之道，曰仁与义。医，仁道也，而必智以先之，勇以副之，仁以成之。智之所到，汤液针灸任施，无处不当。否则卤莽不经，草菅民命矣。独是聪明者予智自雄，涉猎者穿凿为智，皆非也。必也博览载籍，上下古今，目如电，心如发，智足以周乎万物，而后可以道济天下也。在昔有熊御极，生而神灵，犹师资于僦贷季、岐伯，而《内经》作。周秦而降，代有智人。东汉长沙而外，能径窥轩岐之壶奥[1]者，指不多屈。外是缁[2]一家言，争著为书，曾未见长沙之项背者比比。所以医方之祖，必推仲景，而仲景之方，首重伤寒，人皆宗之。自晋王叔和编次《伤寒论》，则割裂附会矣。王好古辈著《伤寒续编》《伤寒类证》等书，俗眼易明，人多便之。金元以后，所谓仲景之道，日晦一日。嗟夫！晚近庸质，不知仲景，宁识伤寒，不知伤寒，宁识温病，遂至以治寒者治温。自唐宋迄今，千古一辙，何胜浩叹！然则其法当何如？曰：天地阴阳，日月水火，罔非对待之理，人自习焉不察；《内经》平列六气，人自不解耳。伤寒为法，法在救阳；温热为法，法在救阴。明明两大法门，岂可张冠李戴耶！假令长沙复起，必不以伤寒法治温也。仆[3]不敏，年少力学，搜求经史之余，偶及方书，心窃为之怦怦，自谓为人子者当知之，然有志焉而未逮也。乾隆丁未春，萱堂弗豫[4]，即以时温见背[5]，悲愤余生，无以自赎，誓必欲精于此道。庐墓[6]之中，环列近代医书，朝研而夕究，茫茫无所发明。求诸师友，浏览名家，冀有以启迪之，则所知惟糟粕。上溯而及于汉唐，洎至[7]《灵枢》《素问》诸经，捧读之余，往往声与泪俱。久之别有会心，十年而后，汩汩[8]焉若心花之漫开，觉古之人原非愚我，我自愚耳。离经泥古，厥罪惟均[9]。读书所贵，得间后可。友人吴子鞠通，通儒也，以颖悟之才，而好古敏求。其学医之志，略同于仆，近师承于叶氏，而远追踪乎仲景。其临证也，虽遇危疾，不避嫌怨。其处方也，一遵《内经》，效法仲祖。

其用药也，随其证而轻重之，而功若桴鼓。其殆智而勇，勇而仁者哉！嘉庆甲子，出所著治温法示余，余向之急欲订正者，今乃发覆析疑，力矫前非，如拨云见日，宁不快哉！阅十稔而后告成，名曰《温病条辨》。末附三卷，其一为条辨之翼，余二卷约幼科、产后之大纲，皆前人之不明六气而致误者，莫不独出心裁，发前人所未发。呜呼！昌黎[10]有云："莫为之前，虽美弗彰；莫为之后，虽圣弗传。"此编既出，将欲悬诸国门，以博弹射。积习之难革者，虽未必一时尽革，但能拾其绪余，即可为苍生之福。数百年后，当必有深识其用心者夫！然后知此编之羽翼长沙，而为长沙之功臣，实亦有熊氏之功臣也。是为序。

嘉庆癸酉[11]仲秋谷旦[12]，苏完愚弟徵保拜书

【注解】

[1]壸奥：壸，kǔn。壸奥，即事理之奥秘精细。

[2]缅：xǐ，拘泥。

[3]仆：谦辞，古时男子称自己。

[4]萱堂弗豫：萱堂，即母亲之意。弗豫，即不安乐，患病之意。

[5]见背：长辈去世。

[6]庐墓：lú mù，古人父母去世后，死者在服丧期间搭盖墓旁小屋居住，守护坟墓。

[7]洊至：jiàn zhì，再至。

[8]汩汩：gǔ gǔ，形容水流动的声音或样子，此处喻指文思勃发。

[9]厥罪惟均：其罪过仍然一样。

[10]昌黎：即韩愈，韩愈的宗族出于昌黎（今河北省昌黎县）。

[11]嘉庆癸酉：即公元1813年。

[12]谷旦：良辰，吉日的代称。

温病条辨序

天以五运六气化生万物，不能无过不及之差，于是有六淫之邪，非谓病寒不病温，病温不病寒也。后汉张仲景著《伤寒论》，发明轩岐之奥旨，如日星河岳之丽天地，任百世之钻仰[1]，而义蕴仍未尽也。然其书专为伤寒而设，未尝遍及于六淫也。奈后之医者，以治伤寒之法，应无穷之变，势必至如凿枘[2]之不相入。至明陶节庵《六书》，大改仲景之法。后之学者，苦张之艰深，乐陶之简易，莫不奉为蓍蔡[3]，而于六淫之邪，混而为一。其死于病者十二三，死于医者十八九，而仲景之说，视如土苴[4]矣。余来京师，获交吴子鞠通，见其治疾，一以仲景为依归，而变化因心，不拘常格，往往神明于法之外，而究不离乎法之中，非有得于仲景之深者不能。久之，乃出所著《温病条辨》七卷，自温而热而暑而湿而燥，一一条分缕析，莫不究其病之所从生，推而至于所终极。其为方也约而精，其为论也闳以肆。俾二千余年之尘雾，豁然一开。昔人谓仲景为轩岐之功臣，鞠通亦仲景之功臣也。余少时颇有志于医，年逾四十，始知其难，乃废然而返。今读鞠通之书，目识心融，若有牖其明而启其秘者，不诚学医者一大快事哉！爰不辞而为之序。

嘉庆辛未[5]四月既望[6]，宝应朱彬[7]序

【注解】

[1] 钻仰：zuàn yǎng，深入研求。

[2] 凿枘：záo ruì，卯眼和榫头，如果是方凿圆枘，则彼此不合。

[3] 蓍蔡：shī cài，蓍即蓍草，蔡指大龟，是古代占卜吉凶的用具，此处引申为灵验之物。

[4] 土苴：tǔ jū：苴，鞋底的草垫。土苴，比喻微贱的东西。

[5] 嘉庆辛未：即公元 1811 年。

[6] 既望：农历十六。

〔7〕朱彬：字武曹（1753—1834），乾隆六十年举人，清代医学家，江苏宝应人。其子朱士彦，历官至左都御史，工、吏、兵诸部尚书，曾为吴鞠通写传之人。

问心堂温病条辨自序

夫立德、立功、立言，圣贤事也。瑭何人斯，敢以自任？缘瑭十九岁时，父病年余，至于不起，瑭愧恨难名，哀痛欲绝，以为父病不知医，尚复何颜立天地间，遂购方书，伏读于苫块[1]之余。至张长沙"外逐荣势，内忘身命"之论，因慨然弃举子业，专事方术。越四载，犹子[2]巧官病温，初起喉痹，外科吹以冰硼散，喉遂闭，又遍延诸时医治之，大抵不越双解散、人参败毒散之外，其于温病治法，茫乎未之闻也，后至发黄而死。瑭以初学，未敢妄赞一词，然于是证，亦未得其要领。盖张长沙悲宗族之死，作《玉函经》，为后世医学之祖。奈《玉函》中之《卒病论》，亡于兵火，后世学者，无从仿效，遂至各起异说，得不偿失。又越三载，来游京师，检校《四库全书》，得明季吴又可《温疫论》，观其议论宏阔，实有发前人所未发，遂专心学步焉。细察其法，亦不免支离驳杂，大抵功过两不相掩，盖用心良苦，而学术未精也。又遍考晋唐以来诸贤议论，非不珠璧琳琅，求一美备者，盖不可得，其何以传信于来兹！瑭进与病谋，退与心谋，十阅春秋，然后有得，然未敢轻治一人。癸丑岁，都下温疫大行，诸友强起瑭治之，大抵已成坏病，幸存活数十人，其死于世俗之手者，不可胜数。呜呼！生民何辜，不死于病而死于医，是有医不若无医也，学医不精，不若不学医也。因有志采辑历代名贤著述，去其驳杂，取其精微，间附己意，以及考验，合成一书，名曰《温病条辨》，然未敢轻易落笔。又历六年，至于戊午，吾乡汪瑟庵先生促瑭曰：来岁己未湿土正化，二气中温厉大行，子盍[3]速成是书，或者有益于民生乎！瑭愧不敏，未敢自信，恐以救人之心，获欺人之罪，转相仿效，至于无穷，罪何自赎哉！然是书不出，其得失终未可见，因不揣固陋，黾勉[4]成章，就正海内名贤，指其疵谬，历为驳正，将万世赖之无穷期也。

淮阴吴瑭自序

【注解】

［1］苫块：苫，shān，草席。居父母之丧时，孝子以草席为垫，土块为枕。

［2］犹子：即侄子。

［3］盍：hé，何不。

［4］黾勉：黾，mǐn。黾勉，努力、勉力之意。

凡 例

一、是书仿仲景《伤寒论》作法，文尚简要，便于记诵。又恐简则不明，一切议论，悉于分注注明，俾纲举目张，一见了然，并免后人妄注，致失本文奥义。

一、是书虽为温病而设，实可羽翼伤寒。若真能识得伤寒，断不致疑麻桂之法不可用；若真能识得温病，断不致以辛温治伤寒之法治温病。伤寒自以仲景为祖，参考诸家注述可也；温病当于是书中之辨似处究心焉。

一、晋唐以来诸名家，其识见学问工夫，未易窥测，瑭岂敢轻率毁谤乎！奈温病一证，诸贤悉未能透过此关，多所弥缝补救，皆未得其本真，心虽疑虑，未敢直断明确，其故皆由不能脱却《伤寒论》蓝本，其心以为推戴仲景，不知反晦[1]仲景之法。至王安道始能脱却伤寒，辨证温病，惜其论之未详，立法未备。吴又可力为卸却[2]伤寒，单论温病，惜其立论不精，立法不纯，又不可从。惟叶天士持论平和，立法精细，然叶氏吴人，所治多南方证，又立论甚简，但有医案散见于杂证之中，人多忽之而不深究。瑭故历取诸贤精妙，考之《内经》，参以心得，为是编之作。诸贤如木工钻眼，已至九分，瑭特透此一分，作圆满会耳，非敢谓高过前贤也。至于驳证处，不得不下直言，恐误来学。《礼》云："事[3]师无犯无隐。"瑭谨遵之。

一、是书分为五卷：首卷历引经文为纲，分注为目，原温病之始；一卷为上焦篇，凡一切温病之属上焦者系之；二卷为中焦篇，凡温病之属中焦者系之；三卷为下焦篇，凡温病之属下焦者系之；四卷杂说、救逆、病后调治。俾阅者心目了然，胸有成局，不致临证混淆，有治上犯中，治中犯下之弊。末附一卷，专论产后调治与产后惊风、小儿急慢惊风、痘证，缘世医每于此证，惑于邪说，随手杀人，毫无依据故也。

一、《经》谓先夏至为病温，后夏至为病暑，可见暑亦温之类，暑自温而来，故将暑温、湿温，并收入温病论内。然治法不能尽与温病相同，故上焦篇内第四条谓：温毒、暑温、湿温不在此例。

一、是书之出，实出于不得已，因世之医温病者，毫无尺度，人之死于温病者，不可胜纪。无论先达后学，有能择其弊窦，补其未备，瑭将感之如师资之恩。

一、是书原为济病者之苦，医医士之病，非为获利而然，有能翻版传播者听之，务望校对真确。

一、《伤寒论》六经由表入里，由浅及深，须横看。本论论三焦由上及下，亦由浅入深，须竖看，与《伤寒论》为对待文字，有一纵一横之妙。学者诚能合二书而细心体察，自无难识之证，虽不及内伤，而万病诊法，实不出此一纵一横之外。

一、方中所定分量，宜多宜少，不过大概而已，尚须临证者自行斟酌。盖药必中病而后可，病重药轻，见病不愈，反生疑惑；若病轻药重，伤及无辜，又系医者之大戒。古人治病，胸有定见，目无全牛，故于攻伐之剂，每用多备少服法；于调补之剂，病轻者日再服，重者日三服，甚则日三夜一服。后人治病，多系捉风捕影，往往病东药西，败事甚多；因拘于约方之说，每用药多者二、三钱，少则三、五分为率，遂成痼疾。吾见大江南北，用甘草必三、五分。夫甘草之性最为和平，有国老之称，坐镇有余，施为不足，设不假之以重权，乌能为功，即此一端，殊属可笑！医并甘草而不能用，尚望其用他药哉！不能用甘草之医，尚足以言医哉！又见北方儿科于小儿痘证，自一、二朝用大黄，日加一、二钱，甚至三、五钱，加至十三、四朝，成数两之多，其势必咬牙寒战，灰白塌陷，犹曰此毒未净也，仍须下之，有是理乎？《经》曰："大毒治病，十衰其六；中毒治病，十衰其七；小毒治病，十衰其八；无毒治病，十衰其九。食养尽之，勿使过剂。"医者全在善测病情，宜多宜少，胸有确见，然后依经训约之，庶无过差也。

一、此书须前后互参，往往义详于前，而略于后，详于后，而略于前。再，法有定而病无定，如温病之不兼湿者，忌刚喜柔；愈后胃阳不复，或因前医过用苦寒，致伤胃阳，亦间有少用刚者；温病之兼湿者，忌柔喜刚；湿退热存之际，乌得不用柔哉！全在临证者善察病情，毫无差忒也。

一、是书原为温病而设，如疟、痢、疸、痹，多因暑温、湿温而成，不得不附见数条，以粗立规模，其详不及备载，以有前人之法可据，故不详论。是书所详论者，论前人之未备者也。

一、是书着眼处全在认证无差，用药先后缓急得宜，不求识证之真，而妄议药之可否，不可与言医也。

一、古人有方即有法，故取携自如，无投不利。后世之失，一失于测证无方，识证不真，再失于有方无法。本论于各方条下，必注明系用《内经》何法，俾学者知先识证，而后有治病之法，先知有治病之法，而后择用何方。有法同而方异者，有方似同而法异者，稍有不真，即不见效，不可不详察也。

一、大匠诲人，必以规矩，学者亦必以规矩。是书有鉴于唐宋以来，人自为规，而不合乎大中至正之规，以至后学宗张者非刘，宗朱者非李，未识医道之全体，故远追《玉函经》，补前人之未备，尤必详立规矩，使学者有阶可升，至神明变化出乎规矩之外，而仍不离乎规矩之中，所谓从心所欲不逾矩。是所望于后之达士贤人，补其不逮，诚不敢自谓尽善又尽美也。

【注解】
［1］反晦：晦，huì，昏暗、不明显，反晦，即不明。
［2］卸却：放下、脱离。
［3］事：侍奉。

原病篇

汪瑟庵先生参订　吴　瑭鞠通氏著
徵以园先生同参　受业侄嘉会校字
朱武曹先生点评　男　廷莲　同校

【原文】

一、《六元正纪大论》曰：辰戌[1]之岁，初之气[2]，民厉[3]温病。卯酉之岁，二之气[4]，厉大至，民善暴死。终之气[5]，其病温。寅申之岁，初之气，温病乃起。丑未之岁，二之气，温厉大行，远近咸若[6]。子午之岁，五之气[7]，其病温。巳亥之岁，终之气，其病温厉。

叙气运，原温病之始也。每岁之温，有早暮微盛不等，司天在泉[8]，主气[9]客气[10]，相加临而然也。细考《素问》注自知，兹不多赘。

按：吴又可谓温病非伤寒，温病多而伤寒少，甚通。谓非其时而有其气，未免有顾此失彼之诮[11]。盖时和岁稔[12]，天气以宁，民气以和，虽当盛之岁亦微；至于凶荒兵火之后，虽应微之岁亦盛。理数自然之道，无足怪者。

【注解】

[1]辰戌：为十二地支（子、丑、寅、卯、辰、巳、午、未、申、酉、戌、亥）中的两个组合。

[2]初之气：每年主时六气的第一气，是指大寒至春分，包括立春、雨水、惊蛰三个节气，为厥阴风木所主。古人把六气分主一年二十四节气，分作六步，即初之气、二之气、三之气、四之气、五之

气、终之气。

　　[3] 厉：通"疠"，指强烈传染性及流行性的一类疾病。

　　[4] 二之气：指春分至小满，包括清明、谷雨、立夏三个节气，为少阴君火所主。

　　[5] 终之气：即六之气，指小雪至大寒，包括大雪、冬至、小寒三个节气。为太阳寒水所主。

　　[6] 咸若：皆一样，都如此之意。

　　[7] 五之气：指秋分至小雪，包括寒露、霜降、立冬三个节气，为阳明燥金所主。

　　[8] 司天在泉：司天与在泉的合称。司天象征在上，主上半年及全年的气运情况；在泉象征在下，主下半年的气运情况。根据纪年干支，确定十二地支每年的司天在泉。

　　[9] 主气：一年主时之气，分主农历的二十四节气。其顺序为：初之气厥阴风木，二之气少阴君火，三之气少阳相火，四之气太阴湿土，五之气阳明燥金，六之气太阳寒水。此顺序固定不变。

　　[10] 客气：是每岁时令气候的异常变化，每年变化不同。

　　[11] 诮：qiào，责备之意。

　　[12] 时和岁稔：shí hé suì rěn，指四时和顺，五谷丰收，意即社会太平安和之象。

【评议】

　　《素问·六元正纪大论》是中医论述运气理论专篇，探讨了风、火、湿、热、燥、寒六气变化的本原，揭示了不同纪年对天、地、人及疾病等影响的变化规律。吴氏原病篇首条引用此篇摘录内容，以说明温病产生之源与此六气密切相关，并根据不同的地支年份阐释温病、厉病的发病特点。

　　本条提出了"病温""温病""厉""温厉"病名，此四种疾病可发生于不同纪年、不同节气，即吴氏所说"每岁之温，有早暮微盛不等"。《内经》多篇提到"温病"与"病温"病名，笔者认为，二者不可视为同一疾病。根据论中前后语境及现代温病学知识，"病温"多指的是发于春天的"春温"病，或发生于"五之气""终之气"时令所表现的"春令反行""阳气布，候反温"的风温（冬温）病。此处"温病"是指发于某个季节的外感热病，与现代温病学所描述的温病概念不完全相同，但从语境描述看，"温病"似包含"病温"，这也与现代温病学相关基本概念吻合。"厉"有猛烈之意，同"疬"，即具有强烈传染性及流行性的一类疾病，相当于现在"疫病"，其性质多种。"温厉"则属于厉中属性为温热性质的厉，相当于现代所说的"温疫"。"温厉"隶属于"厉"中，属厉病中一类。

吴鞠通认为，以上疾病的发生，一是与司天、在泉、主气、客气相互加临相关。二是与社会因素密切联系。时和岁稔，"虽当盛之岁亦微；至于凶荒兵火之后，虽应微之岁亦盛"，符合实际（表1）。

表1　温病发生与年岁、六气关系表

年岁	六气时间	患温病情况
子午之岁	五之气	其病温
丑未之岁	二之气	温厉大行，远近咸若
寅申之岁	初之气	温病乃起
卯酉之岁	二之气、终之气	厉大至，民善暴死；其病温
辰戌之岁	初之气	民厉温病
巳亥之岁	终之气	其病温厉

【原文】

二、《阴阳应象大论》曰：喜怒不节，寒暑过度，生乃不固。故重阴必阳，重阳必阴。故曰：冬伤于寒，春必病温。

上节统言司天之病，此下专言人受病之故。

细考宋元以来诸名家，皆不知温病伤寒之辨。如庞安常之《卒病论》[1]，朱肱之《活人书》，韩祗和之《微旨》，王实之《证治》，刘守真之《伤寒医鉴》《伤寒直格》，张子和之《伤寒心镜》等书，非以治伤寒之法治温病，即将温暑认作伤寒，而疑麻桂之法不可用，遂别立防风通圣、双解通圣、九味羌活等汤，甚至于辛温药中加苦寒，王安道《溯洄集》中辩之最详，兹不再辩。论温病之最详者，莫过张景岳、吴又可、喻嘉言三家。时医所宗者，三家为多，请略陈之：按张景岳、喻嘉言，皆著讲寒字，并未理会本条上有"故曰"二字，上文有"重阴必阳，重阳必阴"二句。张氏立论出方，悉与伤寒混，谓温病即伤寒，袭前人之旧，全无实得，固无足论。喻氏立论，虽有分析，中篇亦混入伤寒少阴、厥阴证，出方亦不能外辛温发表、辛热温里，为害实甚。以苦心力学之士，尚不免智者千虑之失，尚何怪后人之无从取法，随手杀人哉！甚矣，学问之难也！吴又可实能识得寒温二字，所见之证，实无取乎辛温、辛热、甘温，又不明伏气为病之理，以为何者为即病之伤寒，何者为不即病待春而发之温病，遂直断温热之原非风寒所中，不责己之不明，反责经言之谬。瑭推原三子之偏，各自有说：张氏混引经文，将论伤寒之文，引证温热，以伤寒化热之后，经亦称热病故也，张氏不能分析，遂将温病认作伤寒。喻氏立论，开口言春温，当初春之际，所见之病，多有寒证，遂将伤寒认作温病。吴氏当崇祯凶荒兵火之际，满眼温疫，遂直辟经文"冬伤于寒，春必病温"之文。盖皆各执己见，不能融会贯通也。瑭按伏气为病，如春温、冬咳、温疟，《内经》已明言之矣。亦有不因伏气，乃司天时令现行之气，如前列《六元正纪》所云是也。此二者，皆理数之常者也。更有非其时而有其气，如又可所云戾气，间亦有之，乃其变也。惟在司命者善查其常变而补救之。

【注解】

［1］《卒病论》：庞安常的著作为《伤寒总病论》，此《卒病论》疑有误。

【评议】

1. 疾病病因——喜怒不节，寒暑过度

中医将疾病的病因分为外感六淫及内伤七情。风寒暑湿燥火，正常情况下称为六气，太过或不及则成六淫邪气。喜怒忧思悲惊恐七情，为人类正常的生理活动，若喜怒不节，则成病理。因此，调摄情志，规避异常气候变化，可防止疾病发生。温病的预防仍要遵循此病因学说，但主要是防止外感六淫的侵入，同时注意七情有节，以防伤正。

2. 疾病病机——重阴必阳，重阳必阴

阴阳平衡，阴平阳秘是正常的生理特点。当喜怒不节，寒暑过度时，人体阴阳平衡则出现紊乱。阴偏盛则会出现阳病，阳偏盛则会出现阴病。阴盛虚寒证进一步发展，则可呈现阳热之象，如肾阳虚衰时，虚阳可浮越于外而出现面部潮红，此为真寒假热证。阳盛实热证进一步发展也会出现寒象，如阳明腑实证的四肢厥冷等，此为真热假寒证。因此，中医治病是根据阴阳变化来辨证用药，以调整其阴阳盛衰，使之平衡。

3. 伏气温病——冬伤于寒，春必病温

此语为《内经》伏气温病的最早记载。冬日寒邪主令，在人体阴精不足时，邪伏体内，郁而化热，至春季发为春温病，起病则呈现里实热证。由于古人认识疾病以六淫寒邪为主，但患者春季来诊时，却出现里热之象，用寒邪无法解释，遂产生了寒邪内伏，郁而化热的伏气温病学说。

4. 医家评价——寒温认识，有褒有贬

吴氏认为，宋元以来的诸多医家，"皆不知温病伤寒之辨"，对一些医家将温、暑误作伤寒，应用麻黄、桂枝发汗，甚至于辛温药中加苦寒药治疗，提出了质疑。对温病论述最详者张景岳、吴又可、喻嘉言三人有褒有贬。吴氏对张、喻二氏未能脱离伤寒框架的评述甚是，但对吴又可的评价有失偏颇，其实吴又可针对温疫病的病因、发病及治疗有其独到见解，吴鞠通在本书自序中，也承认《温疫论》一书"议论宏阔，实有发前人所未发"，成为其"遂专心学步焉"的重要著作。

【原文】

三、《金匮真言论》曰：夫精者，身之本也，故藏于精者，春不病温。

《易》曰：履霜坚冰至[1]，圣人恒示戒于早，必谨于微。《记》曰：

凡事豫则立[2]。《经》[3]曰：上工不治已病治未病，圣人不治已乱治未乱。此一节当与《月令》[4]参看，与上条冬伤于寒互看。盖谓冬伤寒则春病温，惟藏精者足以避之。故《素问》首章《上古天真论》即言男女阴精之所以生，所以长，所以枯之理；次章紧接《四气调神大论》，示人春养生以为夏奉长之地，夏养长以为秋奉收之地，秋养收以为冬奉藏之地，冬养藏以为春奉生之地。盖能藏精者，一切病患皆可却，岂独温病为然哉！《金匮》谓五脏元真通畅，人即安和是也。何喻氏不明此理，将冬伤于寒作一大扇文字，将不藏精又作一大扇文字，将不藏精而伤于寒，又总作一大扇文字，勉强割裂《伤寒论》原文以实之，未免有过虑则凿之弊。不藏精三字须活看，不专主房劳说，一切人事之能摇动其精者皆是，即冬日天气应寒而阳不潜藏，如春日之发泄，甚至桃李反花之类亦是。

【注解】

[1] 履霜坚冰至：脚踩着薄霜应想到坚实的冰层即将到来。事物初露苗头，就应有所警戒。出自《周易·坤》。

[2] 凡事豫则立：凡做任何事情，事前有所准备就可以成功。出自《礼记·中庸》。

[3] 《经》：指《内经》，下同。

[4] 《月令》：《礼记》中篇名，为古代天文历法著作，以四时为纲、十二月为目，记述每年12个月时令和有关宜忌事物。

【评议】

此处之精为广义之精，包括先天之精和后天之精。精是人体功能活动的重要物质基础，其强弱直接影响邪气的侵入和发病，故吴氏指出"盖能藏精者，一切病患皆可却"。温病容易伤阴精，而阴精不足，亦极易罹患温病。因此，平时应注意"藏精"，勿使阴精亏损。吴氏引用《周易》《礼记》《内经》《金匮》之语，说明人体藏精的重要性，即使精伤轻微，亦应引起足够重视，"履霜坚冰至"，"凡事豫则立"，告诫人们要藏精充足，平时须有"恒示戒于早，必谨于微"的良好行为。

吴氏对"不藏精"原因分析极为精辟。房劳伤精，但不专主房事，提出了一切人事，"能摇动其精者皆是"的观点，对人们日常藏精保精有重要指导意义。

【原文】

四、《热论篇》曰：凡病伤寒而成温者，先夏至日者为病温，后夏至日者为病暑。暑当与汗出，勿止。

温者，暑之渐也。先夏至，春候也。春气温，阳气发越，阴精不足以承之，故为病温。后夏至，温盛为热，热盛则湿动，热与湿搏而为暑也。勿者，禁止之词。勿止暑之汗，即治暑之法也。

【评议】

此处"伤寒"可理解为"伤于寒邪"，凡是伤于寒邪而形成温病的，可从两方面认识：一是感受寒邪后，邪气伏藏，在内郁而化热，至夏至之前发病的，称为病温，即现代所称的春温病；二是感受寒邪，外邪引动体内的伏热，形成表里同病的温病。感受寒邪导致温病，多从伏气学说认识。夏至以后发生的温病，称为病暑，即现代所称的暑温病。暑温病为感受暑热之邪即时发病，按发病类型分，本病属新感温病。

吴氏提出了温、暑的区别："温者，暑之渐也。"是从热势程度而言，二者皆有内热证，均可采取清泄里热法治疗。但作为春温与暑温在发病季节及临床特征上，还是有明显不同。发于春天的病温，内因为阴精不足，故滋养阴精是重要一法。发于夏天的暑病，病因为湿热，即吴氏说"热与湿搏而为暑也"，暑邪必夹湿，是吴氏论治暑病的重要病因指导。暑为阳邪，其性开泄，病变过程易汗出，当以清暑泄热为主，不可止汗。

【原文】

五、《刺志论》曰：气盛身寒，得之伤寒；气虚身热，得之伤暑。

此伤寒、暑之辨也。《经》语分明如此，奈何世人悉以治寒法治温、暑哉！

【评议】

感受寒邪后，身体必恶寒，因为寒性收引凝滞，寒不伤气，故云"气盛身寒，得之伤寒"。暑邪伤人，病必身热，因为暑为阳邪，易耗气伤津，故云"气虚身热，得之伤暑"。

夏日伤暑也有兼身寒者，多为夏日贪凉饮冷，野外露宿所致。表现为发热恶寒，头身疼痛，无汗，脘痞，心烦，舌苔薄腻等。

伤寒、伤暑病因分明，治疗明显有别，不可悉以治伤寒法而治温、暑病。

【原文】

六、《生气通天论》曰：因于暑，汗，烦则喘喝[1]，静则多言。

暑中有火，性急而疏泄，故令人自汗。火与心同气相求，故善烦（烦，从火从页，谓心气不宁，而面若火烁也）。烦则喘喝者，火克金故喘，郁遏胸中清廓之气，故欲喝而呻之。其或邪不外张而内藏于心，则静；心主言，暑邪在心，虽静亦欲自言不休也。

【注解】

[1]喘喝：呼吸困难而喉中有声。

【评议】

暑为火热之邪，易致腠理开泄，故有汗出；火邪克金，肺失宣降，故喘喝；心主神明，"火与心同气相求"，暑热扰神则神志异常。根据暑邪程度，其心神异常可表现为"烦""多言"等不同。

吴氏引用本篇原文不全，后面遗漏了语句"体若燔炭，汗出而散"。暑邪除上述表现外，尚有身体灼热似火炭之症。治法当透热外出，使邪热通过汗出而解除。

【原文】

七、《论疾诊尺篇》曰：尺肤[1]热甚，脉盛躁者，病温也；其脉盛而滑者，病且出也。

此节以下，诊温病之法。

《经》之辨温病分明如是，何世人悉谓伤寒，而悉以伤寒足三阴经温法治之哉！张景岳作《类经》，割裂经文，蒙混成章，由未细心绌绎[2]也。尺肤热甚，火烁精也；脉盛躁，精被火煎沸也；脉盛而滑，邪机向外也。

【注解】

[1] 尺肤：前臂内侧自肘关节至腕关节部位的皮肤。

[2] 绌绎：chōu yì，绌，引出。绌绎，理出头绪，引申为阐述。

【评议】

1. 温病切脉——脉盛躁

温病为温邪所致，其脉当数。脉盛躁是指脉象快速，急数躁动，其机理为"精被火煎沸也"，即温邪鼓动阴精，火热煎灼津液而沸腾。此脉象多见于温热类温病里热炽盛，正邪抗争阶段，若正气不足，阴津严重亏乏，脉象则不盛躁而细数。若脉盛而滑，说明邪热虽盛而正气亦足，正气抗邪有力，为"邪机向外也"的表现。

湿热类温病，脉象表现不如温热类温病盛躁，多见脉濡、缓、细等，但当湿邪化燥化火后，也可呈现脉盛躁之征。

2. 温病切肤——尺肤热

尺肤热，即尺部肌肤热甚，为温病里热阴伤的表现，正如吴氏所说"火烁精也""火反克水也"（《温病条辨·上焦篇》第三条自注）。判断伤寒、温病，尺肤热否具有一定的临床指导意义。伤寒以恶寒为主，即使出现身热，但尺肤热不甚；温病为里热阴伤，初起即可有尺肤热之征。

【原文】

八、《热病篇》曰：热病三日，而气口[1]静，人迎[2]躁者，取之诸阳五十九刺，以泻其热而出其汗，实其阴以补其不足者。身热甚，阴阳皆静者，勿刺也；其可刺者，急取之，不汗出则泄。所谓勿刺者，有死征也。热病七日八日，动喘而弦[3]者，急刺之，汗且自出，浅刺手大指间。热病七日八日，脉微小，病者溲血，口中干，一日半而死，脉代者一日死。热病已得汗出而脉尚躁，喘，且复热，勿刺肤，喘甚者死。热病七日八日，脉不躁，躁不散数，后三日中有汗，三日不汗，四日死；未曾汗者，勿腠刺之。热病不知所痛，耳聋不能自收，口干，阳热甚，阴颇有寒者，热在骨髓，死不可治。热病已得汗而脉尚躁盛，此阴脉之极也，死；其得汗而脉静者生。热病者，脉尚躁盛而不得汗者，此阳脉之极也，死（阳脉之极，虽云死征，较前阴阳俱静有差。此证犹可大剂急急救阴，亦有活者。盖已得汗而阳脉躁甚，邪强正弱，正尚能与邪争，若留得一分正气，便有一分生理，只在留之得法耳。至阴阳俱静，邪气深入下焦阴分，正无捍邪之意，直听邪之所为，不死何待）。脉盛躁，得汗静者生。热病不可刺者有九：一曰汗不出，大颧发赤，哕者死。二曰泄而腹满甚者死。三曰目不明，热不已者死。四曰老人、婴儿，热而腹满者死。五曰汗不出[4]，呕，下血者死。六曰舌本烂，热不已者死。七曰咳而衄，汗不出，出不至足者死。八曰髓热者死。九曰热而痉者死，腰折、瘛疭、齿噤龂也。凡此九者，不可刺也。太阳之脉色荣颧骨，热病也，与厥阴脉争见者，死期不过三日。少阳之脉色荣颊前，热病也，与少阴脉争见者，死期不过三日。

此节历叙热病之死征，以禁人之刺，盖刺则必死也。然刺固不可，亦间有可药而愈者。盖刺法能泄能通，开热邪之闭结最速。至于益阴以留阳，实刺法之所短，而汤药之所长也。

热病三日而气口静人迎躁者，邪机尚浅，在上焦，故取之诸阳以泄其阳邪，阳气通则汗随之。实其阴以补其不足者，阳盛则阴衰，泻阳则阴得安其位，故曰实其阴。泻阳之有余，即所以补阴之不足，故曰补其不足也。

身热甚而脉之阴阳皆静，脉证不应，阳证阴脉，故曰勿刺。

热病七八日，动喘而弦，喘为肺气实，弦为风火鼓荡，故浅刺手大指间，以泄肺热，肺之热痹开则汗出。大指间，肺之少商穴也。

热证七八日，脉微小者，邪气深入下焦血分，逼血从小便出，故溲血；肾精告竭，阴液不得上潮，故口中干；脉至微小，不惟阴精竭，阳气亦从而竭矣，死象自明。倘脉实者可治，法详于后。

热病已得汗，脉尚躁而喘，故知其复热也。热不为汗衰，火热克金故喘。金受火克，肺之化源欲绝，故死。间有可治，法详于后。

热病不知所痛，正衰不与邪争也；耳聋，阴伤精欲脱也；不能自收，真气惫也；口干热甚，阳邪独盛也；阴颇有寒，此寒字作虚字讲，谓下焦阴分颇有虚寒之证，以阴精亏损之人，真气败散之象已见，而邪热不退，未有不乘其空虚而入者，故曰热在骨髓，死不治也。其有阴衰阳盛而真气未至溃败者，犹有治法，详见于后。

热病已得汗而脉尚躁盛，此阴虚之极，故曰死。然虽不可刺，犹可以药，沃之得法，亦有生者，法详于后。

脉躁盛不得汗，此阳盛之极也。阳盛而至于极，阴无容留之地，故亦曰死。然用药开之得法，犹可生。法详于后。

汗不出而颧赤，邪盛不得解也；哕，脾阴病也。阴阳齐病，治阳碍阴，治阴碍阳，故曰死也。泄而腹满甚，脾阴病重也，亦系阴阳皆病。目不明，精散而气脱也。《经》曰：精散视岐；又曰：气脱者目不明。热犹未已，仍铄其精而伤其气，不死得乎！老人、婴儿，一则孤阳已衰，一则稚阳未足，既得温热之阳病，又加腹满之阴病，不必至于满甚，而已有死道焉。汗不出，为邪阳盛，呕为正阳衰；下血者，热邪深入，不得外出，必逼迫阴络之血下注，亦为阴阳两伤也。舌本烂，肾脉、胆脉、心脉皆循喉咙，系舌本，阳邪深入，则一阴一阳之火结于血分，肾水不得上济，热退犹可生，热仍不止，故曰死也。咳而衄，邪闭肺络，上行清道，汗出邪泄可生，不然，则化源绝矣。髓热者，邪入至深至于肾部也。热而痉，邪入至深至于肝部也。以上九条，虽皆不可刺，后文亦间立治法，亦有可生者。太阳之脉色荣颧骨为热病者，按手太阳之脉，由目内眦斜络于颧，而与足太阳交，是颧者，两太阳交处也。太阳属水，水受火沸，故色荣赤为热病也。与厥阴脉争见，厥阴，木也，水受火之反克，金不来生水反生火，水无容足之地，故死速也。少阳之脉色荣颊前为热病者，按手少阳之脉，出耳前，过客主人[5]前（足少阳穴），交颊至目锐眦而交足少阳，是颊前两少阳交处也，少阳属相火，火色现于二经交会之处，故为热病也。与少阴脉争见，少阴属君火，二火相炽，水难为受，故亦不出三日而死也。

【注解】

［1］气口：指手腕部的寸口诊脉处，也有指右手寸部脉。

［2］人迎：喉结旁两侧颈总动脉的搏动处，也有指左手寸部脉。

［3］动喘而弦：此处动、弦指脉象。喘指气息言，呼吸困难。

［4］汗不出：原为"汗大出"，据《灵枢·热病》改。

［5］客主人：足少阳经的上关穴。

【评议】

吴氏引《灵枢·热病》内容，以说明热病的表现、死证、治法及刺禁。温病的基本特征是发热，并伴有热盛伤阴的一般表现，如口干、汗出、舌红、苔黄等，严重者，出现营血分及心包病变，如溲血、神志异常等。热邪亢盛的脉象为躁盛、数、弦等。危重脉象有微小、脉代等。根据其脉症表现，论述了可刺、禁刺之法。热病用刺法，其目的是"刺法能泄能通，开热邪之闭结最速"，但对于补阴，刺法有其短板，"而汤药之所长也"，可用服用汤药以滋补阴液。

泻阳补阴是温病的基本治则。泻阳即泄热，"泻阳则阴得安其位"，"泻阳之有余，即所以补阴之不足"，人体阴液得以保存，正气充足，则能更好地抗邪外出。可见，温热类温病，重在救阴，救阴之先，必须泻阳。

温病的死证大都属于热邪较重，导致肺化源欲绝、脾阴衰败、阴阳气衰、严重下血等，或伤及肝肾髓之阴精，或见于老人、婴儿患温病。死证属于急危重症，当积极救治，或针、或药、或针药并用。

【原文】

九、《评热病论》：帝曰：有病温者，汗出辄复热，而脉躁疾，不为汗衰，狂言不能食，病名为何？岐伯曰：病名阴阳交，交者死也。人所以汗出者，皆生于谷，谷生于精。今邪气交争于骨肉而得汗者，是邪却而精胜也。精胜则当能食而不复热。复热者，邪气也，汗者，精气也。今汗出而辄复热者，邪气胜也；不能食者，精无俾也；病而留者，其寿可立而倾也。且夫《热论》曰：汗出而脉尚躁盛者死。今脉不与汗相应，此不胜其病也，其死明矣。狂言者，是失志，失志者死。今见三死，不见一生，虽愈必死也。

此节语意自明，《经》谓：必死之证，谁敢谓生。然药之得法，有可生之理，前所谓针药各异用也，详见后。

【评议】

阴阳交，《内经》谓之病名，实为温病过程中的一种病机改变，即阳热之邪入于阴分交结不解。主要表现为：汗出后仍发热，脉象躁疾，语言狂乱，不能食等。"交者死也"，故本病属邪盛正衰的危重病证，正衰主要为精气亏损，若阴精胜，则能食、能寿、能退邪，强调了人体阴精在温病发病及转归中的重要作用。

阳热交于阴分，有轻有重，并非都是死证。对于危重症者，辨证用药得法，仍有可生之机。

【原文】

十、《刺热篇》曰：肝热病者，小便先黄，腹痛多卧，身热。热争则狂言及惊，胁满痛，手足躁，不得安卧。庚辛甚，甲乙大汗，气逆则庚辛日死。刺足厥阴、少阳。其逆则头痛员员[1]，脉引冲头也。

肝病小便先黄者，肝脉络阴器；又肝主疏泄，肝病则失其疏泄之职，故小便先黄也。腹痛多卧，木病克脾土也。热争，邪热甚而与正气相争也。狂言及惊，手厥阴心包病也，两厥阴同气，热争则手厥阴亦病也。胁满痛，肝脉行身之两旁，胁，其要路也。手足躁，不得安卧，肝主风，风淫四末，又木病克土，脾主四肢，木病热，必吸少阴肾中真阴，阴伤，故骚扰不得安卧也。庚辛金日克木，故甚。甲乙肝木旺时，故汗出而愈。气逆，谓病重而不顺其可愈之理，故逢其不胜之日而死也。刺足厥阴、少阳，厥阴系本脏，少阳，厥阴之腑也，并刺之者，病在脏，泻其腑也。逆则头痛以下，肝主升，病极而上升之故。

自庚辛日甚以下之理，余脏仿此。

【注解】

[1]员员：眩晕之意。

【评议】

《素问·刺热》从肝经循行、肝主疏泄、五行生克等方面论述了肝热病的表现、预后及治法。吴氏对其进行了详细的机理分析。肝热病的主要临床表现有：小便黄，腹痛，多卧或不得安卧，身热，狂言，惊骇，胁满痛，手足躁扰等。肝热病主要涉及脏腑除肝外，尚有脾、肾、心包等。

庚辛属金，为克木之时，此时肝木功能不能发挥，故病甚。甲乙属木，为肝旺之时，可汗出而愈。若邪气逆乱，不顺其甲乙可愈之理，故逢其不胜之日庚辛而死。厥阴肝与少阳胆为表里，宜用刺足厥阴、少阳穴位治疗。肝热病，刺少阳胆，是"病在脏，泻其腑也"的治疗思想。

【原文】

十一、心热病者，先不乐，数日乃热。热争则卒心痛，烦闷，善呕，头痛，面赤，无汗。壬癸甚，丙丁大汗，气逆则壬癸死。刺手少阴、太阳。

心病先不乐者，心包名膻中，居心下，代君用事。《经》谓：膻中为臣使之官，喜乐出焉。心病故不乐也。卒心痛，凡实痛，皆邪正相争，热争，故卒然心痛也。烦闷，心主火，故烦，膻中气不舒，故闷。呕，肝病也，两厥阴同气，膻中代心受病，故热甚而争之后，肝病亦见也，且邪居膈上，多善呕也。头痛，火升也。面赤，火色也。无汗，汗为心液，心病故汗不得通也。

【评议】

《素问·刺热》从心主神明、心为火脏、汗为心之液、五行生克等方面，论述了心热病的表现、预后及治法。心热病的主要临床表现有：

不乐，发热，卒心痛，心烦胸闷，呕吐，头痛，面赤，无汗等。心热病主要涉及部位除心外，尚有肝、膻中等。

壬癸属水，为克火之时，此时心神功能不能发挥，故病甚。丙丁属火，为心旺之时，可汗出而愈。若邪气逆乱，不顺其丙丁可愈之理，故逢其不胜之日壬癸而死。手少阴与手太阳为心与小肠相表里，宜用刺手少阴、手太阳穴位治疗。

【原文】

十二、脾热病者，先头重，颊痛，烦心，颜[1]青，欲呕，身热。热争则腰痛，不可用俯仰，腹满泄，两颔[2]痛。甲乙甚，戊己大汗，气逆则甲乙死。刺足太阴、阳明。

脾病头先重者，脾属湿土，性重，《经》谓：湿之中人也，首如裹，故脾病头先重也。颊，少阳部也，土之与木，此负则彼胜，土病而木病亦见也。烦心，脾脉注心也。颜青欲呕，亦木病也。腰痛不可用俯仰，腰为肾之府，脾主制水，肾为司水之神，脾病不能制水，故腰痛；再脾病胃不能独治，阳明主约束而利机关，故痛而至于不可用俯仰也。腹满泄，脾经本病也。颔痛，亦木病也。

【注解】

[1] 颜：指额部。

[2] 颔：hàn，下颌

【评议】

《素问·刺热》从脾湿及脾胃、肝脾、脾肾相关性、五行生克等方面，论述了脾热病的表现、预后及治法。脾热病的主要临床表现有：头重，颊痛，心烦，额头青，欲呕，身热，腰痛，不可俯仰，腹满，泄泻，两下颌痛等。脾热病主要涉及部位除脾外，尚有肝、胃、肾、心等。

甲乙属木，为克土之时，此时脾功能不能发挥，故病甚。戊己属土，为脾旺之时，可汗出而愈。若邪气逆乱，不顺其戊己可愈之理，故逢其不胜之日甲乙而死。足太阴与足阳明，为脾与胃相表里，宜用刺足太阴、足阳明穴位治疗。

【原文】

十三、肺热病者，先淅然厥，起毫毛，恶风寒，舌上黄，身热。热争则喘咳，痛走胸膺背，不得太息，头痛不堪，汗出而寒。丙丁甚，庚辛大汗，气逆则丙丁死。刺手太阴、阳明，出血如大豆，立已。

肺病先恶风寒者，肺主气，又主皮毛，肺病则气贲郁不得捍卫皮毛也。舌上黄者，肺气不化则湿热聚而为黄苔也（按：苔字，方书悉作胎。胎乃胎包之胎，特以苔生舌上，故从肉旁。不知古人借用之字甚多，盖湿热蒸而生苔，或黄，或白，或青，或黑，皆因病之深浅，或寒，或热，或燥，或湿而然，如春夏间石上土坂之阴面生苔者然。故本论苔字，悉从草不从肉）。喘，气郁极也。咳，火克金也。胸膺，背之府也，皆天气主之，肺主天气，肺气郁极，故痛走胸膺背也。走者，不定之词。不得太息，气郁之极也。头痛不堪，亦天气贲郁之极也。汗出而寒，毛窍开，故汗出，汗出卫虚，故恶寒，又肺本恶寒也。

【评议】

《素问·刺热》从肺主皮毛、肺主气、司呼吸及五行生克等方面，论述了肺热病的表现、预后及治法。肺热病的主要临床表现有：先恶风寒，舌苔黄，身热，喘咳，胸膺背疼痛，不能大声叹气，头痛，汗出等。本篇肺热病主要涉及肺脏，另有胸膺、头等部位。

丙丁属火，为克金之时，此时肺功能不能发挥，故病甚。庚辛属金，为肺旺之时，可汗出而愈。若邪气逆乱，不顺其庚辛可愈之理，故逢其不胜之日丙丁而死。手太阴与手阳明，为肺与大肠相表里，宜用刺手太阴、手阳明穴位治疗。

【原文】

十四、肾热病者，先腰痛，胻[1]痠，苦渴数饮，身热；热争则项痛而强，胻寒且痠，足下热，不欲言，其逆则项痛，员员澹澹然[2]；戊己甚，壬癸大汗，气逆则戊己死。刺足少阴、太阳。

肾病腰先痛者，腰为肾之府，又肾脉贯脊，会于督之长强穴。胻，肾脉入跟中，以上腨[3]内，太阳之脉亦下贯腨内，腨即胻也；痠，热烁液也。苦渴数饮，肾主五液[4]而恶燥，病热则液伤而燥，故苦渴而饮水求救也。项，太阳之脉，从巅入络脑，还出别下项；肾病至于热争，脏病甚而移之腑，故项痛而强也。胻寒且痠，胻义见上，寒，热极为寒也；痠，热烁液也。足下热，肾脉从小指之下，邪趋足心涌泉穴，病甚而热也。不欲言，心主言，肾病则水克火也。员员澹澹，状其痛之甚而无奈也。

【注解】

［1］胻：héng，足胫部，吴鞠通、柳宝诒注：腨即胻也。

［2］员员澹澹然：员员，头晕之意。澹，dàn，澹澹，一是水波动貌；二是静止之意。员员澹澹然，意即头晕，头项强不能转动。

［3］腨：shuàn，小腿肚。

［4］五液：指汗、涕、泪、涎、唾五种人体分泌液的合称。

【评议】

《素问·刺热》从肾的位置、肾经循行、肾主五液及五行生克等方面，论述了肾热病的表现、预后及治法。肾热病的主要临床表现有：腰痛，足酸，口渴欲饮，身热，项痛而强，小腿肚怕冷且酸，足下热，不欲言语等。本篇肾热病主要涉及脏腑除肾外，尚有心等。

戊己属土，为克水之时，此时肾功能不能发挥，故病甚。壬癸属水，为肾旺之时，可汗出而愈。若邪气逆乱，不顺其壬癸可愈之理，故逢其不胜之日戊己而死。足少阴与足太阳，为肾与膀胱相表里，宜用刺足少阴、足太阳穴位治疗。

【原文】

十五、肝热病者，左颊先赤；心热病者，颜[1]先赤；脾热病者，鼻先赤；肺热病者，右颊先赤；肾热病者，颐[2]先赤。病虽未发，见赤色者刺之，名曰治未病。

此节言五脏欲病之先，必各现端绪于其部分，示人早治，以免热争则病重也。

【注解】

[1] 颜：前额。

[2] 颐：yí，颊，腮。

【评议】

人面南而立，则左颊为东，右颊为西，前额为南，下颐为北，鼻居中央。东方甲乙木，属肝，故肝热病左颊先赤；南方丙丁火，属心，故心热病前额先赤；中央戊己土，属脾，故脾热病鼻先赤；西方庚辛金，属肺，故肺热病右颊先赤；北方壬癸水，属肾，故肾热病颐先赤。

五脏热病未发之前，在其所主部位有一定先兆，早期及时发现予以治疗，则可防微杜渐，属于治未病思想（表2）。

表 2　五脏热病表

五脏热病	将发先兆	先有症状	常见症状	病甚时	病愈时	治法
肝热病	左颊先赤	小便黄	腹痛多卧，身热，狂言及惊，胁满痛，手足躁，不得安卧	庚辛	甲乙	刺足厥阴、足少阳
心热病	颜先赤	不乐	身热，卒心痛，烦闷，善呕，头痛，面赤，无汗	壬癸	丙丁	刺手少阴、手太阳
脾热病	鼻先赤	头重	颊痛，烦心，颜青，欲呕，身热，腰痛，不可俯仰，腹满泄，两颔痛	甲乙	戊己	刺足太阴、足阳明
肺热病	右颊先赤	淅然厥	恶风寒，舌黄，身热，喘咳，痛走胸膺背，不得太息，头痛不堪，汗出而寒	丙丁	庚辛	刺手太阴、手阳明
肾热病	颐先赤	腰痛	胻痠，苦渴数饮，身热，项痛而强，胻寒且痠，足热，不欲言	戊己	壬癸	刺足少阴、足太阳

【原文】

十六、《热论篇》：帝曰：热病已愈，时有所遗[1]者，何也？岐伯曰：诸遗者，热甚而强食之，故有所遗也。若此者，皆病已衰而热有所藏，因其谷气相薄[2]，两热[3]相合，故有所遗也。帝曰：治遗奈何？岐伯曰：视其虚实，调其逆从，可使必已也。帝曰：病热当何禁之？岐伯曰：病热少愈，食肉则复[4]，多食则遗，此其禁也。

此节言热病之禁也，语意自明。大抵邪之着人也，每借有质以为依附，热时断不可食，热退必须少食，如兵家坚壁清野之计，必俟热邪尽退，而后可大食也。

【注解】

［1］遗：遗留，此处指余热。

［2］薄：bó，搏斗，搏结。

［3］两热：余热与谷气。

［4］复：反复。

【评议】

热病过程中，生活调摄尤当注意饮食。热邪初退，应掌握少食、清淡、流汁等原则，实施"坚壁清野之计"。若大食、多食肥甘油腻之品，往往邪热每借有形食积为依附，"两热相合"，热势会再度炽张。若出现遗症者，可"视其虚实，调其逆从"，即辨别食滞于中的实证，或是脾虚不能运化的虚证，分别予以补泻救治。

【原文】

十七、《刺法论》：帝曰：余闻五疫[1]之至，皆相染易，无问大小，病状相似，不施救疗，如何可得不相移易者？岐伯曰：不相染者，正气存内，邪不可干。

此言避疫之道。

按：此下尚有避其毒气若干言，以其想青气、想白气等，近于祝由[2]家言，恐后人附会之词，故节之。要亦不能外"正气存内，邪不可干"二句之理，语意已尽，不必滋后学之惑也。

【注解】

[1] 五疫：各种疫病的总称。古人按五行分为木疫、火疫、土疫、金疫、水疫等。

[2] 祝由：古代以祝祷治病的方法，出自《素问·移精变气论》。

【评议】

疫是具有强烈传染性和流行性的一类疾病。疫邪侵入，无论老幼，往往皆相染易，症状表现也极为类似。中医认为，疫病发生主要与两个因素密切相关：一是正气的强弱。《素问·本病论》《素问·刺法论》皆论述了疫病的发生与"三虚"相关。人体五脏的某一脏气不足，即人气虚；又遇司天之气所致的异常气候，即天气虚；在人气、天气虚基础之上，又加生活调摄不慎等，导致第三虚。因此，要做到疫邪不染，需保持正气存内，脏腑不虚。平素应做到食饮有节、起居有常、不妄作劳，使五脏所藏的精与神内守。二是需"避其毒气"。本篇文后尚有"避其毒气"四字，吴氏引用原文少了此语，欠妥。疫邪轻重亦是疫病发生传染及流行的重要因素，正气的抗邪能力有一定限度，仍要针对疫邪毒气，平素做好日常个人卫生，及时隔离，规避异常气候等。《灵枢·九宫八风》："故圣人日避虚邪之道，如避矢石然，邪弗能害，此之谓也。"

《素问·刺法论》和《素问·本病论》可谓论述疫病的专篇，前者重在强调疫病的治疗及预防措施，后者重在阐述疫病的形成和表现。

【原文】

十八、《玉版论要》曰：病温虚甚死。

病温之人，精血虚甚，则无阴以胜温热，故死。

【评议】

阴精不足，正气亏虚是温病发生的内在基础。如《素问·金匮真言论》谓："夫精者，身之本也，故藏于精者，春不病温。"凡房事不节，思虑过度，汗泄太过，大病久病，禀赋不足等，均可导致阴精亏损失于封藏，形成阴精不足的体质。患温病后，尤其是温热类温病，阴精亏虚较甚，正虚无以抗邪，往往病情加重，预后不良。因此，温病过程，需时时刻刻顾护阴液。

【原文】

十九、《平人气象论》曰：人一呼脉三动，一吸脉三动而躁，尺热，曰病温，尺不热，脉滑，曰病风，脉涩曰痹。

呼吸俱三动，是六七至脉矣，而气象又急躁，若尺部肌肉热，则为病温。盖温病必伤金水二脏之津液，尺之脉属肾，尺之穴属肺也，此处肌肉热，故知为病温。其不热而脉兼滑者，则为病风，风之伤人也，阳先受之，尺为阴，故不热也。如脉动躁而兼涩，是气有余而血不足，病则为痹矣。

【评议】

正常人一呼一吸脉五动，若是六七至脉，且脉象躁急，伴有尺肤热者，为温病，多见于里热炽盛的伏气温病；若脉六动，且脉象兼滑者，则为风邪侵袭；若脉六动，躁而兼涩，为气有余而血不足，则为痹病。除了脉象外，尚需根据各自的临床表现综合判断，如痹证多有关节疼痛，屈伸不利等；外感风邪多有发热恶寒，无汗，头身疼痛等；温病多有发热，口渴，不恶寒反恶热等。

卷一 上焦篇

风温 温热 温疫 温毒 冬温

【原文】

一、温病者，有风温、有温热、有温疫、有温毒、有暑温、有湿温、有秋燥、有冬温、有温疟。

此九条，见于王叔和《伤寒例》[1]中居多，叔和又牵引《难经》之文以神其说。按时推病，实有是证，叔和治病时，亦实遇是证。但叔和不能别立治法，而叙于《伤寒例》中，实属蒙混，以《伤寒论》为治外感之妙法，遂将一切外感悉收入《伤寒例》中，而悉以治伤寒之法治之。后人亦不能打破此关，因仍苟简[2]，千余年来，贻患无穷，皆叔和之作俑，无怪见驳于方有执、喻嘉言诸公也。然诸公虽驳叔和，亦未曾另立方法。喻氏虽立治法，仍不能脱却伤寒圈子，弊与叔和无二，以致后人无所遵依。本论详加考核，准古酌今[3]，细立治法，除伤寒宗仲景法外，俾[4]四时杂感，朗若列眉[5]，未始非叔和有以肇其端，东垣、河间、安道、又可、嘉言、天士宏其议，而瑭得以善其后也。

风温者，初春阳气始开，厥阴行令，风夹温也。温热者，春末夏初，阳气弛张，温盛为热也。温疫者，厉气流行，多兼秽浊，家家如是，若役使然也。温毒者，诸温夹毒，秽浊太甚也。暑温者，正夏之时，暑病之偏于热者也。湿温者，长夏初秋，湿中生热，即暑病之偏于湿者也。秋燥者，秋金燥烈之气也。冬温者，冬应寒而反温，阳不潜藏，民病温也。温疟者，阴气先伤，又因于暑，阳气独发也。

按：诸家论温，有顾此失彼之病，故是编首揭诸温之大纲，而名其书曰《温病条辨》。

【注解】

[1]《伤寒例》：晋太医令王叔和编次《伤寒论》时所写的凡例或引言的章名。对伤寒理论及温病学的发展具有深远影响。主要涉及与伤寒相关的诸多疾病及引起的原因、表现及预防等，如伤寒、温病、暑病、春温、冬温、时行寒疫、时行疫气、伏气温病、风温、温毒、伤暑、温疟、痎疟等。

[2]苟简：草率地沿袭。

[3]准古酌今：又称酌古准今。择取古事，比照今天，对内容进行审核和评定。

[4]俾：使。

[5]朗若列眉：比喻真切明白。

【释义】

温病有风温、温热、温疫、温毒、暑温、湿温、秋燥、冬温、温疟九种。

【评议】

1. 九种温病评

九种温病多见于王叔和《伤寒例》，其治疗温病仍未脱离伤寒之法。吴鞠通"详加考核，准古酌今，细立治法"。除伤寒宗仲景法外，吴氏将"四时杂感，朗若列眉"。在王叔和肇其端，李东垣、刘河间、王安道、吴又可、喻嘉言、叶天士等医家宏其议的基础上，吴鞠通丰富和完善了温病病种及治法。因"诸家论温，有顾此失彼之病"，故《温病条辨》第一条首先把各种温病的基本概念作为大纲提出，然后再逐一进行论述（表3）。

表3　九种温病列表

九种温病	发病季节	病因	常见西医病种
风温	初春	风热	呼吸系统感染性疾病，如流行性感冒、急性支气管炎、肺炎等
温热（春温）	春末夏初	温热病邪	重症流行性感冒、流行性脑脊髓膜炎、败血症、流行性出血热等
温疫	四季	疠气＋秽浊	具备强烈传染和流行性的疾病，如新型冠状病毒肺炎、严重急性呼吸综合征、鼠疫等
温毒	四季（冬春）	温毒＋秽浊	流行性腮腺炎、颜面丹毒、急性淋巴结炎、猩红热等
暑温	正夏之时	暑热	流行性乙型脑炎、登革热、钩端螺旋体病、流行性感冒、热射病等
湿温	长夏初秋	暑湿	伤寒、副伤寒、沙门菌属感染、钩端螺旋体病、某些肠道病毒感染等
秋燥	秋	燥热	上呼吸道感染、急性支气管炎、某些肺部感染等
冬温	冬天	风热	同风温
温疟	秋	阴气先伤阳气独发	疟疾，或寒热休作疾病

风温是由于初春阳气升动，风木当令，风邪夹温的疾病。现代温病学认为，风温病因是风热，多发生于春季，以肺系病变为主，多见于肺系的感染性或传染性疾病。

温热是春末夏初，阳热弛张，热邪亢盛所导致的病变，即现代所说的发于春季的温热病邪或伏寒化温病邪，引起的疾病是春温，属伏气温病。如重症流行性感冒、流行性脑脊髓膜炎、败血症、流行性出血热等可按春温治疗。

温疫是感受天地疠气所引起的具有强烈传染性和流行性的一类疾病。此气"多兼秽浊"，家家染疫。性质属热的则属于温疫。

温毒是各种温邪夹有毒邪，且为"秽浊太甚"之病。现代认为，温毒是感受温毒病因所导致的以头面焮赤肿大，或咽喉肿痛糜烂为特征的疾病，如流行性腮腺炎、猩红热等。

暑温是发于夏季，暑病中偏于热盛，即暑热之邪导致的温病。如流行性乙型脑炎等可参考本病论治。

湿温是发于长夏初秋，暑病中偏于湿盛，即湿热之邪导致的温病。以脾胃肠系病变为主，如肠伤寒等。

秋燥是发于秋天，燥热之邪引起的温病。主要是肺系病证。

冬温是冬令应寒而反大温，人体感受风热之邪而引起的温病。证治与风温相同。

温疟是由人体阴气先伤，夏季又伤于暑邪，阴伤而阳热亢盛，表现为热多寒少为特点的一类疾病。

《温病条辨》还列伏暑一病，病因为暑热或暑湿，发病季节为秋冬。因该病与暑温、湿温证本一源，故吴氏并未在提纲中论及。对上述十种温病的认识，吴氏观点与现代温病学有些异同。除以上十种温病外，吴氏在三焦篇还论述了痢、痹、疸等多种疾病。

以上温病，如按病证的性质分，属不夹湿的温热类温病有：风温、温热（春温）、秋燥、冬温、温毒、温疟；属夹湿的湿热类温病有湿温。暑温、温疫、伏暑或表现为温热，或表现为湿热。按发病类型分，属于新感温病的有：风温、暑温、湿温、秋燥、冬温、温毒、温疫；属于伏气温病的有：温热（春温）、温疟、伏暑。

《温病条辨》以三焦为纲，病名为目，先论温热性温病，后论湿热性温病。

2. 温病的中西医范围

温病是感受温邪，病机热象较著，易化燥伤阴，临床表现以发热为主症的一类急性外感热病。自《内经》形成时期至清代，对温病的认识范围逐渐扩大。明清温病学说形成时期，温病的范围已较为广泛，《温病条辨》就有风温、温热、温疫、温毒、暑温、湿温、秋燥、冬温、温疟……、痢疾、黄疸、痹病等。

温病涵盖了西医学以发热为主的大多数急性感染性疾病，如病毒性肺炎、流行性感冒、麻疹、风疹、流行性腮腺炎、流行性乙型脑炎、肾综合征出血热、登革热和登革出血热等病毒感染性疾病；细菌性肺炎、伤寒、副伤寒、沙门菌属感染、霍乱、猩红热、流行性脑脊髓膜炎等细菌感染性疾病；如流行性斑疹伤寒、地方性斑疹伤寒等立克次体病；钩端螺旋体导致的螺旋体病等；原虫引起的疟疾等；急性感染性疾病的某些综合征，如败血症、脓毒症、感染性休克、急性呼吸窘迫综合征等。

温病理法方药不仅用于以上外感热病，更广泛地用于临床各科内伤杂病。温病学是一门研究热病的临床学科，与伤寒学配合，一热一寒，三焦辨证与六经辨证结合，可丰富临证思维。吴鞠通说："与《伤寒论》为对待文字，有一纵一横之妙。学者诚能合二书而细心体察，自无难识之证，虽不及内伤，而万病诊法，实不出此一纵一横之外。"（《温病条辨·凡例》）

【原文】

二、凡病温者，始于上焦，在手太阴。

伤寒由毛窍而入，自下而上，始足太阳。足太阳膀胱属水，寒即水之气，同类相从，故病始于此。古来但言膀胱主表，殆未尽其义。肺者，皮毛之合也，独不主表乎（按：人身一脏一腑主表之理，人皆习焉不察。以三才大道言之，天为万物之大表，天属金，人之肺亦属金，肺主皮毛，《经》曰：皮应天。天一生水，地支始于子，而亥为天门，乃贞元之会。人之膀胱为寒水之腑，故俱同天气，而俱主表也）！治法必以仲景六经次传为祖法。温病由口鼻而入，自上而下，鼻通于肺，始手太阴。太阴，金也，温者火之气，风者火之母，火未有不克金者，故病始于此，必从河间三焦定论。再，寒为阴邪，虽《伤寒论》中亦言中风，此风从西北方来，乃麝发[1]之寒风也，最善收引，阴盛必伤阳，故首郁遏太阳经中之阳气，而为头痛、身热等证。太阳，阳腑也，伤寒，阴邪也，阴盛伤人之阳也。温为阳邪，此论中亦言伤风，此风从东方来，乃解冻之温风也，最善发泄，阳盛必伤阴，故首郁遏太阴经中之阴气，而为咳嗽、自汗、口渴、头痛、身热、尺热等证。太阴，阴脏也，温热，阳邪也，阳盛伤人之阴也。阴阳两大法门之辨，可了然于心目间矣。

夫大明生于东，月生于西[2]，举凡万物，莫不由此少阳、少阴之气以为生成，故万物皆可名之曰东西。人乃万物之统领也，得东西之气最全，乃与天地东西之气相应。其病也，亦不能不与天地东西之气相应。东西者，阴阳之道路也。由东而往，为木、为风、为湿、为火、为热。湿土居中，与火交而成暑，火也者，南也。由西而往，为金、为燥、为水、为寒，水也者，北也。水火者，阴阳之征兆也；南北者，阴阳之极致也。天地运行此阴阳以化生万物，故曰天之无恩而大恩生。天地运行之阴阳和平，人生之阴阳亦和平，安有所谓病也哉！天地与人之阴阳，一有所偏，即为病也。偏之浅者病浅，偏之深者病深。偏于火者病温、病热，偏于水者病清、病寒。此水火两大法门之辨，医者不可不知。烛其为水之病也，而温之、热之；烛[3]其为火之病也，而凉之、寒之。各救其偏，以抵于平和而已。非如鉴之空[4]，一尘不染，如衡之平[5]，毫无倚着，不能暗合道妙，岂可各立门户，专主于寒热温凉一家之论而已哉！瑭因辨寒病之源于水，温病之源于火也，而并及之。

【注解】

［1］霋发：霋，bì。霋发，指西北吹来的寒冷之风。

［2］大明生于东，月生于西：出自《礼记·礼器》。大明为太阳，指日出东方，月出西方。

［3］烛：照亮，即辨明之意。

［4］鉴之空：鉴：镜子。言明察。

［5］衡之平：衡：衡器。言持平。

【释义】

凡温病的发病，开始于上焦，受邪部位为手太阴肺。

【评议】

1. 温病始于肺评

吴氏继承了叶天士"温邪上受,首先犯肺"(《温热论》)、"口鼻吸入热秽,肺先受邪"(《临证指南医案·温热》丁姓治案)、"口鼻吸入温邪,先干于肺"(《临证指南医案·温热》施姓治案)理论,提出了温病发生自上焦始,脏腑在肺的观点。自注中从三个方面进行了阐明:一是温邪上受,自口鼻而入,鼻气通于肺;二是温邪为阳邪,肺属金,火克金;三是温病之风属温风,自东方来。吴氏观点反映了大多温病发生的规律。条文中因用了"凡"字,故后来王孟英《归砚录》、陆士谔《增评温病条辨》等,谓其绝对,对此进行了批评,并认为温病发生也有许多不起于肺者,如湿热病常犯中焦,伏邪温病发于下焦等。从同气相求观点分析,温为阳邪,心脏属火,故容易入心,则不犯肺。笔者认为,吴鞠通及叶天士提出的温病犯肺理论,不仅指出了温病发生发展的一般规律,更重要的是说明温病从肺论治的思想。不仅外感肺系温病从肺论治,而肺系之外的更多外感或内伤疾病,皆可治肺的中医整体观,具有概括性和前瞻性。

2. 伤寒与温病的发病

吴氏在自注中用了较大篇幅论述伤寒与温病的发病区别(表4)。主要从自然界邪气性质与人体脏腑经络的生理病理相关性进行了阐释,以说明二者在发病、表现及治法上的不同。最后强调了温病与伤寒既有区别又有密切联系。不可专主于寒热温凉一家之论,应将伤寒、温病"而并及之"。

表4 伤寒与温病发病区别表

	伤寒	温病
邪气性质	寒病源于水。寒为阴邪,风从西北方来,乃西北之寒风,最善收引,阴盛必伤阳	温病源于火。温为阳邪,风从东方来,乃解冻之温风,最善发泄,阳盛必伤阴
侵入途径	毛窍而入,自下而上,始足太阳	口鼻而入,自上而下,始手太阴
首犯部位	首先郁遏太阳经阳气	首先郁遏太阴经阴气

	伤寒	温病
临床表现	头痛、身热等症	咳嗽、自汗、口渴、头痛、身热、尺热等症
发病特征	偏于水者，病清、病寒	偏于火者，病温、病热
治疗原则	辨明为水之病，而温之、热之	辨明为火之病，而凉之、寒之

【原文】

三、太阴之为病，脉不缓不紧而动数，或两寸独大，尺肤[1]热，头痛，微恶风寒，身热，自汗，口渴，或不渴，而咳，午后热甚者，名曰温病。

不缓，则非太阳中风矣；不紧，则非太阳伤寒矣；动数者，风火相煽之象，《经》谓之躁；两寸独大，火克金也。尺肤热，尺部肌肤热甚，火反克水也。头痛、恶风寒、身热自汗，与太阳中风无异，此处最足以相混，于何辨之？于脉动数，不缓不紧，证有或渴、或咳、尺热，午后热甚辨之。太阳头痛，风寒之邪，循太阳经上至头与项，而项强头痛也。太阴之头痛，肺主天气，天气郁，则头亦痛也，且春气在头，又火炎上也。吴又可谓浮泛太阳经者，臆说也。伤寒之恶寒，太阳属寒水而主表，故恶风寒。温病之恶寒，肺合皮毛而亦主表，故亦恶风寒也。太阳病则周身之阳气郁，故身热。肺主化气，肺病不能化气，气郁则身亦热也。太阳自汗，风疏卫也；太阴自汗，皮毛开也，肺亦主卫。渴，火克金也。咳，肺气郁也。午后热甚，浊邪归下，又火旺时也，又阴受火克之象也。

【注解】

[1]尺肤：指前臂内侧肘关节以下至寸口部位皮肤。来源于《灵枢·论疾诊尺》："尺肤热甚，脉盛躁者，病温也。"《素问·平人气象论》："尺热曰病温，尺不热脉滑曰病风。"

【释义】

上焦手太阴肺，初起脉象不缓、不紧，而是躁动快速，或两寸明显大而有力，并有尺肤发热，头痛，微恶风寒，身热，自汗，口渴，或不渴，咳嗽，午后发热的，此为温病。

【评议】

1. 温病的临床表现评

文中所论温病的表现，主要指三方面：第一，温病初起。温邪侵袭，初起可有发热微恶寒，头痛，寸脉浮大等。如果不是初起，这些偏于卫表的症状则不明显。第二，温热类温病。此类温病热象较著，容易伤阴，故有尺肤热，口渴，自汗，脉象动数等。若是湿热类温病，初起热象则不著，或身热不扬，脉象也非动数，多为濡缓。第三，风温或温燥病。因为此类疾病病因为风热或燥热，邪气容易犯肺，初起常有咳嗽等。若是其他温病，如暑温、春温等，初起往往无咳嗽。

本条所论温病症状，虽然能代表温病的主要表现，但偏于温热类温病风温病的初起，即手太阴温病，并非指所有温病。温病根据初起证候是否夹湿及新感、伏气发病的不同，温病临床症状亦有明显区别。

2. 温病发热特点

吴氏指出了温病发热有"尺肤热""身热自汗""午后热甚"等特点，确能代表温病的主要发热类型。

（1）尺肤热：若伴头痛，微恶风寒，此为卫表证的发热恶寒热型。兼见口微渴，咳嗽，咽痛，苔薄白，舌边尖红，脉浮数等症。

（2）身热自汗：发热的同时有汗出，表明里热炽盛，迫津外泄。多见于邪入气分，阳明热盛证。

（3）午后热甚，身热不扬：午后开始发热，热势不扬。初扪体表不觉很热，但扪之稍久则觉灼手。多见于湿热性疾病湿重于热证。常伴有肢体困重，胸脘痞闷，纳呆，舌苔腻，脉濡等。

（4）午后热甚，身体灼热：为温病热入营分、劫灼营阴，甚至深入血分之征。常伴有口渴不欲饮，斑疹隐隐，舌绛，少苔，脉细数等营分见症。

（5）午后热甚，热势低微：为温病后期阴伤虚热之征象。如兼有口渴欲饮，干咳少痰，不欲食，舌绛光亮者，为肺胃阴伤；兼见手足心热甚于手足背，舌质绛而枯萎者，为肝肾阴伤。

（6）午后热甚，日晡潮热：发热以下午 3～5 时为甚。是热结肠腑，阳明腑实的标志。常伴有便秘或热结旁流，腹满痛，苔焦黄等。

3. 右寸独大临床意义

曹炳章《增补评注温病条辨》评说："右寸独大最为确凭，纵两寸俱大亦必右寸为甚。"指明了右寸诊断温病的重要性。寸关尺三部脉象，右寸为肺所主，若见右寸浮数明显，可诊断为温病卫分证，多有发热、咳嗽、咽痛、头痛等。笔者体会，右寸独大的脉象，在寸部或寸以上腕横纹处，甚至在大鱼际下缘也可触及，摸之似黄豆粒大小跳动，关及尺部却不明显。临床若遇此脉，可推断上焦是否有疾，或热，或咳，或咽痛，或头晕等，其病多为风温或秋燥，正如《增补评注温病条辨》谓："右脉数大，右寸尤甚，不独秋燥为然，即风温亦如是，此亦识病之要诀。但风温初起右寸必浮耳。"

【原文】

四、太阴风温、温热、温疫、冬温，初起恶风寒者，桂枝汤主之；但热不恶寒而渴者，辛凉平剂银翘散主之。温毒、暑温、湿温、温疟，不在此例。

按：仲景《伤寒论》原文，太阳病（谓如太阳证，即上文头痛、身热、恶风、自汗也），但恶热不恶寒而渴者，名曰温病，桂枝汤主之。盖温病忌汗，最喜解肌，桂枝本为解肌，且桂枝芳香化浊，芍药收阴敛液，甘草败毒和中，姜、枣调和营卫，温病初起，原可用之。此处却变易前法，恶风寒者主以桂枝，不恶风寒主以辛凉者，非敢擅违古训也。仲景所云不恶风寒者，非全不恶风寒也，其先亦恶风寒，迨既热之后，乃不恶风寒耳。古文简质，且对太阳中风热时亦恶风寒言之，故不暇详耳。盖寒水之病，冬气也，非辛温春夏之气不足以解之。虽曰温病，既恶风寒，明是温自内发，风寒从外搏，成内热外寒之证，故仍旧用桂枝辛温解肌法，俾得微汗，而寒热之邪皆解矣。温热之邪，春夏气也，不恶风寒，则不兼寒风可知。此非辛凉秋金之气不足以解之。桂枝辛温，以之治温，是以火济火也，故改从《内经》"风淫于内、治以辛凉、佐以苦甘"法。

桂枝汤方

桂枝六钱　芍药（炒）三钱　炙甘草二钱　生姜三片　大枣（去核）二枚

煎法服法，必如《伤寒论》原文而后可，不然，不惟失桂枝汤之妙，反生他变，病必不除。

辛凉平剂银翘散方

连翘一两　银花一两　苦桔梗六钱　薄荷六钱　竹叶四钱　生甘草五钱　芥穗四钱　淡豆豉五钱　牛蒡子六钱

上杵为散。每服六钱。鲜苇根汤煎，香气大出，即取服，勿过煮，肺药取轻清，过煮则味厚而入中焦矣。病重者，约二时一服，日三服，夜一服；轻者，三时一服，日二服，夜一服；病不解者，作再服。盖肺位最高，药过重，则过病所，少用又有病重药轻之患，故从普济消毒饮时时轻扬法。今人亦间有用辛凉法者，多不见效，盖病大药轻之故。一不见效，随改弦易辙，转去转远，即不更张，缓缓延至数日后，必成中下焦证矣。胸膈闷者，加藿香三钱、郁金三钱，护膻中；渴甚者，加花粉；项肿咽痛者，加马勃、元参；衄者，去芥穗、豆豉，加白茅根三钱、侧柏炭三钱、栀子炭三钱；咳者，加杏仁利肺气；二三日病犹在肺，热渐入里，加细生地、麦冬保津液；再不解，或小便短者，加知母、黄芩、栀子之苦寒，与麦、地之甘寒，合化阴气，而治热淫所胜。

［方论］按温病忌汗，汗之不惟不解，反生他患。盖病在手经，徒伤足太阳无益。病自口鼻吸受而生，徒发其表亦无益也。且汗为心液，心阳受伤，必有神明内乱、谵语癫狂、内闭外脱之变。再，误汗虽曰伤阳，汗乃五液之一，未始不伤阴也。《伤寒论》曰"尺脉微者为里虚，禁汗"，其义可见。其曰伤阳者，特举其伤之重者而言之耳。温病最善伤阴，用药又复伤阴，岂非为贼立帜乎？此古来用伤寒法治温病之大错也。至若吴又可开首立一达原饮，其意以为直透膜原，使邪速溃，其方施于藜藿壮实人之温疫病，容有愈者，芳香辟秽之功也；若

施于膏粱纨绔及不甚壮实人，未有不败者。盖其方中首用槟榔、草果、厚朴为君。夫槟榔，子之坚者也，诸子皆降，槟榔苦辛而温，体重而坚，由中走下，直达肛门，中下焦药也；草果亦子也，其气臭烈大热，其味苦，太阴脾经之劫药也；厚朴苦温，亦中焦药也。岂有上焦温病，首用中下焦苦温雄烈劫夺之品，先劫少阴津液之理！知母、黄芩，亦皆中焦苦燥里药，岂可用乎？况又有温邪游溢三阳之说，而有三阳经之羌活、葛根、柴胡加法，是仍以伤寒之法杂之，全不知温病治法。后人止谓其不分三焦，犹浅说也。其三消饮加入大黄、芒硝，惟邪入阳明，气体稍壮者，幸得以下而解，或战汗而解，然往往成弱证，虚甚者，则死矣。况邪有在卫者、在胸中者、在营者、入血者，妄用下法，其害可胜言耶？岂视人与铁石一般，并非气血生成者哉？究其始意，原以矫世医以伤寒法治病温之弊，颇能正陶氏[1]之失，奈学未精纯，未足为法。至喻氏[2]、张氏[3]，多以伤寒三阴经法治温病，其说亦非，以世医从之者少，而宗又可者多，故不深辩耳。本方谨遵《内经》"风淫于内，治以辛凉，佐以苦甘；热淫于内，治以咸寒，佐以甘苦"之训（王安道《溯洄集》，亦有温、暑当用辛凉，不当用辛温之论，谓仲景之书，为即病之伤寒而设，并未尝为不即病之温、暑而设。张凤逵[4]集治暑方，亦有暑病首用辛凉，继用甘寒，再用酸泄、酸敛，不必用下之论。皆先得我心者）。又宗喻嘉言芳香逐秽之说，用东垣清心凉膈散，辛凉苦甘。病初起，且去入里之黄芩，勿犯中焦；加银花辛凉，芥穗芳香，散热解毒；牛蒡子辛平润肺，解热散结，除风利咽，皆手太阴药也。合而论之，《经》谓"冬不藏精，春必病温"，又谓"藏于精者，春不病温"，又谓"病温虚甚死"，可见病温者，精气先虚。此方之妙，预护其虚，纯然清肃上焦，不犯中下，无开门揖盗之弊[5]，有轻以去实之能。用之得法，自然奏效。此叶氏立法，所以迥出诸家也。

【注解】

[1] 陶氏：明代医家陶华，字尚文，号节庵。著有《伤寒六书》。

[2] 喻氏：喻昌，字嘉言。著有《尚论篇》《医门法律》等。

［3］张氏：张璐，字路玉，号石顽。著有《张氏医通》等。

［4］张凤逵：明代医家，名鹤腾，著有《伤暑全书》。

［5］开门揖盗之弊：揖，欢迎。开门迎接盗贼，为错误治法。

【释义】

温邪犯手太阴肺经，导致的风温、温热、温疫、冬温，初起有恶风寒的表现，可用桂枝汤治疗。若只发热而无恶风寒，并且有口渴者，用辛凉平剂的银翘散治疗。至于温毒、暑温、湿温、温疟等病，因病机有所不同，所以上法不在其例。

【评议】

1. 温病用桂枝汤评

《温病条辨》开篇提到了桂枝汤，有五个方面的含义：一是桂枝汤中桂枝有解肌作用，温病忌辛温发汗，但可以解肌，而桂枝又芳香化浊，芍药收阴敛液，甘草败毒，温病初起原可用之。二是伏气温病的发病，常常有风寒引动，初起多呈外寒里热证，针对外寒者，可用桂枝解肌。三是初春余寒未消，温病初起恶寒之证尚多。四是"犹时文之领上文来脉也"（《温病条辨·杂说·本论起银翘散论》）。吴氏撰文很有整体观和逻辑性，中焦篇第一条先写上焦篇白虎汤证，继而引入承气汤证。下焦篇第一条先写中焦篇承气汤证，进而引入下焦阴伤证。上焦篇第一方银翘散方证，以寒引热，与伤寒桂枝汤证做对比。五是温病治疗选药，不可只用凉药，也可选用辛温药。吴氏在银翘散中用少量辛而微温的荆芥穗、淡豆豉，与辛凉药物相伍，起到寒温并用，发散表邪，透热外出的作用。

2. 配伍体现四法则

银翘散四组药物配伍，体现了温病四种治则。第一组：金银花、连翘、竹叶，三味清热，使热邪从外、从下、从内而解，体现"治热找出路"。第二组：荆芥穗、淡豆豉、薄荷，三味寒温并用，既可透散邪热又可避寒凉遏伏，体现温病"治热需寒温"。第三组：桔梗、牛蒡子、甘草，三味利咽止痛，宣肺止咳，体现"治表重视宣"，肺气宣，则气化热散。第四组：芦根一味甘寒清润，体现"养阴贯始终"，反映了"本论始终以救阴精为主"（《温病条辨·杂说·汗论》）的治疗思想。

3. 银翘散量非一日

银翘散全方用量共五十六钱，按照吴氏服法，每次六钱，病重者每日服四次，即二十四钱，轻者服三次，即十八钱，可见方中剂量为2～3日，不可认为是一日的剂量。但方内药味量的多少及比例关系需要掌握，临证才能有的放矢。

4. "香气大出，即取服"

银翘散为散剂，煎药时采取煮散法，使得药物轻清之气易出。煎煮时间不宜长，"香气大出，即取服"，5分钟左右即可，过煮则药味浓厚、药气散失而入中焦，有悖于"肺药取轻清"之旨。现临床多用银翘散中药饮片，其煎煮时间比散剂时间要长一些，10分钟左右即可。外感病方药煎煮均宜遵循此原则，正如徐灵胎《医学源流论·煎药法论》说："煎药之法，最宜深讲，药之效不效，全在乎此。"

5. 服用"时时轻扬法"

肺居上焦，宜用轻清，药味过重则过病所，故仿李东垣普济消毒饮的"时时轻扬法"，以使药力相续作用于上焦。成年人两次煎药量约为400ml，可分2～4次服。无论病情轻重，晚上加服一次，尤其是夜热、夜咳、不寐者更应晚上加服。"时时轻扬法"服药，广泛适应于外感病。笔者在治疗新型冠状病毒肺炎（以下简称新冠肺炎）时，中药服用多采用此法。

6. 清解热邪三部曲

银翘散方后有七个加减法，临床颇为实用。其中第六、七加减法说："二三日病犹在肺，热渐入里，加细生地、麦冬保津液；再不解，或小便短者，加知母、黄芩、栀子之苦寒，与麦、地之甘寒，合化阴气，而治热淫所胜。"体现了治疗温热类温病始用辛凉，继用甘寒，再用苦寒的三部曲。反映了吴氏治热强调透热，重视甘寒，慎用苦寒的思想。根据病程，一日首用辛凉，二三日不解加甘寒，苦寒三四日加之佳。

7. "病温者，精气先虚"

吴氏引用《素问·金匮真言论》"藏于精者，春不病温"，《素问·玉版论要》"病温虚甚死"等理论，提出了"病温者，精气先虚"的发病观。故银翘散立法用药，采取"预护其虚"思想。其所治的风温、温热、温疫、冬温，均为温热类温病，病变过程易伤津液，故吴氏护虚以阴精为主。用芦根清热生津，方中诸多甘味药以扶正。另外，寒温并用法也是护虚的灵活运用。朱武曹谓吴氏的预护其虚思想，可"沾丐后学无究矣"，甚是。

8. 有"轻以去实"之能

"轻以去实"的含义在本条证中有以下几点：其一，用具有辛凉、辛温疏散解表作用的药物以治疗风热之邪在卫表的实证。其二，银翘散整体用药，虽质轻、量小、味少，但可治疗发热、咽痛等表热实证。其三，剂型为散，且煎服法有"如羽"之意，但可治急症、实证、重证。

9. 无"开门揖盗"之弊

开门揖盗，即打开大门作揖迎接强盗之意，属中医不正确治法。银翘散药物以辛味为主，辛能透、能通、能散，又有辛温之品荆芥、淡豆豉开腠理，可谓打开腠理，使邪气外出效果明显。但非大开腠理之剂，有"汗"法之功，祛邪之能，而无发汗伤阴之弊，且方中有芦根等甘寒之药"预护其虚"，故有开门驱盗之功，而无开门揖盗之弊。

10. 宗喻氏芳香逐秽

喻嘉言《尚论篇》针对温疫预防，认为"未病前，预饮芳香正气药，则邪不能入"。治疗时提出了"邪既入，急以逐秽为第一义，上焦如雾，升而逐之，兼以解毒"的观点。吴氏吸纳喻嘉言运用芳香药物治疗温病的认识，在治疗温病初起的银翘散方中，加入多味芳香之品以逐秽解毒，如"芥穗芳香，散热解毒"，金银花、连翘、薄荷等药芳香清透、逐秽解毒等。芳香与清热配合，"使邪火随诸香一齐俱散也"（《温病条辨·上焦篇》第十六条自注）。

11. 用东垣清心凉膈

在《李东垣医学全书》中未查到东垣清心凉膈散，而由李东垣传授、王好古所著的《此事难知》中见有"加减凉膈退六经热"的论述，谓"易老法：凉膈散减大黄、芒硝，加桔梗"。《景岳全书》载有以东垣命名的"东垣凉膈散"，此与后世《温热经纬》中清心凉膈散一方相同，皆由薄荷、连翘、黄芩、栀子、桔梗、甘草、竹叶等药物组成。叶天士《临证指南医案·幼科要略·风温》备用方有"清心凉膈散"。清心凉膈散主要为"辛凉苦甘"配伍，为治疗中上焦热邪蕴郁的治法。鉴于银翘散是针对温病初起，吴鞠通去掉苦寒入里的黄芩、栀子，加入轻清走肺达表的金银花、牛蒡子、芦根、芥穗、淡豆豉。

12. 银翘散运用体会

银翘散药物共 10 味，其中有 9 味为药食同源或百姓平日餐食之品，故该方部分药物合理配伍，水煎或代茶饮，可用于亚健康调理或平时自我健康管理。如咽部不适者，可用桔梗 10g，甘草 3g，代茶饮；疼痛甚者，加竹叶 3g，或加金银花 9g；小便赤涩热痛者，金银花 10g，芦根 10g，竹叶 3g，水煎或代茶饮等。

笔者常用此方加减治疗以下疾病：一是上呼吸道感染属风热者。以咽痛、鼻塞为基本症状，没有发热或发热不高时使用。如发热伴有恶寒、无汗、头身疼痛者，为卫表郁滞，方中辛温药荆芥、淡豆豉不可舍。淡豆豉笔者常用麻黄，或苏叶，或防风代替。如患者因感受风寒湿致头身疼痛较重，可换成羌活。二是用于外感发热。温热、湿热性质邪气引起的发热均可。若发热时舌苔黄腻，为温夹湿邪，可合蒿芩清胆汤方；若舌红，苔不腻者，可合小柴胡汤。此时青蒿或柴胡用量可大些，儿童用 10~15g，成人可用 20~30g。三是用于皮肤病属于风热者。表现为瘙痒，挠则起疹而发红，舌尖红等，可合用刺蒺藜、苦参、白鲜皮、丹参、瓜蒌皮、丹皮、玄参、生地黄等。另外，笔者在运用银翘散时，通常加入杨栗山《伤寒瘟疫条辨》僵蚕、蝉蜕药对，既能疏利咽喉，又可祛风止痒，且退热疗效亦佳。

【医案选录】

上呼吸道感染发热案

鹿某，女，4岁，因发热3日，于2021年6月8日初诊。

患者3日前因调摄不慎致发热，最高时38.6℃，伴有咳嗽，咽痛，咯吐白痰。曾用西药退热药，体温降而复升，反复3日。诊时体温37.6℃，午后热甚，咳嗽，少量白痰，咽部不适，无鼻塞、流涕，纳呆，二便可，舌边尖红，苔黄腻，脉滑数，指纹深红。

处方：连翘8g，金银花10g，淡竹叶6g，荆芥8g，芦根9g，桔梗9g，炒牛蒡子8g，炒杏仁6g，前胡9g，炒枳壳6g，炙百部6g，炙甘草3g，蝉蜕6g，炒僵蚕6g，炙紫菀8g，青蒿12g，黄芩6g，清半夏6g，茯苓9g，炒枳实6g，姜竹茹6g，炒谷芽6g，木蝴蝶6g。3剂，水煎服，日1剂，分2次服。

2021年6月11日，复诊：第1剂服完三分之一，发热即退。3剂服完，未再发热，咳嗽也明显减轻。初诊方去辛凉疏卫、清热之品，后从肺之宣降调治咳嗽，3剂而咳嗽愈。嘱其饮食清淡，日后调理肺脾以防其复发。

按语：患者发热、咳嗽、舌边尖红等症，可判断为温病风热邪袭肺卫证，故用银翘散辛凉解表，宣肺泄热。患儿舌苔黄腻，为内有湿热积滞。笔者每遇此，必用蒿芩清胆汤。此证外有肺卫证，内有气分湿热证，为卫气同病。叶天士说"幼科亦有伏邪"（《临证指南医案·幼科要略·春温风温》），儿童外感，虽然六淫因素明确，但体内的湿热或伤食因素早已内伏，故起病即现里湿热，或里热证。因此，辨治儿童外感，不可只考虑单纯的卫表证。银翘散与蒿芩清胆汤合用，是笔者治疗此类儿童外感发热的基本思路。金银花、连翘、竹叶清热，使热邪从外、从下、从内而解，体现了"治热找出路"的原则。蒿芩清胆汤清泄湿热，和解少阳，调和脾胃。杏仁、桔梗、前胡、枳壳是笔者治咳嗽药对，与方中他药配伍，体现肺之宣降生理。辛温荆芥，温而不燥，配合辛凉之药的目的在于透邪解表，芳香散热。炒谷芽消食化积，健脾开胃，为儿童发热常用胃肠之药。

此类儿童发热案治疗体会有三：一是表、半表半里、里三个部位两两或同时用药，如荆芥、青蒿或柴胡、石膏相配；二是苔腻发热，一定注意饮食清淡，勿食"甘脆肥浓"之品；三是发热或咳嗽发作频繁者，待热、咳痊愈后，需要调理肺脾2～3周。

【原文】

五、太阴温病，恶风寒，服桂枝汤已，恶寒解，余病不解者，银翘散主之。余证悉减者，减其制。

太阴温病，总上条所举而言也。恶寒已解，是全无风寒，止余温病，即禁辛温法，改从辛凉。减其制者，减银翘散之制也。

【释义】

手太阴肺的温病，初起恶风寒，经过桂枝汤治疗后，恶寒解除，但其他症状不解者，银翘散治疗；若其他症状好转，银翘散可加减用之。

【评议】

目前对于某些可应用桂枝汤的温病，多见于外有风寒、内有伏热的伏气温病，经过辨证运用桂枝汤后恶寒消失，如果在里伏热未除，可用银翘散方加减治疗，达到既清泄里热，又透邪外出的目的。因在表风寒已除，方中辛温的荆芥、淡豆豉可不用。

【原文】

六、太阴风温，但咳，身不甚热，微渴者，辛凉轻剂桑菊饮主之。

咳，热伤肺络也。身不甚热，病不重也。渴而微，热不甚也。恐病轻药重，故另立轻剂方。

辛凉轻剂桑菊饮方

杏仁二钱　连翘一钱五分　薄荷八分　桑叶二钱五分　菊花一钱　苦梗二钱　甘草八分　苇根二钱

水二杯，煮取一杯，日二服。二三日不解，气粗似喘，燥在气分者，加石膏、知母；舌绛，暮热，甚燥，邪初入营，加元参二钱、犀角一钱；在血分者，去薄荷、苇根，加麦冬、细生地、玉竹、丹皮各二钱；肺热甚，加黄芩；渴者，加花粉。

［方论］此辛甘化风、辛凉微苦之方也。盖肺为清虚之脏，微苦则降，辛凉则平，立此方所以避辛温也。今世佥[1]用杏苏散通治四时咳嗽，不知杏苏散辛温，只宜风寒，不宜风温，且有不分表里之弊。此方独取桑叶、菊花者，桑得箕星[2]之精，箕好风[3]，风气通于肝，故桑叶善平肝风。春乃肝令而主风，木旺金衰之候，故抑其有余。桑叶芳香，有细毛，横纹最多，故亦走肺络而宣肺气。菊花晚成，芳香味甘，能补金水二脏，故用之以补其不足。风温咳嗽，虽系小病，常见误用辛温重剂销铄[4]肺液，致久嗽成劳者，不一而足。圣人不忽于细，必谨于微，医者于此等处，尤当加意也。

【注解】

［1］佥：qiān，全部。

［2］箕星：箕，jī，二十八星宿之一，位居东方青龙七宿的末一宿。

［3］箕好风：箕星的异常，表明有风气候。

［4］销铄：xiāo shuò，熔化，此指消耗之意。

【释义】

手太阴肺经所表现的风温初起，出现咳嗽，身不甚热而微渴，此为风热之邪袭肺，影响肺的宣降所致。治法宜用辛凉轻剂桑菊饮方。

【评议】

1. **热伤肺络评**

传统认为桑菊饮主治证为热伤肺卫，但吴氏提出"咳，热伤肺络也"。其表现为咳嗽，并无传统络伤的出血症状，显然此处肺络为温邪袭于肺脏后所呈现的既不完全同于银翘散的卫分肺卫证，也不同于白虎汤的肺经气分热证。肺系初起咳嗽为主，发热轻微或不发热，并有口微渴，吴氏将其病机描述为热伤肺络，对温病络病理论做出了贡献。

《温病条辨》在论述药物及理论探讨时，多处提出络病病位及病机。本证肺络咳嗽，选用"有细毛，横纹最多，故亦走肺络而宣肺气"的桑叶入络走络，更好地体现中医援物比类思想。笔者认为，桑菊饮所治肺络病位，当在银翘散肺卫证与白虎汤肺经热证中间的一种证候类型，辛凉平剂银翘散、辛凉轻剂桑菊饮、辛凉重剂白虎汤三方，为温热邪气犯肺的治肺三方。肺络的实质是什么？肺系哪些疾病从肺络论治效果更好？值得进一步研究。

2. 银翘散与桑菊饮异同

两方都可治风热袭于肺卫，药物组成均有四组药物。银翘散第一组药物有金银花、连翘、竹叶，桑菊饮第一组药物只保留银翘散第一组中的连翘，去掉了清热药金银花、竹叶，故银翘散所治证热邪较重，桑菊饮则热较轻；银翘散第二组药物有辛温的荆芥、淡豆豉与辛凉的薄荷相配，旨在开泄腠理，透邪外出，而桑菊饮中用桑叶、菊花代替荆芥穗、淡豆豉，保留薄荷，说明桑菊饮证表闭较轻，重在疏散；银翘散第三组药物桔梗、牛蒡子、甘草，功在利咽止痛，而桑菊饮用杏仁替代牛蒡子，重在宣降肺气止咳嗽；第四组药物芦根，两方皆用，体现了温邪伤阴，重视养阴的治法思想。二方有偏肺、偏卫不同，热势有偏重、偏轻之别。如果发热咳嗽均明显，两方可合用。

3. 桑叶治肺肝的取象比类

本条方论中谓："桑叶芳香，有细毛，横纹最多，故亦走肺络而宣肺气。"又谓："桑得箕星之精，箕好风，风气通于肝，故桑叶善平肝风。"笔者在治疗肺热咳嗽，或肝热导致的动风，或外邪致风时，常常使用桑叶，其止咳及疏散外风作用明显。吴氏往往将药物形状对比人体脏腑或经络特征，以分析药物作用部位和功效（图1）。在其著作中通过取象比类思维来认知药物，解释药物的药性、药理及药效的现象最为普遍。粗略统计在《温病条辨》和《医医病书》中，用取象比类思维解释的药物有70余味。

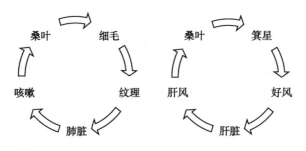

图1　桑叶治肺肝的援物比类图

4. 桑菊饮卫气营血加减法

桑菊饮方后，吴氏运用卫气营血辨证进行了五种加减，实用且易记（图2）。既继承了叶天士学术思想，又反映了吴氏加减法中所树立的中医整体观思维。

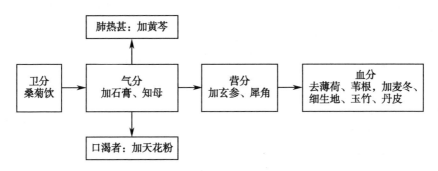

图2　桑菊饮卫气营血加减图

【原文】

七、太阴温病，脉浮洪，舌黄，渴甚，大汗，面赤，恶热者，辛凉重剂白虎汤主之。

脉浮洪，邪在肺经气分也。舌黄，热已深。渴甚，津已伤也。大汗，热逼津液也。面赤，火炎上也。恶热，邪欲出而未遂也。辛凉平剂焉能胜任，非虎啸风生[1]，金飚[2]退热，而又能保津液不可，前贤多用之。

辛凉重剂白虎汤方

生石膏（研）一两　知母五钱　生甘草三钱　白粳米一合

水八杯，煮取三杯，分温三服。病退，减后服。不知，再作服。

［方论］义见法下，不再立论。下仿此。

【注解】

［1］虎啸风生：虎啸谷风冷，凉生酷暑消，指白虎汤有退热作用。

［2］金飚：飚，biāo，暴风、疾风。金，指西方。金飚，即西方的暴风。

【释义】

手太阴肺的温病，如果出现脉浮洪，舌黄，渴甚，大汗，面赤恶热，为邪热在肺经气分，津液已伤。辛凉平剂已不能退其亢盛之热，需用辛凉重剂白虎汤才能泄热保津。

【评议】

1. 白虎汤治肺热评

《伤寒论》将白虎汤用于治疗阳明胃经热盛证。但吴氏认为"脉浮洪，邪在肺经气分也"，是对《伤寒论》及中医理论的发展。该方因石膏味辛而能"达热出表"，故有解肌表邪热的作用，从而扩展应用治疗肺经气分热盛证，丰富了中医治疗肺热思路。临床上用白虎汤治疗高热、咳喘、舌红、苔黄、脉洪大等症时，与宣降肺气的杏仁、清肺泄热的黄芩等药同用，可取得较好疗效。

白虎汤以中国四象文化命名，即东青龙、西白虎、南朱雀、北玄武四种动物。西方白虎，主风、主金、主秋。发热者，闻处方白虎汤名，顿感凉意飕飕，达到虎啸风生，金飚退热之功。方有执《伤寒论条辨·辨太阳病脉证并治下编第三》谓："是故白虎者，西方之金神，司秋之阴兽，虎啸谷风冷，凉生酷暑消，神于解秋，莫如白虎……汤行而虎啸者，同气相求也。虎啸而风生者，同声相应也。风生而热解者，物理必至也。"

2. 吴鞠通治肺三方

吴氏继承叶天士《温热论》"温邪上受，首先犯肺"理论，结合自己实践，提出了治外感肺病三方。银翘散为辛凉平剂，治热入肺卫证；桑菊饮为辛凉轻剂，治热入肺络证；白虎汤为辛凉重剂，治疗热入肺经证。银翘散所治偏于肺卫证，重点在卫，以发热、无汗或少汗、咽痛、头身不适为主要表现。桑菊饮所治偏于热伤肺络证，重点在肺，以咳嗽、咽干咽痒等为主要表现。白虎汤所治偏于肺经热盛证，以发热、咳嗽、喘憋等为主要表现。临床上若见温邪犯肺，出现表里同病，肺卫、肺络、肺经三部位皆受邪，三方可合用加减（图3）。

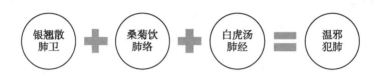

图3　温邪犯肺治肺三方图

3. 白虎汤应用体会

（1）核心药对：石膏、知母为白虎汤清热养阴核心药对；甘草、粳米为白虎汤扶助胃气核心药对。石膏用量总大于知母，仲景用量约为2～4：1，吴鞠通用量约为2：1。粳米的选用，笔者常取张锡纯法，用山药替代，既能起到调养脾胃之气，又保持药液易饮用特点。

（2）石膏退热：石膏退热用生石膏，性味为辛、甘、寒，在清热药中属辛寒清热的代表药。因具辛味，故能使热外透而出。正如张锡纯《医学衷中参西录·石膏解》谓："石膏……其性凉而能散，有透表解肌之力，为清阳明胃腑实热之圣药，无论内伤、外感，用之皆效，即他脏腑有热者用之亦效。"笔者每遇发热二三日，脾胃功能尚好，并无腹泻者，即用石膏，儿童用量在15～20g，成人用量为30～60g，退热效果明显。量大未必退热快，因为石膏主要成分是含水硫酸钙（$CaSO_4 \cdot 2H_2O$），其溶解度不大。一定量即能达到饱和状态，用量太大，其有效成分则难以溶解，既浪费药材，效果又不明显。用时打碎，不必先煎，张仲景用石膏必"碎、绵裹"，目的是考虑其溶解性。石膏除辛味外，尚有甘寒养阴之功。临床辨证有胃热之象，即可使用，并无损伤脾胃之副作用。《本草备要》述："石膏甘辛而淡……寒能清热降火，辛能发汗解肌，甘能缓脾益气，生津止渴。"《医学衷中参西录·石膏解》载："服后其寒凉之力俱随发表之力外出，而毫无汁浆留中以伤脾胃，是以遇寒温之大热势若燎原，而放胆投以大剂白虎汤，莫不随手奏效。"

【原文】

八、太阴温病，脉浮大而芤，汗大出，微喘，甚至鼻孔扇者，白虎加人参汤主之；脉若散大者，急用之，倍人参。

浮大而芤，几于散矣，阴虚而阳不固也。补阴药有鞭长莫及之虞，惟白虎退邪阳，人参固正阳，使阳能生阴，乃救化源欲绝之妙法也。汗涌，鼻扇，脉散，皆化源欲绝之征兆也。

白虎加人参汤方

即于前方内加人参三钱。

【释义】

手太阴肺的温病，如果出现脉浮大而芤，汗大出，微喘，甚至鼻孔扇动的，是肺经热盛，气阴俱伤，化源欲绝的征象。此时用补阴药恐来不及，必须用白虎加人参汤。白虎退热救津，人参益气生津，方能救欲绝之化源。如果已出现脉象散大，气阴将要亡失之象，应立即用白虎加人参汤，倍加人参，达到白虎退邪阳，人参固正阳，使阳能生阴，元气得以速固，邪热同时外达的目的。

【评议】

1. 化源欲绝评

肺吸入的清气与体内水谷精微之气相结合，产生宗气，宗气贯心脉，行气血，称为化源。此功能衰竭，心肺气血亏乏，称为化源欲绝。为吴氏提出的温病五死证之一，是上焦病死亡的重要病机。其主要表现为"汗涌，鼻扇，脉散"。结合上焦篇第十一条自注"若吐粉红血水者，死不治"，此与西医学由肺病引起的左右心衰竭、心功能不全极为类似。出现化源欲绝表示病情危重，告诫人们提高警惕，知死才能救生。温病过程中，出现化源欲绝征兆，应立即采取益气养阴法。如果热盛阴伤者，可用白虎加人参汤治疗，此"乃救化源欲绝之妙法也"。若气阴耗伤严重，热势不明显者，用生脉散，或生脉注射液滴注。此证若只用白虎汤清热，热邪虽清，则恐气阴将脱；若仅补正，则邪热愈炽，故用清补两施法。

2. 人参在温病中的应用

《素问·阴阳应象大论》说："壮火食气""壮火散气"。温为热邪，除伤阴外，气的亏虚也是其重要病理。温病或疫病治疗中辨证应用人参，既可补气，又能生津，可缩短病程，减少并发症的产生。

（1）急危重症：温病气分大汗出，或泄泻、呕吐致阴液丢失，或营分热邪耗伤阴液，或血分大出血，或热入心包致窍闭神昏后阳气脱于外等，皆可导致气虚的急危重症发生。可根据病情，用上等人参30～60g，急煎频服。可单用，或配入复方中。若是气阴脱，可合用生脉散；若是阳气脱，可合用四逆汤。《温疫论·应补诸证》云："盖人参为益元气之极品，开胃气之神丹，下咽之后，其效立见。"

（2）脏腑气虚：肺脾为人体气血化源之脏。各脏腑早中期温病，出现气虚征兆，应及时加入补气之品，轻者可用黄芪、党参，重者需用人参。温病后期，更需要扶助正气。《松峰说疫·用党参宜求真者论》谓："疫病所用补药，总以人参为最，以其能大补元气。加入解表药中而汗易出，加入攻里药中而阳不亡，而芪、术不能也。"《医学衷中参西录·人参解》述："因一当外感之余，津液铄耗，人参兼能滋津液；一当久病之余，元气亏损，人参兼能固元气也。"张锡纯习惯用野党参代替人参，皆为临床经验之谈。

3. 白虎汤、白虎加人参汤应用

二方不仅可用于外感热病，而且广泛用于内伤杂病。笔者经常用此方治疗消渴病、消谷善饥病、但头汗出病等，其病机是阳明胃热阴伤。若病程长，或有气虚之象者，加人参。如消渴病，既可见于糖尿病，也可见于神经性多饮多尿症及一般西医诊断不明确的单纯性口渴现象。只要符合方证病机，即可用之。

【医案选录】

消渴病案

李某，女，38岁。患口渴、多饮（3~4暖瓶/日）3个月。伴有尿多，乏力，舌淡，裂纹舌，剥脱苔，脉细弱。辨证为胃热阴伤，肾虚不摄。治宜清胃养阴，益肾之法。方选白虎加人参汤合生脉散合缩泉丸加减。

处方：石膏20g，知母10g，山药15g，人参10g，麦冬15g，五味子10g，天花粉15g，玉竹12g，益智仁10g，乌药10g。6剂，水煎服，日1剂，分2次服。

二诊：口渴减轻，夜间不再饮水，偶感心慌，时烦。此为热扰心神，上方加山萸肉10g、郁金10g、栀子6g，再服6剂。

三诊：乏力感减轻，已不口渴，心烦消失。唯有腰膝酸软，时怕冷。此热象已除，改调理脾肾为法。

处方：人参10g，五味子10g，补骨脂12g，山萸肉12g，怀牛膝15g，玉竹10g，山药15g，桑寄生15g，佛手6g，桂枝6g，炒白术10g，炙甘草5g。6剂，水煎服。6剂后诸症消失。

按语：此患者来诊时，笔者对其口渴原因思考良久，属热盛伤阴还是内有水饮？热盛伤阴口渴属"水少"，水湿内停口渴属"水多"。辨证不明，施法则相反。白虎加人参汤所治口渴症属于热邪伤阴的"水少"。内有所缺，必外有所求。此类口渴，补充阴津后口渴则好转。"水多"引起的口渴是由于体内水湿停留，正津得不到气化，水液不能上蒸于口所致，多见于寒湿或湿温门疾病，此类口渴不宜补水，应采取祛湿利水之法。阳气通，正津化，则口渴愈。《伤寒论》中的五苓散、苓桂术甘汤、真武汤都是治疗"水多"口渴之方。口渴辨"水多""水少"，可谓提纲挈领，当然也有虚实夹杂者。本方中石膏止渴的机理有二：一是该药性味辛寒，有清热之功，热去不再伤阴；二是该药甘寒，能养阴保津。知母苦甘寒，既能清热，又能养阴；人参益气生津，与五味子、麦冬配伍，为生脉散，起到酸甘化阴之效。天花粉为治热盛阴伤口渴圣药，仲景每逢口渴必用之；乌药、益智仁、山药三味为缩泉丸，用之以补肾缩尿，从本治。诸药合用，清补同施，渴饮遂愈。

本案体会有三：一是详辨口渴之因；二是气阴同治；三是中下焦同施。

【原文】

九、白虎本为达热出表，若其人脉浮弦而细者，不可与也；脉沉者，不可与也；不渴者，不可与也；汗不出者，不可与也。常须识此，勿令误也。

此白虎之禁也。按白虎慓悍，邪重非其力不举，用之得当，原有立竿见影之妙，若用之不当，祸不旋踵。懦者多不敢用，未免坐误事机；孟浪者，不问其脉证之若何，一概用之，甚至石膏用至斤余之多，应手而效者固多，应手而毙者亦复不少。皆未真知确见其所以然之故，故手下无准的也。

【释义】

白虎汤有达热出表功效。若脉浮弦而细的，多为阴血虚少，里热未甚之象，不宜服之；沉脉主里，沉实有力为里热已结，沉细无力则为里虚寒，皆非白虎汤所宜；不渴的，乃热邪较轻，或可能有寒象，不宜使用；不出汗，说明表邪郁闭，或里热不甚，或化源已竭，皆非所宜。常知此理，则不会出错。

【评议】

1. 白虎汤"四禁"评

白虎汤为治阳明气热或肺热的代表方，"用之得当，原有立竿见影之妙，若用之不当，祸不旋踵"。故吴氏提出了白虎汤"四禁"，有四种情况"不可与也"，约束了后人对该方的使用。其实吴氏提出的脉症四禁是指单纯状态下不可运用，若里热明显又兼吴氏所述的相关脉症，可用白虎汤加减用之。脉浮者偏表，可用白虎汤加薄荷、桂枝法；脉弦者，病偏半表半里，可加柴胡；脉细者，为气血不足，可加人参；脉沉，示阳明腑实，非阳明经证，可加大黄。至于不渴及汗不出者，运用白虎汤时也可灵活加减，不可拘泥"四禁"之说。只要抓住肺胃实热病机，均可结合病情，灵活应用。

2. 白虎汤加减法

临床根据邪热在表、在里或半表半里，或伤阴，或耗气，或腑实，或兼他脏腑病变，均可考虑使用。笔者在临床上，兼风寒表邪者，加桂枝或荆芥；兼外有湿邪者，加羌活；兼风热者，加薄荷、牛蒡子；兼气虚者，加人参，或党参，或黄芪；兼中焦脾湿者，加苍术；兼腑实者，加大黄；兼半表半里证者，加柴胡；兼苔黄腻者，加青蒿；兼营阴损伤重者，加生地黄、麦冬、玄参；兼血分者，加丹皮、赤芍等。《增补评注温病条辨》谓："白虎汤加法极多，凡古人常用之方，或因病之兼证微有不同，则胪列加减法，今人则真畏之如虎矣！"

【原文】

十、太阴温病，气血两燔者，玉女煎去牛膝加元参主之。

气血两燔，不可专治一边，故选用张景岳气血两治之玉女煎。去牛膝者，牛膝趋下，不合太阴证之用。改熟地为细生地者，亦取其轻而不重，凉而不温之义，且细生地能发血中之表也。加元参者，取其壮水制火，预防咽痛失血等证也。

玉女煎去牛膝熟地加细生地元参方（辛凉合甘寒法）

生石膏一两　知母四钱　元参四钱　细生地六钱　麦冬六钱

水八杯，煮取三杯，分二次服，渣再煮一钟服。

【释义】

温病在上焦手太阴肺，出现气血两证候同时有热者，谓之气血两燔。此时既不能单独治气，也不可专治血分，而是应当选用张景岳气血两清法的玉女煎加减。

【评议】

1. 玉女煎治温病气血两燔评

吴鞠通创立本方源于两位医家学术观点：一是张景岳的玉女煎方。该方源自《景岳全书》："治水亏火盛，六脉浮洪滑大，少阴不足，阳明有余，烦热干渴，头痛牙疼，失血等证，如神，如神。"此方主治阳明胃火亢盛，少阴肾水不足，属虚实夹杂证。方中用石膏、知母清阳明之热，熟地黄、牛膝、麦冬滋少阴之液。二是叶天士论斑观点。《评注温病条辨》中讲："此即叶氏所谓如玉女煎法也。"《温热论》谓："若斑出热不解者，胃津亡也，主以甘寒，重则如玉女煎，轻则如梨皮、蔗浆之类。""如玉女煎"中的"如"字很有意义，旨在示人温病用玉女煎需要加减。故吴氏用本方治疗温病气血两燔证，减去不适合温病的牛膝、熟地黄，加生地黄、玄参重在壮水制火，与麦冬配伍，三味合称增液汤，有滋阴增液之功，尤适用于营分有热。白虎汤中的石膏、知母治气，增液汤治营，实为气营两燔证。该方凉血散血的能力较弱，不完全适宜于气血两燔证，或者可用于气血两燔的轻证。但也揭示了吴氏既病防变，未病先防原则，虽病在营分，但"营之后方言血"，强调治疗血分的重要性。下焦篇第二十七条，有竹叶玉女煎，可前后互参。

2. 气血两燔证的临床意义

气血两燔证为两证候同时发病，其临床表现为：高热、烦躁、口渴，同时又有多部位出血，如吐血、便血、衄血、咯血等。可见于临床各科中，如风湿免疫性疾病，发热的同时伴有肢体游走性红斑；肺系发热咳嗽，痰中带血或鼻衄；急性脑出血、急性眼底出血、急性尿血等，中医辨证又有气分热者，皆可诊断为气血两燔证。立法上"不可专治一边"，需气血同治，既能清热又能散瘀的药物在气血两燔证中较为常用，如生地黄、丹皮、赤芍、丹参、玄参等。治疗气血两燔证，除加减玉女煎外，吴鞠通化斑汤、余师愚清瘟败毒饮（《疫疹一得》：石膏、生地黄、黄连、黄芩、丹皮、栀子、甘草、竹叶、玄参、犀角、连翘、芍药、知母、桔梗）皆可选用。

【原文】

十一、太阴温病，血从上溢者，犀角地黄汤合银翘散主之。有中焦病者，以中焦法治之。若吐粉红血水者，死不治；血从上溢，脉七八至以上，面反黑者，死不治；可用清络育阴法。

血从上溢，温邪逼迫血液上走清道，循清窍而出，故以银翘散败温毒，以犀角地黄清血分之伏热，而救水即所以救金也。至粉红水非血非液，实血与液交迫而出，有燎原之势，化源速绝。血从上溢，而脉至七、八至，面反黑，火极而似水，反兼胜己之化[1]也。亦燎原之势莫制，下焦津液亏极，不能上济君火，君火反与温热之邪合德[2]，肺金其何以堪，故皆主死。化源绝，乃温病第一死法也。仲子[3]曰：敢问死？孔子曰：未知生，焉知死。瑭以为医者不知死，焉能救生。细按温病死状百端，大纲不越五条。在上焦有二：一曰肺之化源绝者死；二曰心神内闭，内闭外脱者死。在中焦亦有二：一曰阳明太实，土克水者死；二曰脾郁发黄，黄极则诸窍为闭，秽浊塞窍者死。在下焦则无非热邪深入，消铄津液，涸尽而死也。

犀角地黄汤方（见下焦篇）

银翘散（方见前）

已用过表药者，去豆豉、芥穗、薄荷。

【注解】

[1]胜己之化：上句"面反黑，火极而似水"，面黑是由于火极所致，非肾水严重不足。火过亢盛，反有似水的变化，是五行生克理论的运用。

[2]合德，指心火与温热之邪二者的性质相加。

[3]仲子：一般指仲由，字子路，春秋时鲁国人。孔子的学生之一。

【释义】

手太阴肺的温病，口鼻窍道出血者，治疗用犀角地黄汤清血分伏热，合银翘散清热败毒。如有中焦脾胃病引起的出血，则按中焦清、下法治疗。若吐粉红血水，为血与液交迫而出，热势盛极，有化源速绝之兆，病情危重；血从口鼻而出，脉七八至以上，面反黑，是热势燎原，下焦津液亏极，为死亡之象，此时治疗可用清络育阴法，救水即所以救金。

【评议】

1. 温病"五死证"评

"五死证"是吴氏对温病上、中、下三焦病情急危重症的高度概括，并引用孔子及其弟子语言反证"不知死，焉能救生"。告诫人们提高警惕，在未出现或欲出现死证之前，就要重视该死证的先期用药，达到"务在先安未受邪之地，恐其陷入易易耳"（《温热论》）目的。吴鞠通"五死证"的提出，对临床急危重症的治疗有较高的临床指导价值。

（1）化源绝者死：类似西医急性呼吸窘迫综合征、急性肺水肿、呼吸衰竭、左右心衰竭等病机，是上焦病"温病第一死法"，多由肺系温病发展而来。肺主气司呼吸功能衰竭，清气不能入，从而影响上焦心的主血脉功能，宗气生成亏乏，导致肺心功能出现严重障碍，表现为咳喘、咳吐粉红血水、汗出、脉散等症。治疗应快速采取益气敛阴固脱之法，方选生脉散或生脉注射液，注重大剂量人参或西洋参的使用。若热象明显者，予以清热之法。

（2）内闭外脱者死：类似西医脑功能衰竭或休克病机，是上焦病死亡的另一重要病因。多因肺病逆传，进入心包，或温邪直中心包，出现神昏谵语，语言謇涩，肢体厥冷等心神内闭之症。此期若用清心开窍的温病三宝不及时，可逐渐发展为热闭于内，阴脱或阳气脱于外的危重症。因此，本证在未出现外脱之前，及时使用安宫牛黄丸以开内闭，有阳气欲脱者，宜立即配合四逆汤回阳救逆。

（3）土克水者死：类似西医脓毒血症、败血症等导致的严重肠功能障碍病机，是中焦病死亡原因之一。阳明燥热腑实，胃肠津液不足是常态病理，一旦耗伤下焦肾水，则病情危重。故《伤寒论》中有阳明三急下，少阴三急下等急下存阴条文。在温病过程中，及时审视阳明热结状态，在未出现土燥水竭之前，及时使用承气辈各方，包括仲景三承气汤、吴鞠通护胃承气汤或增液承气汤等。

（4）秽浊塞窍者死：类似西医急性、亚急性肝功能衰竭病机，是中焦病死亡原因之二。湿热之邪侵犯人体，易致心及脑清窍被蒙，出现神志昏蒙之象。湿热之邪也可外溢，致皮肤发黄，严重者呈重症急黄，可见湿热秽浊塞窍的神志不清等症。治疗可用菖蒲郁金汤合茵陈蒿汤方加减。

（5）津液涸尽者死：类似西医弥散性血管内凝血或多器官功能衰

竭、肾功能衰竭等病机，是下焦病死亡原因。下焦为肝肾病变，温邪深入，劫灼津液，致肝肾阴竭，脏腑组织与人体经络无以充养，出现无尿、视物不清等症，病情危急。可提前应用下焦复脉汤类方，以防阴液亡失。

2. 凉血散血基本方

血分证的基本病理是耗血动血，瘀热互结，要抓住三个字"热、出、瘀"。温病因热而出血，出血则有瘀血，故治法是凉血散血，正如叶天士《温热论》说："入血就恐耗血动血，直须凉血散血。"代表方为犀角地黄汤。该方由犀角、地黄、丹皮、白芍四味药组成，体现了治血分"清（热）、滋（阴）、活（血）"三法。四药皆有清热之效，犀角清心热；地黄、芍药既滋阴又散血；丹皮清热、活血两用。因心主血脉，故临床应用时，可将清心热的犀角，用清心的连翘、黄连、水牛角代替。方中用白芍，意取清热、养阴、敛阴血之效。笔者在治疗妇科功能失调性子宫出血时，常用白芍20～30g，有很好的止血作用。根据病情，也可用赤芍。干地黄本方用量一两，为君药，旨在凉血散血。

3. 表药治心衰

对于咳吐粉红血水，《增补评注温病条辨》说："粉红血水，谓火烁肺液，血随金化，即所谓白血也。"用银翘散合犀角地黄汤治疗。但吴氏又说"已用过表药者，去豆豉、芥穗、薄荷"，解表药多用于表证，在此用表药的目的是什么？心功能不全者，患者往往不能平卧，张口抬肩，通过解表，宣降肺气，可使津液得以正常布散，减轻心脏负荷。这为临床上一见心衰即用五加皮、葶苈子等药提供了另一条治心衰的思路。如果内伤疾病中出现心衰，辨证为寒证者，可用麻黄、桂枝、防风等辛温解表药，使肺气通畅，恢复肺之治节，水液宣发肃降正常，可纠正心衰。心衰治肺，是肺为水之上源的具体运用。

4. 犀角地黄汤应用

犀角地黄汤的清热凉血解毒功效，多适用于温病邪热内伏或瘀阻于血分为病机的多种外感或内伤疾病。该方辨证加减可用于病毒性肺炎、病毒性肝炎、带状疱疹、病毒性角膜炎、登革热、流行性出血热、手足口病、成人水痘、单纯疱疹等。笔者用本方加减治疗各种皮肤病属血热型有较好的效果。

【医案选录】

荨麻疹案

廖某，女，45岁。皮肤瘙痒起疹5年余，加重2周。于2021年6月4日初诊。

患者5年来，皮肤起瘙痒性红色斑疹反复发作，自用抗过敏药，时而减轻或消失，但终不能愈。近2周，全身起散发斑疹，瘙痒难忍，颜色偏红，皮肤发烫，部分斑疹则略高于皮肤，部分则平铺于皮下。自服西药开瑞坦（氯雷他定片，每日3片）可缓解。起斑疹前有鼻腔瘙痒表现。舌红，苔薄黄，脉沉数。有荨麻疹家族史。治宜清热凉血，疏风止痒。方仿犀角地黄汤合当归饮子加减。

处方：生地黄12g，丹皮9g，生白芍12g，丹参15g，连翘15g，黄芪30g，防风10g，炒僵蚕10g，蝉蜕10g，瓜蒌皮15g，当归10g，炒蒺藜12g，夜交藤20g，青葙子12g，炒牛蒡子9g，辛夷10g（包），荆芥10g，浙贝母10g，炒苍耳子10g。7剂，水煎服，日1剂，早晚分服。

2021年6月11日，二诊：服上药两剂后诸症大减，7剂服完已无新出斑疹。开瑞坦已由3片减至1片。上方改夜交藤30g，青葙子15g，止痒祛风，再用7剂。

2021年6月18日，三诊：患者皮疹已全消，未再反复。嘱其忌食辛辣刺激性食物，并避风寒。后用调理肺脾的参苓白术丸及玉屏风颗粒常服。

按语：皮疹颜色偏红，皮肤发烫等均为血分有热。血热则生风，故患者全身皮肤瘙痒、鼻腔痒。治疗以犀角地黄汤合当归饮子（《严氏济生方》：当归、生地黄、白芍、川芎、何首乌、荆芥穗、防风、白蒺藜、黄芪、炙甘草、生姜）加减。方中以丹皮、生地黄、丹参凉血散血；"连翘象心"清心热、疗疮痒，代替犀角清心之用；当归、白芍、生地黄，滋阴养血以治营血不足，同时取其"治风先治血，血行风自灭"之义；邪之所凑，其气必虚，故以黄芪益气实卫固表；牛蒡子宣肺透疹，青葙子主治皮肤中热、风痒（《神农本草经》），白蒺藜平肝疏风止痒，此三味与防风、荆芥、僵蚕、蝉蜕配伍，共奏疏风止痒之功；辛夷、炒苍耳子宣通鼻窍；心主血藏神，热入血分，耗血动血，势必扰神，故治疗营血分病证时，可适量加入安神药，取既能安神又能止痒的夜交藤（首乌藤），一药二用；皮肤有热痒感，且触之皮下有硬块，故用瓜蒌皮、浙贝母清热散结。诸药合用，益气固表而不留邪，凉血散风而不伤正。笔者临床每遇此类病证，常以凉血散血的基本方犀角地黄汤方义配合疏风止痒药，效果显著。病程长且反复发作者，加当归、黄芪以补益气血。

【原文】

十二、太阴温病，口渴甚者，雪梨浆沃[1]之；吐白沫粘滞不快者，五汁饮沃之。

此皆甘寒救液法也。

雪梨浆方（甘冷法）

以甜水梨大者一枚，薄切，新汲凉水内浸半日，时时频饮。

五汁饮方（甘寒法）

梨汁　荸荠汁　鲜苇根汁　麦冬汁　藕汁（或用蔗浆）

临时斟酌多少，和匀凉服。不甚喜凉者，重汤炖[2]温服。

【注解】

[1]沃，浇灌之意，即滋养阴液。

[2]重汤炖：将药液入碗或杯内，再放入加水的锅内，隔水而炖。

【释义】

手太阴肺的温病，出现口渴甚者，可用雪梨浆滋养阴液；若吐白沫，黏滞不易咳吐者，用五汁饮以滋养阴液。两方皆为甘寒救液法。

【评议】

1. "吐白沫粘滞不快"评

吐白沫黏滞不快，临床上常有两种原因：一是指本条阴伤病机。

阴液亏损，食道或气道失去濡润，痰或黏液量少且咳吐不快；二是体内脾阳虚有湿，津液不能上布，也可见于吐白沫黏滞不快。二者病因相反，一为水少，一为水多，当明辨。正如《增补评注温病条辨》谓："湿滞脾阳，粘滞不快，舌必浊腻，口必苦。若吐白沫，舌干燥而红，口渴而粘滞不快者，为热烁津液，宜用吴氏下列各法。"

2. 肺胃阴伤的食疗方

肺系温病出现口渴，如果属热盛伤阴所致，选既能清热又能养阴的甘寒法治疗。雪梨浆、五汁饮两方药物均为甘寒。除麦冬汁外，其他皆为食疗药物，且以果类为主。梨，甘寒，归肺、胃经，功能清热生津，润燥止咳。温病风热、燥热之邪侵袭肺胃，或内伤疾病肺胃有热，出现口渴、干咳者，可用梨煮水频饮，也可用五汁饮方中的单味或多味配伍治疗。若属痰饮水湿停留咳嗽或口渴者，不宜服用。五汁饮在《温病条辨》上中下三焦病中皆有记载，治疗病证广泛。荸荠甘寒，归肺、胃经，功能清热生津，开胃消食；鲜芦根汁甘寒，归肺、胃经，功能清热生津，润肺和胃，除烦止呕；麦冬汁味甘、微苦、微寒，归心、肺、胃经，功能养阴生津，润肺清心；藕甘寒，归心、脾、胃经，功能清热凉血，止血散瘀；蔗浆性味甘凉，入肺、胃经，功能清热生津。该方可作成饮料，口感好，既可治病也可保健。可广泛用于儿童或成人亚健康、疾病过程中的肺胃阴伤证的调理。

【原文】

十三、太阴病得之二三日，舌微黄，寸脉盛，心烦懊憹[1]，起卧不安，欲呕不得呕，无中焦证，栀子豉汤主之。

温病二三日，或已汗，或未汗，舌微黄，邪已不全在肺中矣。寸脉盛，心烦懊憹，起卧不安，欲呕不得，邪在上焦膈中也。在上者因而越之，故涌之以栀子，开之以香豉。

栀子豉汤方（酸苦法）

栀子（捣碎）五枚　香豆豉六钱

水四杯，先煮栀子数沸，后纳香豉，煮取二杯。先温服一杯，得吐，止后服。

【注解】

［1］懊憹：心中烦郁难受，闷乱不宁，为心神受扰之候。

【释义】

温病在手太阴肺，得病二三日以上，出现舌微黄，寸脉盛，心烦，欲呕等，也无明显的中焦证，说明邪已不全在肺中，此为邪在上焦胸膈。虽在胸，但无肺症，表现有热扰心神如心烦懊憹、起卧不安等。膈下属胃，膈热及胃，故有欲呕不得呕。此为热郁胸膈，非中焦病变。当治以栀子豉汤清泄膈热。方中栀子清热，香豆豉透邪外出。

【评议】

1. 栀子豉汤为吐剂评

本条方后有"得吐，止后服"。吴氏继承了《伤寒论》栀子豉汤方后"得吐者，止后服"观点。故历代医家对栀子豉汤称为吐剂有不同认识。笔者临床运用本方，服后并未出现呕吐之象。"涌之以栀子"，把栀子当作吐药，不符合临床。栀子苦寒清热、除烦利湿，可使热邪从小便而解，可广泛用于外感或内伤疾病中，并无涌吐之功。《本草崇原》明确指出"言栀子生用则吐，炒黑则不吐，且以栀子豉汤为吐剂，愚每用生栀子及栀子豉汤，并未曾吐"，所言极是。反而对于心胃有热，表现为懊憹心烦，温温欲吐者有止呕之效。该方也有交通心肾之功，正如《评注温病条辨》谓："栀子入心，能下交于肾；豆豉入肾，能上交于心。水火交而烦自解。"栀子苦，豆豉酸，故吴氏称本方为酸苦法。

2. 栀子的功效特点

栀子有泻火除烦、清热利湿、凉血解毒功效。《神农本草经》谓之"木丹"，《名医别录》谓之"越桃"。笔者临床每遇上中下三焦热证或湿热证喜用栀子，对于单纯实热引起的失眠、鼻衄、龈肿等，或者病因为湿热者，如肝胆湿热、脾胃湿热、膀胱湿热等，随证加入，疗效很好。

（1）清热止血：笔者常用栀子治疗因热导致的出血，如鼻衄、齿衄、尿血等。一味栀子，《严氏济生方》名山栀散，治鼻出血不止。"取山栀子不拘多少……烧为细末，每用少许，吹入鼻中，立止。"

（2）消肿止痛："诸痛痒疮，皆属于心"（《素问·至真要大论》）。栀子外形、色泽颇似心脏，故清心热作用明显。可治诸般肿毒，临床常与连翘配伍。山栀子与食疗药物白芷配合，《普济方》名缩毒散。其入血分之功，民间常用之。如肌肉、关节扭伤，取栀子适量，研末，以食醋调成糊状，外敷于扭伤局部，加用塑料薄膜覆盖，绷带包扎，干后即换。大多数患者敷药后 1 小时即可见效，3～4 日即可明显好转或痊愈。

（3）清热"动"药：栀子可清上中下三焦热邪，且能使热邪从小便而走。又心与小肠相表里，对于某些因热而致的小便短赤、灼热、涩痛等，有清利小便之功。临床上每遇热淋证，笔者常用栀子配伍中空的芦根、白茅根，起到清利三焦湿热，导湿热下行之用。该药为苦寒清热之"动"药，清中有宣，苦泄折热而又宣畅郁结，不同于黄芩、黄连、黄柏等苦寒药，为国家卫生健康委员会颁布的既是食品又是药品的中药，既可治病，又可食疗保健。

（4）除烦要药：临床所见"烦"症，因热所致者较多。烦为胸膈有热，上扰心神，下乱胃腑，故往往懊恼，起卧不安，欲呕等。可用栀子"快涌膈中之热"。生栀子比炒栀子清热泻火力强，轻者可用栀子泡水茶饮，重者可水煎服。对某些轻症失眠患者，伴有夜卧不安，口干而烦，也可用栀子泡水茶饮，再配伍百合，安神作用显著。

【原文】

十四、太阴病得之二三日，心烦不安，痰涎壅盛，胸中痞塞，欲呕者，无中焦证，瓜蒂散主之，虚者加参芦[1]。

此与上条有轻重之分，有有痰无痰之别。重剂不可轻用，病重药轻，又不能了事，故上条止用栀子豉汤快涌膈中之热，此以痰涎壅盛，必用瓜蒂散急吐之，恐邪入包宫而成痉厥也。瓜蒂、栀子之苦寒，合赤小豆之甘酸，所谓酸苦涌泄为阴，善吐热痰，亦在上者因而越之方也。

瓜蒂散方（酸苦法）

甜瓜蒂一钱　赤小豆（研）二钱　山栀子二钱

水二杯，煮取一杯。先服半杯，得吐，止后服。不吐，再服。虚者，加人参芦一钱五分。

【注解】

［1］参芦：人参芦，即人参之蒂，部位在上，力能上行。具有升阳举陷之功效。常用于脾虚气陷所致的久泻、脱肛等。

【释义】

手太阴肺病得之二三日，出现心烦不安，痰涎壅盛，胸中痞满，欲呕者，病变不在中焦，此病仍在上焦胸膈，但不属膈中有热，而是痰涎壅盛。用瓜蒂散吐法急治，否则邪入心包宫而成痉厥。体质虚者，加人参芦。

【评议】

瓜蒂散源于《伤寒论》，吴氏去香豆豉而加栀子，适应证则由寒痰结于胸中变为痰热。用苦寒的栀子清热除烦，味极苦的瓜蒂性升而催吐。二药与味苦酸的赤小豆合用，起到酸苦涌泄之功，共成涌吐之剂。瓜蒂在《伤寒论》中用量为一分，且熬黄用，而吴氏方瓜蒂则用一钱，大约三十枚，有较大的副作用。《增补评注温病条辨》谓：“瓜蒂性毒烈，用七八个已能即吐，一钱则有三四十个，似嫌太多。”所评甚是。

【原文】

十五、太阴温病，寸脉大，舌绛而干，法当渴，今反不渴者，热在营中也，清营汤去黄连主之。

渴乃温之本病，今反不渴，滋人疑惑。而舌绛且干，两寸脉大，的系温病。盖邪热入营蒸腾，营气上升，故不渴，不可疑不渴非温病也，故以清营汤清营分之热。去黄连者，不欲其深入也。

清营汤（见暑温门中）

【释义】

手太阴肺的温病，寸脉数大，舌绛而干，当有口渴，现在反不渴，是营分有热，邪热入营蒸腾，营气上升的缘故，不可怀疑不渴就不是温病。用清营汤清解营分热邪，并去苦寒的黄连，以免化燥伤阴。

【评议】

1. 营分证口不渴评

营分证为阴液损伤证，表现当有口渴，今反不渴，吴氏认为是"邪热入营蒸腾，营气上升"。营阴损伤，营气还能蒸腾，较难理解。营阴亏乏到何种程度，邪热就不能蒸腾营阴了？上焦篇第三十条，同样是清营汤证，却有"烦渴"。故营分证的口渴可表现为多种形式，或渴，或不渴，或大渴皆可，不能以口渴与否作为营分证的辨证要点，符合临床实际。口不渴，可见于多种病机，清代石寿棠《温病合编·里证》中论述全面："渴乃温之本病，今反不渴，而舌绛且干，两寸独大，盖邪热入营分，蒸腾营气上升，故不渴，不可疑不渴非温病也。治法以透邪清营为主。"又谓："温病初起，以渴为机括。……其有不渴者，惟湿温初起，热未胜湿，则郁闷心烦而不渴；热在经不在胃，则烦躁身热而不渴；在下而不在上，则燥结而不渴；在血分不在气分，则昏沉不渴；疫邪初从太阴发者，胸腹满，呕而不渴。此外无有不渴者矣。"可临证参考。

2. 清营汤去黄连的临床意义

"不欲其深入"是吴氏对去黄连的解释。可理解为：一是本条清营汤是治疗上焦太阴温病，用苦寒太过，易引邪深入中下焦。正如上焦篇第十八条说："芩、连，里药也，病初起未至中焦，不得先用里药，故犯中焦也。"二是本条舌绛而干，营热阴伤，再用黄连苦燥更伤营阴。吴氏反对治温病不加辨证地使用苦寒药，中焦篇第三十一条专论苦寒药之禁。临床上并非绝对去黄连不可，营分证为虚实夹杂证，若阴伤见证不甚，实热明显者，仍可用黄连清热解毒，清心除烦。

十六、太阴温病，不可发汗。发汗而汗不出者，必发斑疹；汗出过多者，必神昏谵语。发斑者，化斑汤主之；发疹者，银翘散去豆豉，加细生地、丹皮、大青叶，倍元参主之。禁升麻、柴胡、当归、防风、羌活、白芷、葛根、三春柳。神昏谵语者，清宫汤主之，牛黄丸、紫雪丹、局方至宝丹亦主之。

温病忌汗者，病由口鼻而入，邪不在足太阳之表，故不得伤太阳经也。时医不知而误发之。若其人热甚血燥，不能蒸汗，温邪郁于肌表血分，故必发斑疹也。若其表疏，一发而汗出不止，汗为心液，误汗亡阳，心阳伤而神明乱，中无所主，故神昏。心液伤而心血虚，心以阴为体，心阴不能济阳，则心阳独亢，心主言，故谵语不休也。且手经逆传，世罕知之。手太阴病不解，本有必传手厥阴心包之理，况又伤其气血乎！

化斑汤方

石膏一两　知母四钱　生甘草三钱　元参三钱　犀角二钱　白粳米一合

水八杯，煮取三杯。日三服。渣再煮一钟，夜一服。

［方论］此热淫于内，治以咸寒，佐以苦甘法也。前人悉用白虎汤作化斑汤者，以其为阳明证也。阳明主肌肉，斑家遍体皆赤，自内而外，故以石膏清肺胃之热，知母清金保肺而治阳明独胜之热，甘草清热解毒和中，粳米清胃热而保胃液，白粳米阳明燥金之岁谷也。本论独加元参、犀角者，以斑色正赤，木火太过，其变最速，但用白虎燥金之品，清肃上焦，恐不胜任，故加元参启肾经之气，上交于肺，庶水天一气，上下循环，不致泉源暴绝也。犀角咸寒，禀水木火相生之气，为灵异之兽，具阳刚之体，主治百毒[1]蛊疰[2]，邪鬼[3]瘴气[4]，取其咸寒，救肾水，以济心火，托斑外出，而又败毒辟瘟也。再病至发斑，不独在气分矣，故加二味凉血之品。

银翘散去豆豉加细生地丹皮大青叶倍元参方

即于前银翘散内去豆豉，加：

细生地四钱　　大青叶三钱　　丹皮三钱　　元参加至一两

[方论] 银翘散义见前。加四物，取其清血热；去豆豉，畏其温也。

按：吴又可有托里举斑汤，不言疹者，混斑疹为一气也。考温病中发疹者，十之七八，发斑者十之二三。盖斑乃纯赤，或大片，为肌肉之病，故主以化斑汤，专治肌肉；疹系红点高起，麻[5]、痦[6]、沙[7]皆一类，系血络中病，故主以芳香透络，辛凉解肌，甘寒清血也。其托里举斑汤方中用归、升、柴、芷、穿山甲，皆温燥之品，岂不畏其灼津液乎？且前人有痘宜温、疹宜凉之论，实属确见，况温疹更甚于小儿之风热疹乎！其用升、柴，取其升发之义，不知温病多见于春夏发生之候，天地之气，有升无降，岂用再以升药升之乎？且《经》谓"冬藏精者，春不病温"，是温病之人，下焦精气久已不固，安庸再升其少阳之气，使下竭上厥[8]乎！《经》谓"无实实，无虚虚，必先岁气，无伐天和"，可不知耶？后人皆尤而效之，实不读经文之过也。

再按：时人发温热之表，二三日汗不出者，即云斑疹蔽伏，不惟用升、柴、羌、葛，且重以山川柳发之。不知山川柳一岁三花，故得三春之名，俗转音三春为山川，此柳古称柽木，《诗》所谓"其柽其椐"者是也。其性大辛大温，生发最速，横枝极细，善能入络，专发虚寒白疹，若温热气血沸腾之赤疹，岂非见之如雠仇[9]乎？夫善治温病者，原可不必出疹，即有邪郁二三日，或三五日，既不得汗，有不得疹之势，亦可重者化轻，轻者化无。若一派辛温刚燥，气受其灾而移热于血，岂非自造斑疹乎？再时医每于疹已发出，便称放心，不知邪热炽甚之时，正当谨慎，一有疏忽，为害不浅。再疹不忌泻，若里结须微通之，不可令大泄，致内虚下陷。法在中焦篇。

清宫汤方

元参心三钱　　莲子心五分　　竹叶卷心二钱　　连翘心二钱　　犀角尖（磨冲）二钱　　连心麦冬三钱

[加减法] 热痰盛，加竹沥、梨汁各五匙；咯痰不清，加栝蒌皮一钱五分；热毒盛，加金汁、人中黄；渐欲神昏，加银花三钱、荷叶二钱、石菖蒲一钱。

[方论]此咸寒甘苦法，清膻中之方也。谓之清宫者，以膻中为心之宫城也。俱用心者，凡心有生生不已之意，心能入心，即以清秽浊之品，便补心中生生不已之生气，救性命于微芒也。火能令人昏，水能令人清，神昏谵语，水不足而火有余，又有秽浊也。且离以坎为体[10]，元参味苦属水，补离中之虚；犀角灵异味咸，辟秽解毒，所谓灵犀一点通，善通心气，色黑补水，亦能补离中之虚，故以二物为君。莲心甘苦咸，倒生根，由心走肾，能使心火下通于肾，又回环上升，能使肾水上潮于心，故以为使。连翘象心，心能退心热。竹叶心锐而中空，能通窍清火，故以为佐。麦冬之所以用心者，《本经》称其主心腹结气，伤中伤饱，胃脉络绝，试问去心，焉能散结气，补伤中，通伤饱，续胃脉络绝哉？盖麦冬禀少阴癸水之气，一本横生，根颗连络，有十二枚者，有十四五枚者，所以然之故，手足三阳三阴之络，共有十二，加任之尾翳、督之长强，共十四，又加脾之大络，共十五，此物性合人身自然之妙也，惟圣人能体物象，察物情，用麦冬以通续络脉。命名与天冬并称门冬者，冬主闭藏，门主开转，谓其有开合之功能也。其妙处全在一心之用，从古并未有去心之明文，张隐庵谓不知始自何人，相沿已久而不可改，瑭遍考始知自陶宏景始也，盖陶氏惑于诸心入心，能令人烦之一语，不知麦冬无毒，载在上品，久服身轻，安能令人烦哉！如参、术、芪、草，以及诸仁诸子，莫不有心，亦皆能令人烦而悉去之哉？陶氏之去麦冬心，智者千虑之失也。此方独取其心，以散心中秽浊之结气，故以之为臣。

安宫牛黄丸方

牛黄一两　郁金一两　犀角一两　黄连一两　朱砂一两　梅片二钱五分　麝香二钱五分　真珠五钱　山栀一两　雄黄一两　金箔衣　黄芩一两

上为极细末。炼老蜜为丸，每丸一钱，金箔为衣，蜡护。脉虚者，人参汤下。脉实者，银花、薄荷汤下，每服一丸。兼治飞尸[11]卒厥，五痫中恶，大人小儿痉厥之因于热者。大人病重体实者，日再服，甚至日三服；小儿服半丸，不知再服半丸。

［方论］此芳香化秽浊而利诸窍，咸寒保肾水而安心体，苦寒通火腑而泻心用之方也。牛黄得日月之精，通心主之神。犀角主治百毒，邪鬼瘴气。真珠得太阴之精，而通神明，合犀角补水救火。郁金，草之香，梅片，木之香（按：冰片，洋外老杉木浸成，近世以樟脑打成伪之，樟脑发水中之火，为害甚大，断不可用），雄黄，石之香，麝香，乃精血之香。合四香以为用，使闭锢之邪热温毒深在厥阴之分者，一齐从内透出，而邪秽自消，神明可复也。黄连泻心火，栀子泻心与三焦之火，黄芩泻胆、肺之火，使邪火随诸香一齐俱散也。朱砂补心体，泻心用，合金箔坠痰而镇固，再合真珠、犀角为督战之主帅也。

　　紫雪丹方（从《本事方》去黄金）

　　滑石一斤　石膏一斤　寒水石一斤　磁石（水煮）二斤　捣煎去渣，入后药

　　羚羊角五两　木香五两　犀角五两　沉香五两　丁香一两　升麻一斤　元参一斤　炙甘草半斤

　　以上八味，并捣锉，入前药汁中煎，去渣，入后药。

　　朴硝、硝石各二斤，提净，入前药汁中，微火煎，不住手将柳木搅，候汁欲凝，再加入后二味。

　　辰砂（研细）三两　麝香（研细）一两二钱　入煎药拌匀。合成，退火气。冷水调服一二钱。

　　［方论］诸石利水火而通下窍。磁石、元参补肝肾之阴，而上济君火。犀角、羚羊泻心、胆之火。甘草和诸药而败毒，且缓肝急。诸药皆降，独用一味升麻，盖欲降先升也。诸香化秽浊，或开上窍，或开下窍，使神明不致坐困于浊邪而终不克复其明也。丹砂色赤，补心而通心火，内含汞而补心体，为坐镇之用。诸药用气，硝独用质者，以其水卤结成，性峻而易消，泻火而散结也。

　　局方至宝丹方

　　犀角（镑）一两　朱砂（飞）一两　琥珀（研）一两　玳瑁（镑）一两　牛黄五钱　麝香五钱

　　以安息重汤炖化，和诸药为丸一百丸，蜡护。

［方论］此方荟萃各种灵异，皆能补心体，通心用，除邪秽，解热结，共成拨乱反正之功。大抵安宫牛黄丸最凉，紫雪次之，至宝又次之。主治略同，而各有所长，临用对证斟酌可也。

【注解】

［1］百毒：各种毒物。

［2］蛊疰：蛊，gǔ，毒虫。疰，zhù，有灌注和久住之意，多指具有传染性或病程长的慢性病。蛊疰，感受毒虫而引起的心腹刺痛、胸闷等的疾病，且易传染他人。

［3］邪鬼：引起某些精神症状的病因。

［4］瘴气：湿热秽浊病邪，南方山林多见。

［5］麻：麻疹。

［6］瘄：cù，麻疹。

［7］沙：即痧之类，风痧、烂喉痧类疾病。

［8］下竭上厥：指阴液耗竭于下，而虚阳浮于上的病证。

［9］雠仇：雠，同仇。仇敌。

［10］离以坎为体：离代表火，坎代表水，用八卦说明水火的关系。

［11］飞尸：即传尸劳，是一种可以传染的虚劳病。

【释义】

手太阴肺的温病，不可用辛温发汗法，若误用发汗而汗不出，则会助长热势，邪热入于营血分，则出现斑疹；若误用发汗而致汗出过多，则会耗伤心气，心神失养，而表现为神志不清、谵语等。皮肤发斑，用化斑汤治疗；皮肤出疹，用银翘散去豆豉，加细生地、丹皮、大青叶，倍玄参治疗。斑疹患者，禁用升麻、柴胡、当归、防风、羌活、白芷、葛根、三春柳等辛味类发散药物。神昏者，用清宫汤治疗。安宫牛黄丸、紫雪丹、局方至宝丹也可运用。

【评议】

1. 温病忌汗评

（1）忌用辛温峻汗：吴氏所谓"温病忌汗"实指忌用麻黄、桂枝等辛温药以峻汗。温邪自口鼻而非皮毛而入，不在足太阳之表，故不能发汗。若辛温峻汗，温邪得温药必助热势，伤阴耗液，汗源亏乏，邪热内逼血分，出现营血分变证，或发斑或发疹；也可因邪热扰及心神，或发汗过多，心阴不足，热陷心包，导致神昏谵语等。故温病出现表证之时，辛温峻汗法应谨慎使用。

（2）可用辛温微汗：有外邪引起的温病表证，必致腠理不畅，卫气郁滞，可有恶寒、无汗等。此时可用辛温发汗轻品，如苏叶、防风、荆芥、淡豆豉等，银翘散方配伍即是此意。旨在畅达卫气，开腠达邪，透邪外出，与凉药配伍，达到寒温并用目的。笔者治温病发热，辛温发汗轻品必用，退热效果快。如果只用凉药，腠理易冰遏不畅，致使病程延长。

（3）可用辛凉透汗：叶天士指出卫分证治则是"在卫汗之可也"。本意即是使用辛凉解表药以疏泄肺卫，达邪外出，如薄荷、牛蒡子等。肺主气属卫，肺宣降功能正常，腠理畅通，津液输布有权，达到不出汗但邪出的目的。雷丰《时病论·冬伤于寒春必病温大意》谓："无汗者宜透邪，有汗者宜保津，一定之理也。"张锡纯的清解汤用薄荷、蝉蜕，雷丰的清凉透邪法等，皆是此类用法。

2. 斑疹特点及临床意义

（1）形态区别：斑，点大成片，不高出于皮面，压之色不退；疹，点小呈琐碎小粒，形如粟米，突出于皮面，抚之碍手，压之色退。余师愚说："大者为斑，小者为疹。"叶天士《温热论》："点大而在皮肤之上者为斑，或云头隐隐，或琐碎小粒者为疹。"

（2）形成机理：斑疹均为热入营血的标志，但二者在病位、病势等方面有明显的肺胃、浅深之别。斑多为阳明热炽，内迫血分，血从肌肉外溃所致；疹为邪热郁肺，内窜营分，从肌肤血络而出，故陆子贤说："斑为阳明热毒，疹为太阴风热。"

（3）治法方药：斑宜清胃泄热，凉血化斑，代表方是化斑汤。疹宜宣肺达邪，清营透疹，代表方为银翘散去豆豉加细生地、丹皮、大青叶、倍玄参方。

（4）临床意义：斑疹可见于临床各科。皮肤科见到的皮肤瘙痒、面部红疹、痤疮等，可按营血分论治，丹皮、赤芍、丹参等凉血散血药最为常用。至于某些传染病，皮肤上出现出血点或出血斑，更说明热入血分，所治方中应及时加入凉血散血药。

3. 动态养阴药——玄参

吴鞠通在化斑汤方论说："元参启肾经之气，上交于肺，庶水天一气，上下循环，不致泉源暴绝也。"可见玄参起到补肺阴、养胃阴、滋肾阴之功，且上下循环，为补阴之"动药"，玄参一味即可交通肺肾之阴。该药苦、甘、咸，寒。甘寒入三焦可养肺、胃、肾之阴，咸寒则入下焦滋阴补肾。肺为天，肾主水，水天一气，上下循环，完成动态循环的养阴补水过程，是《温病条辨》使用频度较高的一味清热养阴药。

4. 交通心肾药——莲子心

清宫汤方论中说："莲心甘苦咸，倒生根，由心走肾，能使心火下通于肾，又回环上升，能使肾水上潮于心。"吴鞠通又从动态观点解释药物作用，此一味药则能把心肾火水交通。下焦篇的黄连阿胶汤是交通心肾之方，临床运用时，如果此方加一味交通心肾之药，应选莲子心。一方一药皆具有交通心肾之功，可谓方简药明。治疗失眠、口疮等属心肾不交者，有良效。

5. 通续络脉药——麦冬

麦冬的作用与中医心脏生理颇相吻合。心主血脉，又主神明，而麦冬一味即能实现心脏生理的全部功能（图4）。吴氏通过麦冬的生长状态观察，论述了麦冬的通续络脉作用，内容及语句与清代张志聪《本草崇原》中基本相同。临床上，麦冬确有通续络脉作用，既能养阴，又能安神，还能通经脉，对于心阴不足而致的诸病证尤为常用。另外，麦冬的养肺润肠作用也较突出。《本草汇言》

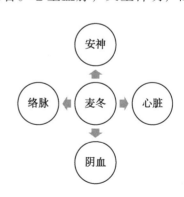

图4 麦冬与中医心脏生理整体观图

中说："麦门冬，清心润肺之药也。"笔者在临床上，用于滋润肠道时，麦冬用量多为 20～30g，正如《本草新编》云："盖麦冬气味平寒，必多用之而始有济也。"

6. 色象如心药——连翘

吴鞠通说："连翘象心"，像心则"能退心热"。连翘色与象均似解剖上的肉质心脏，两瓣合成，其间有隔，故《本草纲目·连翘》也谓："连翘状似人心，两片合成，其中有仁甚香，乃少阴心经、厥阴包络气分主药也。"故凡心经有热导致的各种病证，如失眠、疮疡、瘙痒等，连翘均可使用（图 5）。另外，笔者治疗小儿有热，首选清热药连翘，因为《幼科要略》中说："连翘辛凉，翘出众草，能升能清，最利幼科，能解小儿六经诸热。"

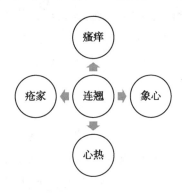

图 5　"连翘象心"作用整体观图

7. 温病清热"三宝"

安宫牛黄丸、紫雪丹、至宝丹是治疗温病高热神昏之"三宝"。三方立法均为"芳香化秽浊而利诸窍，咸寒保肾水而安心体，苦寒通火腑而泻心用之方也"，都具清热解毒、开窍醒神、止痉息风之功，但因用药不同，功效亦略有差异。安宫牛黄丸是在《痘疹世医心法》万氏牛黄丸（牛黄、朱砂、黄连、黄芩、栀子、郁金）基础上加犀角、珍珠、金箔、麝香、冰片、雄黄而成，长于清热解毒。紫雪丹原名紫雪，《千金要方》减黄金加滑石，长于止痉息风。至宝丹来源于《太平惠民和剂局方》，但少了金银二箔、龙脑、雄黄，长于芳香辟秽。若论清热解毒之力，"大抵安宫牛黄丸最凉，紫雪次之，至宝又次之"，临证需权衡使用。"三宝"中，安宫牛黄丸使用较广泛，且疗效满意，对各种感染性疾病出现的热闭神志障碍者，皆可用本方治疗。其他如中风、高热神昏惊厥、肝性脑病、肺性脑病等也较为常用。安宫牛黄丸根据病情，"脉虚者，人参汤下，脉实者，银花、薄荷汤下"。每日用量 1～3

丸，小儿半丸到 1 丸。《吴鞠通医案》治疗温疫病，安宫牛黄丸用量较大，有的案例根据神志不清的程度，每日可达 5～6 丸。吴氏用法及用量，都有极高的临床价值。

8. 温病透热"四香"

安宫牛黄丸除清热解毒外，尚有四味芳香药，即郁金"草之香"、冰片"木之香"、雄黄"石之香"、麝香"精血之香"，服后"使邪火随诸香一齐俱散也"。说明了热性疾病不可见热即用寒凉，具有芳香特点的药物可起到迅速退热之效。芳香疏散之性，外走肌表，开宣毛窍。西医认为，发热是由于下丘脑体温调节中枢异常引起的，芳香药物走窜，吸收快，可迅速到达脑部，有利于降温。除此"四香"外，《温病条辨》常用的还有荆芥穗、香薷、桂枝、紫苏叶、白芷、淡豆豉等辛温芳香透邪；香豆豉、薄荷、菊花、桑叶等辛凉芳香散热；辛苦寒而芳香的青蒿、郁金等内外双解等。芳香药所治热病涵盖了温病卫气营血分各阶段。

9. 温病神志异常治法思维

温热性温病热盛阴伤明显，且易出现热扰心神诸症，如神昏、谵语、烦躁、心烦、不寐等，吴氏治法常取以下思维。

（1）"火能令人昏"：火邪易致心神被扰，故吴鞠通说"火能令人昏"。清热泻火或解毒必用。针对不同火热所在部位及程度，可分别选用辛凉、辛寒、甘寒、苦寒、咸寒等清热之法。

（2）"水能令人清"：清宫汤为治热入心包证神昏谵语较轻的方剂。除清心热的药物外，方中配伍了玄参、麦冬等养阴药。对于因热导致的神昏，养阴补水药物能起到"水能令人清"的作用。为临床上治疗由神经系统病变引起的失眠、烦躁、昏迷等采取养阴法，提供了理论基础。如失眠病，阳盛阴衰是基本病理，辨证施治方中加入养阴补水药，效果显著。

（3）"又有秽浊也"：温病神志异常，多夹痰、夹湿等秽浊之邪，故在清热的同时，应及时加入祛湿涤痰或芳香化浊之品，如瓜蒌、竹茹、菖蒲、青蒿等。

（4）"心能入心"：像心的药物能够治心病，如连翘、栀子等；位置在中心部位的也可治心病，如清宫汤用玄参心、麦冬心、莲子心等，使"心有生生不已之意"。

【原文】

十七、邪入心包，舌謇肢厥，牛黄丸主之，紫雪丹亦主之。

厥者，尽也。阴阳极造其偏，皆能致厥。伤寒之厥，足厥阴病也。温热之厥，手厥阴病也。舌卷囊缩，虽同系厥阴现证，要之舌属手，囊属足也。盖舌为心窍，包络代心用事，肾囊前后，皆肝经所过，断不可以阴阳二厥混而为一。若陶节庵所云："冷过肘膝，便为阴寒"，恣用大热。再热厥之中亦有三等：有邪在络居多，而阳明证少者，则从芳香，本条所云是也；有邪搏阳明，阳明太实，上冲心包，神迷肢厥，甚至通体皆厥，当从下法，本论载入中焦篇；有日久邪杀阴亏而厥者，则从育阴潜阳法，本论载入下焦篇。

牛黄丸、紫雪丹方（并见前）

【释义】

温邪侵入心包，出现语言謇涩、四肢厥冷，用安宫牛黄丸治疗，紫雪丹也可。

【评议】

1. 伤寒厥与温病厥

伤寒厥为足厥阴肝经病变，可表现为囊缩。寒邪易侵犯肝经，肝经绕阴器过少腹，与肾关系密切。温病厥为手厥阴心包病变，可表现为舌卷。热邪易侵犯心包，心开窍于舌，舌代心用事。其实，伤寒与温病的某些厥证，病机区别并不明显，如伤寒大承气汤证的肢厥，为真热假寒证，温病也可出现；伤寒四逆汤证的肢厥与温病中血分大出血导致的阳气脱厥，或湿热病后期伤阳较重证等，无本质区别，故临床应灵活辨治。

2. 温病三种热厥

温病出现的厥也多属急危重症，与前面讨论的温病"五死证"相同，当积极救治。

一是上焦邪热闭阻心包络。治疗应采取清心芳香开窍法，如安宫牛黄丸类方。

二是中焦阳明热结，热扰心神。治当泻阳明里热，攻下腑实之法，如承气汤辈。

三是下焦真阴耗竭，心神失养。治当育阴潜阳法，如下焦病的复脉汤辈。

除以上三种外，温病厥也有其他类型者，如上中焦的白虎汤证等。也有真正的寒冷厥者，如温病大汗出、大出血后出现的阳气亡脱，或湿热病湿邪极重者等，临床当详辨。

【原文】

十八、温毒咽痛喉肿，耳前耳后肿，颊肿，面正赤，或喉不痛，但外肿，甚则耳聋，俗名大头温、虾蟆温者，普济消毒饮去柴胡、升麻主之，初起一二日，再去芩、连，三四日加之佳。

温毒者，秽浊也。凡地气之秽，未有不因少阳之气而自能上升者。春夏地气发泄，故多有是证；秋冬地气，间有不藏之时，亦或有是证；人身之少阴素虚，不能上济少阳，少阳升腾莫制，亦多成是证；小儿纯阳火多，阴未充长，亦多有是证。咽痛者，《经》谓"一阴一阳结，谓之喉痹"。盖少阴少阳之脉，皆循喉咙，少阴主君火，少阳主相火，相济为灾也。耳前、耳后、颊前肿者，皆少阳经脉所过之地，颊车不独为阳明经穴也。面赤者，火色也。甚则耳聋者，两少阳之脉，皆入耳中，火有余则清窍闭也。治法总不能出李东垣普济消毒饮之外。其方之妙，妙在以凉膈散为主，而加化清气之马勃、僵蚕、银花，得轻可去实之妙；再加元参、牛蒡、板蓝根，败毒而利肺气，补肾水以上济邪火。去柴胡、升麻者，以升腾飞越太过之病，不当再用升也，说者谓其引经，亦甚愚矣！凡药不能直至本经者，方用引经药作引，此方皆系轻药，总走上焦，开天气，肃肺气，岂须用升、柴直升经气耶？去黄芩、黄连者，芩、连里药也，病初起未至中焦，不得先用里药，故犯中焦也。

普济消毒饮去升麻柴胡黄芩黄连方

连翘一两　薄荷三钱　马勃四钱　牛蒡子六钱　芥穗三钱　僵蚕五钱　元参一两　银花一两　板蓝根五钱　苦梗一两　甘草五钱

上共为粗末。每服六钱，重者八钱。鲜苇根汤煎，去渣服，约二时一服。重者一时许一服。

【释义】

温毒表现有咽喉肿痛，耳前后及面颊部肿胀，面色红赤。也有咽喉不痛，只有耳及面颊部的肿胀，严重者可有耳聋，此病俗称"大头瘟""虾蟆瘟"。治疗用普济消毒饮去柴胡、升麻方，去此二味药，主要防止其升腾飞越太过。如病初起一二日内，黄芩、黄连也可不用，因为二味药苦寒，属里药，病未至中焦，不可先用中焦药。若病二三日，再加黄芩、黄连为佳，以起到清热解毒作用。

【评议】

1. 温毒病因评

吴氏认为温毒病因主要是秽浊。可在四种情况下发生：一是春夏季节，地气之秽浊，随少阳之气上升。二是秋冬季节，此秽浊偶有不藏而上升。三是人体足少阴虚弱，不能上济足少阳胆火，火性升腾。四是小儿纯阳之体，火性较旺，复加阴液不足。现代温病学认为，大头瘟的病因属温毒中的风热时毒，具备风热与毒邪双重性质，与吴氏认识有所不同。风热时毒，是风、热、毒三者杂至，属温热性温毒病因，临床也有湿热性质的温毒病因。

温毒病因致病特点可概括为"动""静"二字。温毒侵入后，所造成的局部"蕴结壅滞"可用"静"字概括。局部肿痛虽似"静"，但温毒病因严重者可造成全身"动"的病机，如上攻头面，中及脏腑，下延阴器等。如流行性腮腺炎，即是温病中的温毒疾病。腮腺局部肿大，谓之"静"，若毒邪严重，则可产生脑膜炎、胰腺炎、男性可并发睾丸炎等"动"的病理。

2. 大头瘟治法

风热毒邪导致的大头瘟病，治疗既要疏风泄热，又要清热解毒

（图 6）。温毒初起清热不宜太寒凉，否则冰遏气机，风热毒邪难以发越，气血凝滞而导致肿块坚硬，病程延长。可根据吴氏说的"初起一二日，再去芩、连，三四日加之佳"。对于儿童罹患温毒，稚阴稚阳，更不可过用寒凉。另外，温毒病因有"动""静"致病特点，在没有产生"动"症时，可采取局部外用药，一旦并发全身症状，则需"动""静"结合法，局部和全身同时用药。

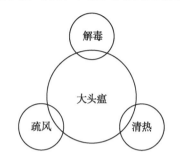

图 6　大头瘟治法图

3. 连翘、僵蚕、玄参——消肿散结角药

临床每遇因热导致的肿块，如扁桃体肿大、淋巴结肿大、甲状腺结节或肿大、乳腺增生等，笔者常用此角药清热散结通络。连翘为疮家圣药，善于清热散结；僵蚕通经活络；玄参养阴散结。三味同用，消散并施，通补结合。

4. 甘草、桔梗、荆芥——咽喉疾病角药

本方融多个治疗咽喉肿痛的基本方，如甘草一味，名甘草汤；甘草配桔梗，名桔梗汤。二方出自《伤寒论》第 311 条："少阴病，二三日，咽痛者，可与甘草汤；不差，与桔梗汤。"《肘后方》称桔梗汤为"喉痹专用神效方。煮服即消，有脓即出"。甘草、桔梗、荆芥穗三味名三神汤，出自《严氏济生方》，"治咽喉热肿，语声不出，喉中如有物梗"。荆芥治咽喉疾病常用，朱丹溪力倡"咽痛，必用荆芥"。临床每遇咽喉疾病，以上诸方确有效验。另外，方中的马勃、玄参、牛蒡子皆有较好的清热利咽功能，可根据咽喉热势程度，加减运用。

【医案选录】

双侧复发性腮腺炎案

文某，男，3 岁 5 个月，初诊：2021 年 6 月 11 日。

患者 1 个月前因发热，双侧腮腺肿大 20 日，某医院按双侧腮腺炎收入院。经用对症及抗生素治疗，现已不发热。患者去年秋天有双侧

腮腺炎及颈淋巴结肿大病史。来诊时，双侧腮腺肿大，按之疼痛，但无红肿灼热，伴有两侧颈淋巴结肿大，质软，纳可，二便调。平时易感冒，嗜食肥甘，好动，舌稍红，苔薄黄腻，脉滑。

处方：姜半夏6g，茯苓9g，炒谷芽5g，藿香8g，陈皮8g，连翘8g，浙贝母8g，皂角刺6g，夏枯草8g，炒桃仁5g，生薏苡仁10g，生黄芪10g，炒僵蚕6g，桔梗8g，蝉蜕6g，生山药9g，金银花10g，丹皮6g，醋延胡索5g，荆芥8g。7剂，水煎服，日1剂，分2次服。

2021年6月20日，二诊：双侧腮腺肿大消失，已不疼痛，颈淋巴结肿大较前明显缩小，苔腻消失，脉滑。方药对证，上方稍有损益，再用7剂。

2021年6月27日，三诊：双侧腮腺肿大未反复，多数颈淋巴结肿大已消失，舌淡，苔薄白，脉沉缓。邪热减轻，为防苦寒冰遏，上方去夏枯草、丹皮，生黄芪改为12g，以助肺胃功能。再用7剂。

2021年7月4日，四诊：双侧腮腺恢复正常，颈淋巴结肿大已消失，舌淡，苔薄白，脉缓。上方软坚、清热之品稍有加减，再用7剂，并嘱患者饮食有节。

半年后随访，无复发。

按语：患儿腮腺肿大，乃热壅痰湿凝聚所致。治当清热解毒，化痰散结，通络消肿。按大头瘟论治，选用《温病条辨》普济消毒饮去升麻柴胡黄芩黄连方加减。方中金银花、夏枯草、连翘、浙贝母，清热解毒，化痰散结；桃仁、丹皮、延胡索活血通络，消肿止痛；僵蚕、皂角刺通行经络，散结溃坚；腮腺肿大反复近1年，平时又易外感，且病久多虚，故以生山药、黄芪健脾益气，固表实卫，配伍荆芥、蝉蜕、藿香，走表祛风，可使稽留之邪外透，又可助黄芪等药益气御风。固表而不留邪，祛邪而不伤正，补散结合，有玉屏风之义；脾胃乃生痰之源，故以藿香、姜半夏、茯苓、陈皮、炒谷芽、生薏苡仁等调和脾胃，以杜痰浊之根，且薏苡仁、半夏等药又有消散痈结之效；桔梗为诸药之舟楫，引药上行；甘草清热解毒，并调和诸药。

本案体会有三：一是重视脾胃。此双侧腮腺肿大，西医认为与腮腺口阻塞有关。该患儿嗜食肥甘，生痰助热，日久痰湿热郁结，故方中宜用化痰祛湿，调和脾胃之药；二是宜选辛味清热药。辛味能走、能通、能散，过于苦寒者不用或少用，或加荆芥寒温并用，且荆芥有疗痈疮之功；三是病程长或反复发作者，宜加补气药。笔者以此法治疗儿童淋巴结炎、鼻咽腺样体肥大等，获效显著。

【原文】

十九、温毒外肿，水仙膏主之，并主一切痈疮。

按：水仙花得金水之精，隆冬开花，味苦微辛，寒滑无毒。苦能降火败毒，辛能散邪热之结，寒能胜热，滑能利痰。其妙用全在汁之胶粘，能拔毒外出，使毒邪不致深入脏腑伤人也。

水仙膏方

水仙花根，不拘多少，剥去老赤皮与根须，入石臼捣如膏，敷肿处，中留一孔出热气，干则易之。以肌肤上生黍米大小黄疮为度。

【释义】

温毒表现外部肿大者，用水仙膏清热拔毒，此法也可治一切痈疮。

【评议】

水仙花根，有清热解毒作用。《本草纲目·水仙根》谓其"苦微辛，滑寒，无毒"。用时捣如膏，敷肿处，干则易之。该药也可用于其他毒邪导致的肿块，《岭南采药录》："取头部捣烂，敷治乳痈；又治一切毒痈疽，捣烂敷之，能散毒。"该药不可内服，有毒，多用于大头瘟未破溃者。外敷法用于病情较轻，未出现明显并发症者。除吴氏以上方外，民间常用仙人掌、马齿苋适量捣烂外敷。还可用喉症丸、六神丸、如意金黄散等中成药及青黛粉外敷，都有较好的效果。

【原文】

二十、温毒敷水仙膏后，皮间有小黄疮如黍米者，不可再敷水仙膏，过敷则痛甚而烂，三黄二香散主之。

三黄取其峻泻诸火而不烂皮肤，二香透络中余热而定痛。

三黄二香散方（苦辛芳香法）

黄连一两　黄柏一两　生大黄一两　乳香五钱　没药五钱

上为极细末，初用细茶汁调敷，干则易之，继则用香油调敷。

【释义】

大头瘟外敷水仙膏后，皮肤出现黍米大小样黄疮，不可再敷水仙膏，否则易痛甚溃烂，此时用三黄二香散外敷。

【评议】

黄连、黄柏、生大黄，三黄皆为苦寒之品，峻泻诸火作用较强，外用能起较好的泻火解毒之效。乳香、没药，二香活络止痛。苦寒与芳香相配，可使热毒清解而透达。方中茶叶可用具有清热作用的绿茶。

香药定痛

芳香药具有走窜通达之性，在疏散气机、透达经络、行气活络、通经止痛方面尤著。《温病条辨》运用较广的有：乳香、没药、降香、木香、小茴香、川楝子、丁香、川椒、吴茱萸等，见于香附旋覆花汤、三黄二香散、桂枝柴胡各半汤加吴萸楝子茴香木香汤、化癥回生丹、椒桂汤、天台乌药散、加减木防己汤等方，主治头痛、心腹冷痛、肢体痛、疝气、癥瘕等。如下焦篇第四十一条香附旋覆花汤方，治疗伏暑、湿温胁痛，若"痛甚者，加降香末"。上焦篇补第四条，用木香、小茴香芳香定痛，以治疗"燥金司令，头痛，身寒热，胸胁痛，甚则疝瘕痛者"。下焦篇第五十二条椒桂汤"方以川椒、吴萸、小茴香直入肝脏之里，又芳香化浊流气"，治疗寒湿成疝、脐痛或胁下痛。下焦篇第五十四条天台乌药散，用"木香透络定痛"。上焦篇补第七条化癥回生丹方，用麝香、公丁香、降香、小茴香、乳香、高良姜"芳香入络而化浊"。对于"治痹之祖方"的加减木防己汤，提出行痹加桂枝、桑叶的芳香治法，为临床芳香药治疗痹病疼痛提供了思路。

笔者临床治疗胁肋、脘腹疼痛者，善用芳香的肉桂、白芷、降香、高良姜、香附等，对胃肠炎性病变、肠系膜淋巴结炎、肋间神经痛及妇科痛经等，止痛效果良好。如一老年患者，腹痛 30 余年，食凉甚，初用参苓白术散加减治疗 1 周，金未中肯；二诊时加入白芷、乳香、肉桂、香附、藿香、降香，7剂服完，疼痛立减，后调理2周，日渐而瘳。另一老人，左胁肋疼痛月余，时有嗳气，用吴鞠通香附旋覆花汤加降香治疗，服药2周，诸恙咸安。芳香药也可用于癌症疼痛、分娩疼痛等。

【原文】

二一、温毒神昏谵语者，先与安宫牛黄丸、紫雪丹之属，继以清宫汤。

安宫牛黄丸、紫雪丹、清宫汤（方法并见前）

【释义】

温毒病出现神昏谵语者，为热毒内陷心包所致，治疗先用安宫牛黄丸、紫雪丹清心开窍，继用清宫汤清心养阴。

【评议】

温毒表现神昏谵语，为毒邪攻窜流走，导致心神障碍的严重并发症，属急危重症范围，当立即救治。安宫牛黄丸根据病情，每日可服用1～3丸。一旦出现热毒充斥全身，不可只用外用法，应以内服为主。除清热开窍外，逐热从阳明而出，也应考虑。正如《评注温病条辨》说："温毒致神昏谵语，非芳香凉泻可愈，当参酌议下以存阴。"

暑温

【原文】

二二、形似伤寒，但右脉洪大而数，左脉反小于右，口渴甚，面赤，汗大出者，名曰暑温，在手太阴，白虎汤主之；脉芤甚者，白虎加人参汤主之。

此标暑温之大纲也。

按：温者热之渐，热者温之极也。温盛为热，木生火也。热极湿动，火生土也。上热下湿，人居其中而暑成矣。若纯热不兼湿者，仍归前条温热例，不得混入暑也。形似伤寒者，谓头痛、身痛、发热恶寒也。水火极不同性，各造其偏之极，反相同也。故《经》谓水极而似火也，火极而似水也。伤寒，伤于水气之寒，故先恶寒而后发热，寒郁人身卫阳之气而为热也，故仲景《伤寒论》中，有已发热或未发之文。若伤暑则先发热，热极而后恶寒，盖火盛必克金，肺性本寒，而复恶寒也。然则伤暑之发热恶寒虽与伤寒相似，其所以然之故实不同也，学者诚能究心于此，思过半矣。脉洪大而数，甚则芤，对伤寒之脉浮紧而言也。独见于右手者，对伤寒之左脉大而言也，右手主上焦气分，且火克金也，暑从上而下，不比伤寒从下而上，左手主下焦血分也，故伤暑之左脉反小于右。口渴甚、面赤者，对伤寒太阳证面不赤、口不渴而言也。火烁津液，故口渴。火甚未有不烦者，面赤者，烦也。烦字从火从页，谓火现于面也。汗大出者，对伤寒汗不出而言也。首白虎例者，盖白虎乃秋金之气，所以退烦暑，白虎为暑温之正例也，其源出自《金匮》，守先圣之成法也。

白虎汤、白虎加人参汤方（并见前）

【释义】

暑温的头痛、身痛、发热恶寒，与伤寒表现类似，但伤寒先恶寒而后发热，伤暑则先发热，热极而后恶寒。温病右脉洪大明显，左脉比右脉小弱，口渴甚，面赤，汗大出，名暑温病，在手太阴肺，用白虎汤治疗；脉芤甚者，用白虎加人参汤治疗。

【评议】

1. 暑邪夹湿评

吴氏首创暑温病名，并继承叶天士"暑病必挟湿"（《临证指南医案·暑》）观点，认为暑邪必兼有湿邪，"上热下湿，人居其中而暑成矣"。实际上，暑邪是否夹湿，须看当地时令湿邪盛衰情况，不一定都有夹湿表现，而"暑多夹湿"或"暑易夹湿"更符合临床，如王孟英《温热经纬·叶香岩三时伏气外感篇》雄按："暑令湿盛，必多兼感，故曰挟。犹之寒邪挟食，湿证兼风，俱是二病相兼，非谓暑中必有湿也。"暑邪除夹湿外，兼寒也是常见病理，故需详辨夏季暑、湿、寒三气，是单一邪气致病，还是二二相兼，还是三者杂至。吴氏文中"形似伤寒"指的是暑夹湿证，对于不夹湿的，仍用治暑热的白虎汤或白虎加人参汤治疗，即吴氏所说："白虎为暑温之正例也。"

2. 右手诊温病

《温病条辨》右脉诊温病见于多处条文。本条诊断暑温病，右脉洪大明显，左脉比右脉小弱，而伤寒的左脉大，表现为浮紧明显。吴氏解释为右手主上焦气分，且火克金，暑从上而下，伤寒从下而上，左手主下焦血分。《素问·阴阳应象大论》曰："左右者，阴阳之道路也，水火者，阴阳之征兆也。"《评注温病条辨》曰："左属血，右属气。寒伤血，热伤气。"阐释了左右手温病与伤寒的不同机理。临床表明，通过左右手的脉象变化，结合上焦篇第三条两寸独大，尺肤热等，对于判断外感病是伤寒还是温病，有一定临床意义，但不可拘泥。

【原文】

二三、《金匮》谓太阳中暍，发热恶寒，身重而疼痛，其脉弦细芤迟，小便已，洒然[1]毛耸，手足逆冷，小有劳，身即热，口开，前板齿燥。若发其汗，则恶寒甚；加温针，则发热甚；数下，则淋甚。可与东垣清暑益气汤。

张石顽[2]注：谓太阳中暍，发热恶寒，身重而疼痛，此因暑而伤风露之邪，手太阳标证也。手太阳小肠属火，上应心包，二经皆能制金烁肺，肺受火刑，所以发热恶寒似足太阳证。其脉或见弦细，或见芤迟，小便已，洒然毛耸，此热伤肺胃之气，阳明本证也（愚按：小便已，洒然毛耸，似乎非阳明证，乃足太阳膀胱证也。盖膀胱主水，火邪太甚而制金，则寒水来为金母复仇也。所谓五行之极，反兼胜己之化）。发汗则恶寒甚者，气虚重夺（当作伤）其津（当作阳）也。温针则发热甚者，重伤经中之液，转助时火，肆虐于外也。数下之则淋甚者，劫其在里之阴，热势乘机内陷也。此段经文，本无方治，东垣特立清暑益气汤，足补仲景之未逮。愚按：此言太过。仲景当日，必有不可立方之故，或曾立方，而后世脱简，皆未可知。岂东垣能立而仲景反不能立乎？但细按此证，恰可与清暑益气汤。曰可者，仅可而有所未尽之词，尚望遇是证者，临时斟酌尽善。至沈目南[3]《金匮要略注》，谓当用辛凉甘寒，实于此证不合。盖身重疼痛，证兼寒湿也。即目南自注，谓发热恶寒，身重疼痛，其脉弦细芤迟，内暑而兼阴湿之变也。岂有阴湿而用甘寒柔以济柔之理？既曰阴湿，岂辛凉所能胜任！不待辩而自明。

清暑益气汤方（辛甘化阳酸甘化阴复法）

黄芪一钱　黄柏一钱　麦冬二钱　青皮一钱　白术一钱五分　升麻三分　当归七分　炙草一钱　神曲一钱　人参一钱　泽泻一钱　五味子八分　陈皮一钱　苍术一钱五分　葛根三分　生姜二片　大枣二枚

水五杯，煮取二杯，渣再煮一杯，分温三服。虚者得宜，实者禁用。汗不出而但热者，禁用。

【注解】

[1] 洒然：洒，xǐ，洒然指寒栗貌。

[2] 张石顽：名璐，字路玉，号石顽。清代医学家，著有《张氏医通》等著作。

[3] 沈目南：名明宗，字目南，清代医学家，著有《医征》等。

【释义】

《金匮要略》论述的太阳中暍，是因暑而伤风露之邪，故表现有发热恶寒，身重疼痛，脉象弦细芤迟，小便后有寒栗貌，汗毛耸立，手足怕冷，稍有劳累即发热，口开，牙齿燥。如果采取辛温发汗，汗出过多阳气损伤，则恶寒重。加温针治疗，重伤津液，阴虚则火肆虐于外，则发热重。多次泻下，劫其人体阴液，热势乘机内陷，则小便淋沥重。可与东垣清暑益气汤治疗。

【评议】

东垣清暑益气汤来源于《脾胃论》，治暑月湿热伤气，或中气本虚，又感湿热。症见神疲肢倦，胸满气短，心下痞闷，身热而烦，自汗体重，不思饮食，小便黄数，大便溏，舌质淡润或兼胖而边有齿印，苔白腻或兼微黄，脉象洪缓重按无力，或虚数，或细弱。该方用人参、黄芪、炙甘草（保元汤）以补气；人参、麦冬、五味子（生脉散）以补阴；当归补血；苍术、泽泻、白术治湿；黄柏清热；葛根、升麻解肌散热，升举阳气；青皮、陈皮理气；神曲消食；生姜、大枣调药（图7）。全方具有养阴生津，健脾益气，清利湿热之功。临床应用本方应掌握补气与清热、祛湿与养阴的关系，过于补气则助热，过于清热则伐气，过于祛湿则伤阴，过于养阴则碍湿。王孟英认为："此方有清暑之名，而无清暑之实。"遂自创王氏清暑益气汤（西洋参、石斛、麦冬、黄连、竹叶、荷梗、知母、甘草、粳米、西瓜翠衣）。用于暑伤津气证较为合适，但与李氏方所治证有明显区别。

目前饮食结构及工作方式的变化，临床上气阴血虚兼有湿热者较常见，表现为乏力、精神差、纳呆、苔腻等。笔者每遇气虚有湿者，常以此方加减。

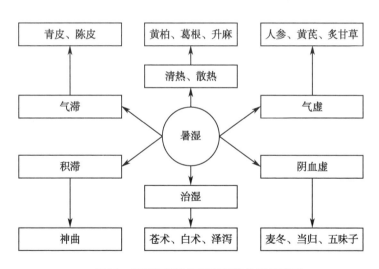

图 7　李氏清暑益气汤配伍整体观示意图

【原文】

二四、手太阴暑温，如上条证，但汗不出者，新加香薷饮主之。

证如上条，指形似伤寒，右脉洪大，左手反小，面赤口渴而言。但以汗不能自出，表实为异，故用香薷饮[1]发暑邪之表也。按：香薷辛温芳香，能由肺之经而达其络。鲜扁豆花，凡花皆散，取其芳香而散，且保肺液，以花易豆者，恶其呆滞也。夏日所生之物，多能解暑，惟扁豆花为最。如无花时，用鲜扁豆皮，若再无此，用生扁豆皮。厚朴苦温，能泻实满。厚朴，皮也，虽走中焦，究竟肺主皮毛，以皮从皮，不为治上犯中。若黄连、甘草，纯然里药，暑病初起，且不必用，恐引邪深入，故易以连翘、银花，取其辛凉达肺经之表，纯从外走，不必走中也。

温病最忌辛温，暑证不忌者，以暑必兼湿。湿为阴邪，非温不解，故此方香薷、厚朴用辛温，而余则佐以辛凉云。下文湿温论中，不惟不忌辛温，且用辛热也。

新加香薷饮方（辛温复辛凉法）

香薷二钱　银花三钱　鲜扁豆花三钱　厚朴二钱　连翘二钱

水五杯，煮取二杯。先服一杯，得汗，止后服；不汗，再服；服尽不汗，再作服。

【注解】

[1] 香薷饮：又名香薷散、三物香薷饮。出自《太平惠民和剂局方》，由扁豆、厚朴、香薷组成。

【释义】

手太阴暑温，表现形似伤寒，右脉洪大，左手反小，面赤口渴，但汗不出，说明外有寒湿郁于肺卫，用新加香薷饮治疗。

【评议】

1. 暑证不忌辛温评

吴氏根据"暑必挟湿，湿属阴类，非温不解"特性，提出了暑证不忌辛温的观点。暑温初起，湿邪困阻肌表，出现恶寒、头身疼痛、无汗等，又有恶心、呕吐的内湿症状，故用辛温之品香薷、厚朴，以芳化肌表、涤除内里之湿。因此，吴氏说暑证不忌辛温。其实，本证并非单一的湿邪，而是暑夹湿，即湿热之邪，故辛温之品对此证并不完全合适，如果只是单一暑邪，初起有阳明热盛证，辛温之法更不能使用。

2. 夏月感寒湿，香薷为首药

香薷辛温而芳香，辛温散寒，芳香祛湿，一物兼祛寒湿二邪。适用于夏日冒雨涉水，野外露宿等寒湿侵袭导致的肺卫表证。该药能由肺之经而达其络，有"冬月麻黄"之称，发汗作用较强，成年人一般用量为6～10g，儿童3～5g，以出汗为度，"得汗止后服，不汗再服"确属经验之谈。体强者，量宜多，体弱者，量宜轻。暑热明显者，可配黄连同用，有黄连香薷饮之意，并能佐制香薷，如叶天士说："香薷辛温气升，热服易吐，佐苦降，如杏仁、川连、黄芩则不吐。"又说："夏热气闭无汗，渴饮停水，香薷必佐杏仁。"临床可借鉴。

香薷与辛温的厚朴及辛凉的金银花、连翘、扁豆花配伍，组成"辛温复辛凉法"的新加香薷饮，该方对夏季感冒、发热、急性肠炎等有较好疗效。

【原文】

二五、手太阴暑温，服香薷饮，微得汗，不可再服香薷饮重伤其表，暑必伤气，最令表虚，虽有余证，知在何经，以法治之。

按：伤寒非汗不解，最喜发汗；伤风亦非汗不解，最忌发汗，只宜解肌，此麻、桂之异其治，即异其法也。温病亦喜汗解，最忌发汗，只许辛凉解肌，辛温又不可用，妙在导邪外出，俾营卫气血调和，自然得汗，不必强责其汗也。若暑温、湿温则又不然。暑非汗不解，可用香薷发之。发汗之后，大汗不止，仍归白虎法，固不比伤寒、伤风之漏汗不止，而必欲桂、附护阳实表，亦不可屡虚其表，致令厥脱也。观古人暑门有生脉散法，其义自见。

【释义】

手太阴暑温，服用香薷饮后，微微出汗，不宜再用香薷饮开腠理之表，因为出汗过多，势必伤气，致卫气虚弱。初服微得汗后，观其证在何经，以法治疗。如大汗出不止，属热盛阳明的，可用白虎汤。汗出，脉散大的，可用生脉散。

"暑非汗不解"评

吴氏"暑非汗不解",指的是外有寒湿侵袭肌表的治法,并非针对所有暑温病。香薷辛温芳香,夏季感受寒湿,取其发汗、解除在外寒湿之用,属本条所说的"温病亦喜汗解"中的温病类型之一。夏日寒湿外侵,内有暑湿之时,不可用麻黄、桂枝辛温峻汗,故吴氏说"最忌发汗",但"只许辛凉解肌",如香薷饮中的金银花、连翘、扁豆花等药,再如银翘散中的薄荷、牛蒡子等,其机理"妙在导邪外出,俾营卫气血调和,自然得汗"。体现了吴氏对温病发汗法灵活运用的观点。伤寒发汗、伤风解肌、温病亦解肌,皆属解表法不同病因的运用。

【原文】

二六、手太阴暑温,或已经发汗,或未发汗,而汗不止,烦渴而喘,脉洪大有力者,白虎汤主之;脉洪大而芤者,白虎加人参汤主之;身重者,湿也,白虎加苍术汤主之;汗多,脉散大,喘喝欲脱者,生脉散主之。

此条与上文少异者,只已经发汗一句。

白虎加苍术汤方

即于白虎汤内加苍术三钱。

汗多而脉散大,其为阳气发泄太甚,内虚不司留恋可知。生脉散酸甘化阴,守阴所以留阳,阳留,汗自止也。以人参为君,所以补肺中元气也。

生脉散方(酸甘化阴法)

人参三钱　麦冬(不去心)二钱　五味子一钱。

水三杯,煮取八分二杯。分二次服,渣再煎服。脉不敛,再作服,以脉敛为度。

【释义】

手太阴暑温,或已发汗,或未发汗,而出现汗出不止,烦渴,喘憋,脉洪大而有力者,用白虎汤治疗;脉洪大而芤者,用白虎加人参汤治疗；身重者，为湿困太阴脾，用白虎加苍术汤治疗；汗多不止，脉散大，喘憋极为严重者，为阳气损失，气司固摄，用生脉散治疗。以人参为君，补肺中元气，与甘寒麦冬、五味子相配，酸甘化阴，守阴则留阳，阳留则汗止。

【评议】

1. 脉洪、芤、散特征及治法

本条论述了暑温病脉洪、芤、散三种，皆轻取即得（图8）。阳明热盛的洪脉，来盛去衰，状如洪水，治用白虎汤；阳明热盛伤气阴的芤脉，按之中空，如按葱管，治用白虎加人参汤；阳明热盛严重伤及气阴的散脉，脉搏浮散，稍按即无，治用生脉散。三种脉象揭示了热势越来越轻而气阴损伤越来越重的病理改变。

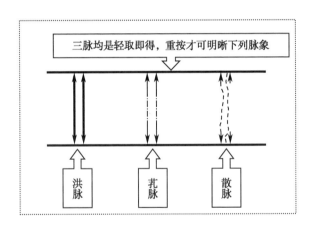

图8 洪、芤、散三脉图

2. 白虎加苍术汤

白虎加苍术汤出自宋代朱肱《类证活人书·卷第十八》，用于"治湿温多汗"。清代薛生白《湿热病篇》用以治阳明胃热兼有脾湿："湿热证，壮热口渴，自汗，身重，胸痞，脉洪大而长者，此太阴之湿与阳明之热相合，宜白虎加苍术汤。"吴氏用于治暑温病暑夹湿邪者，兼湿则肢体沉重，故用白虎汤清暑热，苍术燥脾湿。此证属热重于湿，既有热邪伤阴，又有湿邪停留。方中石膏配苍术，寒温并用；苍术配知母，燥润结合。中焦篇第七十五条，有苍术白虎汤加草果方，即在本方的基础上，加草果，主治疟家湿疟，可前后互参。

【原文】

二七、手太阴暑温，发汗后，暑证悉减，但头微胀，目不了了，余邪不解者，清络饮主之。邪不解而入中下焦者，以中下法治之。

既曰余邪，不可用重剂明矣，只以芳香轻药清肺络中余邪足矣。倘病深而入中下焦，又不可以浅药治深病也。

清络饮方（辛凉芳香法）

鲜荷叶边二钱　鲜银花二钱　西瓜翠衣二钱　鲜扁豆花一枝　丝瓜皮二钱　鲜竹叶心二钱

水二杯，煮取一杯。日二服。凡暑伤肺经气分之轻证皆可用之。

【释义】

手太阴暑温，经用香薷饮发汗治疗后，暑证所表现的头身疼痛，发热，口渴等症减轻或消失，但留下头微胀，视物不清，仍有余邪未解的，不可用重剂治疗，宜用芳香轻药清肺络中余邪，方选清络饮。邪未解除而进入中下焦的，不可用治上焦"浅药治深病"法，应以中下焦法治疗。

【评议】

夏日暑湿外感，有头微胀，目不了了，治疗上并未采取治头目的常规用药，而是采取了"芳香轻药清肺络"的方法，体现了头目病治肺的观点。这与肺为五脏六腑之华盖、主一身之气，气化则湿化，气化则热散等功能密切相关。清络饮气清芬芳，方中集合了新鲜的花、皮、叶之品，清热解暑之力较强。临床应用有三：一是感受暑湿而致的暑温后期，余邪尚存。二是伤暑轻证。有发热，头微胀则可应用，即"凡暑伤肺经气分之轻证皆可用之"。三是夏日预防中暑。清络饮六味药皆为食疗之品，为夏季养生及预防暑病的常用方，若体质较弱者，方中可加西洋参或党参。

二八、手太阴暑温，但咳无痰，咳声清高者，清络饮加甘草、桔梗、甜杏仁、麦冬、知母主之。

咳而无痰，不嗽可知。咳声清高，金音清亮，久咳则哑，偏于火而不兼湿也。即用清络饮，清肺络中无形之热，加甘、桔开提，甜杏仁利肺而不伤气，麦冬、知母保肺阴而制火也。

清络饮加甘桔甜杏仁麦冬汤方

即于清络饮内，加甘草一钱、桔梗二钱、甜杏仁二钱、麦冬三钱。

【释义】

手太阴暑温，咳嗽无痰，咳声清高，为偏于肺火而不兼湿，用清络饮清肺中无形之热，并加甘草、桔梗开提肺气，甜杏仁利肺气，麦冬保肺阴而制火。

【评议】

问痰闻声辨咳嗽

本条所论咳嗽为暑咳，暑中有火，肺体属金，火未有不克金者。清代雷丰补充了暑咳表现："其脉濡滑而数，两寸有力而强，咳逆乏痰，即有亦少，或身热口渴，或胸闷胁痛，此皆暑热入肺之脉证也。"可见咳声清高、咳逆乏痰是本证咳嗽特点。

临证治疗咳嗽，须问咳嗽有痰否及痰液的多少，并闻其咳声，尤其在小儿咳嗽辨治中更为重要。若咳嗽无痰，且咳声清亮，多为肺热阴伤。治宜宣降肺气，润肺止咳。本条用清络饮清肺络之热，桔梗汤开肺利咽止咳；杏仁宣降肺气；麦冬清肺养阴。火灼肺金，宜清降肺气为主，开提之药桔梗量不宜过大，如《评注温病条辨》谓："火灼肺金，咳而无痰，不宜甘、桔之开提，宜加枇杷叶，以清降肺热为稳。"《增补评注温病条辨》亦说："干咳乃火燥金伤，甘桔升提不宜，宜易鲜竹茹、枇杷叶更妙。"雷丰的清宣金脏法（《时病论》：牛蒡子、川贝母、马兜铃、杏仁、陈瓜蒌壳、桔梗、冬桑叶、炙枇杷叶）加滑石、甘草等，可为临床借鉴。

原方剂内当有知母，底本中缺无。临床应用时，可取知母9～12g以滋阴清热。

【原文】

二九、两太阴[1]暑温，咳而且嗽，咳声重浊，痰多，不甚渴，渴不多饮者，小半夏加茯苓汤再加厚朴、杏仁主之。

既咳且嗽，痰涎复多，咳声重浊，重浊者，土音也，其兼足太阴湿土可知。不甚渴，渴不多饮，则其中之有水可知，此暑温而兼水饮者也。故以小半夏加茯苓汤，蠲[2]饮和中；再加厚朴、杏仁利肺泻湿，预夺其喘满之路。水用甘澜，取其走而不守也。

此条应入湿温，却列于此处者，以与上条为对待之文，可以互证也。

小半夏加茯苓汤再加厚朴杏仁方（辛温淡法）

半夏八钱　茯苓块六钱　厚朴三钱　生姜五钱　杏仁三钱

甘澜水[3]八杯，煎取三杯。温服，日三。

【注解】

[1]两太阴：指手太阴肺和足太阴脾。

[2]蠲：juān，祛除。

[3]甘澜水：把水放在盆内，用勺子反复扬起，见水中有较多的珍珠样小水泡泛起即成。一般认为此水性甘轻，用水而不助水，在治痰饮水湿剂中每用之。

【释义】

病变在手、足两太阴的暑温，出现咳而且嗽，痰涎多，咳声重浊，为足太阴脾湿明显。痰多、口渴不甚、渴不多饮的，说明内有水饮。该证为暑温而兼水饮，用小半夏加茯苓汤再加厚朴、杏仁以祛饮和中、利肺泻湿。

【评议】

痰饮咳喘名方——小半夏加茯苓汤再加厚朴杏仁方

痰饮或痰湿咳嗽，其特点为"咳而且嗽，咳声重浊，痰多"。上条咳声清高无痰，为暑热。本条咳声重浊有痰，为痰湿。脏腑涉及两太阴肺脾。治宜燥湿化痰，调和肺脾。用小半夏加茯苓汤再加厚朴杏仁方。小半夏汤及小半夏加茯苓汤出自《金匮要略·痰饮咳嗽病脉证并治》："呕家本渴，渴者为欲解。今反不渴，心下有支饮故也，小半夏汤主之。""卒呕吐，心下痞，膈间有水，眩悸者，小半夏加茯苓汤主之。"两方原治痰饮导致的呕吐，本证用其和胃化痰祛湿，以治足太阴脾湿。小半夏汤由半夏、生姜组成，再加茯苓，名为小半夏加茯苓汤。吴氏又结合《伤寒论》第18条："喘家作桂枝汤，加厚朴杏子佳。"取厚朴、杏子宣降气机，以治手太阴肺咳。临床应用本方，以咳喘、痰多色白为辨证要点。

【原文】

三十、脉虚，夜寐不安，烦渴，舌赤，时有谵语，目常开不闭，或喜闭不开，暑入手厥阴也。手厥阴暑温，清营汤主之。舌白滑者，不可与也。

夜寐不安，心神虚而阳不得入于阴也。烦渴，舌赤，心用恣而心体亏也。时有谵语，神明欲乱也。目常开不闭，目为火户，火性急，常欲开以泄其火，且阳不下交于阴也。或喜闭不喜开者，阴为亢阳所损，阴损则恶见阳光也。故以清营汤急清营中之热，而保离[1]中之虚也。若舌白滑，不惟热重，湿亦重矣。湿重忌柔润药，当于湿温例中求之，故曰不可与清营汤也。

清营汤方（咸寒苦甘法）

犀角三钱　生地五钱　元参三钱　竹叶心一钱　麦冬三钱　丹参二钱　黄连一钱五分　银花三钱　连翘（连心用）二钱

水八杯，煮取三杯。日三服。

【注解】

[1] 离：八卦之一，象征火，五脏代表心。

【释义】

患者脉虚弱，睡眠不安，心中烦乱，口渴，舌红赤，有时谵语，两目或常睁而不闭，或常闭而不开，为暑邪深入手厥阴心包的表现。用清营汤清宫中之热治疗。如见舌苔白腻而滑的，说明湿邪明显，因清营汤中有增液汤柔润药，当按湿温法治之，则不可用清营汤。

【评议】

1. 营分证基本病理与表现

结合上焦篇第十五条及叶天士《温热论》："营分受热，则血液受劫，心神不安，夜甚无寐，或斑点隐隐。"营分证的基本病理可概括为营热阴伤，扰神窜络（图9）。其主要表现有身热夜甚，口干反不甚渴饮，心烦不寐，时有谵语，斑疹隐隐，目喜开或喜闭，舌质红绛，脉细数等。其中以身热夜甚，心烦，时谵语，舌质红绛为辨证要点。

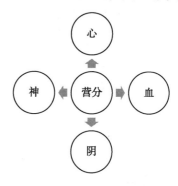

图9　营分证环状思维整体图

2. 目喜闭、喜开临床意义

营分证为热盛阴伤，属虚实夹杂证。吴氏通过目的喜闭、喜开判断是热盛还是阴伤，极有临床意义。目喜开为营分热甚，"目为火户，火性急，常欲开以泄其火"。喜闭为营阴损伤重，"阴为亢阳所损，阴损则恶见阳光也"。在内伤疾病中，眼欲闭多为阴证，或为痰饮，或为阳气虚等。如某些眩晕患者，发作时则不能睁眼，目开则物转欲吐，闭目则轻，西医的内耳眩晕病常见如此，多为痰饮内停，可用温化痰饮的苓桂术甘汤或半夏白术天麻汤等治疗。目喜开，面红烦躁，此为心、肝、胃火热亢盛的阳证表现，可用清热泻火的黄连解毒汤或凉膈散治疗。

3. 清营汤组方四法

清营汤源于叶案《临证指南医案·暑》："程，暑久入营，夜寐不安，不饥微痞，阴虚体质，议理心营：鲜生地、元参、川连、银花、连翘、丹参。"吴氏加犀角、麦冬、竹叶，则为清营汤。该方体现了治疗营分证的四法：清、养、活、透。

清法，选犀角、黄连，主清心热，以应营气通于心理论。养法，即养阴。用生地黄、麦冬、玄参养阴清热。活法，即活血。营分证营热窜络，常有出血现象，出血则有瘀血，故用丹参活血。透法，即叶天士"入营犹可透热转气"法，药用金银花、连翘、竹叶轻清透热外出。笔者常用此方治疗口疮、干燥综合征、失眠、皮肤病、消渴、便秘、使用激素后出现的阴伤证等，疗效满意。

4. 清营汤中丹参作用整体观

营气通于心，营分证病理及诸多表现离不开心之功能。围绕心主血脉、心主神明而用药，是营分证治疗的基本思路。清营汤中丹参的应用，可谓心生理病理的体现。丹参色赤入心，有清热、活血通络、安神等功效，古人又有"一味丹参饮，功同四物汤"之说，可见丹参又有养阴血之效用（图 10）。丹参一味，作用有四，用于心营有热极为对证。笔者在临床上，辨证凡与心有整体相关性的热证，皆配伍丹参，如胸痹心痛、失眠、口疮、皮肤瘙痒、斑疹、瘀血等。

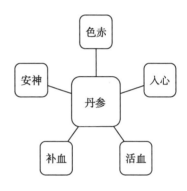

图 10　丹参作用与心整体观图

【原文】

三一、手厥阴暑温，身热不恶寒，清神不了了[1]，时时谵语者，安宫牛黄丸主之，紫雪丹亦主之。

身热不恶寒，已无手太阴证。神气欲昏，而又时时谵语，不比上条时有谵语，谨防内闭，故以芳香开窍、苦寒清热为急。

安宫牛黄丸、紫雪丹（方义并见前）

【注解】

[1] 清神不了了：指神志不是很清楚。

【释义】

手厥阴暑温，发热而不恶寒，病已不在表，离开了手太阴肺。出现神志不清，欲昏或时有谵语者，治以安宫牛黄丸，或紫雪丹芳香开窍，苦寒清热。

【评议】

本条与上面第三十条皆是论述手厥阴暑温病，但病位有所不同，第三十条侧重于营分，本条偏于心包。心包属于营分证范围，皆可出现神昏谵语。但营分证为虚实夹杂证，阴伤较重；心包证偏于实证，早期阴伤不显著；营分证用清营汤治疗，心包证则用清心开窍的安宫牛黄丸或紫雪丹治疗。

【原文】

三二、暑温寒热，舌白，不渴，吐血者，名曰暑瘵，为难治，清络饮加杏仁、薏仁、滑石汤主之。

寒热，热伤于表也。舌白不渴，湿伤于里也，皆在气分。而又吐血，是表里气血俱病，岂非暑瘵重证乎？此证纯清则碍虚，纯补则碍邪，故以清络饮清血络中之热而不犯手。加杏仁利气，气为血帅故也；薏仁、滑石利在里之湿，冀邪退气宁而血可止也。

清络饮加杏仁薏仁滑石汤方

即于清络饮内加杏仁二钱、滑石末三钱、薏仁三钱。

服法如前。

【释义】

暑温恶寒发热，为热邪在表；舌苔白腻，口不渴，为湿伤于里；吐血为表里气血俱病。此病为暑瘵，较难治疗。宜清络饮清血络之热，加杏仁利气，薏仁、滑石利湿，邪退气宁则血止。

【评议】

1. 暑瘵的病因病位评

暑瘵为暑热之邪侵入肺脏，骤然出现咳嗽、咯血的疾病，由于类似内伤疾病痨瘵的咳血，故称暑瘵。病因为气分暑热之邪内迫血分。吴氏认为暑瘵舌白不渴，此为有湿邪在里，并且有伤于表的恶寒症，可以理解为暑温初起可有此类症状。一旦吐血，说明已到血分，或单一暑热，或湿邪化燥，均可热迫血络而出血。吴氏谓吐血是表里气血俱病，实际上已与表无关，病变在里，部位在肺脏。西医肺出血型钩端螺旋体病可按暑瘵治疗。

2. 暑瘵的治疗

暑瘵以咳血为主症。以清泄肺热，凉血止血为原则。偏于暑湿者，祛湿为主；偏于暑热者，清热为主。

（1）暑湿引起者：本条清络饮加杏仁薏仁滑石汤方。用清络饮清暑热而不伤肺。薏苡仁、滑石清热利湿，杏仁宣降肺气。

（2）暑热引起者：参考上焦篇第十一条，用犀角地黄汤合银翘散凉血散血。如暑热重，热势高，加石膏、知母、栀子、黄芩等清泄暑热；出血量大，加侧柏叶、白茅根、大小蓟、茜草等凉血止血。

【原文】

三三、小儿暑温，身热，卒然痉厥，名曰暑痫，清营汤主之，亦可少与紫雪丹。

小儿之阴，更虚于大人，况暑月乎！一得暑温，不移时有过卫入营者，盖小儿之脏腑薄也。血络受火邪逼迫，火极而内风生，俗名急惊。混与发散消导，死不旋踵。惟以清营汤清营分之热而保津液，使液充阳和，自然汗出而解，断断不可发汗也。可少与紫雪者，清包络之热而开内窍也。

【释义】

小儿阴液不足，夏日热盛复伤其阴，患暑温后即出现身热，四肢抽搐，此病为暑痫。用清营汤清营分之热而保津液，亦可与少量紫雪丹，清包络之热而开内窍。

【评议】

1. 暑痫概念及易发人群

暑痫是由暑热亢盛，引动肝风，出现抽搐的疾病，又称暑风。由于类似内伤疾病中的痫病（癫痫），故称暑痫。本病多见于小儿，因其脏腑薄弱，阴液不足，暑邪侵入可直接进入营分，引动肝风。暑痫是发生在夏日表现为抽搐的一类疾病，西医学中的流行性乙型脑炎、急性细菌性痢疾、儿童上呼吸道感染等，皆可出现抽搐，不同疾病，其治法及预后不同。

2. 暑痫治法

急用清营汤清营泄热，也可加羚羊角、钩藤，并服紫雪丹清热镇惊。吴氏认为发汗及消导治法不宜使用。暑痫不只是发生在营分，气分、血分、心包等证皆可出现，应根据不同证候特点灵活选用清热药物。气分热导致的小儿暑痫，重在清热透邪，如桑叶、菊花等，未必过多使用凉肝息风之品。另外，虫类搜风药，如僵蚕、全蝎等，在内伤痫病中极为常用，但在暑痫中忌用，虑其有搜风伤阴之弊。

【原文】

三四、大人暑痫，亦同上法。热初入营，肝风内动，手足瘛疭[1]，可于清营汤中加钩藤、丹皮、羚羊角。

清营汤、紫雪丹（方法并见前）

【注解】

[1] 瘛疭：chì zòng，泛指手足痉挛。清代叶天士《医效秘传》说："瘛者，筋脉急也。疭者，筋脉缓也。急则引而缩，缓则纵而伸，或伸动而不止，名曰瘛疭，俗谓之搐是也。"

【释义】

大人患暑痫病，治法同上面的第三十三条。热邪初入营分，引动肝风，导致手足抽搐，可用清营汤方加钩藤、丹皮、羚羊角清热凉肝息风。

【评议】

大人暑痫，除卫分证外，气、营、血、心包各阶段皆可出现抽搐。吴氏认为暑痫为暑入营分，体现了抽搐滋养营阴的重要性。不管是热极生风还是阴液亏虚致抽，都存在着筋脉失养的病理特点。筋脉得阴液柔养，抽搐自止。暑痫属急危重症，临床须采取急救之法，除中药汤剂内服外，也可用针刺等。羚角钩藤汤可作为暑痫清热息风的基本方，该方体现了治抽搐需要清肝、养阴、化痰、安神等原则。何秀山说"此为凉肝息风，增液舒筋之良方"（《重订通俗伤寒论》）。

【医案选录】

暑风急证案（《时病论·夏伤于暑大意》）

城西陈某，年近五旬，倏然昏倒，人事无知，手足抽掣。一医作中暑论治，虽不中亦不远矣。一医辄称中风，反驳前医有误，敢以小续命汤试之，更加搐搦，身热大汗，迓丰商治。诊其脉，洪大而数，牙关紧闭，舌不能出，但见唇焦齿燥。丰曰：此暑风证也。称中风之医，亦在座中，遂曰：子不观《指南医案》，常有暑风，何得有搐搦之证？曰：香岩之案，谓暑风系暑月所感之风，非热极生风之内风也。丰今所谓乃暑热内燃，金被火烁，木无所制，致发内风之证也。理当清其暑热，兼平风木。遂用清离定巽法加石膏、甘草，橘络、扁豆花治之。彼医似为不然，病家咸信于丰，即使人拣来煎服，幸喜法中病机，抽搐稍定，神识亦省，继服二帖，得全愈矣。

按语：老年人夏天突然昏倒，不省人事，最常见的疾病有二：一是中暑，二是中风。一医按中暑论治，有正确一面，如雷氏所说："虽不中亦不远矣。"另一医按中风论治，并认为前医有误，遂给予治疗中风的经典名方小续命汤（《备急千金要方》：麻黄、防己、人参、黄芩、桂心、甘草、芍药、川芎、杏仁、附子、防风、生姜）。该方偏于治疗外风直中的中风病，药多偏温燥，有伤阴的副作用，故患者服后抽搐加重，身热大汗。雷氏通过脉症分析，认为此病是由暑热亢盛，直中肝经，筋脉拘急而发内风之证，应诊断为暑风，非夏天的外风所致。故治疗宜清其暑热，兼平风木。遂用清离定巽法加石膏、甘草，橘络、扁豆花治之而后痊愈。清离定巽法为雷氏《时病论》六十法之一，该法主治昏倒抽搐，热极生风之证。方药组成为：连翘、竹叶、细生地、玄参、甘菊花、冬桑叶、钩藤钩、宣木瓜。方用连翘、竹叶清热；用细地、玄参保阴；菊花、桑叶平木而定肝风；钩藤、木瓜舒筋而宁抽搐。方名之意源于八卦："大易以离为火，以巽为风，今曰清离定巽，即清火定风之谓也。"另外，老年人夏季突然昏倒，不省人事，伴有抽搐时，还须考虑癫痫及中枢神经系统感染性疾病，如脑膜炎等，也有因外风而致的真中风疾病等，临证需细审详辨。

ᗗᒣ 伏暑

（按：暑温、伏暑，名虽异而病实同，治法须前后互参，故中下焦篇不另立一门。）

【原文】

三五、暑兼湿热，偏于暑之热者为暑温，多手太阴证而宜清；偏于暑之湿者为湿温，多足太阴证而宜温；湿热平等者两解之。各宜分晓，不可混也。

此承上起下之文。

按：暑温、湿温，古来方法最多精妙，不比前条温病毫无尺度，本论原可不必再议，特以《内经》有先夏至为病温、后夏至为病暑之明文，是暑与温，流虽异而源则同，不得言温而遗暑，言暑而遗湿。又以历代名家，悉有蒙混之弊，盖夏日三气杂感，本难条分缕晰。惟叶氏心灵手巧，精思过人，案中治法，丝丝入扣，可谓汇众善以为长者，惜时人不能知其一二。然其法散见于案中，章程未定，浅学者读之，有望洋之叹，无怪乎后人之无阶而升也。故本论摭拾[1]其大概，粗定规模，俾学者有路可寻。精妙甚多，不及备录，学者仍当参考名家，细绎叶案，而后可以深造。再按：张洁古[2]云："静而得之为中暑，动而得之为中热；中暑者阴证，中热者阳证。"呜呼！洁古笔下如是不了了，后人奉以为规矩准绳，此医道之所以难言也。试思中暑，竟无动而得之者乎？中热，竟无静而得之者乎？似难以动静二字分暑、热。又云"中暑者阴证"，暑字从日，日岂阴物乎？暑中有火，火岂阴邪乎？暑中有阴耳，湿是也，非纯阴邪也。"中热者阳证"斯语诚然，要知热中亦兼秽浊，秽浊亦阴类也，是中热非纯无阴也。盖洁古所指之中暑，即本论后文之湿温也；其所指之中热，即本论前条之温热也。张景岳又细分阴暑、阳暑：所谓阴暑者，即暑之偏于湿，而成足太阴之里证也；阳暑者，即暑之偏于热，而成手太阴之表证也。学者非目无全牛，不能批隙中窾[3]。宋元以来之名医，多自以为是，而不求之自然之法象，无怪乎道之常不明，而时人之随手杀人也，可胜慨哉！

【注解】

〔1〕摭拾：摭，zhí，拾取。摭拾即拾取意。

〔2〕张洁古：金代著名医家，名元素。著有《珍珠囊药性赋》等。

〔3〕批隙中窾：窾，kuǎn，空隙。又称批隙导窾。指屠宰牛时，把骨节处劈开，无骨处就势分解。比喻处理问题善于从关键处入手，顺利解决问题。

【释义】

暑邪必夹湿邪，如果偏于暑热引起者，称为暑温，病变多在手太阴肺，治法宜用清暑泄热。如果偏于暑湿，湿邪明显者，称为湿温，病变多在足太阴脾，治法宜用苦温祛湿。湿热并重者，清热祛湿同用。应详辨热、湿程度，不可相混。

【评议】

阴暑、阳暑评

夏日伤暑，古有阴阳之别。暑字从日，日为天上之火，本为阳，何有阴阳之别？张洁古、张景岳及后世部分医家，将暑病分为阴暑、阳暑。张洁古以动静分，张景岳以暑兼湿的程度分。阴暑静而得之者，因于天气炎蒸，纳凉于深堂大厦，大扇风车；阳暑动而得之者，缘于行旅长途，务农田野，烈日下逼。吴氏的"难以动静二字分暑、热""暑中有阴耳，湿是也"观点符合实际。夏日暑、湿、寒三气杂感，临证当条分缕析。《时病论•夏伤于暑大意》提出了阴阳暑表现及治法："夫阴暑之为病，……其脉浮弦有力，或浮紧，头痛恶寒，身形拘急，肢节疼痛而心烦，肌肤大热而无汗。此为阴寒所逼，使周身阳气不得伸越，宜用辛温解表法（防风、桔梗、杏仁、广陈皮、淡豆豉）减去防风，益以香薷、藿香治之。呕逆加茯苓、半夏，便泻加厚朴、木香。又有阳暑之病，……其脉浮洪有力，或洪数，面垢喘咳，壮热心烦，口渴欲饮，蒸蒸自汗。此为炎热所蒸，使周身中外皆热，宜以清凉涤暑法（滑石、生甘草、青蒿、白扁豆、连翘、白茯苓、通草）去扁豆、通草，加石膏、洋参治之。呕逆加竹茹、黄连。便泻加葛根、荷叶。"雷氏以上方药，用治阴暑、阳暑疗效可靠，于此列出，供临证借鉴。

【原文】

三六、长夏受暑，过夏而发者，名曰伏暑。霜未降而发者少轻，霜既降而发者则重，冬日发者尤重，子、午、丑、未之年为多也。

长夏盛暑，气壮者不受也；稍弱者但头晕片刻，或半日而已；次则即病；其不即病而内舍于骨髓，外舍于分肉之间者，气虚者也。盖气虚不能传送暑邪外出，必待秋凉金气相搏而后出也。金气本所以退烦暑，金欲退之，而暑无所藏，故伏暑病发也。其有气虚甚者，虽金风亦不能击之使出，必待深秋大凉、初冬微寒相逼而出，故尤为重也。子、午、丑、未之年为独多者，子、午君火司天，暑本于火也；丑、未湿土司天，暑得湿则留也。

【释义】

长夏感受暑邪，过夏而发的疾病，称为伏暑。霜未降而发的病情较轻，霜既降而发的较重，冬日发病的最重。子、午、丑、未之年较多，因为子、午年君火司天，暑本于火；丑、未之年湿土司天，暑得湿则留。

【评议】

1. **伏暑病因病机评**

伏暑病因是暑邪，有暑热、暑湿之别。夏令时节，暑邪侵入人体发病与否，与正邪双方强弱有密切关系，尤其是正气力量。长夏盛暑，感受暑邪，正气壮实之人能够驱邪外出，则不患病；正气稍弱只头晕片刻，或半日而愈；正气弱者，则立即发病。伏暑病是夏天感受暑热或暑湿之邪，邪气并不太重，而人体正气虚，尤其是气虚也不太明显，暑邪遂藏在体内，待秋季暑邪受到秋凉金气相迫，暑无所藏，故而发作。气虚较重者，需要待深秋大凉或初冬微寒退暑邪而发。因此，本病初起往往有秋冬季节的时令之邪引动，故有卫分表证，同时兼有里证。偏于暑湿邪气内藏者，起病呈现卫气同病；偏于暑热内藏者，起病呈现卫营同病。卫分解除后，则有气营血证的病机变化，后期有伤阴伤阳。吴氏认为暑邪"内舍于骨髓，外舍于分肉之间"，说明伏暑部位较广，可脏可腑，卫气营血证皆可出现。

2. **伏暑病的临床意义**

（1）秋冬发作疾病，夏季重视调理：伏暑是夏季感邪发于秋冬的伏气温病，气虚是发病基础。发于秋冬的咳嗽、哮喘、皮肤过敏、眼痒、秋季脱发等疾病，可按伏暑学说，在夏季应及时予以补气之法调理。

（2）起病即现里证，辨治注重伏气：外感病初起不能只考虑卫表证，若有明显的里证，可按伏气学说思维，采取解表清里，透邪外出之法。清代柳宝诒《温热逢源·伏温化热内陷手足厥阴发痉厥昏蒙等证》说伏气："病证纷繁，治难缕述，而总以祛邪扶正两意为提纲。"六淫皆可伏藏，清代刘吉人《伏邪新书·伏邪病名解》谓："夫伏邪有伏燥、有伏寒、有伏风、有伏湿、有伏暑、有伏热。"伏邪藏的部位也非常广，古人有肌肤说、肌骨说、少阴说、膜原说、肠道说、五脏六腑经络说等。最常见的感冒也可能有伏邪，如有些儿童感冒发热，初起即见舌苔厚腻，即有伏食因素在胃肠，在银翘散、桑菊饮基础上加入调理胃肠的药，效果更好。伏气所产生的疾病，也超出了传统温病范围，如《伏气解》中记载的消渴、疟疾、痰证、痹证、泄泻等，《伏邪新书》列举的奔豚气、哮喘、癫厥、鹤膝风、阴癣等。西医某些疾病可从伏气理论寻找辨治思路，如不明原因发热、系统性红斑狼疮、复发性口疮、白塞综合征、艾滋病、亚急性感染性心内膜炎、成人斯蒂尔病、肝炎、肾炎、流行性脑脊髓膜炎、败血症、急性风湿热、银屑病、休息痢、妇女痛经、慢性盆腔炎、丘疹性荨麻疹、溃疡性结肠炎、痛风性关节炎等。

基于以上伏气温病的认识，治疗伏气病应重视扶正、祛邪、透邪三法。扶正或补气，或养阴；祛邪之法临证审辨，根据六淫皆可伏于内的观点，采取相应祛邪之法；透邪之法，重用辛味，或用辛凉，或用辛温。

【医案选录】

伏暑医案（《吴鞠通医案·伏暑》）

乙酉三月二十六日，王氏，廿六岁，伏暑，咳嗽寒热，将近一年不解，难望回生，既咳且呕而泄泻，勉与通宣三焦，俾邪得有出路，或者得有生机。何以知其为伏暑而非痨瘵？痨之咳重在丑寅卯木旺之时，湿家之咳在戌亥子水旺之时。痨之寒热后无汗，伏暑寒热如疟状，丑寅卯阳升乃有汗而止。痨之阴虚身热，脉必芤大，伏暑之脉，弦细而弱。故知其为伏暑而非痨瘵也。再左边卧不着席，水在肝也。

桂枝三钱　茯苓皮五钱　郁金一钱　半夏五钱　生苡仁五钱　广皮二钱　青蒿八分　旋覆花（包）三钱　生姜三钱　香附三钱　白蔻仁二钱　大枣（去核）二枚

煮三杯，分三次服。

此方服四帖，寒热减，去青蒿，服之十帖全愈，后以调理脾胃收功。

按语：本案伏暑诊治时间为三月份，并非秋冬。主要症状是春天咳嗽，寒热，并伴有呕吐、泄泻，一年未愈。病程一年的咳嗽属于内伤咳嗽，如果按中医内科咳嗽病治疗，思路局限，吴氏则按伏暑论治。本案咳嗽与痨病在咳嗽时间、寒热、汗出、脉象等方面，吴氏进行了区别比较，明确诊断为伏暑而非痨瘵。按伏邪温病"勉于通宣三焦，使邪有出路，或者有生机"思想，运用了宣通三焦法治疗。宣上焦用郁金，中焦用白蔻仁、半夏，下焦用生薏苡仁、茯苓。体现了伏暑湿热病因治法思想。伏气在里，治须透达，方中青蒿配桂枝，领邪外出。笔者在临床治疗发热时，常用吴鞠通领邪外出的青蒿配桂枝思想。有些医者也知道青蒿可以退烧，盲目运用，量也很大，但没有体会到该药配辛温药，如桂枝、荆芥、香薷、羌活等药的真正含义。"左边卧不着席"，吴鞠通说"水在肝也"。左边为什么和肝有关系？源于《素问·刺禁论》"肝升于左，肺藏于右"，讲的是气机问题。水在肝，用何方治疗？案中用了香附、旋覆花，即吴鞠通的香附旋覆花汤，此方对肝络不通效果很好。

本案吴氏分了两步走：第一先解决湿热；第二调理脾胃，因为湿热从中焦脾胃来。《温病条辨》与其医案互参，则能更好地将理论与实践结合。

【原文】

三七、头痛，微恶寒，面赤，烦渴，舌白，脉濡而数者，虽在冬月，犹为太阴伏暑也。

头痛恶寒与伤寒无异。面赤烦渴，则非伤寒矣，然犹似伤寒阳明证。若脉濡而数，则断断非伤寒矣。盖寒脉紧，风脉缓，暑脉弱，濡则弱之象，弱即濡之体也。濡即离中虚，火之象也。紧即坎中满，水之象也。火之性热，水之性寒，象各不同，性则迥异，何世人悉以伏暑作伤寒治，而用足六经羌、葛、柴、芩，每每杀人哉！象各不同，性则迥异，故曰虽在冬月，定其非伤寒而为伏暑也。冬月犹为伏暑，秋日可知。伏暑之与伤寒，犹男女之别，一则外实中虚，一则外虚中实，岂可混哉！

【释义】

冬日出现头痛，微恶寒，面赤，口渴，舌苔白腻，脉濡而数，与冬月的伤寒类似，但脉不紧不缓，只是脉象濡而数，濡为湿，数为暑热，故不能诊断为伤寒，此为手太阴伏暑病。

【评议】

冬季发生的急性外感病可归纳为两大类：一是寒邪导致的伤寒病。

一是温邪导致的温病。而温病发于冬季的又有四个：一是温疫；二是伏暑；三是冬温；四是温毒。吴氏本条通过脉象将伤寒与伏暑做了明确鉴别。世医临证往往将伏暑误作伤寒治，用足太阳的羌活、足阳明的葛根、足少阳的柴胡、黄芩治疗，每每误事。因此告诫医生，冬季外感初起有里湿热证，可按伏暑论治，不可误作伤寒单纯采取辛温发汗法。新冠肺炎流行时初发于冬季，初诊时舌苔多腻，显然与冬季时令之邪致病不同。于是笔者撰写了"新型冠状病毒肺炎的中医温病观"一文，提出了新冠当属于温病范围，疾病当命名为伏气温病中的"伏暑"病，可按伏暑病病因病机思路治疗，文章刊登在 2020 年山东中医杂志第 6 期。

【原文】

三八、太阴伏暑，舌白，口渴，无汗者，银翘散去牛蒡、元参加杏仁、滑石主之。

此邪在气分而表实之证也。

【释义】

手太阴伏暑，临床表现有舌苔白腻，口渴，皮肤无汗，此为邪在气分而表实，用银翘散去牛蒡子、玄参，加杏仁、滑石治疗。

【评议】

此为伏暑卫气同病证。内有湿邪，故舌苔白腻；内有暑热阴伤，故口渴；外有秋冬时令之邪引动，卫气郁滞，故无汗，吴氏称为表实。银翘散辛温及辛凉透表药相配，故有疏泄腠理之功，可用于治疗无汗症。内蕴湿邪，故用杏仁、滑石宣湿、利湿。因有湿邪，故祛阴腻滑肠之性的牛蒡子、玄参。此方为银翘散类方之一，通过加杏仁、滑石，则变为湿热类疾病治疗方。临床若见发热恶寒、咽痛有脓点、口干口渴，苔腻者，即可应用。

清络饮加杏仁薏仁滑石汤、银翘散去牛蒡子元参加杏仁滑石方、千金苇茎汤加杏仁滑石汤、杏仁滑石汤四方比较如下（表 5）。

表 5　四方剂异同表

类似方剂	相同病因	治疗疾病	症状表现	相同药物	不同药物
清络饮加杏仁薏仁滑石汤	湿 热	暑温 (湿热侵肺的暑瘵)	寒热、舌白、不渴、吐血	杏仁 滑石	鲜荷叶、鲜银花、西瓜翠衣、鲜扁豆花、丝瓜皮、鲜竹叶、薏苡仁
银翘散去牛蒡子元参加杏仁滑石方		伏暑 (气分表实)	舌白，口渴，无汗		金银花、连翘、竹叶、荆芥穗、芦根、桔梗、生甘草、淡豆豉、薄荷
千金苇茎汤加杏仁滑石汤		湿温 (湿热壅肺)	喘促		苇茎、薏苡仁、桃仁、冬瓜仁
杏仁滑石汤		暑温、伏暑 (湿热阻滞三焦)	舌灰白，胸痞闷，潮热呕恶，烦渴自利，汗出溺短		黄芩、黄连、橘红、半夏、通草、厚朴、郁金

【原文】

三九、太阴伏暑，舌赤，口渴，无汗者，银翘散加生地、丹皮、赤芍、麦冬主之。

此邪在血分而表实之证也。

【释义】

手太阴伏暑，临床表现有舌红，口渴，皮肤无汗，此为邪在血分而表实，用银翘散加生地黄、丹皮、赤芍、麦冬治疗。

【评议】

此为伏暑病卫营同病证。吴氏"此邪在血分"当为营血分，除条文中所述症状外，尚有斑疹隐隐或其他部位出血症状。内有暑热阴伤，故舌赤、口渴。根据营血分证治疗用清、滋、活三法，故用银翘散加生地黄、丹皮、赤芍、麦冬凉血散血，清营养阴。此方亦为银翘散类方之一，通过加入营分证药物，则变为治疗温热类疾病营热阴伤或出血的著名方剂。笔者常用其治疗血热导致的皮肤病、出血证等。

【原文】

四十、太阴伏暑，舌白，口渴，有汗，或大汗不止者，银翘散去牛蒡子、元参、芥穗，加杏仁、石膏、黄芩主之。脉洪大，渴甚，汗多者，仍用白虎法；脉虚大而芤者，仍用人参白虎法。

此邪在气分而表虚之证也。

【释义】

手太阴伏暑，临床表现有舌苔白腻，口渴，出汗，或大汗出不止，此为邪在气分而表虚之证。用银翘散去牛蒡子、玄参、芥穗，加杏仁、石膏、黄芩治疗。脉洪大，口渴较甚，汗多，仍用白虎汤清泄阳明；脉虚而芤，阴伤者，仍用人参白虎法清热养阴。

【评议】

此为伏暑气分湿热证。暑湿之邪藏在气分，故舌苔白腻而口渴。表虚与表实相对，指有汗无汗而言，并非卫表虚弱。汗出，说明卫表腠理通畅，证属里热炽盛，故用银翘散去牛蒡子、玄参，再去辛温芥穗，以防开腠发汗。加杏仁助肺气化，达到气化则热散，气化则湿化的目的。再加石膏、黄芩清肺胃之热。湿邪化燥，出现阳明热盛者，仍用白虎汤；气阴两伤者，再加人参。

【原文】

四一、太阴伏暑，舌赤，口渴，汗多，加减生脉散主之。

此邪在血分而表虚之证也。

银翘散去牛蒡子元参加杏仁滑石方

即于银翘散内，去牛蒡子、元参，加杏仁六钱、飞滑石一两。

服如银翘散法。胸闷，加郁金四钱、香豉四钱；呕而痰多，加半夏六钱、茯苓六钱；小便短，加薏仁八钱、白通草四钱。

银翘散加生地丹皮赤芍麦冬方

即于银翘散内，加生地六钱、丹皮四钱、赤芍四钱、麦冬六钱。

服法如前。

银翘散去牛蒡子元参芥穗加杏仁石膏黄芩方

即于银翘散内，去牛蒡子、元参、芥穗，加杏仁六钱、生石膏一两、黄芩五钱。

服法如前。

白虎法、白虎加人参法（俱见前）

加减生脉散方（酸甘化阴法）

沙参三钱　麦冬三钱　五味子一钱　丹皮二钱　细生地三钱

水五杯，煮二杯。分温再服。

【释义】

手太阴伏暑，临床表现有舌红、口渴、汗多，此为邪在血分而表虚之证，治宜用加减生脉散。

【评议】

此为伏暑热入营血分，虚多邪少证。舌赤，当为舌红绛或深绛，口渴、汗多为阴伤表虚。此证阴伤较重，热邪较轻，故用酸甘化阴法的加减生脉散治疗。以沙参代人参，配麦冬、五味子酸甘化阴，敛阴固表，并加丹皮、生地黄凉血散血养阴。加减生脉散体现了营血同治思想，临床某些疾病，如再生障碍性贫血、过敏性紫癜、癌病放化疗、出疹性皮肤病等见有阴伤病机，同时又有血分之热呈现斑疹时，可用此方治疗。若热势较重，去酸敛的五味子。

【原文】

四二、伏暑、暑温、湿温，证本一源，前后互参，不可偏执。

【释义】

伏暑、暑温、湿温三病，均与暑、湿、热三种病因相关，对其辨证施治，应前后互参，不可拘执一端。

【评议】

伏暑发病季节在秋冬，为伏气温病，其病因为暑湿；暑温、湿温为新感温病，前者发生在夏天，虽可夹湿，但仍以暑热为主。后者发生在长夏，以湿为主。

湿温　寒湿

【原文】

四三、头痛，恶寒，身重疼痛，舌白，不渴，脉弦细而濡，面色淡黄，胸闷不饥，午后身热，状若阴虚，病难速已，名曰湿温。汗之则神昏耳聋，甚则目瞑不欲言；下之则洞泄[1]；润之则病深不解。长夏深秋冬日同法，三仁汤主之。

头痛，恶寒，身重疼痛，有似伤寒，脉弦濡，则非伤寒矣。舌白，不渴，面色淡黄，则非伤暑之偏于火者矣。胸闷不饥，湿闭清阳道路也。午后身热，状若阴虚者，湿为阴邪，阴邪自旺于阴分，故与阴虚同一午后身热也。湿为阴邪，自长夏而来，其来有渐，且其性氤氲[2]粘腻，非若寒邪之一汗而解，温热之一凉则退，故难速已。世医不知其为湿温，见其头痛、恶寒、身重疼痛也，以为伤寒而汗之，汗伤心阳，湿随辛温发表之药蒸腾上逆，内蒙心窍则神昏，上蒙清窍则耳聋、目瞑、不言。见其中满不饥，以为停滞而大下之，误下伤阴，而重抑脾阳之升，脾气转陷，湿邪乘势内溃，故洞泄。见其午后身热，以为阴虚而用柔药润之，湿为胶滞阴邪，再加柔润阴药，二阴相合，同气相求，遂有锢结而不可解之势。惟以三仁汤轻开上焦肺气，盖肺主一身之气，气化则湿亦化也。湿气弥漫，本无形质，以重浊滋味之药治之，愈治愈坏。伏暑、湿温，吾乡俗名秋呆子，悉以陶氏《六书》[3]法治之，不知从何处学来。医者呆，反名病呆，不亦诬乎！再按：湿温较诸温，病势虽缓而实重，上焦最少，病势不甚显张，中焦病最多，详见中焦篇，以湿为阴邪故也，当于中焦求之。

三仁汤方

杏仁五钱　飞滑石六钱　白通草二钱　白蔻仁二钱　竹叶二钱厚朴二钱　生薏仁六钱　半夏五钱

甘澜水八碗，煮取三碗。每服一碗，日三服。

【注解】

[1] 洞泄：病名，指脾阳虚泄泻。

[2] 氤氲：yīn yūn，烟及云气弥漫。指湿热较盛的样子。

[3] 陶氏《六书》：指陶节庵的《伤寒六书》。

【释义】

初起有头痛恶寒，身重疼痛，面色淡黄，胸脘痞闷，纳呆不饥，午后身热，舌苔白腻，不渴，脉弦细而濡等临床表现，此病为湿温。误用辛温发汗，不但邪不去，反而使湿热随辛温之药上蒸，出现神昏耳聋，甚则目瞑不欲言；误用苦寒泻下，会更伤脾阳，致脾阳虚泄泻；误用滋阴养液之法，则会使病程延长，胶结不解。长夏、深秋、冬日有如此病机者，治法方药相同，予以三仁汤。

【评议】

1. 湿温"三禁"评

吴氏提出的湿温治疗"禁辛温发汗、禁苦寒攻下、禁滋腻养阴"，指的是湿温病初起的治疗"三禁"。湿温初起，湿重于热，有恶寒头身疼痛，口不渴等类似伤寒的表现，医者不识，误用辛温麻黄、桂枝发汗，则助热动湿，遂致湿热蒸腾上逆，蒙蔽清窍，而见神昏、耳聋、目瞑不欲言；湿热阻中，气机不畅，有胸痞不饥等类似伤食的表现，误用大黄等苦寒攻下则重伤脾阳，致脾气下陷，洞泄不止；湿热郁蒸则午后热盛，状如阴虚，误用柔润滋阴，则致湿邪滞着不化，病情迁延难愈。如果湿温不是初起，病变发展至气营血阶段，出现湿邪化燥，阳明腑实，则可用苦寒攻下；湿邪化燥，营阴损伤，滋腻养阴可以使用；但辛温发汗在整个湿温过程中仍需禁用或慎用。

2. 湿邪困阳头身重

湿邪困阻头部清阳之气，则头重头沉，患者自觉脑不清晰，记忆力减退。《素问·生气通天论》曰"因于湿，首如裹"。此类患者似内伤肾虚证，不可予六味地黄丸、健脑补肾丸等治疗。笔者一般用三仁汤合菖蒲郁金汤（《温病全书》：石菖蒲、郁金、栀子、连翘、灯心草、竹叶、丹皮、竹沥、木通、玉枢丹）治疗，六剂即可好转或痊愈。

湿邪困阻卫气导致卫气流通不畅，往往出现四肢肌肉沉重乏力，酸疼不适。此类患者似气虚证，但治疗不可单纯补气，需采取祛湿之法并佐以健脾，乏力状态很快好转。若病程较短，舌苔黄腻或白腻，更应采取祛湿之法，可用三仁汤合四妙丸（《成方便读》：苍术、黄柏、牛膝、薏苡仁）加减。

3. 湿温发热似阴虚

临床上有许多发热患者，表现为午后发热。阴虚发热的患者在这个时间段也较多，故吴鞠通说"状若阴虚"。湿热病发热也可伴有手足心热或出汗等，如果不细心辨证，很容易误诊为阴虚证。湿热郁蒸发热或阴虚发热，病理表现为一个"水多"、一个"水少"，一实一虚，临证察舌象辨知。发热而舌苔腻者，为湿热；发热而少苔、无苔者，为阴虚。

湿温发热误作阴虚治疗的案例，笔者临床诊治较多。曾治某30余岁的女性，反复发热10年余，自述其他医生用滋阴法治疗，历年所用鳖甲数十斤，仍未愈。来诊时，舌苔腻，显然有湿邪而非阴虚，此证非滋阴潜阳的鳖甲所能治。

4. 脘痞不饥类伤食

湿热、伤食阻中皆可见胃脘痞满、纳呆等，但治法不同。湿热阻中，中焦气机不畅，用三仁汤宣畅气机，运用治湿四法，湿祛阳气通，则脘痞可消。伤食为饮食不节，致食积停于中焦，气机不畅，宜用消食化积，严重者可用苦寒通下，如大黄等。若湿热阻中采取苦寒攻下，则会损伤脾阳，致痞满更甚，重者则洞泄不止。

笔者诊治一中年男性，是位私企老板，平日饮酒较多，舌苔腻，时常脘腹胀满，他院消化科专家辨为伤食积滞证，多次予以苦寒攻下的大黄治疗，时轻时重，未能痊愈。笔者按湿热阻中，先用三仁汤合半夏泻心汤调理中焦气机，祛湿清热，后用参苓白术散调理脾胃而愈。湿热与伤食的临证辨别要点为：湿热苔腻，伤食苔厚；湿热脉濡或濡数，伤食脉滑；湿热病程较长，伤食病程较短；湿热病因隐匿，伤食病因明确。

5. 三仁汤治湿四法

（1）宣湿法——杏仁：临证也可选麻黄、桔梗、薄荷、牛蒡子、荆芥等。

（2）化湿法——白蔻仁：临证也可选藿香、砂仁、佩兰等。

（3）燥湿法——半夏、厚朴：临证也可选草果、菖蒲、槟榔、苍术、白术等。

（4）利湿法——薏苡仁、滑石、通草：临证也可选茯苓、泽泻、猪苓、车前子等。

另外，湿热之邪后期伤阳，致脾肾阳气或心阳虚衰，不能温化水饮，也可出现水湿停留，此时治疗宜采取温湿法，如附子、桂枝、生姜等。《伤寒论》中的治水三方，真武汤、苓桂术甘汤、五苓散为代表方。

6. 杏仁的临床意义

吴氏治温病喜用杏仁，《温病条辨》用杏仁的二十余方。杏仁治疗湿热病有"轻开上焦肺气，盖肺主一身之气，气化则湿亦化也"之功，治疗温热类温病有"气化则热散"之效。既用于温热性疾病，也用于湿热性疾病。味苦，微温，有小毒。主要归肺经，作用是轻宣上焦，开达肺气。肺气宣降有司，可使内外、上下之气得以畅通，从而使湿邪从外、从下而解。吴氏不仅止咳平喘用，其他多种病证，如肢体痹、膀胱痹、肠痹、胃痞、癥瘕等也用。杏仁既宣又降，完全符合肺宣降的功能特点，故为肺系要药。凡肺疾无论寒热虚实，皆可配伍应用。

7. 三仁汤临床应用

笔者临床三十余年，用三仁汤治疗外感、内伤疾病，皆取得了良好效果。凡遇湿邪而致三焦气机不利，清浊升降失常的各系统病证，均可用本方加减，临证以舌苔白腻为辨证要点。

【医案选录】

新冠病毒核酸阳性案

某男，30岁，中国山东人，在菲律宾工作，因新冠肺炎病毒核酸检测阳性2个月余，于2020年10月23日邀我远程诊治。微信舌象示：

舌质淡，苔薄白，中稍有裂纹，自觉鼻塞，咽部轻微不适，余无其他症状，纳可，二便调。服用抗病毒西药法维拉韦片2个月，新冠病毒核酸阳性仍未转阴。

处方：杏仁9g，桔梗15g，砂仁6g（后下），半夏9g，白术15g，薏苡仁20g，茯苓15g，金银花15g，连翘10g，贯众12g，黄芪20g，莲子肉15g，怀山药15g，芦根15g，黄精15g，炙甘草5g，僵蚕10g，蝉蜕9g。6剂，水煎服。凉水浸泡40分钟，每剂煎煮2次，每次沸腾后15～20分钟，两次共煎400ml，每日分2～3次服。

6剂服完，复查核酸阳性转阴，患者及国内家属非常高兴，盛赞中医药对疫病的疗效。

按语：中医认为新冠肺炎的病毒特性与湿邪相关，故对本患者处以祛湿方三仁汤加减。该案运用了治湿四法：杏仁、桔梗宣湿；砂仁化湿；半夏、白术燥湿；薏苡仁、茯苓利湿。湿中蕴热，湿中蕴毒，故用金银花、连翘、贯众清热解毒，其中贯众对新冠病毒有较好的治疗作用。病毒阳性持续两个月余，说明人体正气虚弱，无力抗邪外出，故用黄芪补气固卫；莲子肉、怀山药健脾，以治湿之源。舌有裂纹，有阴伤之势，故加芦根清热养阴。芦根为古今治疫要药，清代朱增籍《疫证治例》谓："芦根，甘寒，益胃清热，……吾以是物居污泥中而洁白如雪，中虚多节，又似肺管，以色以象，直入肺胃，解沴毒而不伤正气，故为肺胃要药。"黄精益气养阴。僵蚕、蝉蜕调气机，利咽喉，为杨栗山《伤寒瘟疫条辨》治瘟疫十五方必用药对，笔者用于各种发热及咽喉病有良好效果。全方基于温病理论，辨证与辨病相结合，用药得当，故转阴较快。

【原文】

四四、湿温邪入心包，神昏肢逆，清宫汤去莲心、麦冬，加银花、赤小豆皮，煎送至宝丹，或紫雪丹亦可。

湿温著于经络，多身痛身热之候，医者误以为伤寒而汗之，遂成是证。仲景谓湿家忌发汗，发汗则病痓。湿热相搏，循经入络，故以清宫汤清包中之热邪，加银花、赤豆以清湿中之热，而又能直入手厥阴也。至宝丹去秽浊复神明。若无至宝，即以紫雪代之。

清宫汤去莲心麦冬加银花赤小豆皮方

犀角一钱　连翘心三钱　元参心二钱　竹叶心二钱　银花二钱　赤小豆皮三钱

至宝丹、紫雪丹方（并见前）

【释义】

湿热邪气入于心包，出现神昏、肢体厥冷，用清宫汤清包中之热邪，加金银花、赤小豆清湿中之热。去莲心防其苦寒冰遏，去麦冬防其碍湿。用汤液送服至宝丹以祛秽浊复神明，或送服紫雪丹亦可。

【评议】

神昏、四肢逆冷在温热性温病中常见，如上焦篇第十六条、第十七条等。本条探讨了湿热性神昏肢逆病因、表现及治法。吴氏认为湿热著于经络，多有身痛身热之候，医者误以为伤寒而用辛温发汗治疗，遂产生湿热循经入于心包络，导致神昏、肢厥。其实，也有感受湿热之邪，不经误治而入于心包络者。区别温热类还是湿热类神昏，重点抓住有无苔腻表现，湿热类邪气导致的神昏多为神志昏蒙，舌苔腻；温热类邪气导致的多为神昏谵语，舌质绛，少苔。本条来源于叶天士《临证指南医案·湿》张（妪）治案，吴氏去除了原医案中的石菖蒲，其实，保留石菖蒲能更好地祛湿开窍。后人治疗湿热酿痰、蒙闭心包的菖蒲郁金汤，可与本条方合用。

【原文】

四五、湿温喉阻咽痛，银翘马勃散主之。

肺主气。湿温者，肺气不化，郁极而一阴一阳（谓心与胆也）之火俱结也。盖金病不能平木，木反挟心火来刑肺金。喉即肺系，其闭在气分者即阻，闭在血分者即痛也。故以轻药开之。

银翘马勃散方（辛凉微苦法）

连翘一两　牛蒡子六钱　银花五钱　射干三钱　马勃二钱

上杆为散，服如银翘散法。不痛但阻甚者，加滑石六钱、桔梗五钱、苇根五钱。

【释义】

湿温出现咽喉阻塞感或疼痛者，用银翘马勃散治疗。

【评议】

咽喉部自觉阻塞感，原因多端。有热毒攻喉者，望诊可见乳蛾肿大或咽喉充血。有痰湿阻滞者，可见咽喉有白点、脓点，且舌苔腻浊。有气滞痰阻者，吐之不出，咽之不下。有气虚者，咽喉肌肉无力感等。本证虽为湿温病致咽喉阻塞感，但仍为热毒攻于咽喉，并无湿邪，故用银翘马勃散清热解毒。该方为银翘散类方之一，属"轻药开之"法。方中融多味主治咽喉疾病专用药。连翘、金银花清热；牛蒡子、射干、马勃利咽止痛。既可用于热毒导致的咽喉阻塞感，又可治疗咽喉疼痛。

【原文】

四六、太阴湿温，气分痹郁而哕者（俗名为呃），宣痹汤主之。上焦清阳膹郁[1]亦能致哕，治法故以轻宣肺痹为主。

宣痹汤（苦辛通法）

枇杷叶二钱　郁金一钱五分　射干一钱　白通草一钱　香豆豉一钱五分

水五杯，煮取二杯。分二次服。

【注解】

［1］膹郁：膹，fèn。膹郁，指气机壅滞。

【释义】

湿热之邪郁阻手太阴肺，致胃气不降而上逆，出现喉间呃呃连声作响的呃逆，采取轻宣肺痹法，用苦辛通的宣痹汤治疗。

【评议】

1. **肺痹评**

痹者，闭也。肺痹是指肺气痹阻不通为病机的一类病证。始见于

《素问·痹论》："肺痹者，烦满，喘而呕。"以及"淫气喘息，痹聚在肺。"自《内经》提出肺痹后，历代少有发展，至清代叶天士论治肺痹极具创新性。外感风、寒、暑、湿、燥、火，内伤七情、饮食、劳倦均可形成肺痹。治疗上不但长于微辛微苦开达宣降，且擅从肺与大肠的表里关系进行辨证论治。《临证指南医案·肺痹》有16案肺痹内容，既有咳嗽、咳痰、寒热、胸痞等轻症，又载喘急、呼吸不爽、上下交阻而厥、声音不出等急重症，且详述如痞胀、腹膨、嗳气、呃逆等伴随的胃肠症状。叶天士治疗肺痹善用轻苦微辛，提出"治肺痹以轻开上"作为肺痹总则。《临证指南医案·肺痹》："清邪在上，必用轻清气药，如苦寒治中下，上结更闭。"常用治肺痹的药物有：紫菀、枇杷叶、瓜蒌皮、杏仁、栀子、郁金、香豆豉、桔梗、桑叶、通草等。此类药轻扬入肺，苦辛相合，通降相佐，并巧用苇茎汤、葶苈大枣泻肺汤、泻白散等方治疗肺痹危候。吴鞠通继承了叶氏肺痹理论，运用轻宣肺痹法的宣痹汤，治疗湿温气分郁闭致哕。宣痹汤组成药物皆来源于叶氏治肺痹的观点及医案。当代，随着对肺痹的研究深入，许多肺系疑难重危病可从肺痹论治，如间质性肺病、肺纤维化、变异性哮喘、难治性支原体肺炎等。此类肺疾，治疗上除轻开肺痹外，尚需根据病情，予以活血、通络、化痰、通腑等治法。

2. 呃逆治肺

本证所论呃逆是由于肺气痹郁，致胃气不降而上逆，故用轻宣肺痹法恢复肺气郁闭状态，从而使胃气和顺下降，吴氏谓之"轻宣肺痹"。以宣肺、行气、化湿、清热的宣痹汤治疗。此方源于《临证指南医案·呃》："某，面冷频呃，总在咽中不爽，此属肺气膹郁，当开上焦之痹。盖心胸背部，须藉在上清阳舒展，乃能旷达耳。枇杷叶、炒川贝、郁金、射干、白通草、香豉。"吴氏宣痹汤少了炒川贝。方中枇杷叶味苦，入肺胃经，降泄肺胃之气；郁金味辛苦寒，行气解郁，芳香而开肺痹；射干味苦寒，利咽喉，散结气，善治喉中有声；香豆豉宣散邪气，通畅肺气；通草，色白而气寒，味淡而体轻，入太阴肺经，引热下降而利小便，入阳明胃经通气上达。枇杷叶降气，郁金行气，香豉与射干散气，白通草沟通肺胃之气。诸药合用，肺气得以宣降，则胃气降，气机畅，而呃逆自止。

【原文】

四七、太阴湿温喘促者，千金苇茎汤加杏仁、滑石主之。

《金匮》谓喘在上焦，其息促。太阴湿蒸为痰，喘息不宁，故以苇茎汤轻宣肺气，加杏仁、滑石利窍而逐热饮。若寒饮喘咳者，治属饮家，不在此例。

千金苇茎汤加滑石杏仁汤（辛淡法）

苇茎五钱　薏苡仁五钱　桃仁二钱　冬瓜仁二钱　滑石三钱　杏仁三钱

水八杯，煮取三杯。分三次服。

【释义】

太阴湿温出现喘促，是由于湿热之邪蕴阻于肺，导致肺气不能宣降。用千金苇茎汤轻宣肺气，加杏仁、滑石利窍逐热饮。

【评议】

1. "三仁"善治痈肿

桃仁、薏苡仁、冬瓜仁为本方证药物"三仁"。薏苡仁、冬瓜仁性凉，有利湿排脓之功；桃仁性温，有活血化瘀之效。三味配伍，寒温并用，活利同施。善治因湿热，或痰热，或痰湿等因素导致的痈肿、痰核、喘憋等。治肺痈的千金苇茎汤有此"三仁"，治肠痈的大黄牡丹汤（《金匮要略》：大黄、牡丹、桃仁、瓜子、芒硝）有桃仁、冬瓜仁。桃仁为活血化瘀中的食疗药物，无副作用，肿块、痰核无论寒热，皆可配伍。笔者治疗肺结节、慢性扁桃体肿大、腺样体肥大、淋巴结肿大、女性两腺结节等肿块，皆用桃仁。《神农本草经》谓桃仁："主治瘀血，血闭，癥瘕邪气。"《本草崇原》谓："《素问》五果所属，以桃属金，为肺之果，后人有桃为肺果，其仁治肝之说。"此论对肺（肠）、肝病肿块或瘀阻，用桃仁有一定临床启迪意义。

2. 痰热喘憋方——千金苇茎汤加滑石杏仁汤

吴氏结合千金苇茎汤及叶案治疗肺病方药，制千金苇茎汤加滑石杏仁汤。所治证候为"太阴湿蒸为痰，喘息不宁"，即湿热壅阻肺气，表现为喘息，痰黏色黄者。用苇茎汤清泄肺热，利湿排脓。加杏仁宣降肺气以平咳喘、滑石利窍而逐热饮。夏秋雨湿季节导致的湿热哮喘及其他肺病见此病机者，可用本方加炙麻黄、葶苈子、黄芩等治疗。叶天士《临证指南医案·温热》治小儿龚案"襁褓吸入温邪，酿为肺胀危症"，则用了芦根、桃仁、薏苡仁、冬瓜子，实为苇茎汤方。《临证指南医案·哮》陈姓治案，也用了苇茎汤加葶苈子、大枣。笔者用治肺病咳喘，效果亦著。

【医案选录】

支气管哮喘案

石某，女，9岁。因反复发作呼吸困难3年，加重2日，于2020年6月20日初诊。

患者3年来，每遇冬夏两季发作喘憋，西医诊断为支气管哮喘，发作重时，需住院予以输液及对症治疗，轻时自用哮喘喷剂缓解，但终不能愈。近2日，因饮食不节，致哮喘发作。来诊时呼吸困难，喘憋，喉中痰鸣，呼吸急促，痰黄而黏稠，量多，无咳嗽，面色灰滞，形体偏胖，大便黏滞，舌质稍红，苔厚腻，黄白相兼，脉濡数。听诊：双肺哮鸣音。证属湿热壅肺。治以宣降肺气，祛湿清热。用千金苇茎汤加滑石杏仁汤合麻杏龙甘汤（自拟方）加减。

处方：炒杏仁8g，薏苡仁15g，芦根12g，滑石10g，冬瓜仁9g，桃仁6g，麻黄6g，地龙6g，半夏5g，茯苓9g，黄芩8g，僵蚕6g，蝉蜕6g，生甘草3g。5剂，水煎服，日1剂，分2次服。

二诊：呼吸困难消失，痰量变少，舌苔厚腻退，舌淡，苔薄白，脉沉缓。初诊方去滑石、黄芩、冬瓜仁、桃仁，加生黄芪12g、莲子肉9g、炒白术9g，继服5剂。

三诊：哮喘控制，未再发作，舌脉正常，纳可，二便调。处以健脾的中成药参苓白术丸常服，以杜生痰之源。患者素嗜食肥甘，嘱其饮食有节，阴阳平衡。

按语：小儿哮喘四季皆可发生，本案发于湿热的夏季，且平素嗜食肥甘，结合痰多、苔腻、大便黏滞等症，辨病为"太阴湿温喘促"。证属湿热壅肺，肺气不利。治用本条文所载之方。千金苇茎汤为治疗肺痈良方，方中苇茎清泄肺热，笔者多用芦根代替；桃仁除化瘀畅血行外，其止咳平喘，功不可没，善治"咳逆上气"（《神农本草经》），并有通便之功。《食医心镜》治上气咳嗽、胸膈痞满、气喘者，用单味桃仁合粳米煮粥服。《圣济总录》将桃仁、杏仁称为"双仁丸"，治上气喘急，止咳平喘作用甚佳。

笔者见中老年人哮喘、咳嗽反复发作日久者，必用桃仁。该药对鼻、咽、气管、肺、肠之疾有较好的效果。桃仁较之杏仁，除活血祛瘀的作用外，止咳平喘之效可与杏仁同功。杏仁、半夏、薏苡仁、冬瓜仁、滑石体现治湿的宣湿、燥湿、利湿三法；黄芩清肺热；僵蚕、蝉蜕升降气机，为杨栗山治温十五方药对，治疗肺系病证，疗效满意。麻杏龙甘汤（自拟方：麻黄、杏仁、地龙、甘草）是笔者治疗各种哮病、喘证的基本方。若证属湿热者，该方合本条方；证属痰热者，合桑白皮汤（《景岳全书》：桑白皮、半夏、苏子、杏仁、贝母、黄芩、黄连、栀子），或合宣白承气汤；证属寒痰水饮者，合小青龙汤。哮喘发病的基本病理因素是宿痰，发作期与缓解期均应考虑痰的生成及趋向。方药配伍需加祛痰药，日常饮食需杜绝生痰之源。若痰多发作时，"葶苈大枣汤或皂荚丸"（《临证指南医案·哮》）。哮喘缓解后，需调补肺脾肾，先汤后丸，或先汤后膏方，坚持服用2～3个月。冬日发作者，可采取冬病夏治诸法，"夏三月热伤正气，宜常进四君子汤以益气，不必攻逐痰饮"（《临证指南医案·哮》）。

【原文】

四八、《金匮》谓太阳中暍，身热疼痛而脉微弱，此以夏月伤冷水，水行皮中所致也，一物瓜蒂汤主之。

此热少湿多，阳郁致病之方法也。瓜蒂涌吐其邪，暑湿俱解，而清阳复辟矣。

一物瓜蒂汤方

瓜蒂二十个。

上捣碎。以逆流水^[1]八杯，煮取三杯。先服一杯，不吐，再服。吐，停后服。虚者，加参芦三钱。

【注解】

[1] 逆流水：水流动过程中回旋倒流的水。李时珍曰："逆流水洄澜之水，其性逆而倒上，故发吐痰饮之药用之。"

【释义】

《金匮》论述的太阳中暍，出现身体发热，四肢疼痛，脉微弱，此为夏天感受寒湿水气，邪气在皮中所致。病机为热少湿多，阳气郁滞。用一物瓜蒂汤治疗，取瓜蒂涌吐其邪，暑湿俱解，阳气宣通之用。

【评议】

本条证源自《金匮要略·痉湿暍病脉证治》。夏日太阳中暍主要有两种情况：一是病因以暑热为主，也称阳暑，热盛伤阴明显，故用白虎汤或白虎加人参汤治疗。二是本条所述的病因以湿为主，也称为阴暑，易困阻阳气，阻滞气机。多为夏月贪凉，过饮冷水，水气输布于皮中，不得汗泄所致。吴氏说："瓜蒂涌吐其邪，暑湿俱解，而清阳复辟矣。"其实，瓜蒂在此治疗的病因病机并非痰饮壅阻胸膈，与《伤寒论》中的瓜蒂散（瓜蒂、赤小豆、香豉）组成及作用也有别。此证通过服用瓜蒂得吐后，祛除身面、四肢、周身的水气。水气一去，阳气通畅，病即解除。但目前临床上用此法治疗中暑极为少见，可选祛湿宣气之剂，如三仁汤，或香薷饮等治疗。

【原文】

四九、寒湿伤阳，形寒脉缓，舌淡，或白滑，不渴，经络拘束，桂枝姜附汤主之。

载寒湿，所以互证湿温也。

按：寒湿伤表阳、中经络之证，《金匮》论之甚详，兹不备录。独采叶案一条，以见湿寒、湿温不可混也。形寒脉缓，舌白不渴，而经络拘束，全系寒证，故以姜、附温中，白术燥湿，桂枝通行表阳也。

桂枝姜附汤（苦辛热法）

桂枝六钱　干姜三钱　白术（生）三钱　熟附子三钱

水五杯，煮取二杯。渣再煮一杯服。

【释义】

寒湿伤及人体阳气，出现形寒肢冷，脉缓，舌质淡，或舌苔白滑，口不渴，经络拘急不舒，此为寒湿伤表阳、中经络之证，用桂枝姜附汤温中散寒、燥湿、通表阳。

【评议】

湿温与寒湿均有湿邪病因，且湿温初起时，可表现为类似寒湿的症状，如形寒肢冷，头身疼痛，口不渴，舌淡苔白等，所以吴氏将寒湿条列于此，目的是互证湿温。所列寒湿，只是以寒湿伤卫阳困阻经络证为例，并采叶天士《临证指南医案·湿》中王姓患者治案以说明。《温病条辨》中下焦篇寒湿证较多，故吴氏单列寒湿章论述，证治方药也极为丰富。

温疟

【原文】

五十、骨节疼烦，时呕，其脉如平，但热不寒，名曰温疟，白虎加桂枝汤主之。

阴气先伤，阳气独发，故但热不寒，令人消烁肌肉，与伏暑相似，亦温病之类也。彼此实足以相混，故附于此，可以参观而并见。治以白虎加桂枝汤者，以白虎保肺清金，峻泻阳明独胜之热，使不消烁肌肉。单以桂枝一味，领邪外出，作向导之官，得热因热用之妙。《经》云"奇治之不治，则偶治之；偶治之不治，则求其属以衰之"是也。又谓之复方。

白虎加桂枝汤方（辛凉苦甘复辛温法）

知母六钱　生石膏一两六钱　粳米一合　桂枝木三钱　炙甘草二钱

水八碗，煮取三碗。先服一碗，得汗为知。不知，再服。知后仍服一剂，中病即已。

【释义】

疟发作时，出现骨节疼痛而烦躁不安，时时呕吐，但脉象如平时的疟病脉，表现为弦数，发热但不恶寒，此疟称为温疟。用白虎加桂枝汤治疗。白虎汤泻阳明热，桂枝辛温领邪外出，起到热因热用之效。

【评议】

《内经》首先提出温疟病名，其主要特点为"先热而后寒"。《金匮要略》中的温疟则指但热不寒，吴氏从后者之说。本病的发生是"阴气先伤，阳气独发"，其体质偏阴虚阳亢，用白虎加桂枝汤治疗。该方载于《金匮要略·疟病脉证并治》，仲景及吴鞠通皆用其治疗温疟病。

笔者在临床上常用此方治疗急性痛风性关节炎、风湿性关节炎、类风湿性关节炎等病，中医辨证为热痹者，表现为关节红肿热痛，屈伸不利，口渴，舌红，苔黄，脉数。有些热痹患者运用抗生素，症状仍不解，配合此方治疗能够明显改善症状。方中石膏根据热势程度，可用 30～90g；桂枝辛温，起到"领邪外出，作向导之官，得热因热用之妙"，量的把握可在 6～12g 之间；桂枝与知母相配，有仲景桂枝芍药知母汤意，主治风湿历节，肢节疼痛。如热邪较重者，应配伍金银花藤、海桐皮等。有湿热者，可合用四妙散，或吴鞠通中焦篇宣痹汤等。

仲景擅用桂枝组方治疗痹证，如桂枝加葛根汤、桂枝芍药知母汤、黄芪桂枝五物汤等，是《神农本草经》桂枝"利关节"运用的践行者。

【原文】

五一、但热不寒，或微寒多热，舌干口渴，此乃阴气先伤，阳气独发，名曰瘅疟，五汁饮主之。

仲景于瘅疟条下，谓以饮食消息之，并未出方。调如是重病而不用药，特出饮食二字，重胃气可知。阳明于脏象为阳土，于气运为燥金，病系阴伤阳独，法当救阴何疑。重胃气，法当救胃阴何疑。制阳土燥金之偏胜，配孤阳之独亢，非甘寒柔润而何！此喻氏甘寒之论，其超卓无比伦也。叶氏宗之，后世学者，咸当宗之矣。

五汁饮（方见前）

[加减法]此甘寒救胃阴之方也。欲清表热，则加竹叶、连翘；欲泻阳明独胜之热，而保肺之化源，则加知母；欲救阴血，则加生地、元参；欲宣肺气，则加杏仁；欲行三焦开邪出路，则加滑石。

【释义】

临床表现为但热不寒，或微寒多热，舌干燥，口渴，为阴伤阳亢所致，此病为瘅疟，用甘寒柔润胃阴的五汁饮治疗。

【评议】

瘅，热也。瘅疟病机是阳热炽盛，阴液损伤。临床主要表现为但热不寒，舌干口渴。治法当清热救阴。吴氏治病重视胃气，提出救胃阴采用甘寒柔润法，用五汁饮治疗。但未提出清热方药，可用白虎加人参汤、竹叶石膏汤化裁治之。本条方后五加减法在临床上非常实用，部分药物加减具有创新性，如竹叶配连翘清表热；通行三焦，开邪出路用滑石等，皆是笔者临床治疗表热、湿热证的基本用药思路。

【原文】

五二、舌白，渴饮，咳嗽频仍，寒从背起，伏暑所致，名曰肺疟，杏仁汤主之。

肺疟，疟之至浅者。肺疟虽云易解，稍缓则深，最忌用治疟印板俗例之小柴胡汤。盖肺去少阳半表半里之界尚远，不得引邪深入也，故以杏仁汤轻宣肺气，无使邪聚则愈。

杏仁汤方（苦辛寒法）

杏仁三钱　黄芩一钱五分　连翘一钱五分　滑石三钱　桑叶一钱五分　茯苓块三钱　白蔻皮八分　梨皮二钱

水三杯，煮取二杯。日再服。

【释义】

舌苔白，口渴欲饮，频繁咳嗽，背部寒冷，与伏暑病因暑湿类同，此病称为肺疟，用杏仁汤轻宣肺气，不可用治疟的小柴胡汤治疗。

【评议】

肺疟首见于《素问·刺疟》："肺疟者，令人心寒，寒甚热，热间善惊，如有所见者，刺手太阴、阳明。"其所论症状与本条有所不同。本证表现及治法皆以肺为中心，以咳嗽为主症。病因为湿热，热伤阴则口渴，湿邪停留则舌苔白腻，湿阻背部阳气不畅，故背部寒冷。治宜清热祛湿。杏仁汤用杏仁轻宣肺气，达到气化则湿化、气化则热散的目的；黄芩、连翘、桑叶清宣肺热；滑石、茯苓利湿泄热；白蔻皮芳香化湿；梨皮甘寒养阴。杏仁汤原自《临证指南医案·疟》中多个案例药物的精炼，如治舌白渴饮，咳嗽，寒从背起的肺疟，用桂枝白虎汤加杏仁；肺疟脘痞者，用黄芩、白蔻仁、杏仁、橘红、青蒿梗、白芍；暑风入肺成疟者，用淡黄芩、杏仁、滑石、橘红、青蒿梗、连翘。叶氏方药为使用杏仁汤加减提供了用药思路。

笔者常用本方治疗肺病湿热或痰热咳嗽，尤其咳嗽时伴有背部怕冷，同时自觉发热、口渴者，可按疟病的肺疟思考。

【医案选录】

肺疟发热案

王某，女，56岁，山东菏泽人。间断反复发热2年余，于2019年5月31日初诊。

患者2年来，因发热多次到北京、济南等地诊治，西医检查无任何异常发现，疟原虫、结核菌素试验等皆无异常，虽经中西治疗，体温时有反复，但最终不愈，甚为痛苦。发热多在下午2～3时，最高体温39.7℃，多在38.5℃左右，热时四肢及背部怕冷，伴有流清涕，咳嗽，舌淡，苔白腻，脉沉缓。中医诊断：如疟病（肺疟）。治法：清热祛湿，轻宣肺气，补益卫气。用杏仁汤（《温病条辨》）合蒿芩清胆汤（《通俗伤寒论》）加减。

处方：炒杏仁10g，茯苓15g，连翘12g，黄芩10g，藿香12g，芦根15g，生柴胡20g，青蒿30g，荆芥穗12g，清半夏10g，炒白术15g，生薏苡仁20g，竹叶10g，黄芪20g，僵蚕10g，蝉蜕10g，炙甘草5g，草果10g。7剂，水煎服，每日1剂，分2次服。

2019年6月7日，二诊：热势已降，体温37.0℃左右，仍有喷嚏，清涕，怕冷。余无其他不适，苔腻消失，脉沉。

处方：上方生柴胡加至24g，黄芪加至30g，炒白术改为生白术15g，加羌活9g。7剂，水煎服，每日1剂，分2次服。

2019年6月14日，三诊：自6月12日起，症状出现时有反复，最高体温38.5℃，伴有喷嚏，流清涕，苔薄白腻，脉弱。

处方：炒杏仁10g，藿香10g，僵蚕10g，蝉蜕10g，生柴胡24g，桂枝12g，草果9g，生白术15g，黄芪20g，防风9g，槟榔9g，厚朴6g，青蒿30g，荆芥穗15g，炙甘草5g，通草6g。7剂，水煎服，每日1剂，早晚温服。

2019年6月21日，四诊：未再发热，其余症状也消失。嘱其饮食调理，适当活动。后随访，发热已愈。

按语：发热有定时，西医疟原虫检查无异常，非真正的疟原虫引起的疟疾，当属中医"寒热休作有时"的"如疟"病。发热伴有咳嗽，背部及四肢发冷，符合本证病机。故用杏仁汤方义合蒿芩清胆汤，再加荆芥穗透邪；竹叶、柴胡使热邪从里、半表半里消除；草果燥湿、薏苡仁利湿、藿香化湿；僵蚕、蝉蜕疏散热邪；根据疟病正虚发病特点，故加黄芪补益卫气。后来三诊，随气虚情况、辛味药达外力量及湿热程度，随证加减，并注意饮食。发热2年余，按"如疟"治疗，痊愈而安。

【原文】

五三、热多昏狂，谵语，烦渴，舌赤中黄，脉弱而数，名曰心疟，加减银翘散主之。兼秽，舌浊，口气重者，安宫牛黄丸主之。

心疟者，心不受邪，受邪则死。疟邪始受在肺，逆传心包络。其受之浅者，以加减银翘散清肺与膈中之热，领邪出卫；其受之重者，邪闭心包之窍，则有闭脱之危。故以牛黄丸清宫城而安君主也。

加减银翘散方（辛凉兼芳香法）

连翘十分　银花八分　元参五分　麦冬（不去心）五分　犀角五分　竹叶三分

共为粗末。每服五钱，煎成去渣，点荷叶汁二三茶匙。日三服。

安宫牛黄丸方（见前）

【释义】

发热，神昏谵语，狂乱，口渴甚，舌红，苔中间黄，脉弱而数，此为心疟，用加减银翘散清肺、膈之热，领邪出卫。兼有秽浊，舌苔浊黄腻，口气重者，用安宫牛黄丸清心包而安君主之心。

【评议】

心疟首见于《素问·刺疟》："心疟者，令人烦心甚，欲得清水，反寒多，不甚热，刺手少阴。"与本条所论心疟症状有所不同。本条证病因为热邪在心包络，严重者可出现真热假寒的肢厥现象。疟邪始受在肺，病之轻浅者，用加减银翘散。该方源自《临证指南医案·疟》："乐，二九。热多昏谵，舌边赤，舌心黄，烦渴，脉弱，是心经热疟。医投发散消导，津劫液涸，痉厥至矣。犀角、竹叶、连翘、玄参、麦冬、银花。"吴氏又加荷叶芳香祛浊。方中以金银花、连翘、犀角、竹叶、荷叶清心、肺、膈之热，并利用金银花、连翘、竹叶之辛，以领邪出卫，再配合玄参、麦冬甘寒滋养上焦阴液。热邪或痰热秽浊较重，闭阻心包者，用安宫牛黄丸清心开窍，以防热闭于内，阳气脱于外的危候。加减银翘散为银翘散类方之一，但其作用及适应证完全不同。笔者常用此方治疗口舌生疮、不寐、咽喉疾病等辨证属于心经有热者，方中犀角以栀子、黄连代之。

【医案选录】

复发性口腔溃疡案

李某某，男，33岁，因口腔溃疡反复发作1年，加重3日，于2017年5月7日初诊。

患者于 2 年前开始出现舌体、口腔两颊及上下唇内黏膜多处发生溃疡，反复发作，疼痛明显，轻者 2～3 个月发作 1 次，重者月余则发。每于事务繁忙，睡眠不佳，或进食辛辣刺激性食物后发作。西医诊断为复发性口腔溃疡。曾口服维生素、牛黄类清火药等，疗效甚微。3 日前因饮酒后口腔溃疡再发。诊时见舌尖、舌体、口腔下唇内黏膜各 1 处溃疡，舌体疮面色红，黏膜处溃疡中心发白，周围红润，疼痛较甚，并有心烦，失眠，口苦，大便黏滞，舌淡，舌尖稍红，苔黄微腻，脉滑数。西医诊断：复发性口腔溃疡。中医诊断：口疮，证属心热脾湿证。治宜清心泄热，祛湿健脾。用加减银翘散合薏苡竹叶散两方加减。

处方：连翘 12g，金银花 20g，玄参 10g，麦冬 10g，栀子 10g，竹叶 9g，荷叶 6g，薏苡仁 30g，白豆蔻 9g，茯苓 15g，莲子肉 15g，川牛膝 9g，延胡索 15g，生甘草 5g。7 剂，水煎服，日 1 剂，分 2 次服。

二诊：服至第 3 剂已不疼痛，7 剂服完溃疡基本愈合，1 个较大溃疡未愈，未有新发，心烦、失眠好转，苔黄腻消失，脉沉缓。湿去热减，初诊方去白豆蔻、延胡索、玄参，薏苡仁改为 20g，金银花改为 15g，加黄芪 20g 益气扶正、托毒敛疮。再用 7 剂。

三诊：溃疡痊愈，余无其他不适。嘱患者饮食有节，并注意调摄身心。针对其心脾积热积湿体质，处以金银花 10g，竹叶 3g，麦冬 9g，荷叶 5g，黄芪 10g，开水浸泡，代茶饮，必要时饮用。

半年后随访，口腔溃疡未再复发。

按语：复发性口腔溃疡多在体虚（气虚、阴虚）基础上，加之饮食辛辣，或操劳过度，或情志不畅等，导致脏腑功能失调，湿热内蕴，火热上炎。主要脏腑在心脾。《圣济总录》谓："口疮者，由心脾有热，气冲上焦，熏发口舌，故作疮也。"笔者辨治本病，常以温病的分类方法思考。温病根据是否夹湿分为温热类及湿热类温病。内伤疾病的口疮也可依此分类。若溃疡出现在舌，心开窍于舌，多为心火，可按温热类考虑，需要使用两类药物：一是清热类，需选清心热的药，如连翘、栀子、黄连等；二是甘寒养阴药，生地黄、玄参、麦冬等。如果溃疡长在口腔黏膜上，因脾主肌肉，可按湿热类温病立法，也需要使用两类药：一是祛湿药，如薏苡仁、茯苓、藿香、白豆蔻、荷叶等；二是湿从脾来，需用健脾药，如白术、莲子、芡实等。本案患者舌体及口腔黏膜上均有，温热湿热夹杂，心经有热，脾经有湿。治疗前者，笔者常用加减银翘散，后者常用吴鞠通中焦篇第六十六条的薏苡竹叶散。

加减药物思路：一是引热下行药：笔者常用川牛膝，既可引热下行，又能治火烂疮疡，故《神农本草经》谓："逐血气，伤热火烂。"二是扶助正气药：西医认为本病与人体免疫功能低下有关。笔者认为，如果出现在黏膜上的反复溃疡，需重视补气药，常用黄芪，因为该药能补气敛疮，提高机体免疫，促使溃疡面及早愈合。同时也发现，某些患者在服用含黄芪的药物过程中，会出现溃疡加剧现象，此为正邪双方剧争，驱邪外出的征兆，无须紧张。长在黏膜上的溃疡，日常要注意饮食有节，五味调和，阴阳平衡。如果是出现在舌体上的反复溃疡，需要重视甘寒养阴药，如增液汤，同时日常调理要注意调畅情志，防止心肝之火上炎。三是注意寒热错杂或寒性溃疡用药：某些溃疡热象并不重，往往舌质淡，舌苔也不黄，甚至有脘腹或四肢发凉怕冷，此时清热药的使用需谨慎，每遇此，笔者常常加入肉桂以引火归原。

秋燥

【原文】

五四、秋感燥气，右脉数大，伤手太阴气分者，桑杏汤主之。

前人有云：六气之中，惟燥不为病。似不尽然，盖以《内经》少秋感于燥一条，故有此议耳。如阳明司天之年，岂无燥金之病乎？大抵春秋二令，气候较夏冬之偏寒偏热为平和，其由于冬夏之伏气为病者多，其由于本气自病者少，其由于伏气而病者重，本气自病者轻耳。其由于本气自病之燥证，初起必在肺卫，故以桑杏汤清气分之燥也。

桑杏汤方（辛凉法）

桑叶一钱　杏仁一钱五分　沙参二钱　象贝一钱　香豉一钱　栀

皮一钱　梨皮一钱

水二杯，煮取一杯。顿服之。重者，再作服（轻药不得重用，重用必过病所。再，一次煮成三杯，其二三次之气味必变，药之气味俱轻故也）。

【释义】

秋季感受燥热之邪，脉象右寸浮数，此为燥邪伤手太阴卫表所致，用疏表润燥的桑杏汤治疗。

【评议】

1. 外燥评

外燥有两种：温燥和凉燥。早秋季节，秋阳以曝，则易形成温燥病邪，其性质近于风热；晚秋初冬，多为凉燥，其性质近于风寒。由燥热病邪引起的温病是秋燥病。文中所说的"伤手太阴气分者"，实指伤手太阴卫分，因为肺主一身之气。温燥除了右脉数大及卫表热象外，尚有明显口干、鼻干、咽干等。燥热是燥和热相合的邪气，清热但不能苦寒，否则化燥伤阴。桑杏汤用桑叶清肺热，而不用黄芩，选栀子皮而不用栀子，皆取其轻清之意。"燥者濡之"（《素问·至真要大论》），濡之药物又不可太滋腻，故用凉润的沙参、梨皮等。秋燥咳嗽本为小病，若熟谙温病，治之简单。否则，若过用苦寒或养阴滋腻太过，可使病程延长，转成慢性咳嗽。正如《增补评注温病条辨》说："感燥而咳，病势本轻，然迁延误治，必成重症。此症较肺疟尤易误事。"

2. 桑叶药对

（1）桑叶配沙参：见于沙参麦冬汤、桑杏汤等方。多用于外感燥热、风热或内伤肺阴虚所致的咳嗽。李时珍称沙参为白参，色白入肺，对呼吸道咳嗽无痰或有痰难排者效果好。

（2）桑叶配杏仁：见于桑菊饮、桑杏汤等方。二药配伍，寒温并用，既宣又降，符合肺之生理，寒热所致咳嗽均可加减使用。

（3）桑叶配菊花：见于桑菊饮方。桑叶配菊花辛香气凉，能够疏散外感风热或燥热之邪，合用则能较好地宣肺止咳，又能清肝息风。常用于风热眼疾，肝阳肝火之头痛、头晕等。

（4）桑叶配薄荷：见于桑菊饮方。薄荷叶辛凉而散，主入肝经，其性升散，功可疏散肝胆经风热，桑叶辛凉质润而宣降肺金。二药合用，治疗肺病外感或内伤肝肺不和所致的咳嗽、憋气等，二味相配，符合《素问·刺禁论》"肝升于左，肺藏于右"之理。

【原文】

五五、感燥而咳者，桑菊饮主之。

亦救肺卫之轻剂也。

桑菊饮方（见前）

【释义】

燥热之邪袭于肺卫，表现为咳嗽者，用肺卫轻剂桑菊饮治疗。

【评议】

桑菊饮既可治疗风热袭于肺卫，也可治疗燥热袭于肺卫，表现为发热微恶寒，咳嗽少痰，鼻咽干燥，舌边尖红，脉浮大等症。一年四季皆可应用，春秋两季用之较多。

【原文】

五六、燥伤肺胃阴分，或热或咳者，沙参麦冬汤主之。

此条较上二条，则病深一层矣，故以甘寒救其津液。

沙参麦冬汤（甘寒法）

沙参三钱　玉竹二钱　生甘草一钱　冬桑叶一钱五分　麦冬三钱　生扁豆一钱五分　花粉一钱五分

水五杯，煮取二杯。日再服。久热久咳者，加地骨皮三钱。

【释义】

燥热之邪容易灼伤肺胃阴液，临床表现或身热不退，或干咳不止，用甘寒救津的沙参麦冬汤治疗。

【评议】

1. 秋燥伤阴重用甘寒

燥热之邪易伤肺胃之阴，吴鞠通说："复胃阴者，莫若甘寒。"沙参麦冬汤由沙参、麦冬、玉竹、天花粉多味甘寒救液药组成，达到"甘守津还"目的。方中天花粉味甘、微苦，微寒，止渴作用佳，为治胃阴不足之圣药，具有清热生津，消肿排脓之功。张仲景《伤寒论》多处原文，每遇渴者，往往加入天花粉。受此启发，笔者在临床上辨证为阴伤或热盛所致的口渴，必用天花粉，如糖尿病、胃炎、干燥综合征等。若阴伤较重，邪气轻微，可在甘寒中加入乌梅、五味子、芍药、木瓜等酸味药，起到酸甘化阴效用。在使用多味甘寒养阴药时，需要配合少量疏理气机、健胃助运的药物，如砂仁、佛手等，以避免甘寒腻胃的副作用。

2. 秋燥余热宜用轻清

沙参麦冬汤所治病证为余热伤阴，清除余热宜用轻清之药，辛寒的石膏、苦寒的黄芩等寒凉药物不宜使用。沙参麦冬汤用桑叶轻清灵动，清热而不伤阴，为温病初中末三期常用药物。正如汪瑟庵在《温病条辨》按语中所说："燥证则惟喜柔润，最忌苦燥，断无用之之理矣。"其他轻清药物，如金银花、菊花、芦根、竹叶等，可随证应用。

3. 润养肺胃阴液第一方

沙参麦冬汤为治疗温病肺胃阴伤第一方，广泛应用于上焦、中焦阴伤病证。配伍咸寒也适应于下焦肝肾阴伤证。不仅应用于外感，同样也适用于内伤疾病的肺胃津亏。在免疫系统、消化系统、呼吸系统以及五官科等多种病症中，见有干咳、咽干、胃脘灼热、食管干涩、目干、鼻干、唇干、便干等辨证属津液不足者，皆可用本方加减治疗。兼有气虚者，加甘平的党参，或太子参；热而气虚者，加西洋参；热重者，可加苦寒的黄连、黄芩等，以起到甘苦合化阴气之效，但苦寒药的使用在用量、药味上需因证而施，否则苦寒化燥更伤阴液。

【医案选录】

萎缩性胃炎案

患者男性，52岁，胃脘灼热隐痛2年余，加重20日，于2018年8月12日初诊。

近2年来，患者自感胃脘灼热，并伴有间断性隐痛。胃镜示：萎缩性胃窦炎伴肠上皮化生，曾用西药对症治疗，时轻时重，饮酒及食辛辣后灼热疼痛感明显。诊时胃脘隐痛，时有灼热感，并伴有口干，大便偏干，时嗳气，无反酸，睡眠差。近半年来，乏力感明显，纳可，舌红，苔薄黄稍干，脉沉细数。患者嗜酒10年余，糖尿病史2年，平时服用降血糖西药，空腹血糖维持在7.5mmol/L左右。

处方：沙参10g，麦冬10g，玉竹12g，天花粉12g，党参20g，石斛15g，百合15g，炒柏子仁10g，火麻仁15g，桑叶15g，黄精15g，枸杞子10g，夜交藤15g，合欢皮15g，砂仁9g（后下），生莲子肉15g，生芡实15g，炙甘草5g。14剂，水煎服，每日1剂，分2次服。嘱忌酒及辛辣食物，保持良好饮食习惯。

二诊：服用4剂时疼痛减轻，7剂时疼痛消失，口干、便干、睡眠、乏力等症明显好转。时有胃胀，饭后嗳气，纳差。上方去夜交藤、合欢皮，加枳实9g、生山楂9g、炒谷芽10g，再服14剂。

三诊：胃脘灼热感消失，疼痛未再反复，纳好，无胃胀，已不口干，大便正常，自觉有力气。舌稍红，苔黄消失，脉沉细。二诊方去枳实、火麻仁、柏子仁，加黄芪20g，再用14剂。

半年后随访，患者胃脘无明显不适。胃黏膜萎缩明显好转，未见肠化生。血糖也降至6～7mmol/L。

按语：长期嗜酒，酿生湿热，继伤胃阴。又有消渴，其病中医基本病机为阴虚燥热，结合来诊时，有失津液濡润的多个症状和体征，故诊断胃阴亏虚成立。以甘寒养阴的沙参麦冬汤方加减。方中黄精既补阴又补气，既是食品又是药品，与甘平补肾阴的枸杞子相配，《圣济总录》谓"二精丸"，主治消渴病，二者皆为药食同源之品，可煮汤、可茶饮，笔者临证常用之。百合既养阴又安神，且为食疗药物，善治胃阴虚伴有失眠，为调理心胃同病要药。大便偏干，故加入既能养心安神，又能润肠通便的柏子仁，与火麻仁同用，通畅肠腑。石斛滋养三焦之阴，睡眠差者，与合欢皮、夜交藤共用，尤适用于情志不舒及津伤者。阴虚导致气虚，故加甘平的党参益气补中。养阴药易滋腻碍胃，故用砂仁芳香理气，醒脾开胃。生莲子肉、生芡实健脾胃而促津生。桑叶作用有二：一是阴虚则热，故用其轻清肺胃之热；二是此药善治消渴，《本草纲目》："桑叶乃手足阳明之药，汁煎代茗，能止消渴，明目长发。"笔者临床常嘱糖尿病患者煎汁代茶饮。二诊时，加入味酸的生山楂，与甘味配伍，起到酸甘化阴之效。三诊加入黄芪，旨在补中益气，气能生阴，扶助正气。

本案辨治体会：有阴伤的饮食嗜好及消渴病史；存在阴虚失养的"干"症。药物重用甘寒，佐以甘平，适时配伍酸味。方中多味药食同源药物，配伍后口感好，可以久服。脾胃同治，以胃为主；补药滋腻壅滞，宜加芳香理气。此类失眠与脾胃关系密切，需心胃同治。"二精丸"治消渴有好的疗效，两药皆为药食同源之品，糖尿病患者可用此食疗日常调之。本证辨证用药相对简单，但临床上胃阴虚往往与多病因夹杂，辨证用药时，应正确处理阴虚与燥热、阴虚与湿热、阴虚与阳虚、阴虚与水停、胃局部与全身脏腑的关系。阳气易回，阴液难复，属于阴伤严重者，服药时间较长，也可汤、丸交替服用。

【原文】

五七、燥气化火，清窍不利者，翘荷汤主之。

清窍不利，如耳鸣、目赤、龈胀、咽痛之类。翘荷汤者，亦清上焦气分之燥热也。

翘荷汤（辛凉法）

薄荷一钱五分　连翘一钱五分　生甘草一钱　黑栀皮一钱五分
桔梗二钱　绿豆皮二钱

水二杯，煮取一杯。顿服之。日服二剂，甚者日三。

［加减法］耳鸣者，加羚羊角、苦丁茶；目赤者，加鲜菊叶、苦丁茶、夏枯草；咽痛者，加牛蒡子、黄芩。

【释义】

感受燥邪后，燥邪化火上犯而致清窍不利的，用清上焦气分燥热的翘荷汤治疗。

【评议】

燥热之邪易化火，火性上炎头面诸窍，导致清窍不利，出现耳鸣、目赤、龈肿、咽痛等。翘荷汤用薄荷、连翘、绿豆皮辛凉清上；桔梗利咽止痛；栀子皮清上焦之热；生甘草清热且调和诸药。若清窍燥火较重者，可加入辛凉或苦寒药。该方证来源于《临证指南医案·燥》某病治案。

临床上某些患者每逢秋天则出现目赤、耳鸣、龈肿、咽痛，有医者误认为心、肝、胃等内伤脏腑之火上攻，一味给予黄连上清丸、牛黄解毒丸等清热泻火解毒剂治疗，不但热不得解，往往服之燥甚，病情日久不愈。外感燥热当需轻宣上焦，采取"火郁发之"（《素问·六元正纪大论》）原则，翘荷汤立法即是此意。用薄荷、桔梗、连翘、栀子皮等轻清之品，宣散上焦燥热，使邪气自上、自外而解。外感、内伤之火热，临证应细辨。

【原文】

五八、诸气膹郁[1]，诸痿、喘、呕之因于燥者，喻氏清燥救肺汤主之。

喻氏云：诸气膹郁之属于肺者，属于肺之燥也，而古今治气郁之方，用辛香行气，绝无一方治肺之燥者。诸痿、喘、呕之属于上者，亦属于肺之燥也，而古今治法以痿、呕属阳明，以喘属肺，是则呕与痿属之中下，而惟喘属之上矣，所以千百方中亦无一方及于肺之燥也。即喘之属于肺者，非表即下，非行气即泻气，间有一二用润剂者，又不得其肯綮[2]。总之，《内经》六气，脱误秋伤于燥一气，指长夏之湿为秋之燥。后人不敢更端其说，置此一气于不理，即或明知理燥，而用药夹杂，如弋获飞虫[3]，茫无定法示人也。今拟此方，命名清燥救肺汤，大约以胃气为主，胃土为肺金之母也。其天门冬虽能保肺，然味苦而气滞，恐反伤胃阻痰，故不用也；其知母能滋肾水、清肺金，亦以苦而不用；至如苦寒降火正治之药，尤在所忌。盖肺金自至于燥，所存阴气不过一线耳，倘更以苦寒下其气，伤其胃，其人尚有生理乎？诚仿此增损以救肺燥变生诸证，如沃焦救焚，不厌其频，庶克有济耳。

清燥救肺汤方（辛凉甘润法）

石膏二钱五分　甘草一钱　霜桑叶三钱　人参七分　杏仁（泥）七分　胡麻仁（炒，研）一钱　阿胶八分　麦冬（不去心）二钱　枇杷叶（去净毛，炙）六分

水一碗，煮六分。频频二三次温服。痰多，加贝母、瓜蒌；血枯，加生地黄；热甚，加犀角、羚羊角，或加牛黄。

【注解】

[1] 膹郁：指胸闷痞满不适，呼吸急促。源于《素问•至真要大论》："诸气膹郁，皆属于肺。"

[2] 肯綮：kěn qìng，原指筋骨相连处，比喻要害或关键所在。

[3] 弋获飞虫：弋，yì，带有绳子的箭，原指带绳的箭射中了飞虫。此处喻能获取目标的可能性极小。

【释义】

各种气机郁阻而致呼吸急促、胸部作闷、下肢痿软不能行走、呕吐等病证，如由感受燥热之邪引起的，用喻嘉言的清燥救肺汤治疗。

【评议】

肺有向全身布散气津功能，若燥热犯肺，气阴两亏，则肺主气及布津功能失常，可表现为喘憋、呕吐、痿等病症。治宜清热润肺，补益气阴。用药既不可辛香之品以耗津，又不能苦寒泻火以伤气，当以甘寒为主，方用清燥救肺汤。该方出于清代喻嘉言《医门法律•伤燥门》。方中桑叶轻宣肺燥；石膏清肺胃燥热；阿胶、胡麻仁、麦冬润肺金之燥。《难经•十四难》说"损其肺者益其气"，故用甘味的人参、甘草益气生津；杏仁、枇杷叶泄热降肺。诸药相合，宣中有清，清中有润。燥邪得宣，气阴得复。吴氏方后痰多属热者，加浙贝母、瓜蒌，实为经验之谈。

补秋燥胜气论

【原文】

按：前所序之秋燥方论，乃燥之复气也，标气也。盖燥属金而克木，木之子，少阳相火也，火气来复，故现燥热干燥之证。又《灵枢》谓：丙丁为手之两阳合明，辰巳为足之两阳合明，阳明本燥，标阳也。前人谓燥气化火，《经》谓：燥金之下，火气承之。皆谓是也。案古方书，无秋燥之病。近代以来，惟喻氏始补燥气论，其方用甘润微寒；叶氏亦有燥气化火之论，其方用辛凉甘润；乃《素问》所谓燥化于天，热反胜之，始以辛凉，佐以苦甘法也。瑭袭前人之旧，故但叙燥证复气如前。书已告成，窃思与《素问》燥淫所胜不合，故"杂说"篇中，特著"燥论"一条，详言正化、对化、胜气、复气以补之。其于燥病胜气之现于三焦者，究未出方论，乃不全之书，心终不安。嗣得沈目南先生《医征》"温热病论"，内有"秋燥"一篇，议论通达正大，兹采而录之于后，间有偏胜不圆之处，又详辨之，并特补燥证胜气治法如下。

再按：胜复之理，与正化、对化、从本、从标之道，近代以来，多不深求，注释之家，亦不甚考。如仲景《伤寒论》中之麻、桂、姜、附，治寒之胜气也，治寒之正化也，治寒之本病也。白虎、承气，治寒之复气也，治寒之对化也，治寒之标病也。余气俱可从此类推（太阳本寒标热，对化为火，盖水胜必克火。故《经》载：太阳司天，心病为多。末总结之曰：病本于心，心火受病必克金。白虎，所以救金也。金受病，则坚刚牢固，滞塞不通，复气为土，土性壅塞，反来克本身之真水。承气，所以泄金与土而救水也。再，《经》谓：寒淫所胜，以咸泻之。从来注释家，不过随文释义，其所以用方之故，究未达出。本论不能遍注伤寒，偶举一端，以例其余。明者得此门径，熟玩《内经》，自可迎刃而解。能解伤寒，其于本论，自无难解者矣。由是推之，六气皆然耳）。

沈目南"燥病论"曰：《天元纪大论》云：天以六为节，地以五为制。盖六乃风寒暑湿燥火为节，五即木火土金水为制。然天气主外，而一气司六十日有奇；地运主内，而一运主七十二日有奇。故五运六气合行而终一岁，乃天然不易之道也。《内经》失去长夏伤于湿、秋伤于燥，所以燥证湮没，至今不明。先哲虽有言之，皆是内伤津血干枯之证，非谓外感清凉时气之燥。然燥病起于秋分以后，小雪以前，阳明燥金凉气司令。《经》云：阳明之胜，清发于中，左胠[1]胁痛，溏泄，内为嗌塞，外发癞疝[2]。大凉肃杀，华英改容，毛虫乃殃。胸中不便，嗌塞而咳。据此经文，燥令必有凉气感人，肝木受邪而为燥也。惟近代喻嘉言昂然表出，可为后世苍生之幸。奈以诸气膹郁，诸痿、喘、呕，咳不止而出白血[3]死，谓之燥病，此乃伤于内者而言，诚与外感燥证不相及也。更自制清燥救肺汤，皆以滋阴清凉之品，施于火热刑金，肺气受热者宜之。若治燥病，则以凉投凉，必反增病剧。殊不知燥病属凉，谓之次寒，病于感寒同类。《经》以寒淫所胜，治以甘热。此但燥淫所胜，平以苦温，乃外用苦温辛温解表，与冬月寒令而用麻、桂、姜、附，其法不同。其和中攻里则一，故不立方。盖《内经》六气，但分阴阳主治，以风、热、火三气属阳同治，但药有辛凉、苦寒、咸寒之异；湿、燥、寒三气属阴同治，但药有苦热、苦温、甘热之不同。仲景所以立伤寒、温病二论为大纲也。盖《性理大全》谓燥属次寒，奈后贤悉谓属热，大相径庭。如盛夏暑热熏蒸，则人身汗出溅溅，肌肉潮润而不燥也；冬月寒凝肃杀，而人身干槁燥冽。故深秋燥令气行，人体肺金应之，肌肤亦燥，乃火令无权，故燥属凉，前人谓热，非矣。

按：先生此论，可谓独具只眼，不为流俗所汩没[4]者。其责喻氏补燥论用甘寒滋阴之品，殊失燥淫所胜，平以苦温之法，亦甚有理。但谓诸气膹郁，诸痿、喘、呕，咳不止，出白血，尽属内伤，则于理欠圆。盖因内伤而致此证者固多，由外感余邪在络，转化转热而致此证者，亦复不少。瑭前于风温咳嗽条下，驳杏苏散，补桑菊饮，方论内极言咳久留邪致损之故，与此证同一理也。谓清燥救肺汤治燥之复气，断非治燥之胜气，喻氏自无从致辨。若谓竟与燥不相及，未免各就一边谈理。盖喻氏之清燥救肺汤，即《伤寒论》中后半截之复脉汤也。伤寒必兼母气之燥，故初用辛温、甘热，继用辛凉、苦寒，终用甘润，因其气化之所至而然也。至谓仲景立伤寒、温病二大纲，如《素问》所云寒暑六入，暑统风火，寒统燥湿。一切外感，皆包于内，其说尤不尽然，盖尊信仲景太过而失之矣。若然，则仲景之书，当名六气论，或外感论矣，何以独名《伤寒论》哉！盖仲景当日著书，原为伤寒而设，并未遍著外感，其论温、论暑、论湿，偶一及之也。即先生亦补《医征》"温热病论"，若系全书，何容又补哉！瑭非好辨，恐后学眉目不清，尊信前辈太过，反将一切外感，总混入《伤寒论》中，此近代以来之大弊，祸未消灭，尚敢如此立论哉！

【注解】

［1］胠：qū，指腋下到腰上的部位。

［2］癞疝：癞，tuì，寒湿引起的阴囊肿大，可伴有阴囊重坠胀痛。也有指妇女少腹肿或阴户突出的病证。

［3］白血：肺病较甚时咯吐的白色黏稠痰沫，与咳血机理相似，但无血，故称白血。

［4］汩没：汩，gǔ，水流样。埋没、淹没。

【评议】

1. 吴氏补充"补秋燥胜气论"的初心

最早《温病条辨》问心堂本，是在清代嘉庆癸酉年（1813年），吴鞠通55岁时出版，此本没有"补秋燥胜气论"内容，只记载了温燥导致的秋燥病。有关对秋燥病深入探讨的是清代喻嘉言，开始补燥气论，治法以甘润微寒。叶天士亦有燥气化火论述，治辛凉甘润。喻、叶二氏论述的也主要是温燥。吴氏袭前人之论，仍在《温病条辨》中探讨了燥证复气化火的温燥秋燥病。但在道光辛巳年（1821年），吴鞠通晚年63岁时，遇到了顺天（北京）燥疫流行，气候多燥多寒。书成后，考虑与《素问》燥淫所胜理法不相符合，故在杂说中特著"燥气论"一篇，详细说明正化、对化、胜气、复气，以补充之前未有论述的内容。但有关三焦燥病胜气，未出方论，于是认为本书为不全之书，心终不安。后看到沈目南先生《医征》温热病论，其中有秋燥一篇，论述通达透彻，结合自己临床治凉燥体会，补充了燥证胜气治法。吴鞠通去世半年后，其子吴廷芷、吴廷荃及女婿周宗信重校《温病条辨》，又将霹雳散及其方论补入。至此，形成了完善的《温病条辨》一书。

2. 胜气、复气含义

胜气、复气指五行胜复，又称"子复母仇"。五行的某一行偏盛，即为胜气。该行的所不胜行，是其复气。复气因胜气的出现而产生，即先出现胜气，然后有复气产生，以对胜气进行"报复"，使胜气复平。复气即胜气的所不胜行，如胜气为金行，则复气为火行，如本条吴氏所说："盖燥属金而克木，木之子，少阳相火也，火气来复，故现燥热干燥之证。"其他胜复之气依次类推。

【原文】

一、秋燥之气，轻则为燥，重则为寒，化气为湿，复气为火。

揭燥气之大纲，兼叙其子母之气、胜复之气，而燥气自明。重则为寒者，寒水为燥金之子也；化气为湿者，土生金，湿土其母气也。《至真要大论》曰：阳明厥阴，不从标本，从乎中也。又曰：从本者，化生于本；从标本者，有标本之化；从中者，以中气为化也。按：阳明之上，燥气治之，中见太阴。故本论初未著燥金本气方论，而于疟、疝等证，附见于"寒湿"条下。叶氏医案谓伏暑内发，新凉外加，多见于伏暑类中。仲景《金匮》，多见于腹痛、疟、疝门中。

【释义】

秋天的燥气，感之轻者为燥，感之重者为寒，因为寒水为燥金之子；燥的化气是湿，因为土生金，湿土为燥金之母，燥的复气是火。

【评议】

《温病条辨》最初版本只叙述了燥金复气的温燥证，未对燥金寒凉本气或胜气进行探讨，其相关内容多见于《温病条辨》寒湿条下的疟、疝等病中。叶氏《临证指南医案》则列于伏暑类中，仲景《金匮要略》

多载于腹痛、疟、疝门中。基于以上认识，吴氏认为燥病有燥、火、寒、湿之别，主要是由燥邪的轻与重、化气与复气、本气与胜气的不同所致，为临床治疗燥病提供了辨证思路，告诫人们秋天不只有"燥胜则干"（《素问·至真要大论》）的温热火燥，也有"燥极而泽"（《素问·六元正纪大论》）的寒湿凉燥。

【原文】

二、燥伤本脏，头微痛，恶寒，咳嗽稀痰，鼻塞，嗌塞[1]，脉弦，无汗，杏苏散主之。

本脏者，肺胃也。《经》有嗌塞而咳之明文，故上焦之病自此始。燥伤皮毛，故头微痛、恶寒也。微痛者，不似伤寒之痛甚也。阳明之脉，上行头角，故头亦痛也。咳嗽稀痰者，肺恶寒，古人谓燥为小寒也。肺为燥气所搏，不能通调水道，故寒饮停而咳也。鼻塞者，鼻为肺窍。嗌塞者，嗌为肺系也。脉弦者，寒兼饮也。无汗者，凉搏皮毛也。按杏苏散，减小青龙一等。此条当与下焦篇所补之痰饮数条参看。再，杏苏散乃时人统治四时伤风咳嗽通用之方，本论前于风温门中已驳之矣。若伤燥凉之咳，治以苦温，佐以甘辛，正为合拍。若受重寒夹饮之咳，则有青龙；若伤春风，与燥已化火无痰之证，则仍从桑菊饮、桑杏汤例。

杏苏散方

苏叶　半夏　茯苓　前胡　苦桔梗　枳壳　甘草　生姜　大枣（去核）　橘皮　杏仁

［加减法］无汗，脉弦甚或紧，加羌活微透汗。汗后咳不止，去苏叶、羌活，加苏梗。兼泄泻、腹满者，加苍术、厚朴。头痛兼眉棱骨痛者，加白芷。热甚加黄芩，泄泻腹满者不用。

［方论］此苦温甘辛法也。外感燥凉，故以苏叶、前胡辛温之轻者达表。无汗，脉紧，故加羌活辛温之重者，微发其汗。甘、桔从上开，枳、杏、前、苓从下降，则嗌塞、鼻塞宣通而咳可止。橘、半、茯苓，逐饮而补肺胃之阳。以白芷易原方之白术者，白术中焦脾药也，白芷

肺胃本经之药也，且能温肌肉而达皮毛。姜、枣为调和营卫之用。若表凉退而里邪未除，咳不止者，则去走表之苏叶，加降里之苏梗。泄泻、腹满，金气太实之里证也，故去黄芩之苦寒，加术、朴之苦辛温也。

【注解】

[1] 嗌塞：嗌，ài，咽喉。嗌塞，指咽喉阻塞。

【释义】

凉燥邪气侵犯肺胃本脏，可表现为头微痛，畏寒，咳嗽吐痰清稀，鼻塞不通，咽喉也有阻塞感，脉象弦，身无汗等，以苦温佐以甘辛法的杏苏散治疗。

【评议】

1. 凉燥与伤寒证治评

清代医家沈目南称凉燥为次寒，可见凉燥具有寒的特点但又不同于单纯的寒邪。二者初起犯于卫表，皆可呈现恶寒、头痛、咳嗽、白痰、无汗、咽部不适等。凉燥伤皮毛，头微痛，而寒邪侵太阳则头痛较甚。肺为凉燥之气所搏，不能通调水道，寒饮停而咳嗽吐稀痰，而伤寒寒邪束表，影响肺之宣降，津液聚痰，白痰而黏稠。凉燥恶寒、无汗较轻，而伤寒恶寒、无汗较重。凉燥脉弦，伤寒脉紧。凉燥因有燥邪存在，故呈现咽干、鼻干等症，并与鼻流清涕，咽干吐白稀痰并存，而伤寒则无咽鼻干燥之症；凉燥发生于秋末冬初，伤寒则发于冬季。凉燥治以苦温甘辛，疏表润燥，方用杏苏散，而伤寒则以发汗解表，疏风散寒，用麻黄汤或三拗汤（《太平惠民和剂局方》：麻黄、杏仁、甘草）。若咳嗽吐白稀痰量多者，则用小青龙汤（《伤寒论》：麻黄、芍药、细辛、炙甘草、干姜、桂枝、五味子、半夏）。

2. 杏苏散方证特点及应用

杏苏散为治燥伤肺胃咳嗽稀痰的主要方。凉燥属于次寒，故方证病机为外有凉燥，内有痰饮，表现为恶寒、头痛、咳嗽、白痰、无汗、咽部不适等，病机与小青龙汤类似，但小青龙汤为治外有风寒，内有水饮较重的方剂。故吴氏说"按杏苏散,减小青龙一等"。燥凉之咳,本方正为合拍。伤寒夹饮之咳,则用小青龙汤。若春天伤于风热,秋日感于温燥,则用桑菊饮、桑杏汤。对于将杏苏散统治四时伤风咳嗽,吴氏予以了批驳。外感凉燥,故以质轻散寒之品苏叶辛温达表;甘草、桔梗从上开宣,枳壳、杏仁、前胡自下肃降,则嗌塞、鼻塞宣通而咳可止;陈皮、半夏、茯苓,逐痰饮而和肺胃;生姜、大枣调诸药而和营卫。笔者从杏苏散提炼了四味宣降同施的基本药物:杏仁、桔梗、前胡、枳壳,临证止咳必用。四味相伍,宣降并用,验之临床,辨证加减,疗效卓著。

3. 杏苏散加减法中医思维

方论后吴氏有五个用药加减法,颇能启迪临床思维。

(1)加羌活:外邪燥寒偏重,出现头身疼痛,无汗,脉弦甚或紧,当加入羌活,作用较苏叶强。该药为疏利气血、止痛之良药,辨证加入可作为广谱止痛药使用。《汤液本草》谓羌活:"头痛,肢节痛,一身尽痛者,非此不能除。"笔者常用羌活治疗各种头痛、痛经、痹证疼痛等,止痛效果快而持久。

(2)加紫苏梗:此方服后汗出,仍咳嗽者,说明表闭已开,重在调理肺气,不可再用辛温苏叶开表发汗,宜用理气宽中的紫苏梗代替。苏叶发汗解表、散寒之力较为缓和,在温病中使用概率较高。笔者常将辛温而芳香的苏叶、荆芥穗列为温邪郁滞卫表较轻,导致无汗、鼻塞、发热、咳嗽等症使用的首选药。

(3)加白芷:若头痛兼眉棱骨痛者,加白芷。该药善入足阳明胃经,为治眉棱骨痛的良药。对头痛、牙痛、痛经、关节疼痛等均有较好的止痛效果。白芷一味名都梁丸,单用即有效。该药又为食疗药物。笔者常用其调理黄褐斑、面色晦暗等,与白僵蚕、白茯苓、菟丝子、瓜蒌皮等药配伍,在增白美容方面有良好效果。

(4)加苍术、厚朴:燥淫所胜,化气为湿,兼有湿性泄泻、腹满者,加苦温的苍术、厚朴燥湿行气。

(5)加黄芩:复气为火,肺热明显者,加清泄肺热的圣药黄芩。

4. 四季咳嗽方

秋日温燥之邪初犯肺卫，以干咳为主，宜用桑菊饮或桑杏汤治疗。吴氏说："若伤春风，与燥已化火无痰之证，则仍从桑菊饮、桑杏汤例。"桑菊饮除燥热外，还可用于春天风热病邪所致的咳嗽。桑杏汤偏于秋天感受温燥之邪的咳嗽，温燥为阳邪，夏末秋初常见。杏苏散用于秋末冬初的凉燥之邪咳嗽，既有小寒又有燥的复合病因。正如吴氏所说"按杏苏散，减小青龙一等"，说明小青龙汤用于表寒重，并且内有水饮的病证咳嗽。此类咳嗽遇冬即发，咳时吐大量白稀痰。结合上焦篇暑温咳嗽用清络饮加甘草、桔梗、甜杏仁、麦冬、知母方，吴氏治疗咳嗽，四季咸备（表6）。笔者常以吴氏四季治咳嗽方合止嗽散（《医学心悟》：桔梗、荆芥、紫菀、百部、白前、甘草、陈皮）加减，治咳嗽效果显著。若咽痒者，加蝉蜕、荆芥；咽痛者，加蝉蜕、僵蚕、牛蒡子；咽干者，加玄参、沙参、芦根；咳痰黄稠者，加瓜蒌、浙贝母；痰白量多者，加半夏、茯苓；兼喘者，加炙麻黄等。

表6　四季咳嗽方剂病因表

四季咳嗽	方剂	病因
春咳	桑菊饮	风热
夏咳	清络饮加甘桔甜杏仁麦冬汤	暑湿
秋咳	初秋：桑杏汤	温燥
	晚秋：杏苏散	凉燥
冬咳	小青龙汤	外有风寒，内有水饮

【原文】

三、伤燥，如伤寒太阳证，有汗，不咳，不呕，不痛者，桂枝汤小和之。

如伤寒太阳证者，指头痛、身痛、恶风寒而言也。有汗不得再发其汗，亦如伤寒例，但燥较寒为轻，故少与桂枝小和之也。

桂枝汤方（见前）

感受凉燥之邪，可出现如同伤寒太阳证的头痛、身痛、恶风寒等，但凉燥较伤寒为轻，故有汗、不咳嗽、不呕吐、疼痛也不甚，用桂枝汤以"小和之"。

【评议】

凉燥初起的证候表现虽与太阳伤寒证类似，但肌表有汗，不得用麻黄汤辛温重剂发汗。不咳、不呕、不疼痛，表明寒邪郁闭较轻，肺胃之气通利。参考太阳中风证，用调和营卫的桂枝汤治疗。通过学习本条，需明晰秋天外感疾病引起的原因有凉燥、温燥、有风、有寒，甚至还有湿等。邪气有属阴者，有属阳者，有复气，更有化气。体现了伤寒方药如桂枝汤等，同样可治温病的思想。

【原文】

四、燥金司令，头痛，身寒热，胸胁痛，甚则疝瘕痛者，桂枝柴胡各半汤加吴萸楝子茴香木香汤主之。

此金胜克木也。木病与金病并见，表里齐病，故以柴胡达少阳之气，即所以达肝木之气，合桂枝而外出太阳，加芳香定痛，苦温通降也。湿、燥、寒同为阴邪，故仍从足经例。

桂枝柴胡各半汤加吴萸楝子茴香木香汤方（治以苦温，佐以甘辛法）

桂枝　吴茱萸　黄芩　柴胡　人参　广木香　生姜　白芍　大枣（去核）　川楝子　小茴香　半夏　炙甘草

【释义】

秋日燥金，寒凉之燥较重，导致金克木，金木并见，表里同病，出现太阳膀胱经的头痛，恶寒发热，厥阴肝经的胸胁疼痛，甚则疝瘕疼痛。治疗用桂枝汤外出太阳，小柴胡汤达肝木之气，并加吴茱萸、川楝子、小茴香、木香芳香定痛，苦温通降。

【评议】

本证虽发于秋日燥金当令，但并非表现"燥胜则干"特点，而是偏于燥之胜气极重的寒燥症状，致病特点可从寒邪认识，多见于深秋之时。该方由桂枝汤原方合小柴胡原方，太少同治，或太厥同治。所加吴茱萸、川楝子、茴香、木香，皆为苦温甘辛之品，既温经散寒，又芳香定痛，符合治凉燥大法。药物以归足厥阴肝经为主，故吴氏说："湿、燥、寒同为阴邪，故仍从足经例。"笔者常用此方治疗寒邪袭于肝经导致的足痛、阴部疼痛、疝气、胸胁痛、头痛等。

【原文】

五、燥淫传入中焦，脉短而涩，无表证，无下证，胸痛，腹胁胀痛，或呕，或泄，苦温甘辛以和之。

燥虽传入中焦，既无表、里证，不得误汗、误下，但以苦温甘辛和之足矣。脉短而涩者，长为木，短为金，滑为润，涩为燥也。胸痛者，肝脉络胸也。腹痛者，金气克木，木病克土也。胁痛者，肝木之本位也。呕者，亦金克木病也。泄者，阳明之上，燥气治之，中见太阴也。或者，不定之辞，有痛而兼呕与泄者，有不呕而但泄者，有不泄而但呕者，有不兼呕与泄而但痛者。病情有定，病势无定，故但出法而不立方，学者随证化裁可也。药用苦温甘辛者，《经》谓：燥淫所胜，治以苦温，佐以甘辛，以苦下之。盖苦温从火化以克金，甘辛从阳化以胜阴也。以苦下之者，金性坚刚，介然成块，病深坚结，非下不可。下文即言下之证。

【释义】

燥邪传入中焦，出现脉短而涩，短涩脉代表燥金之象。又无表证，无下证，有寒燥袭于肝络的胸痛、胁胀满痛，木克土的腹胀满痛，或呕吐，或泄泻，治疗遵经以苦温甘辛法，达到"苦温从火化以克金，甘辛从阳化以胜阴"的目的。

【评议】

燥寒之邪进入中焦，燥金克木、木克土，影响脾胃升降功能，轻者可出现呕吐、泄泻、腹痛等，治宜苦温甘辛和之，方药参考本篇及中焦寒湿病；重者金性坚刚，肠道出现坚硬结块，需要苦温泻下治疗，方药见下面的第六条。

【原文】

六、阳明燥证，里实而坚，未从热化，下之以苦温；已从热化，下之以苦寒。

燥证阳明里实而坚满，《经》统言以苦下之，以苦泄之。今人用下法，多以苦寒。不知此证当别已化、未化，用温下、寒下两法，随证施治，方为的确。未从热化之脉，必仍短涩，涩即兼紧也，面必青黄，苦温下法，如《金匮》大黄附子细辛汤、新方天台乌药散[1]（见下焦篇寒湿门）加巴豆霜之类。已从热化之脉，必数而坚，面必赤，舌必黄，再以他证参之。苦寒下法，如三承气之类，而小承气无芒硝，轻用大黄或酒炒，重用枳、朴，则微兼温矣。

［附治验］

丙辰年，瑭治一山阴幕友车姓，年五十五岁，须发已白大半。脐左坚大如盘，隐隐微痛，不大便数十日。先延外科治之，外科以大承气下之三四次，终不通。延余诊视，按之坚冷如石，面色青黄，脉短涩而迟。先尚能食，屡下之后，糜粥不进，不大便已四十九日。余曰：此癥也，金气之所结也。以肝本抑郁，又感秋金燥气，小邪中里，久而结成，愈久愈坚，非下不可，然寒下非其治也。以天台乌药散二钱，加巴豆霜一分，姜汤和服。设三伏以待之，如不通，第二次加巴豆霜分半；再不通，第三次加巴豆霜二分。服至三次后，始下黑亮球四十九枚，坚莫能破。继以苦温甘辛之法调理，渐次能食。又十五日不大便，余如前法下，至第二次而通，下黑亮球十五枚，虽亦坚结，然破之能碎，但燥极耳。外以香油熬川椒，熨其坚处，内服苦温芳香透络，月余化尽。于此证，方知燥金之气伤人如此，而温下、寒下之法，断不容紊也。

乙丑年，治通廷尉久疝不愈，时年六十八岁。先是通廷尉外任时，每发疝，医者必用人参，故留邪在络，久不得愈。至乙丑季夏，受凉复发，坚结肛门，坐卧不得，胀痛不可忍，汗如雨下，七日不大便。余曰：疝本寒邪，凡坚结牢固，皆属金象，况现在势甚危急，非温下不可。亦用天台乌药散一钱、巴豆霜分许，下至三次始通，通后痛渐定。调以倭硫黄丸，兼用《金匮》蜘蛛散[2]，渐次化净。

以上治验二条，俱系下焦证，以出阳明坚结下法，连类而及。

【注解】

[1] 天台乌药散：组成有乌药、木香、茴香、青皮、高良姜、槟榔、川楝子、巴豆。主治寒凝气滞引起的疝气。出自《医学发明》。

[2] 蜘蛛散：由蜘蛛、桂枝组成。治疗狐疝，阴囊偏大偏小，时上时下者。出自《金匮要略》。

【释义】

燥邪入于中焦，形成阳明燥证，出现阳明腑实的粪块坚硬，脉象短涩，面色青黄，仍为燥寒在里，并未热化，治宜苦温以下之；邪气若已热化，治宜苦寒以攻下。

【评议】

1. 苦温、苦寒泻下评

对于《伤寒论》热结阳明证，用苦寒法下之，医者皆知。但对燥寒里结腑实证，治法较为陌生。大便不通之因多种，"温下、寒下两法，随证施治，方为的确"。温下指征为脉象短涩，面色青黄。苦温下法用天台乌药散加巴豆霜，或《金匮》大黄附子细辛汤之类皆可。寒下脉数而实，面色赤，舌黄。苦寒下法，如三承气之类。笔者发现寒性便秘临床也很常见，尤其是女性和老年人。"下之以苦温"，常用杏仁、肉苁蓉、锁阳、当归、槟榔、木香等温性药治疗此类便秘，效果显著。

2. "凡坚结牢固，皆属金象"临床意义

吴氏本条所治的第一个病案，脐左坚大如盘，隐痛，不大便数十日，用苦寒大承气汤泻下三四次，不见好转，吴氏谓此证为"金气所结也"，以天台乌药散加巴豆霜苦温攻下而愈。第二个病案表现疝气，坚结肛门，坐卧不得，胀痛，七日不大便，仍以上方苦温攻下法治疗而瘳。两案虽有差别，但病因相同，皆属燥寒壅滞，故治法均采取苦温攻下。服药后排出坚硬粪球数枚，疼痛消失。天台乌药散为苦温散寒导滞、行气止痛方，主治寒凝气滞证。其中巴豆性热，味辛，功能破积、逐水，属于热性泻药，治寒结便秘、腹水肿胀、寒邪食积所致的胸腹胀满急痛、大便不通等。生巴豆有大毒，须慎用，巴豆霜为巴豆植物种子去油的炮制品，毒性稍减。临床见某些坚硬肿块，若用清热解毒、活血化瘀、祛痰通络等方法治疗无效者，可从"金象"考虑，予以苦温甘辛法。

【原文】

七、燥气延入下焦，搏于血分而成癥者，无论男妇，化癥回生丹主之。

大邪中表之燥证，感而即发者，诚如目南先生所云，与伤寒同法，学者衡其轻重可耳。前所补数条，除减伤寒法等差二条、胸胁腹痛一条与伤寒微有不同，余俱兼疝瘕者，以《经》有燥淫所胜，男子癞疝，女子少腹痛之明文。疝瘕已多见寒湿门中，疟证、泄泻、呕吐已多见于寒湿、湿温门中，此特补小邪中里，深入下焦血分，坚结不散之痼疾。若不知络病宜缓通治法，或妄用急攻，必犯瘕散为蛊之戒。此蛊乃血蛊也，在妇人更多，为极重难治之证，学者不可不预防之也。化癥回生丹法，系燥淫于内，治以苦温，佐以甘辛，以苦下之也。方从《金匮》鳖甲煎丸与回生丹脱化而出。此方以参、桂、椒、姜通补阳气，白芍、熟地守补阴液，益母膏通补阴气而消水气，鳖甲胶通补肝气而消癥瘕，余俱芳香入络而化浊。且以食血之虫，飞者走络中气分，走者走络中血分，可谓无微不入，无坚不破。又以醋熬大黄三次，约入病所，不伤他脏，久病坚结不散者，非此不可。或者病其药味太多，不知用药之道，少用、独用，则力大而急；多用、众用，则功分而缓。古人缓化之方皆然，所谓有制之师不畏多，无制之师少亦乱也。此方合醋与蜜共三十六味，得四九之数，金气生成之数也。

化癥回生丹方

人参六两　安南桂二两　两头尖二两　麝香二两　片子姜黄二

两　公丁香三两　川椒炭二两　虻虫二两　京三棱二两　蒲黄炭一两　藏红花二两　苏木三两　桃仁三两　苏子霜二两　五灵脂二两　降真香二两　干漆二两　当归尾四两　没药二两　白芍四两　杏仁三两　香附米二两　吴茱萸二两　元胡索二两　水蛭二两　阿魏二两　小茴香炭三两　川芎二两　乳香二两　良姜二两　艾炭二两　益母膏八两　熟地黄四两　鳖甲胶一斤　大黄八两（共为细末，以高米醋一斤半，熬浓，晒干为末，再加醋熬，如是三次，晒干，末之）

共为细末，以鳖甲、益母、大黄三胶和匀，再加炼蜜为丸，重一钱五分，蜡皮封护。用时温开水和，空心服。瘀甚之证，黄酒下。

一、治癥结不散不痛。

一、治癥发痛甚。

一、治血痹。

一、治妇女干血痨证之属实者。

一、治疟母左胁痛而寒热者。

一、治妇女经前作痛，古谓之痛经者。

一、治妇女将欲行经而寒热者。

一、治妇女将欲行经，误食生冷腹痛者。

一、治妇女经闭。

一、治妇女经来紫黑，甚至成块者。

一、治腰痛之因于跌扑死血者。

一、治产后瘀血，少腹痛、拒按者。

一、治跌扑昏晕欲死者。

一、治金疮、棒疮之有瘀滞者。

【释义】

燥气深入下焦，与血分互结，形成坚结不散的癥病，无论男女，用络病宜缓通法的化癥回生丹治疗。

【评议】

1. "大邪中表，小邪中里"评

"大邪中表，小邪中里"出自《金匮要略·脏腑经络先后病脉证》，后世医家对"大邪、小邪"所代指的具体内容有不同观点，如尤在泾认为"大邪漫风，小邪户牖隙风"；曹颖甫认为六淫为大邪，因正虚一时所侵之邪为小邪；吴鞠通此处的"大邪、小邪"均指燥气。大邪燥气若重者，袭人会立即出现头痛、身痛、无汗等卫表症状；小邪燥气若轻微，为人体所不察，逐渐入里，待机体有所反应之时，已经出现了明显的功能损伤或已形成有形实邪。若燥气久伏血分，血液凝滞，日久则形成癥病。吴氏对大邪中表用杏苏散、桂枝汤、桑菊饮、桑杏汤之类轻清解表；燥气深入半表半里，欲成里证，用桂枝柴胡各半汤加吴萸楝子茴香木香汤和解表里；燥气日久入里，搏结于下焦血分而成癥者，用化癥回生丹主之。病之深浅不同，所用治法、方剂迥异。当今社会，尤应重视"小邪中里"隐性变化，及时发现并纠正不良的饮食、起居、情绪等生活方式，规避小邪，截断其逐步向里的发展趋势，勿使其进入血分。

2. 化癥回生丹配伍特点及应用

吴氏列举了本方所治的十四条病症，涵盖了内科、外科、妇科、产科及创伤科。所治虽多，但其病机均离不开癥病的血分瘀滞。该方从鳖甲煎丸与明代龚廷贤《万病回春》中的回生丹脱化而出。全方合醋与蜜共 36 味药，配伍严谨，方义深奥，可谓"有制之师不畏多，无制之师少亦乱"。

（1）治以苦温佐甘辛：依据《素问·至真要大论》"燥淫于内，治以苦温，佐以甘辛，以苦下之"理论组方。人参、吴茱萸、小茴香炭、川椒炭、当归、高良姜、艾炭等皆为温性药物，苦温、甘温、辛温、苦甘、辛甘相佐，既有助于癥瘕解散，又可温暖脏腑、扶助正气。祛邪兼以护正是吴鞠通的重要学术思想。

（2）芳香入络而化浊：此方芳香药颇多，其作用"余俱芳香入络而化浊"，方中的安南桂、麝香、公丁香、降香、乳香、阿魏、香附、小茴香等香药，既可疏通气机、透络活络，又可辟秽涤浊、化癥散结，同时亦可鼓舞人体正气之生发。吴氏治病喜用香药，《温病条辨》中使用了 80 多种芳香类药物，继承了叶天士"非辛香无以通络"与"病在脉络，为之辛香以开通"的思想。

（3）食血之虫走气血：方中的虻虫、水蛭皆为食血之虫。有攻逐搜剔之性，偏于活血通络、软坚散结，多用于瘀血肿块或阴分痰核等。虻虫"飞者走络中气分"、水蛭"走者走络中血分"，二者相伍，"可谓无微不入，无坚不破"。若再配伍陆上爬行的地鳖虫、全蝎等，可达到"陆海空三军立体作战"的目的。

（4）守补通补阴阳气："补五脏补以守，补六腑补以通，补经络、筋经亦补以通也，补九窍亦补以通"（《医医病书·世医不知通补守补法论》）。通补法通经导滞，守补法补其不足。方中理气活血类药物的运用使瘀滞化解，经络通畅；白芍、熟地黄可守补阴液以防阴津匮乏；益母膏既可通补阴气以免气机瘀滞，又可消散水气而协助祛瘀化癥；鳖甲胶可通补肝气而消癥；人参、安南桂、川椒、吴茱萸、高良姜、艾炭、小茴香、公丁香可温补脾肾之阳，顾护人体虚弱之正气，有助于瘀滞的化解。通补守补法相须为用，共奏祛邪扶正之功。

（5）缓化之方治络病：癥病痼结日久，根深蒂固，若要结散，非一日之功可成，宜行缓通之法。若急功近利妄用猛烈之药，恐邪去正亦伤，反成更为危重的血蛊之证。本方虽有大队活血破瘀行气之品，但更有大量守正固元之药，做成丸剂意在渐磨痼疾而不伤正，假以时日，以图病消。

笔者在医院将本方列为"套餐"方，凡遇腺体结节、痛经、闭经、子宫肌瘤、脏腑囊肿及肿块等，病机有瘀血阻滞，病程较长者，皆用本方加减治疗。该方内有活血化瘀的常用方剂桃红四物汤、失笑散（蒲黄、五灵脂），又有散寒理气止痛的良附丸（高良姜、香附），加之诸多活血及芳香类药，且有人参补气，四物养血，故该方攻补兼施，消癥破瘀作用较好。方中杏仁，堪称妙用，通过其轻苦微辛，达到流动气机之目的。《吴鞠通医案·积聚》用本方治疗二十八岁的张某，值得临床借鉴。患者脐左癥瘕，面黄肢倦，食少不能作文，看书也不能持久，宛如虚损病。吴氏予化癥回生丹缓通阴络法，每日空腹服一丸，亦有早晚各服一丸。服此丸两年余，共服化癥回生丹六七百丸之多，癥始化净，气体复原，能看书作文，后始举进士。

【医案选录】

闭经案

高某，女，32岁，2008年9月5日初诊。月经已3个月未至，面色淡白，疲倦乏力，腰痛，小腹时有发凉，冬日怕冷，二便可，舌淡，苔薄白，脉沉细。之前月经，往往血色黑，有血块。证属气血两虚，寒凝血瘀。治宜补养气血，温经活血。

取化癥回生丹方义加减：桃仁9g，红花10g，当归10g，川芎9g，熟地黄10g，炒白芍10g，黄芪20g，党参15g，白术15g，怀牛膝15g，续断15g，盐杜仲15g，槲寄生15g，地鳖虫10g，羌活10g，香附9g。7剂，水煎服，日1剂，分2次服。

二诊：服药5剂月经来潮，色黑，血块较多，腰部隐痛，乏力好转，上方去羌活、地鳖虫，加桂枝10g、延胡索12g、菟丝子15g。7剂，水煎服，日1剂，分2次服。

半年后，来诊胃病，问其月经情况，已正常。

按语：30岁左右女性闭经，病因多端，笔者认为以虚实夹杂、诸病理因素相兼多见。虚者，以阳气、血虚为本；实者，寒凝血瘀为标。治疗宜补气养血、温经化瘀多法同施。化癥回生丹即体现了本案闭经病的病因病机。桃红四物汤养血活血；党参、黄芪、白术补气健脾；怀牛膝、续断、盐杜仲、槲寄生补益肝肾；羌活温经散寒，是笔者治疗阳虚或寒凝型闭经、痛经的必用药物，疗效满意。对于虫类活血药，笔者往往先使用地鳖虫，该药活血作用平和，取其"走者，走络中血分"，效果不著时，加用食血之虫水蛭。女子以肝为本，加入香附疏肝解郁以促血行。笔者运用本案方药，治疗类似本案病因病机的闭经患者，服后月经来潮最快者，是半服（中药1袋），多数在1～7日，个别2～3周左右。

本案体会：气血同补；脾肾同治；病久或血块较多，需加虫类活血药；胞宫喜温，需用暖宫温阳药。

【原文】

八、燥气久伏下焦，不与血搏，老年八脉空虚，不可与化癥回生丹，复亨丹主之。

金性沉著，久而不散，自非温通络脉不可。既不与血搏成坚硬之块，发时痛胀有形，痛止无形，自不得伤无过之营血而用化癥矣。复亨大义，谓剥极而复[1]，复则能亨也。其方以温养、温燥兼用。盖温燥之方，可暂不可久。况久病虽曰阳虚，阴亦不能独足，至老年八脉空虚，更当预护其阴。故以石硫黄补下焦真阳而不伤阴之品为君，佐之以鹿茸、枸杞、人参、茯苓、苁蓉补正，而但以归、茴、椒、桂、丁香、萆薢通冲任与肝肾之邪也。

按："解产难"中已有通补奇经丸方，此方可以不录。但彼方专以通补八脉[2]为主，此则温养、温燥合法，且与上条为对待之方，故并载之。

按：《难经》任之为病，男子为七疝，女子为瘕聚。七疝者，朱丹溪谓寒疝、水疝、筋疝、血疝、气疝、狐疝、癫疝，为七疝。《袖珍》[3]谓一厥、二盘、三寒、四癥、五附、六脉、七气，为七疝。瘕者，血病，即妇人之疝也。后世谓蛇瘕、脂瘕、青瘕、黄瘕、燥瘕、狐瘕、血瘕、鳖瘕，为八瘕。盖任为天癸生气，故多有形之积。大抵有形之实证宜前方，无形之虚证宜此方也。

按：燥金遗病，如疟、疝之类，多见下焦篇寒湿、湿温门中。再载在方书，应收入燥门者尚多，以限于边幅，不及备录，已示门径，学者隅反可也。

复亨丹方（苦温甘辛法）

倭硫黄十分（按：倭硫黄者，石硫黄也，水土硫黄断不可用） 鹿茸（酒炙）八分 枸杞子六分 人参四分 云茯苓八分 淡苁蓉八分 安南桂四分 全当归（酒浸）六分 小茴香（酒浸，与当归同炒黑）六分 川椒炭三分 萆薢六分 炙龟板四分

益母膏和为丸，小梧桐子大。每服二钱，日再服。冬日渐加至三钱，开水下。

按：前人燥不为病之说，非将寒、燥混入一门，即混入湿门矣。盖以燥为寒之始，与寒相似，故混入寒门。又以阳明之上，燥气治之，中见太阴，而阳明从中，以中气为化，故又易混入湿门也。但学医之士，必须眉目清楚，复《内经》之旧，而后中有定见，方不越乎规矩也。

霹雳散方

主治中燥吐泻腹痛，甚则四肢厥逆，转筋，腿痛，肢麻，起卧不安，烦躁不宁，再甚则六脉全无，阴毒发斑，疝瘕等证，并一切凝寒固冷积聚。寒轻者，不可多服。寒重者，不可少服，以愈为度。非实在纯受湿、燥、寒三气阴邪者，不可服。

桂枝六两　公丁香四两　草果二两　川椒（炒）五两　小茴香（炒）四两　薤白四两　良姜三两　吴茱萸四两　五灵脂二两　降香五两　乌药三两　干姜三两　石菖蒲二两　防己三两　槟榔二两　荜澄茄五两　附子三两　细辛二两　青木香四两　薏仁五两　雄黄五钱

上药共为细末。开水和服，大人每服三钱，病重者五钱。小人减半。再病甚重者，连服数次，以痛止厥回，或泻止筋不转为度。

［方论］按：《内经》有五疫[4]之称，五行偏胜之极，皆可致疫。虽疠气之至，多见火证，而燥金、寒、湿之疫，亦复时有。盖风、火、暑三者为阳邪，与秽浊异气相参，则为温疠；湿、燥、寒三者为阴邪，与秽浊异气相参，则为寒疠。现在见证，多有肢麻转筋，手足厥逆，吐泻腹痛，胁肋疼痛，甚至反恶热而大渴思凉者。《经》谓：雾伤于上，湿伤于下。此证乃燥金、寒、湿之气（《经》谓：阳明之上，中见太阴。又谓：阳明从中治也），直犯筋经，由大络、别络，内伤三阴脏真，所以转筋，入腹即死也。既吐且泻者，阴阳逆乱也。诸痛者，燥金、湿土之气所搏也。其渴思凉饮者，少阴篇谓自利而渴者，属少阴虚，故饮水求救也。其头面赤者，阴邪上逼，阳不能降，所谓戴阳也。其周身恶热喜凉者，阴邪盘踞于内，阳气无附欲散也。阴病反见阳证，所谓水极似火，其受阴邪尤重也。诸阳证毕现，然必当脐痛甚拒按者，方为阳中见纯阴，乃为真阴之证，此处断不可误。故立方荟萃温三阴

经刚燥苦热之品，急温脏真，保住阳气。又重用芳香，急驱秽浊。一面由脏真而别络、大络，外出筋经、经络以达皮毛；一面由脏络、腑络以通六腑，外达九窍。俾秽浊阴邪，一齐立解。大抵皆扶阳抑阴，所谓离照当空，群阴退避也。再，此证自唐宋以后，医者皆不识系燥气所干，凡见前证，俗名曰痧。近时竟有著痧证书者，捉风捕影，杂乱无章，害人不浅。即以痧论，未有不干天地之气，而漫然成痧者。究竟所感何气，不能确切指出，故立方毫无准的。其误皆在前人谓燥不为病，又有燥气化火之说。瑭亦为其所误，故初刻书时，再三疑虑，辨难见于"杂说"篇中，而正文只有化气之火证，无胜气之寒证。其燥不为病之误，误在《阴阳应象大论》篇中，脱秋伤于燥一条。长夏伤于湿，又错秋伤于湿，以为竟无燥证矣。不知《天元纪》《气交变》《五运行》《五常政》《六微旨》诸篇，平列六气，燥气之为病与诸气同，何尝燥不为病哉！《经》云风为百病之长。按：风属木，主仁。《大易》曰：元者善之长也，得生生之机，开生化之源，尚且为病多端，况金为杀厉之气。欧阳氏曰：商者，伤也，主义主收，主刑主杀。其伤人也，最速而暴，竟有不终日而死者。瑭目击神伤，故再三致意云。

【注解】

〔1〕剥极而复：剥，bō，剥与复，是《易经》六十四卦中的两卦，剥卦发展到终，则转变为复卦。喻物极必反，否极泰来。

〔2〕八脉：指人体的奇经八脉，即任脉、督脉、冲脉、带脉，阴跷脉、阳跷脉、阴维脉、阳维脉。

〔3〕《袖珍》：即《袖珍方》，又名《袖珍方大全》，为明代的一部方书，共四卷。

〔4〕五疫：出《素问·刺法论》，借五行之名把疫病分为木疫、火疫、土疫、金疫、水疫。

【释义】

燥气日久伏藏于下焦，未与血相搏结，若是老年八脉虚弱，不可与伤营血的化癥回生丹，当与温养温燥合法的复亨丹治疗。

【评议】

1. 下焦癥瘕证治评

下焦部位所包含的脏腑甚多，肝、肾、膀胱、女子胞宫、男子精室等。肠道从位置上，亦属于下焦，但从功能上分属于中焦脾胃。下焦部位出现癥瘕的病因病机复杂，大致可分两类：如果邪与血互结，则肿块坚硬而有形，中医称为癥或积；若邪不与血相搏，则肿块可不硬，发时有形，止时无形，中医称为瘕或聚。六淫小邪中里及内伤饮食、情志等因素皆可导致癥瘕积聚，临证应详辨。本条则为燥邪侵入下焦，未与血结，老年下焦阳气虚导致的瘕聚病，表现"发时痛胀有形，痛止无形"，用复亨丹治疗。若燥寒与血相搏于下焦，无论男妇，形成癥者，则用化癥回生丹治疗；若热与血互结于下焦，则用吴鞠通桃仁承气汤活血通腑。阳明里实坚满，触之有块，数日不大便，若为寒燥者，用天台乌药散合巴豆霜苦温下之；若为热燥者，用三承气汤苦寒下之。其他邪气，如痰、湿、寒、食、气等皆可结于下焦，临床应根据病因、致病特点及所在具体脏腑部位，予以辨证论治。

2. 温养、温燥治法临床意义

温养治法多用于阳虚证，而阳虚证多由气虚发展而来，故温养包括温阳和补气。根据中医阴阳互根理论，阳虚者需补阴，故养法还包括补阴血法，所用药物如当归、熟地黄等。温法有两类药：一是温补肾阳，如巴戟天、肉苁蓉等。二是温里散寒，如小茴香、川椒等。临证使用温药多还是养药多，需灵活掌握。老年人、女性及病久者，笔者多用温养法，此法偏于扶正。吴鞠通的通补奇经丸方、天根月窟膏方皆以温养立法组方。

温燥治法多用于寒、湿或燥胜导致的实证。用药以苦温、芳香、辛热为主，如本论中的霹雳散、化癥回生丹、天台乌药散等方。此法偏于祛邪。温燥法伤阴耗气副作用明显，不可久用。故吴氏说："盖温燥之方，可暂不可久。况久病虽曰阳虚，阴亦不能独足，至老年八脉空虚，更当预护其阴。"

本条复亨丹，方名来自《易经》卦意，为温养温燥治法结合方，主在温养。方中温养药有两类：一是鹿茸、硫黄、肉苁蓉温养肾阳；二是人参、枸杞子、当归温养气阴血。方中温燥药为小茴香、川椒、安南桂，有温散寒邪之功。

3. 霹雳散方证特点

道光初年（辛巳年，公元 1821 年），百姓多患吐利腹痛而死，吴氏细审病证，认为此为燥胜之气所致，特制苦温芳香、扶阳逐秽的霹雳散以救之，大获奇效。当年顺天（北京）乡试，监考官征召霹雳散百余剂，令考生服用，果然考场中无患此疫死亡者。

（1）主治病证：一是因燥金寒湿秽浊异气相参的寒疫病。表现为吐泻腹痛，甚则四肢厥逆，转筋，腿痛，肢麻，起卧不安，烦躁不安，胁肋疼痛，甚至反恶热而大渴思凉，六脉全无等症。二是一切凝寒固冷积聚导致的内伤病证，如阴毒发斑、疝瘕等。使用禁忌为"非实在纯受湿、燥、寒三气阴邪者，不可服"。

（2）方剂立法：一是荟萃温三阴经刚燥苦热之品，急温脏真，使阳气得保。药物为：草果、川椒、高良姜、吴茱萸、乌药、干姜、槟榔、荜澄茄、附子、细辛。二是重用芳香，急驱秽浊，使邪气从皮毛、六腑、九窍而出。药物为：公丁香、降香、小茴香、石菖蒲、青木香、雄黄等。诸药配伍，"扶阳抑阴，所谓离照当空，群阴退避也"。

4. 秋天燥邪致泻

《素问·六元正纪大论》说"湿胜则濡泄"，故泄泻多与湿邪相关，但燥邪致泻多被忽视，认识也不够深刻。正如吴氏所说："此证自唐宋以后，医者皆不识系燥气所干。"秋天为燥金当令，为何有湿致泄？《素问·至真要大论》多次提到燥邪致泻"阳明司天，燥淫所胜，……腹中鸣，注泻鹜溏"，"阳明之胜，清发于中，左胠胁痛，溏泄"，"阳明之复，……腹胀而泄"等。雷丰《时病论·秋燥》有"燥气袭表，病在乎肺，入里病在肠胃"之说，故秋日外燥袭之，由肺循经下移胃肠，中焦气机紊乱，胃气上逆，故病初呕吐。若燥气太胜，影响脾土，运化水液失常，水反为湿，谷反为滞，则泻下如注，泄泻急迫，"如筒吊水，泻过即止"（《证治准绳·幼科》）。可见，燥邪致泄也可起病急，来势猛，"金为杀厉之气"，"其伤人也，最速而暴，竟有不终日而死者"。临床应引起足够重视。

秋日燥邪致泄的治法，可分温凉两大类。温燥所致者，根据《素问·至真要大论》"燥司于地，热反胜之，治以平寒，佐以苦甘，以酸平之，以和为利"原则，用药性偏平、寒，五味偏于苦、甘、酸者，达到脾胃和、肺胃和之目的。方可选阿胶黄芩汤（《重订通俗伤寒论》：陈阿胶、青子芩、甜杏仁、生桑白皮、生白芍、生甘草、鲜车前草、甘蔗梢）。凉燥所致者，依据《素问·至真要大论》："燥淫所胜，平以苦温，佐以酸辛，以苦下之"原则，用药性偏温，五味偏于苦、酸、辛。方剂见"补秋燥胜气论"治燥寒诸方。以上理论均具有较好的临床指导价值，笔者常用其治疗小儿秋季腹泻等。

卷二　中焦篇

风温　温热　温疫　温毒　冬温

【原文】

一、面目俱赤，语声重浊，呼吸俱粗，大便闭，小便涩，舌苔老黄，甚则黑有芒刺，但恶热，不恶寒，日晡益甚者，传至中焦，阳明温病也。脉浮洪躁甚者，白虎汤主之；脉沉数有力，甚则脉体反小而实者，大承气汤主之。暑温、湿温、温疟，不在此例。

阳明之脉荣于面，《伤寒论》谓阳明病面缘缘正赤。火盛必克金，故目白睛亦赤也。语声重浊，金受火刑而音不清也。呼吸俱粗，谓鼻息来去俱粗，其粗也平等，方是实证。若来粗去不粗，去粗来不粗，或竟不粗，则非阳明实证，当细辨之。粗则喘之渐也。大便闭，阳明实也。小便涩，火腑不通，而阴气不化也。口燥渴，火烁津也。舌苔老黄，肺受胃浊，气不化津也（按：《灵枢》论诸脏温病，独肺温病有舌苔之明文，余则无有。可见舌苔乃胃中浊气，熏蒸肺脏，肺气不化而然），甚则黑者，黑，水色也，火极而似水也。又水胜火，大凡五行之极盛，必兼胜己之形。芒刺，苔久不化，热极而起坚硬之刺也。倘刺软者，非实证也。不恶寒，但恶热者，传至中焦，已无肺证。阳明者，两阳合明也。温邪之热与阳明之热相搏，故但恶热也。或用白虎，或用承气者，证同而脉异也。浮洪躁甚，邪气近表，脉浮者，不可下。凡逐邪者，随其所在，就近而逐之。脉浮则出表为顺，故以白虎之金飙以退烦热。若沉小有力，病纯在里，则非下夺不可矣，故主以大承气。按：吴又可《温疫论》中云：舌苔边白，但见中微黄者，即加大黄。甚不可从。虽云伤寒重在误下，温病重在误汗，即误下不似伤寒之逆之甚，究竟承气非可轻尝之品，故云舌苔老黄，甚则黑有芒刺，脉体沉实，的系燥结痞满，方可用之。

或问：子言温病以手经主治，力辟用足经药之非，今亦云阳明证者何？阳明特非足经乎？曰：阳明如市，胃为十二经之海。土者，万物之所归也，诸病未有不过此者。前人云伤寒传足不传手，误也，一人不能分为两截。总之，伤寒由毛窍而溪，溪，肉之分理之小者；由溪而谷，谷，肉之分理之大者；由谷而孙络，孙络，络之至细者；由孙络而大络，由大络而经，此经即太阳经也。始太阳，终厥阴。伤寒以足经为主，未始不关手经也。温病由口鼻而入，鼻气通于肺，口气通于胃。肺病逆传则为心包。上焦病不治，则传中焦，胃与脾也。中焦病不治，即传下焦，肝与肾也。始上焦，终下焦。温病以手经为主，未始不关足经也。但初受之时，断不可以辛温发其阳耳。盖伤寒伤人身之阳，故喜辛温、甘温、苦热以救其阳；温病伤人身之阴，故喜辛凉、甘寒、甘咸以救其阴。彼此对勘，自可了然于心目中矣。

白虎汤（方见上焦篇）

大承气汤方

大黄六钱　芒硝三钱　厚朴三钱　枳实三钱

水八杯，先煮枳、朴，后纳大黄、芒硝，煮取三杯。先服一杯，约二时许，得利，止后服。不知，再服一杯。再不知，再服。

［方论］此苦辛通降、咸以入阴法。承气者，承胃气也。盖胃之为腑，体阳而用阴。若在无病时，本系自然下降，今为邪气蟠踞于中，阻其下降之气，胃虽自欲下降而不能，非药力助之不可，故承气

汤通胃结，救胃阴，仍系承胃腑本来下降之气，非有一毫私智穿凿于其间也，故汤名承气。学者若真能透彻此义，则施用承气，自无弊窦[1]。大黄荡涤热结，芒硝入阴软坚，枳实开幽门之不通，厚朴泻中宫之实满（厚朴分量不似《伤寒论》中重用者，治温与治寒不同，畏其燥也）。曰大承气者，合四药而观之，可谓无坚不破，无微不入，故曰大也。非真正实热蔽痼[2]，气血俱结者，不可用也。若去入阴之芒硝，则云小矣。去枳、朴之攻气结，加甘草以和中，则云调胃矣。

【注解】

［1］弊窦，弊端，不良后果。

［2］蔽痼：内伏郁结。

【释义】

表现为面及眼部发红，语音重浊不清，呼气与吸气俱粗大，大便闭结，小便短赤不畅，舌苔色老黄，甚则黑有芒刺，但恶热不恶寒，下午3～5时发热甚等，此为温热之邪传入中焦阳明气分而形成的阳明温病。阳明经证和阳明腑证皆可呈现以上表现，其区别的主要依据是脉象不同。阳明经证系阳明无形邪热亢盛，充斥表里，故其脉形浮洪躁甚，治疗当用白虎汤清之；阳明腑实证系热邪与燥屎结于肠腑，故其脉形沉数有力，甚则小而实，治疗当用大承气汤下之。暑温、湿温、温疟，或初起有湿，或初起为伏热在里，阴液已伤，均不在此范围内。

【评议】

1. 三焦传变规律评

"上焦病不治，则传中焦，胃与脾也。中焦病不治，即传下焦，肝与肾也。始上焦，终下焦。"吴氏指出了温病三焦传变的一般规律，上焦肺病发展可传入中焦脾胃；中焦阳明燥热，劫灼肾水，则可发展传变成下焦证。但应活看，如湿热之邪起病则可犯中焦脾胃，暑热之邪初病则可直中阳明或下焦。所以三焦的传变趋势与所感受的邪气、治

疗情况密切相关（图 11）。同一
焦脏腑病变发展，也可发生传
变，如上焦心、肺两脏，肺病不
治，可传入上焦心包。人体是一
个有机的整体，邪之所感，随
处可传，可相互交错，相互重
叠，虽有一定规律，但不能截然
划分。

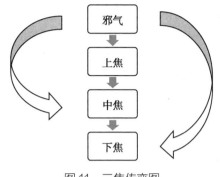

图 11 三焦传变图

2. 白虎、承气，症同而脉异

白虎汤在上焦篇是治疗热入阳明或肺经热盛证，主要表现是大热、
大汗、大渴、脉洪大的"四大症"。热邪进入中焦，吴氏未再论及阳明
经热盛的"四大症"，而是补充了面目发红，语声重浊，呼吸粗，大
便不畅，小便涩滞，舌苔老黄，甚则黑有芒刺，发热日晡益甚等类似
阳明腑实证的表现。其实，吴氏认为阳明经证也可有此症，从而补充
了白虎汤治疗的适应证，符合临床实际。是用白虎汤清热，还是承气
汤泻下？关键要通过脉诊确定，如果脉浮洪躁甚者，说明"邪气近表，
脉浮者，不可下"，当以"出表为顺，故以白虎之金飙以退烦热"；若
脉沉数有力，严重者脉体沉小有力，说明"病纯在里，则非下夺不可
矣，故主以大承气"。本证与上焦篇白虎汤所治证相比，阴伤更重，故
用白虎汤时，需配合养阴之法，如增液汤等。叶天士、吴鞠通在诊治
类似证时，常常将辨舌或诊脉作为诊治的关键。

3. "就近而逐之"思想

本条吴氏提出："凡逐邪者，随其所在，就近而逐之"。中焦篇第
十三条也指出："逐邪者，随其性而宣泄之，就其近而引导之"。"就近
逐邪说"是吴氏提出的治温病的重要法则，贯穿于《温病条辨》始终。
意思是攻逐病邪必须根据邪气羁留的部位和病因病机特点，就近选择
最有利于祛除病邪的途径和方法以逐邪外出。如病在上焦肺卫者，可
使邪气从皮肤、从上而逐，宜用辛味宣透。邪在三焦气营血心包之里
者，或清之，或下之。同时攻邪时应根据病机发展的趋势，顺势而治，

因势利导，使邪有出路。

临证应用需注意两点：一是根据邪气性质和部位，用药要充分，味数可多，量也可大；二是依据中医脏腑整体观思想，考虑病位与其相关的整体脏腑。如阳明腑实证导致的便秘，运用承气汤"就近逐邪"攻下，然肺与大肠相表里，因此可加入治肺药物如杏仁、紫菀等，通便效果会更好。同时，肾司二便，阴伤气虚便秘当考虑补肾治法等。

【原文】

二、阳明温病，脉浮而促者，减味竹叶石膏汤主之。

脉促，谓数而时止，如趋者过急，忽一蹶然[1]，其势甚急，故以辛凉透表重剂，逐邪外出则愈。

减味竹叶石膏汤方（辛凉合甘寒法）

竹叶五钱　石膏八钱　麦冬六钱　甘草三钱

水八杯，煮取三杯。一时服一杯，约三时令尽。

【注解】

[1]蹶然：juě rán，忽然，突然，意指突然摔倒的样子。

【释义】

阳明温病，脉象浮，且数而时止，说明阳明气分热盛，浮越于外，且有心阴损伤。当以辛凉透表重剂逐邪外出，用减味竹叶石膏汤治疗。

【评议】

1. 减味竹叶石膏汤评

竹叶石膏汤出自《伤寒论》第 397 条："伤寒解后，虚羸少气，气逆欲吐，竹叶石膏汤主之。"由竹叶、石膏、半夏、麦冬、人参、甘草、粳米组成。主治伤寒热病解后，余热未清，气阴两伤。吴氏去除温燥的半夏，温补的人参，和胃的粳米，即成减味竹叶石膏汤，用于治疗阳明热盛，阴液损伤。方中石膏清泄阳明之热；竹叶、麦冬清心养阴。该方与白虎汤功效相仿，皆为辛凉重剂，可联合应用。石膏、竹叶皆味辛性寒，可使热邪透发于外，故吴氏称本方为辛凉透表重剂。气阴损伤较重者，加人参，有白虎加人参汤意。本方服法采取每2小时服1次，共服3次，6小时内服完，如此可使药力持续发挥，顿挫热势，对外感热病较急者，有普遍指导意义。

2. 竹叶、石膏药对

竹叶配石膏是笔者退热的常用药对。竹叶甘、辛、淡、寒，体轻气薄，轻清透达，可清肺、心、小肠之热，既治外感也疗内伤，笔者常用剂量为3～15g。石膏辛、甘、寒，善清阳明、太阴之热，外感内伤之热皆可，笔者常用剂量为15～50g。二者相伍，味辛可使热邪向外透发，竹叶的甘淡趋下，可使热邪自小便而解，体现了"治热找出路"的思想。两药皆为甘寒，"凡甘能补"，甘寒则能补阴，即祛热的同时，有保阴存阴之功，为治疗温热类温病发热的有效药对。

【原文】

三、阳明温病，诸证悉有而微，脉不浮者，小承气汤微和之。

以阳明温病发端者，指首条所列阳明证而言也，后凡言阳明温病者仿此。诸证悉有，以非下不可，微则未至十分亢害，但以小承气通和胃气则愈，无庸芒硝之软坚也。

【释义】

中焦阳明温病，首条所列的阳明诸证皆有，但轻微，结合脉象不浮，说明邪热已聚里成实。治宜小承气汤通和胃气。

【评议】

本条阳明温病仍通过脉象判断是用清热还是通下。脉不浮，说明阳明热势已不是无形之热充斥于外，而是有形实邪结聚于里。虽然中焦篇第一条中的阳明提纲诸症都存在，但较轻微，腑实程度"未至十分亢害"，故不用大承气汤攻下腑实。因芒硝有软坚散结之效，故用减去芒硝的小承气汤通畅肠道，和降胃气。笔者认为，阳明诸症皆有而轻微，用调胃承气汤较符合临床，小承气汤中的枳实、厚朴苦温而燥，有伤阴之弊，不完全适用于温热类温病的阳明腑实轻者。正如《增补评注温病条辨》曰："病尽归于阳明，则施用承气，自无弊窦。观各条，自知特此条无大实证，故但用调胃承气耳。"

【原文】

四、阳明温病，汗多，谵语，舌苔老黄而干者，宜小承气汤。

汗多，津液散而大便结，苔见干黄。谵语因结粪而然，故宜承气。

【释义】

阳明温病，出现里热蒸迫外泄的汗多，肠腑结粪实热上扰心神的谵语，津液损伤的舌苔老黄而干，则用小承气汤治疗。

【评议】

谵语、苔黄为气分热盛扰心所致，与热入心包的谵语、舌绛有明显区别。前者宜通下，后者宜开窍。吴氏用小承气汤通下，说明阳明腑实亦"未至十分亢害"，燥结征象不甚。其实，汗多、苔黄而干，津液明显损伤，小承气汤下之不甚合适，可考虑运用调胃承气汤或增液承气汤。另外，谵语可见于气、营、血、心包的各阶段，临证需明确证候性质，多法联用，治当急救。

【原文】

五、阳明温病，无汗，小便不利，谵语者，先与牛黄丸；不大便，再与调胃承气汤。

无汗而小便不利，则大便未定成硬，谵语之不因燥屎可知。不因燥屎而谵语者，犹系心包络证也，故先与牛黄丸以开内窍。服牛黄丸内窍开，大便当下，盖牛黄丸亦有下大便之功能。其仍然不下者，无汗则外不通，大小便俱闭则内不通，邪之深结于阴可知。故取芒硝之咸寒，大黄、甘草之甘苦寒，不取枳、朴之辛燥也。伤寒之谵语，舍燥屎无他证，一则寒邪不兼秽浊，二则由太阳而阳明；温病谵语，有因燥屎，有因邪陷心包，一则温多兼秽，二则自上焦心肺而来，学者常须察识，不可歧路亡羊也。

【释义】

阳明温病，出现无汗，小便不利，说明大便未成燥屎状态，此时谵语不是阳明腑实，而是热闭心包，故先与牛黄丸清心开窍。服牛黄丸，内窍开，大便当下，因该方也有通便作用，若仍不大便，再用调胃承气汤治疗。

【评议】

谵语评

谵语指语无伦次，是神志异常表现之一。吴氏分伤寒谵语和温病谵语，可谓提纲挈领。

伤寒谵语，为阳明腑实，燥屎内结，热扰心神所致，兼秽浊者少。"伤寒之谵语，舍燥屎无他证"认识并不全面。伤寒导致谵语的原因也很复杂，正如叶霖《评注温病条辨》谓："谵语一证，有虚实之分。非可仅恃承气。……伤寒谵语，水涸屎燥者固多，然有火劫取汗而谵语者，有亡阳而谵语者，有下利清谷，不渴而谵语者，有下血而谵语者，岂皆承气可治？"

温病谵语，除有因与伤寒相同的燥屎内结病机外，还有热邪内陷心包及营血分证，多兼秽浊。可见谵语多是实证。温病热邪内陷心包谵语，往往伴有神昏肢厥、舌謇不语、舌鲜绛等；营分谵语，伴见灼热、斑疹隐隐、舌红绛等；血分谵语，伴见身体灼热、斑疹密布、各种出血、舌深绛等；气分阳明腑实谵语，伴见潮热、便秘、舌红苔燥、脉沉实等。若是小儿，感受风热病邪，肺经郁热，热迫心包，亦可出现时有谵语，多伴有发热、咳喘、舌边尖红、苔薄白等。

【原文】

六、阳明温病，面目俱赤，肢厥，甚则通体皆厥，不瘛疭，但神昏，不大便七八日以外，小便赤，脉沉伏，或并脉亦厥，胸腹满坚，甚则拒按，喜凉饮者，大承气汤主之。

此一条须细辨其是火极似水、热极而厥之证，方可用之。全在目赤、小便赤、腹满坚、喜凉饮定之。

大承气汤（方法并见前）

【释义】

阳明温病，可表现面目俱赤，肢体厥冷，甚则整个身体皆出现厥冷。邪热未入厥阴肝经，故无抽搐。阳明腑实，热邪上扰心神，故神昏且大便秘结。七八日以后，小便赤，脉沉伏，或脉亦厥，胸腹坚满，甚则拒按，渴喜凉饮者，此为火极似水，热极而导致的真热假寒证，宜用大承气汤泄热攻下治疗。

【评议】

肢厥评

肢厥是指四肢清冷不温，手足逆冷的症状，可出现于多种疾病中。多由阳气内郁或阳气虚衰不能外达所致。《伤寒论》第337条："凡厥者，阴阳气不相顺接，便为厥。厥者，手足逆冷者是也。"

阳气内郁者，称为热厥，又称真热假寒证，即在四肢清冷的同时，伴有面目俱赤，胸腹灼热，尿黄赤，大便秘结，渴喜凉饮，苔黄燥，脉沉实有力或沉伏而数，如本条的阳明腑实致厥；温病热入心包也可致热厥，多伴有神昏谵语，舌红绛，脉沉细数等。热厥为热毒炽盛，郁闭于内，气机逆乱，阴阳气不相顺接，阳气不能外达四肢所致，呈现"厥深者热亦深，厥微者热亦微"（《伤寒论》第335条）的特点。阳明腑实引起者，"厥应下之"，治宜大承气汤攻下；热入心包致厥者，用温病"三宝"清热开窍。另外，其他脏腑也可出现热厥证，如阳明无形热盛，格阴于外，出现脉滑而厥，或背微恶寒者，则用白虎汤或白虎加人参汤辛寒清气养阴，如"伤寒，脉滑而厥者，里有热，白虎汤主之"（《伤寒论》第350条）。"伤寒无大热，口燥渴，心烦，背微恶寒者，白虎加人参汤主之"（《伤寒论》第169条）。

阳气虚衰者，称为寒厥，指身无热，通体清冷，同时伴有面色苍白，汗出淋漓，或下利清谷，气短息微，精神萎靡，舌质淡，脉沉细微欲绝等。为阳气大伤，虚寒内生，全身失于温煦所致，若进一步发展，可出现阳气外脱。治宜用四逆汤辈以回阳救逆。

《伤寒论》论厥内容丰富，如乌梅丸的蛔厥、当归四逆汤的血虚寒凝致厥、四逆散的气郁致厥等，为厥证的辨治提供了诸多思路和方法。

【原文】

七、阳明温病，纯利稀水无粪者，谓之热结旁流，调胃承气汤主之。

热结旁流，非气之不通，不用枳、朴，独取芒硝入阴以解热结，反以甘草缓芒硝急趋之性，使之留中解结，不然，结不下而水独行，徒使药性伤人也。吴又可用大承气汤者，非是。

【释义】

阳明温病，下利稀水，无粪质夹杂，称为热结旁流，即阳明腑实热结于里，水从燥屎旁间流下。用调胃承气汤治疗。取大黄苦寒泄下燥热，芒硝咸寒软坚散结，并以甘草缓芒硝急趋之性，使之留中发挥更好的泄热作用。

【评议】

1. 下利稀水无粪评

肠道泄下稀水无粪主要有两种情况：一是本条热结旁流证；二是水湿滞于肠道证。二者虽然都可表现为稀水无粪，但病机及伴症差别明显，不可相混。

热结旁流所致的稀水无粪，呈色纯青，或色暗，相对于水湿阻滞于肠道的泻下物，质地较黏稠，味臭秽，量不多。正如《伤寒论》第321条谓："少阴病，自利清水，色纯青，心下必痛，口干燥者，可下之，宜大承气汤。"到了明代吴又可《温疫论·大便》中正式提出"热结旁流"的概念："热结旁流者，以胃家实，内热壅闭，先大便闭结，续得下利纯臭水，全然无粪，日三四度，或十数度，宜大承气汤，得结粪而利立止。服汤不得结粪，仍下利并臭水及所进汤药，因大肠邪胜，失其传送之职，知邪犹在也，病必不减，宜更下之。"可见不大便与自利清水是其基本表现。热结旁流相当于西医高位不完全性肠梗阻病。固体性渣滓不能顺利地从肠道通过，但由于肠蠕动，肠腔中的液体仍可通过未闭合的肠道孔隙少量的泄出。西医可手术或通过胃肠减压等进行对症治疗。中医则采取"通因通用"治则，用承气辈攻下泄热，荡涤燥屎，可使腹痛、腹胀、呕吐等症好转或痊愈。

吴氏认为热结旁流证，肠道气机尚通，故不用枳、朴，否则"结不下而水独行，徒使药性伤人"，同时也认为吴又可用大承气汤不够妥当，容易伤人气阴。其实，此热结旁流，仍属"腑气不畅"，临床上是用调胃承气汤还是大承气汤，还需根据腑实程度及人体正气情况而定。

水湿滞于肠道的稀水无粪，质较清稀，无臭味，泻下较急迫，伴有小便短小，舌苔白腻，脉濡或濡缓等。多有饮食不节史。治宜祛湿健脾，利水散寒。方选胃苓汤合五苓散，或合苓桂术甘汤加减，不可用泻下。另外，肠道有热的葛根芩连汤也可出现稀水，但泄下物色黄，肛门灼热，苔黄腻，脉濡数或滑数等，可资鉴别。

2. "甘草缓芒硝急趋之性"临床意义

吴鞠通在此条中解释甘草有缓芒硝趋下之急，以利于芒硝在肠中更好地软坚泄热，很有临床指导价值。若无甘草之缓，大黄、芒硝迅速趋于肠道，会导致"结不下而水独行，徒使药性伤人也"。张仲景治疗肠间水饮内停的己椒苈黄丸（《金匮要略》：防己、椒目、葶苈子、大黄）方无甘草之用，其目的是使大黄、葶苈子等药迅速趋肠，以荡涤肠中水饮积热。其他甘味药如大枣等，也取其甘缓之用，使药力不迅速趋下。如治疗水饮停留胸胁的十枣汤（《金匮要略》：芫花、甘遂、大戟、大枣），方中甘遂、芫花、大戟服后迅速下行，肠道蠕动增快出现泄泻。为了让攻下逐水药在胸胁停留时间更长以更好地祛除胸胁水饮，继之再通过二便排出，于是用了大枣甘缓，同时也可以解甘遂、芫花、大戟之毒性。

临床上有些中医在开处方时，往往最后加上甘草，并美其名曰"调和诸药"。其实方中用不用甘草，大有讲究，并非简单的调和诸药，而是起到治病、缓急，让其他药物更好地发挥治疗病变部位的作用。若病证偏于上焦部位，为使药物发挥较长的治疗时间，可以用甘草；若病证偏于下焦部位，为使药物治疗作用迅速趋下，可不用甘草。笔者在治疗上焦肺病如咽痛、咳嗽等常用甘草，一方面可以使药物在上面停留的时间更长，另一方面甘草也具有止咳利咽效用。吴鞠通在《温病条辨·凡例》中说:"医并甘草而不能用,尚望其用他药哉!不能用甘草之医,尚足以言医哉!"今人不会用甘草者,临床也极为常见。

【原文】

八、阳明温病,实热壅塞为哕者,下之。连声哕者,中焦。声断续,时微时甚者,属下焦。

《金匮》谓:哕而腹满,视其前后,知何部不利,利之即愈。阳明实热之哕,下之里气得通则止,但其兼证之轻重,难以预料,故但云下之而不定方,以俟临证者自为采取耳。

再按:中焦实证之哕,哕必连声紧促者,胃气大实,逼迫肺气不得下降,两相攻击而然。若或断或续,乃下焦冲虚之哕,其哕之来路也远,故其声断续也,治属下焦。

【释义】

阳明温病,肠道实热壅塞,胃气上逆可出现哕,治用下法。若呃声连续而紧促,属中焦实证;若呃声时断时续,时轻时重,属下焦虚证。

【评议】

哕评

哕,为呃逆的古称,见于《内经》多篇。如《素问·宣明五气》指出:"胃为气逆,为哕。"本书不仅指出该病与胃气上逆有关,还认识到哕与寒气、肺、胃、重病等相关。吴氏论哕分述于上中下三焦,证有虚实、寒热之分。上焦篇第四十六条宣痹汤方所治之呃,是由太阴湿温,气分痹郁而哕,为实证,治宜采用轻宣肺痹法。本条中焦阳明之哕,为阳明胃肠实热,胃气上逆所致,亦为实证,呃声必高亢而连续、紧促,治宜苦寒攻下。里气通畅,胃肠之气和降则呃逆可除。中焦阳明湿温第五十七条,论述了湿热壅遏胃气的呃逆实证,用新制橘皮竹茹汤方。中焦篇第九十五条论述了太阴虚寒哕,用附子粳米汤方。下焦呃逆为虚证,其呃声时断时续,声音低微,为肝肾阴精不足,虚风内动而致,吴氏用小定风珠治疗以息风定呃。

总之，吴氏治疗呃逆采取三焦辨证：上焦宣降肺气；中焦和降脾胃肠之气；下焦滋养肝肾之精。

【原文】

九、阳明温病，下利，谵语，阳明脉实，或滑疾者，小承气汤主之；脉不实者，牛黄丸主之，紫雪丹亦主之。

下利，谵语，柯氏[1]谓肠虚胃实，故取大黄之濡胃，无庸芒硝之润肠。本论有脉实、脉滑疾、脉不实之辨，恐心包络之谵语而误以承气下之也，仍主芳香开窍法。

小承气汤方（苦辛通法重剂）

大黄五钱　厚朴二钱　枳实一钱

水八杯，煮取三杯。先服一杯，得宿粪，止后服，不知，再服。

调胃承气汤（热淫于内，治以咸寒，佐以甘苦法）

大黄三钱　芒硝五钱　生甘草二钱

牛黄丸（方论并见上焦篇）

紫雪丹（方论并见上焦篇）

【注解】

［1］柯氏：柯韵伯，著《伤寒来苏集》。

【释义】

阳明温病，出现下利，谵语，脉实，或脉滑疾，为阳明腑实，腑气尚通，用小承气汤治疗。脉不实者，非阳明腑实证谵语，而属于心包络有热，用清热而芳香开窍的牛黄丸或紫雪丹治疗。

【评议】

1. 脉实、谵语属阳明评

谵语可见于阳明腑实证和热入心包证。吴氏通过脉象的沉实与否，判断谵语是属阳明腑实还是热入心包络，有一定临床意义，但还要结合各自证候的不同表现而详加辨别。本条下利，仍属于热结旁流证。燥屎内结，腑气壅塞，无需用芒硝软坚，用小承气汤泄热攻下。正如《伤寒论》第374条说："下利谵语者，有燥屎也，宜小承气汤。"肠道下利与谵语并存，可采取通腑与开窍同施，心胃同治法则，可用中焦篇第十七条的牛黄承气汤方。

2. 温病大、小、调胃承气汤作用特点

以枳实、厚朴、大黄、芒硝组成的大承气汤，因为少了甘草的缓急，攻下力量最强。以枳实、厚朴、大黄组成的小承气汤，吴氏虽然用其治疗热结旁流等证，但其在温热性疾病中运用较少，因为枳实、厚朴辛苦温，燥湿行气，用之不当容易伤阴。在湿热性疾病中，如湿热积滞肠道，导致的腑气不畅即可运用，如枳实导滞汤等。调胃承气汤在温病中应用广泛，该方有缓下泄热之功，对于上中下三焦有热者，皆可加减运用，故在温病的许多方中往往都含有调胃承气汤。

3. 脑肠互动（心胃互动）学说的理论及应用

阳明腑实或热结旁流，导致浊热上扰心神，则易出现谵语。"阳明之为病，胃家实也。"胃家包括胃和肠。因此，此病理可释为"心胃相通"。西医认为，谵语属于中枢神经系统脑的病变，便秘属于大肠，故也可称为"脑肠相通"。《内经》《伤寒论》《温病条辨》等，有多条原文论述胃肠与心脑的关系。2002年笔者提出了"脑肠相通"理论假说，认为二者在生理上相互促进，病理上相互影响（图12）。20年来，对其开展了理论探讨及实验研究。脑肠相通学说的提出，一是丰富了中医整体观理论，突破了中医传统经典理论的表里脏腑络属关系；二是为防治心脑病及胃肠病提供了新思路和方法。

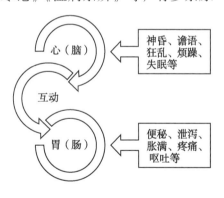

图12　心胃互动（脑肠互动）图

（1）心脑病防治，勿忘胃肠：心脑功能未表现异常时，应立足于调护胃肠，改善胃肠气机，使其正常运行。心脑病若出现头晕、失眠、多梦、痴呆、健忘、烦躁、精神差、神昏、谵语、昏愦、如狂等，应详细询问胃肠的情况，观察有无脘腹胀满、呕吐、便秘、泄泻、排便

费力、排便不尽感等胃肠腑气不畅的病理。如某些大便干的失眠患者，通腑则可以改善不寐。

（2）胃肠病防治，勿忘心脑：胃肠病预防应注重改善心脑神功能。神清浊自排，神乱则胃肠乱。胃肠病辨治时，应细察心脑状态，不可单纯拘泥于胃肠本身。有些患者，每遇精神因素，则出现便秘或泄泻，此类肠道症状若佐以安神法，则效果更好。

【原文】

十、温病三焦俱急，大热大渴，舌燥，脉不浮而躁甚，舌色金黄，痰涎壅甚，不可单行承气者，承气合小陷胸汤主之。

三焦俱急，谓上焦未清，已入中焦阳明，大热大渴，脉躁，苔焦，阳土燥烈，煎熬肾水，不下则阴液立见消亡，下则引上焦余邪陷入，恐成结胸之证，故以小陷胸合承气汤，涤三焦之邪一齐俱出。此因病急，故方亦急也。然非审定是证，不可用是方也。

承气合小陷胸汤方（苦辛寒法）

生大黄五钱　厚朴二钱　枳实二钱　半夏三钱　栝蒌三钱　黄连二钱

水八杯，煮取三杯。先服一杯，不下，再服一杯。得快利，止后服。不便，再服。

【释义】

温病上中下三焦俱有病急之势，大热，大渴，舌干燥，脉不浮而躁甚，舌色金黄，为上中焦热邪亢盛，阳土燥烈，煎熬肾水之象，同时又有痰涎壅盛。如果单用大承气汤泻下，则可能使上焦余邪深入，恐成结胸，故用小承气汤合小陷胸汤，涤三焦之邪而出。

【评议】

三焦俱急评

本证虽论三焦俱急，但主要病机还在中焦。中焦证的形成是由于"上焦未清，已入中焦阳明"。吴氏对上焦症状论述不多，应有心烦、谵语，或咳嗽、吐黄痰等。中焦证候表现除条文记载外，尚有脘腹胀满疼痛、大便秘结不通等实邪内结症。脉不浮而躁甚，说明热邪已离开表，结于里。舌燥、舌色金黄，为中焦阳明燥结，津液已伤。进一步发展，则会导致肾水损耗，形成病势较急的下焦证，故吴氏称本证为"三焦俱急"。

因本证为阳明腑实、津液已伤、痰涎壅盛三证同存，故"不可单行承气"，更不可单用一法。治疗应扼住中焦，采取急下存阴，清热化痰开结之法，方用承气合小陷胸汤方。该方为吴氏承气汤类方之一，取小承气汤攻下腑实，急下存阴；小陷胸汤清化痰热、宽胸散结。由于二方均属荡涤邪实之剂，故临床必须明确证候属实热之邪内结者方可用之，"然非审定是证，不可用是方也"。

俞根初《通俗伤寒论》有陷胸承气汤（瓜蒌仁、小枳实、生川大黄、仙半夏、小川连、风化硝），作用及适应证与吴氏本方类似。何秀山按："肺伏痰火，则胸膈痞满而痛，甚则神昏谵语。肺气失降，则大肠之气亦痹。肠痹则腹满便秘。故君以蒌仁、半夏、辛滑开降，善能宽胸启膈。臣以枳实、川连，苦辛通降，善能消痞泄满。然下即不通，必壅乎上，又佐以硝黄，咸苦达下，使痰火一齐通解，此为开肺通肠，痰火闭结之良方。"笔者常用以上两方及宣白承气汤治疗肺肠同病患者，对清肺中痰热及通便有良效。

【原文】

十一、阳明温病，无上焦证，数日不大便，当下之。若其人阴素虚，不可行承气者，增液汤主之。服增液汤已，周十二时观之，若大便不下者，合调胃承气汤微和之。

此方所以代吴又可承气养荣汤法也。妙在寓泻于补，以补药之体，作泻药之用，既可攻实，又可防虚。余治体虚之温病，与前医误伤津液不大便，半虚半实之证，专以此法救之，无不应手而效。

增液汤方（咸寒苦甘法）

元参一两　麦冬（连心）八钱　细生地八钱

水八杯，煮取三杯。口干则与饮，令尽。不便，再作服。

［方论］温病之不大便，不出热结、液干二者之外。其偏于阳邪炽甚，热结之实证，则从承气法矣；其偏于阴亏液涸之半虚半实证，则不可混施承气，故以此法代之。独取元参为君者，元参味苦咸，微寒，壮水制火，通二便，启肾水上潮于天，其能治液干固不待言，《本经》称其主治腹中寒热积聚，其并能解热结可知。麦冬主治心腹结气，伤中伤饱，胃络脉绝，羸瘦短气，亦系能补、能润、能通之品，故以为之佐。生地亦主寒热积聚，逐血痹。用细者，取其补而不腻，兼能走络也。三者合用，作增水行舟之计，故汤名增液。但非重用不为功。

本论于阳明下证，峙立三法：热结液干之大实证，则用大承气；偏于热结而液不干者，旁流是也，则用调胃承气；偏于液干多而热结少者，则用增液。所以迴护其虚，务存津液之心法也。

按：吴又可纯恃承气以为攻病之具，用之得当则效，用之不当，其弊有三：一则邪在心包、阳明两处，不先开心包，徒攻阳明，下后仍然昏惑谵语，亦将如之何哉？吾知其必不救矣。二则体亏液涸之人，下后作战汗，或随战汗而脱，或不蒸汗徒战而脱。三者下后虽能战汗，以阴气大伤，转成上嗽下泄、夜热早凉之怯证[1]，补阳不可，救阴不可，有延至数月而死者，有延至岁余而死者，其死均也。在又可当日，温疫盛行之际，非寻常温病可比，又初创温病治法，自有矫枉过正、不暇详审之处，断不可概施于今日也。本论分别可与不可与、可补不可补之处，以俟明眼裁定，而又为此按语于后，奉商天下之欲救是证者。至若张氏[2]、喻氏[3]，有以甘温、辛热立法者，湿温有可用之处，然须兼以苦泄、淡渗。盖治外邪，宜通不宜守也。若风温、温热、温疫、温毒，断不可从。

【注解】

[1] 怯证：怯，qiè，指以虚损为主的病证。

[2] 张氏：指张景岳。

[3] 喻氏：指喻嘉言。

【释义】

阳明温病，已无上焦证，数日不大便，当用下法治疗。如果患者素体阴虚，不能耐受承气汤者，用增液汤滋阴增液治疗。服增液汤后，须观察二十四小时，如果仍然不解大便，可配合调胃承气汤轻下，以使其胃气调和而大便通畅。

【评议】

1. 养阴基本方剂——增液汤

吴氏喜用生地黄、玄参、麦冬养阴药，三味合之名曰增液汤。本条吴氏用其治疗肠中津液亏虚证。纵观《温病条辨》，吴氏养阴多以此三味药加减，阴伤轻者用一味，重者两味，再重者，三味同施。《温病条辨》有6个方含有增液汤，即增液承气汤、新加黄龙汤、清营汤、清燥汤、护胃承气汤、冬地三黄汤。上焦心肺阴伤、中焦脾胃肠津亏、下焦肝肾阴伤，皆以此为基本方加减。

2. 便秘基本病因——津液亏

吴氏认为，温病便秘的原因有二：一是热结，二是液干。液干是便秘的基本病理。大肠腑以津液为体，以气为用，故体阴而用阳。肛内喜润，肛外喜燥。张景岳《类经·十二经病》说："凡大肠之泄或秘，皆津液所生之病。"说明大肠病多表现为津液病，大肠津液多，则易泄泻，故有"无湿不成泄""湿胜则濡泄""治泄要祛湿"之说。大肠津液少，则易便秘。西医学认为大肠有分泌津液之功。结肠黏膜上的杯状细胞可分泌黏稠的黏液，呈碱性反应。结肠分泌的黏液可以中和粪便中的酸性物质，大肠分泌出的黏液中的黏液蛋白，能保护黏膜并有润滑作用，既保护肠黏膜不受损伤，又有利于粪便在肠内移动，使粪便易于通过。

3. 便秘基本治法——润肠津

基于便秘的病因是津亏，故治疗便秘，养阴是其大法，增液汤是常用之方。服后达到"妙在寓泻于补，以补药之体，作泻药之用，既可攻实，又可防虚"的目的。治疗此类津枯肠燥，增液汤中药物用量要大，"非重用不为功"。原方中剂量为玄参30g，生地黄、麦冬各24g。

笔者在临床上治疗便秘，其中很重要的指导思想便是加入增液润肠药。这种津伤致秘理论从古人所制方剂也能窥见一斑。临床上虽有不同的便秘证型，但增液润肠一法为各名家名方所推崇。如治热秘的麻子仁丸（《伤寒论》：麻子仁、白蜜、白芍、枳实、厚朴、大黄、杏仁）；治气秘的黄芪汤（《金匮翼》：黄芪、陈皮、麻仁、白蜜）；治血秘的润肠丸（《沈氏尊生书》：当归、生地黄、麻仁、桃仁、枳壳）；治阳虚便秘的济川煎（《景岳全书》：当归、牛膝、肉苁蓉、泽泻、升麻、枳壳）等。

4. 便秘用药思路——"三结合"

传导糟粕、排泄大便是大肠的主要生理功能。《素问·灵兰秘典论》云："大肠者，传道之官，变化出焉。""传道"同"传导"，"传、导、变、化"皆为动词，体现了大肠的"动"性生理。另外，由小肠受盛下注大肠的食物糟粕，其饮食精微已所剩无几，然亦需在大肠再行运化转输，第二次化生精微。《重订通俗伤寒论·卷七》说："大肠主吸收余液，而传渣滓。"这些少量的水谷精微在大肠腑回返转输，其意亦在营运周身。此功能体现了大肠的"静"性特征。因此，便秘的治疗，需要"动静"结合立法。调气促动谓之鼓风扬帆，增液润肠谓之增水行舟。用药上既不能过"静"，也不能只"动"。如有些便秘患者初服滋润蜂蜜有效，久服则效不显。这是因为蜂蜜是"静药"，用久则会抑制肠蠕动。有些便秘患者初用大黄、番泻叶有效，日久需加量才能有一定效果，停药则便秘更严重。这是因为大黄、番泻叶等攻下药是"动药"，若一直处于被刺激的状态，日久大肠就不再蠕动。动静结合，两类药物同时运用，再结合辨证求因，则治疗便秘效果会更好，故应掌握增液润肠治其体、调气促动治其用、辨证求因治其本的"三结合"原则（图 13）。

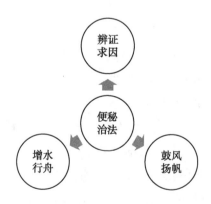

图 13　治疗便秘"三结合"方法图

【医案选录】

儿童便秘案

张某，女，3岁。便秘2年余，于2019年7月5日初诊。

患者自5个月添加辅食起开始便秘，至诊病时已2年余。曾多次服用西药缓泻药，停药即复发，且病情加重。大便干硬，排便费力，干甚则出现肛裂便血，疼痛难忍，以至拒便，面色淡白，舌淡，苔薄白，舌尖稍红，脉细滑。证属气阴不足兼有痰热之证。治以益气养阴，辛润通便（鼓风扬帆，增水行舟）。投以增液汤加减。

处方：生地黄9g，麦冬9g，麻子仁8g，郁李仁8g，木香5g，柏子仁8g，炒杏仁6g，玄参9g，党参9g，牛蒡子8g，全瓜蒌9g，怀山药9g。7剂，水煎服，日1剂，分2次服。

2019年7月12日，二诊：服药第二日即大便质软，排便通畅，纳食、睡眠好。在上方基础上稍作调整，续服7剂。

2019年7月23日，三诊：患儿排便已恢复正常，为防止病情反复，其家人要求续服7剂以巩固疗效。2年后，其外祖母来告之，患儿共服药20余剂，已不便秘。

按语：患儿素体阴液亏少，肠道失于濡润，复加气虚不能推动而致便干难解，为"无水舟停"之象。缓泻药为攻下之品，耗伤气阴，虽初用有效，但久用必致气血津液耗伤更甚，而使肠道阴亏气滞，出现大便干燥难解，甚则肛裂之症。结合舌苔脉象，此为气阴不足兼有痰热之证，故治以益气养阴，泄热通便。以咸寒苦甘立法之增液汤为基础方增液补虚，加柏子仁、郁李仁、麻子仁等仁类甘润药物润肠通便，更加辛味药物以鼓风扬帆，以助舟行。《素问·脏气法时论》曰："肾苦燥，急食辛以润之。开腠理，致津液，通气也。"辛性津润，主入肺经，能行气布津、开达腠理，又与大肠相表里，腠理开、津液达则肺气输布，大肠亦得濡润，故选用木香、牛蒡子之辛用于便秘证的治疗中。其中木香辛苦温，善行肠中之气，且有健脾消食之功；牛蒡子辛苦寒，可升可降，清肺胃之热且有滑肠通便之功。

本案体会：增液类药物重用，2 岁儿童每味 10g 左右；仁类润肠药辅佐，如麻子仁、郁李仁、柏子仁、杏仁等；清热具有通便作用的药物首选，如牛蒡子、瓜蒌等；调气药助大肠传导，包括行气、补气，如木香、党参等。

【原文】

十二、阳明温病，下后汗出，当复其阴，益胃汤主之。

温热本伤阴之病，下后邪解汗出，汗亦津液之化，阴液受伤不待言矣，故云当复其阴。此阴指胃阴而言，盖十二经皆禀气于胃，胃阴复而气降得食，则十二经之阴皆可复矣。欲复其阴，非甘凉不可。汤名益胃者，胃体阳而用阴，取益胃用之义也。下后急议复阴者，恐将来液亏燥起而成干咳、身热之怯证也。

益胃汤方（甘凉法）

沙参三钱　麦冬五钱　冰糖一钱　细生地五钱　玉竹（炒香）一钱五分

水五杯，煮取二杯。分二次服，渣再煮一杯服。

【释义】

阳明温病，使用攻下法后出现汗出，应采用滋补阴液治法，用甘凉法的益胃汤治疗。胃津恢复，全身脏腑之阴皆可恢复。

【评议】

1. 益胃汤评

"汤名益胃者，胃体阳而用阴，取益胃用之义也。"胃用为阴，益胃即补益胃阴之义。本证下后汗出，胃阴损伤，故用甘凉法的益胃汤治疗。用沙参、麦冬滋养肺胃之阴；冰糖、生地黄、玉竹滋阴润燥。诸药相伍，共奏益胃生津之效。胃阴得复，不仅能改善胃本身功能，且对全身其他脏腑均有补阴增液作用。因为"十二经皆禀气于胃，胃阴复而气降得食，则十二经之阴皆可复矣"。体现了吴氏论治疾病，重视中焦阳明胃的地位和作用。胃为水谷之海，脾胃为后天之本、人体气血津液生化之源，且为气机升降枢纽。如临床上见有多脏腑病变，可以从健脾养胃，调中焦入手。脾胃和则运行健，脏腑得养而安；脾胃衰则谷难运化，诸脏失济而危。

五脏六腑三焦俱热的实证，清热祛邪也可扼住中焦，以清阳明为主。胃热清，则十二经之热皆可清，如清代余师愚的清瘟败毒饮组方即是。该方由白虎汤、犀角地黄汤、黄连解毒汤、凉膈散等多方组成，余氏以白虎汤清阳明热为主。重用石膏，直入胃经，使其敷布于十二经，退其淫热，而诸经之火，自无不安。

2. **养肺胃之阴三方——沙参麦冬汤、益胃汤、玉竹麦门冬汤（表7）**

表7　沙参麦冬汤、益胃汤、玉竹麦门冬汤三方比较

类似方剂	主治病机	治疗病证	作用异同	相同药物	不同药物
沙参麦冬汤	肺胃阴伤	秋燥：燥伤肺胃阴分，或热或咳	偏于滋养肺胃阴液。养阴、健脾、清肺胃余热较好	沙参麦冬玉竹	甘草、桑叶、生扁豆、天花粉
益胃汤		风温、温热、温疫、温毒、冬温病：阳明温病，下后汗出	偏于养胃阴		生地黄、冰糖
玉竹麦门冬汤		秋燥：燥伤胃伤	偏于养胃阴，力量稍弱		甘草

【原文】

十三、下后无汗，脉浮者，银翘汤主之；脉浮洪者，白虎汤主之；脉洪而芤者，白虎加人参汤主之。

此下后邪气还表之证也。温病之邪，上行极而下，下行极而上。下后里气得通，欲作汗而未能，以脉浮验之，知不在里而在表。逐邪者，随其性而宣泄之，就其近而引导之，故主以银翘汤。增液为作汗之具，仍以银花、连翘解毒而轻宣表气。盖亦辛凉合甘寒轻剂法也。若浮而且洪，热气炽甚，津液立见消亡，则非白虎不可。若洪而且芤，金受火克，元气不支，则非加人参不可矣。

银翘汤方（辛凉合甘寒法）

银花五钱　连翘三钱　竹叶二钱　生甘草一钱　麦冬四钱　细生地四钱

白虎汤、白虎加人参汤（方论并见前）

【释义】

阳明温病，使用下法治疗后，出现无汗，脉象浮者，此为下后里气得通，欲作汗而未能，邪气还表之证。用银翘汤，一方面增液，一方面解毒而轻宣表气；若脉象浮洪者，用白虎汤治疗；脉象洪而芤者，为火邪克肺，元气不支，用白虎加人参汤治疗。

【评议】

1. "邪气还表"评

本条中的邪气，是指阳明温病肠道邪热，经过下法治疗后，"里气得通"，邪热绝大部分从下而出，但仍有一部分热邪"下行极而上"浮盛于外表，呈现肌表灼热、无汗之象。虽然脉浮，但"还表"不是有表邪、表证，此与外邪导致的卫表脉浮、无汗不同，治疗更不能用解表法。吴氏说的"轻宣表气"，是指宣解浮盛于外表的邪热，不是解除表邪。因其邪"不在里而在表"，当根据就近逐邪原则，"随其性而宣泄之，就其近而引导之"。根据下后脉象不同，所选方剂有别。脉浮无汗者，用银翘汤增液、轻宣表气；脉浮洪者，为阳明热炽，用白虎汤清热保津；脉洪而芤，为"金受火克，元气不支"，用白虎加人参汤清热益气生津。三方均属辛凉泄热之剂，临证需根据"邪气还表"脉症，随证用之。

2. 银翘汤与银翘散异同

两方剂型不同，虽一字之差，但所治证差别较大，其区别可用"表里"二字概括。银翘散见于上焦篇第四条，为治风温、温热、温疫、冬温病初起，证属风热袭于卫表，表现为发热微恶寒、口微渴、咳嗽、鼻塞、头疼、咽痛、舌边尖红、苔薄白、脉浮数等。表邪郁闭较重，故方中用辛温的荆芥穗、淡豆豉配辛凉的薄荷、牛蒡子，旨在疏卫解表而透汗。银翘汤证属阳明里热，溢于外表，并无表证，里热阴伤较重，故方中用麦冬、生地黄滋阴增液而作汗。二方皆用金银花、连翘、竹叶、生甘草，取其辛凉泄热、解毒宣解之效。笔者临证见郁热在表，或郁热在里，或表里皆有郁热者，常将两方加减运用，颇为得心应手。

【原文】

十四、下后无汗，脉不浮而数，清燥汤主之。

无汗而脉数，邪之未解可知，但不浮，无领邪外出之路。既下之后，又无连下之理，故以清燥法增水敌火，使不致为灾。一半日后相机易法，即吴又可下后间服缓剂之法也。但又可清燥汤中用陈皮之燥、柴胡之升、当归之辛窜，津液何堪！以燥清燥，有是理乎？此条乃用其法而不用其方。

清燥汤方（甘凉法）

麦冬五钱　知母二钱　人中黄一钱五分　细生地五钱　元参三钱

水八杯，煮取三杯。分三次服。

［加减法］咳嗽胶痰，加沙参三钱、桑叶一钱五分、梨汁半酒杯、牡蛎三钱、牛蒡子三钱。

按：吴又可咳嗽胶痰之证，而用苏子、橘红、当归，病因于燥而用燥药，非也。在湿温门中不禁。

【释义】

阳明温病，使用下法后，出现无汗，脉不浮而数者，说明邪热未解，阴液损伤。治宜清燥汤增水敌火。

【评议】

本条与上条所论有相似之处，均属于下后出现无汗症，病机为阴伤邪未尽。但上条脉浮，邪热盛于外，故用轻宣表气法治疗；本条脉不浮且数，说明下后邪热仍郁于里，无外达之机，因"无领邪外出之路"，故不用辛凉清解表热，然"既下之后，又无连下之理"，故不能采取复下，以免阴伤更重。仿吴又可《温疫论》清燥汤加减，用增液汤、知母滋阴清热，人中黄清热解毒，共奏"增水敌火"之效，药后根据病情变化再"相机易法"。吴鞠通说的吴又可的清燥汤，实为柴胡清燥汤（《温疫论·下后间服缓剂》：柴胡、黄芩、陈皮、甘草、天花粉、知母）与清燥养营汤（《温疫论·解后宜养阴忌投参术》：知母、天花粉、当归身、白芍、地黄汁、陈皮、甘草）两方。吴鞠通反对吴又可使用陈皮、柴胡、当归等辛窜伤阴药，谓："陈皮之燥、柴胡之升、当归之辛窜，津液何堪！以燥清燥，有是理乎？"于是，吴鞠通"乃用其法而不用其方"，经过加减，较原方更为合理和实用。清燥汤方后加减临床常用，如咳嗽胶痰，加沙参、桑叶、梨汁、牡蛎、牛蒡子等，并批评吴又可咳嗽胶痰用苏子、橘红、当归的用法不妥，但也指出了"湿温门中不禁"的辨证用药思想。

吴氏中焦篇多条以脉浮或不浮，说明阳明温病的邪热浮盛于外还是邪热结于里，如第一、二、三、十、十三、十四条等。浮脉轻取即得，一般主表证，但并非都代表外邪引起的表证，里热充斥于外，也可呈现浮脉。笔者体会，如果里热较重，则浮而洪数，重按有力。若里热较轻，阴伤较重，多浮而细数，如银翘汤证。浮、洪、濡、散、芤、革六个脉象，皆是轻取即得，通过重按后脉的力量、充盈度等不同，可判断其病机所在。

【原文】

十五、下后数日，热不退，或退不尽，口燥咽干，舌苔干黑，或金黄色，脉沉而有力者，护胃承气汤微和之；脉沉而弱者，增液汤主之。

温病下后，邪气已净，必然脉静身凉。邪气不净，有延至数日邪气复聚于胃，须再通其里者，甚至屡下而后净者，诚有如吴又可所云。但正气日虚一日，阴津日耗一日，须加意防护其阴，不可稍有卤莽，是在任其责者临时斟酌尽善耳。吴又可于邪气复聚之证，但主以小承气，本论于此处分别立法。

护胃承气汤方（苦甘法）

生大黄三钱　元参三钱　细生地三钱　丹皮二钱　知母二钱　麦冬（连心）三钱

水五杯，煮取二杯。先服一杯，得结粪，止后服。不便，再服。

增液汤（方见前）

【释义】

阳明温病下后数日，热邪仍不退，或退而不尽，并伴有口燥咽干，舌苔干黑，或金黄色，脉沉实有力者，说明邪实未尽而复聚，并有阴液损伤。用护胃承气汤通下腑实与滋阴增液同用，热出阴充而愈；脉沉而弱者，为肠道阴液损伤较重，用增液汤增液敌热。

【评议】

本条与上条清燥汤所治证，皆为泻下后仍有热邪且阴液损伤，但上条用泻下后，腑实证已消除，而本条为邪热复聚，又致肠腑不畅。治疗既不能单方面攻下，又不可只养阴，故用扶正祛邪的护胃承气汤治疗。方中取增液汤加知母、大黄、丹皮，攻下与养阴并举，且滋补阴液作用强于攻下，目的是"须加意防护其阴，不可稍有卤莽"。

本条源于吴又可《温疫论·邪气复聚》的论述，但在具体治法及方剂上则有所变化，较之吴又可单纯用小承气汤更切合实际。其实，吴又可在本条中对于邪气复聚再次使用泻下，也提出了谨慎观点："宜再下之即愈，但当少与，慎勿过剂，以邪气微也。"

护胃承气汤为吴鞠通承气汤类方之一，因该方祛邪与扶正兼顾，养阴而不滋腻，攻下而不伤正，为笔者喜用的治疗阳明温病肠道腑气不畅的方剂之一。

【原文】

十六、阳明温病，下后二三日，下证复现，脉不甚沉，或沉而无力，止可与增液，不可与承气。

此恐犯数下之禁也。

【释义】

阳明温病，使用泻下后，二三日阳明温病证又出现，但脉象不甚沉，或沉而无力，说明阴液损伤较重，治疗只可给增液汤增液润燥，不可与承气汤再次泻下，恐犯数下之禁。

【评议】

"下证复现"评

阳明温病腑实证通过泻下后，腑实证又出现，称为"下证复现"。复现的下证多种多样，一是原来的阳明腑实证复现，性质属实，治疗当需再次攻下，可用三承气汤；二是攻下后，便秘又出现，但轻微，而肠道阴伤较重，证属虚实夹杂。当权衡热与阴伤的程度，采取不同的治法，确定是以攻下为主，还是养阴为重，本条证属于此类下证复现。脉象不沉说明腑实不重。沉而无力，表明有正虚损伤。用方可选增液汤或增液承气汤，或新加黄龙汤等。另外，湿热积滞阻于肠道，运用泻下后，大便仍溏滞，还须采取轻法频下，多次使用，清代俞根初的枳实导滞汤即是湿热积滞证的"下后复现"代表方。

"下后复现"证的治疗原则"总要看其邪正虚实，以定清热养阴之进退"（汪瑟庵本条按），但以扶助正气为主。温热类温病尤重养阴大法，即使有可下之证，承气汤亦应谨慎使用，以免再伤正。

【原文】

十七、阳明温病，下之不通，其证有五：应下失下，正虚不能运药[1]，不运药者死，新加黄龙汤主之。喘促不宁，痰涎壅滞，右寸实大，肺气不降者，宣白承气汤主之。左尺牢坚[2]，小便赤痛，时烦渴甚，导赤承气汤主之。邪闭心包，神昏舌短，内窍不通，饮不解渴者，牛黄承气汤主之。津液不足，无水舟停者，间服增液，再不下者，增液承气汤主之。

《经》谓：下不通者死。盖下而至于不通，其为危险可知，不忍因其危险难治而遂弃之。兹按温病中，下之不通者共有五因：其因正虚不运药者，正气既虚，邪气复实，勉拟黄龙法。以人参补正，以大黄逐邪，以冬、地增液，邪退正存一线，即可以大队补阴而生，此邪正合治法也。其因肺气不降而里证又实者，必喘促寸实。则以杏仁、石膏宣肺气之痹，以大黄逐肠胃之结，此脏腑合治法也。其因火腑不通，左尺必现牢坚之脉（左尺，小肠脉也，欲候于左寸者非，细考《内经》

自知），小肠热盛，下注膀胱，小便必涓滴、赤且痛也，则以导赤去淡通之阳药，加连、柏之苦通火腑，大黄、芒硝承胃气而通大肠，此二肠同治法也。其因邪闭心包，内窍不通者，前第五条已有先与牛黄丸，再与承气之法，此条系已下而不通，舌短神昏，闭已甚矣，饮不解渴，消亦甚矣，较前条仅仅谵语，则更急而又急，立刻有闭脱之虞，阳明大实不通，有消亡肾液之虞，其势不可少缓须臾，则以牛黄丸开手少阴之闭，以承气急泻阳明，救足少阴之消，此两少阴合治法也。再，此条亦系三焦俱急，当与前第九条用承气、陷胸合法者参看。其因阳明太热，津液枯燥，水不足以行舟，而结粪不下者，非增液不可。服增液两剂，法当自下，其或脏燥太甚之人，竟有不下者，则以增液合调胃承气汤，缓缓与服，约二时服半杯沃之，此一腑中气血合治法也。

新加黄龙汤方（苦甘咸法）

细生地五钱　生甘草二钱　人参（另煎）一钱五分　生大黄三钱　芒硝一钱　元参五钱　麦冬（连心）五钱　当归一钱五分　海参（洗）二条　姜汁六匙

水八杯，煮取三杯。先用一杯，冲参汁五分、姜汁二匙，顿服之。如腹中有响声，或转失气者，为欲便也；候一二时不便，再如前法服一杯；候二十四刻[3]不便，再服第三杯。如服一杯即得便，止后服。酌服益胃汤一剂（益胃汤方见前），余参或可加入。

［方论］此处方于无可处之地，勉尽人力，不肯稍有遗憾之法也。旧方用大承气加参、地、当归，须知正气久耗而大便不下者，阴阳俱惫，尤重阴液消亡，不得再用枳、朴伤气而耗液，故改用调胃承气。取甘草之缓急，合人参补正。微点姜汁，宣通胃气，代枳、朴之用，合人参最宣胃气。加麦、地、元参，保津液之难保，而又去血结之积聚。姜汁为宣气分之用，当归为宣血中气分之用。再加海参者，海参咸能化坚，甘能补正，按海参之液，数倍于其身，其能补液可知，且蠕动之物，能走络中血分，病久者必入络，故以之为使也。

宣白承气汤方（苦辛淡法）

生石膏五钱　生大黄三钱　杏仁粉二钱　栝蒌皮一钱五分

水五杯，煮取二杯。先服一杯，不知，再服。

导赤承气汤

赤芍三钱　细生地五钱　生大黄三钱　黄连二钱　黄柏二钱　芒硝一钱

水五杯，煮取二杯。先服一杯，不下，再服。

牛黄承气汤

即用前安宫牛黄丸二丸，化开，调生大黄末三钱。先服一半，不知，再服。

增液承气汤

即于增液汤内，加大黄三钱、芒硝一钱五分。

水八杯，煮取三杯。先服一杯，不知，再服。

【注解】

［1］正虚不能运药：正气虚弱较重，连药物的吸收和运化功能都不能发挥。

［2］左尺牢坚：左手尺部脉象弦硬有力。

［3］二十四刻：古代一小时为四刻，二十四刻为六小时。

【释义】

阳明温病使用攻下法仍未取效出现的五种病证。五证除了阳明腑实外，尚有其他病理因素存在，单纯用攻下法并不对证，故无效。其具体有五：

阳明腑实证当用攻下，但失于泻下，导致正气虚弱，不能运化吸收药力，说明病情较重。用新加黄龙汤扶正逐邪。

兼见喘憋不止，痰涎较多，脉右寸实大，此为热结肠腑兼痰热阻肺、肺气不降。用宣白承气汤治疗。

兼脉象左尺弦硬有力，并伴有小便赤涩热痛、时有烦躁、口渴等，此为阳明腑实兼小肠热盛的二肠俱病证。用导赤承气汤治疗。

兼热邪闭阻心包，机窍不通，出现神志昏迷，舌謇短缩，饮水不解渴者，此为阳明腑实兼热入心包。用牛黄承气汤清心开窍、攻下泄热。

肠液亏损而致便秘，此为虚证，犹如江河无水，船舶不能行驶一样，治用"增水行舟"的增液汤以滋阴通便。服后大便仍不下者，既有阳明热结，又有阴液损伤，用养阴通结的增液承气汤治疗。

【评议】

本条为中焦篇阳明温病相关下法的重要内容，吴鞠通继承并发展了前人诸承气汤，完善了下法理论和方药。

1. 新加黄龙汤评

新加黄龙汤主治阳明腑实，兼气液两虚证。表现为身热，腹满便秘，口干咽燥，倦怠少气，或撮空摸床，肢体颤动，目不了了，苔干黄或焦黑，脉沉弱或沉细等。有攻下腑实，滋阴益气之功。该方是吴鞠通在陶华、吴又可黄龙汤基础上变化而成。陶华的黄龙汤出自《伤寒六书·卷三》，由大承气汤合人参、当归、甘草，另加桔梗、生姜、大枣组成。治热邪传里，心下硬痛，便秘谵语，身热口渴等。吴又可的黄龙汤出自《温疫论·补泻兼施》，在陶氏方基础上去桔梗、生姜、甘草、大枣，加生地黄，治"精神殆尽，邪火独存，以致循衣摸床，撮空理线，筋惕肉瞤，肢体振战，目中不了了"。吴鞠通把黄龙汤改为新加黄龙汤，即把攻邪药由大承气改为调胃承气汤，扶正药除人参、当归外，还加用了细生地、麦冬、玄参、海参，另加了姜汁。吴氏认为方中的辛温姜汁主要作用有二：一是利用姜汁辛味能走能通，代枳实、厚朴之用。二是姜汁配人参，可使人参补而不滞。新加黄龙汤组方虚实兼顾，补泻同施，气阴同治，"此邪正合治法也"。临床多用于老年人或正气虚弱的便秘者。

2. 宣白承气汤评

宣白承气汤是治疗痰热壅肺，腑有热结的肺肠同病证。临床表现为痰涎壅盛，喘促不宁，潮热便秘，苔黄腻或黄滑，脉滑数，右寸实大等。该方具有清肺化痰，通腑泄热之功。本方既治肺又治肠，"此脏腑合治法也"。肺在五色属"白"，故以宣白承气汤命名。该方药虽四味，但配伍严谨。大黄配杏仁、瓜蒌通宣相助，清下同施，对外邪闭肺所致的发热，咳喘伴便秘者最为适宜；石膏配杏仁、瓜蒌皮清宣并用，痰热同治；大黄配石膏，既下又清，善治兼有腹胀便秘的高热。

全方宣、清、透、下多法联用，体现了吴氏"治外感如将"的立法思想。

3. 导赤承气汤评

导赤承气汤主治阳明腑实，小肠热盛证。临床表现为身热，腹满便秘，烦渴，小便短赤，涓滴不畅，溺时疼痛，舌红苔黄，脉数。该方具有通导大小肠，养阴生津之功。药虽六味，但体现了局部与整体观相结合的组方思维。黄柏直达下焦以清热，治小便赤涩热痛；大黄、芒硝逐肠胃之热，治大便秘结。此两部分药物可理解为大、小肠的局部用药。中医认为心和小肠相表里，小肠热尚需清心热，故用黄连清心火。又心主血，血为阴，故用生地黄滋阴养液。心经阴液得补，小肠灼热、涩痛也得以好转。脉为心主，心经有热，则血脉不利，故用赤芍清热凉血化瘀。黄连、生地黄、赤芍的应用，是以心为中医整体观的用药思维，不仅体现了下部"此二肠同治法也"，也揭示了上下同治的治病理念。

4. 牛黄承气汤评

牛黄承气汤主治热陷心包兼腑实证。表现为身热神昏，舌謇肢厥，便秘，腹部按之硬痛，舌绛，苔黄燥，脉数沉实等。有清心开窍，攻下腑实之效。吴氏称本方为"两少阴合治法"，是因为"牛黄丸开手少阴之闭，以承气急泻阳明，救足少阴之消"。该方为"心胃同治"或"脑肠同治"法的代表方。安宫牛黄丸清心（脑）开窍，大黄泄热治胃肠。笔者团队开展了脑肠同治法在温病发热中的理论和实验研究，结果表明脑肠同治法较单一开窍法退热效果更加显著。安宫牛黄丸或改变其剂型的清开灵等治疗发热，若配合通畅大肠腑气的大黄等，临床效果要比单纯的治脑或治肠更好。方中安宫牛黄丸用量为二丸，温开水化开，调生大黄末三钱。临证可根据邪热及肠道热结程度，适当增减用量。

5. 增液承气汤评

增液承气汤主治阳明腑实，阴液亏损证。表现为身热，腹胀满，便秘或热结旁流，口干，咽燥，唇裂，舌苔焦燥，脉沉细等。与新加黄龙汤证相比，少了气虚，比增液汤多了热结。该方有滋阴增液，攻下腑实之功。方中"动"药大黄、芒硝，配以"静"药增液汤，动静结合，与大肠阳腑生理病理特点颇相吻合。吴氏称本方为"此一腑中气血合治法也"，气指阳明热结，血指阴液。

6. 吴鞠通八个承气汤

本条"下之不通，其证有五"，均是在中焦阳明腑实的基础上，又出现了上焦心肺部位的病变，故立法有肺肠同治的宣白承气汤、心胃同治的牛黄承气汤。下焦小肠热盛（膀胱热盛），立法有二肠同治的导赤承气汤。阳明腑实，发展必然伤阴耗气，呈现虚实夹杂证，故立法有津液损伤的气血合治法增液承气汤、气液两伤的邪正合治法新加黄龙汤。本篇第十条有三焦俱急的承气合小陷胸汤，本篇第十五条有下后阴伤的护胃承气汤。下焦篇第二十一条有瘀热互结的桃仁承气汤（图 14）。吴氏继承了仲景承气理论，并将其发扬光大。不仅有气分病变，还有血分、营分（心包）病变；脏腑不仅有大肠，还有肺、心包、小肠；证候性质不仅有实证，还有虚实夹杂证。

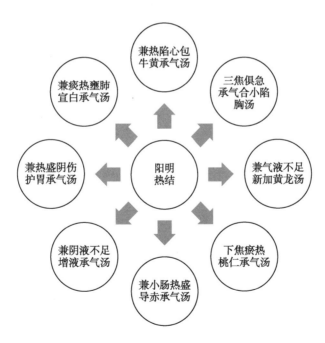

图 14 吴氏承气汤类方主治证图

受吴氏启迪，笔者临床根据病邪性质及部位，自拟了部分承气汤类方。如果见肝胆湿热证，出现黄疸、胁痛、口苦、小便黄、大黄秘结、舌红、苔黄等，用茵陈蒿汤合大承气汤，谓茵陈承气汤（自拟方：茵陈、栀子、大黄、芒硝、枳实、厚朴）。肝病后期，肝阴不足，有大便干结，坚如羊屎者，用一贯煎合调胃承气汤，谓一贯承气汤（自拟方：麦冬、生地黄、沙参、枸杞子、当归、川楝子、大黄、芒硝、甘草）。如肾阳虚衰，出现水肿、便秘者，用真武汤合小承气汤，谓真武承气汤（自拟方：附子、茯苓、白术、白芍、生姜、大黄、枳实、厚朴）。

【原文】

十八、下后虚烦不眠，心中懊𢙃，甚至反复颠倒[1]，栀子豉汤主之；若少气者，加甘草；若呕者，加姜汁。

邪气半至阳明，半犹在膈，下法能除阳明之邪，不能除膈间之邪，故证现懊𢙃虚烦，栀子豉汤涌越其在上之邪也。少气加甘草者，误下固能伤阴，此则以误下而伤胸中阳气，甘能益气，故加之。呕加姜汁者，胃中未至甚热燥结，误下伤胃中阳气，木来乘之，故呕。加姜汁和肝而降胃气也，胃气降，则不呕矣。

栀子豉汤方（见上焦篇）

栀子豉加甘草汤

即于栀子豉汤内，加甘草二钱。煎法如前。

栀子豉加姜汁方

即于栀子豉汤内，加姜汁五匙。

【注解】

[1] 反复颠倒：心中烦乱、辗转不宁。

【释义】

阳明温病，使用下法后，出现烦躁、失眠、心中懊𢙃，甚至心中烦乱、辗转不宁，此为邪气半至阳明，半犹在膈，膈热扰乱心神所致。治用栀子豉汤轻清宣气。出现少气者，为误下伤胸中阳气，加入甘能益气的甘草；若出现呕者，为误下伤胃中阳气，肝木犯胃，加和肝而降胃气的姜汁。

【评议】

热郁胸膈评

"邪气半至阳明，半犹在膈"，"犹"字说明了原本既有热郁胸膈，又有阳明腑实，为上下同病证。单纯使用泻下后，虽然阳明邪热通过大肠而出，腑实缓解，但有部分热郁胸膈的邪气仍在，出现烦躁、懊侬等症。其实，单纯阳明腑实证，使用攻下后，也可因部分邪气上扰出现胸膈郁热证。上焦篇的栀子豉汤证是由外邪入于气分而来，可互参。可见热郁胸膈证的形成，温邪由外及内，或由下及上皆可导致，不必拘泥于下后。

本证病位虽在胸膈，但涉及的脏腑主要在心、胃、肠，并无膈的基本表现，也无胸部肺的症状。主要临床症状有：发热，胸腹部灼热如焚，口渴，牙龈肿痛，心烦躁扰不安，口舌生疮，欲呕吐，大便不通，舌红，苔黄，脉数。无呃逆、咳嗽、喘等膈、肺功能异常的表现。热郁胸膈证是一组包括神经系统、消化系统在内的综合征，也可有内科、口腔科、肛肠科等多科交叉的临床表现。在医院分科越来越细的情况下，临床相关科室医生，只看到本科所表现出的一组症状，往往容易误诊。若熟悉《伤寒论》《温病学》经典知识，对本证的多组表现，则可诊断为热郁胸膈证。用栀子豉汤治疗，重者用凉膈散法。

若心烦腹满，卧起不安者，可用栀子厚朴汤（《伤寒论》：栀子、厚朴、枳实）。若热扰胸膈，中焦有寒者，可用栀子干姜汤（《伤寒论》：栀子、干姜）来清上热，温中寒。栀子豉汤加甘草，张仲景名为栀子甘草豉汤。栀子豉汤加姜汁，仲景名为栀子生姜豉汤，吴氏以姜汁易生姜。以上栀子豉汤类方煎煮时，香豉后下，取其气味轻薄，更能发挥轻浮宣散之效。

【原文】

十九、阳明温病，干呕口苦而渴，尚未可下者，黄连黄芩汤主之。不渴而舌滑者，属湿温。

温热，燥病也。其呕由于邪热夹秽，扰乱中宫而然，故以黄连、黄芩彻其热，以芳香蒸变化其浊也。

黄连黄芩汤方（苦寒微辛法）

黄连二钱　黄芩二钱　郁金一钱五分　香豆豉二钱

水五杯，煮取二杯。分二次服。

【释义】

阳明温病表现干呕，为邪热夹秽，扰乱中焦所致。口苦、口渴为热邪伤阴。未使用下法治疗，说明一是本证无阳明腑实现象；二是无经下后出现的邪热外浮，而是实热郁滞中焦。治用苦寒的黄连、黄芩清热，并加芳香蒸变的郁金、香豆豉。若口不渴，舌质滑，或苔滑的，属夹湿的湿温病。

【评议】

1. 干呕评

无物有声谓之干呕，为胃气上逆所致。本条吴氏认为其病机是邪热夹秽浊，扰乱中焦脾胃升降功能，从而导致胃气上逆。针对邪热扰胃，吴氏用苦寒的黄连、黄芩"彻其热"，热降则胃气降。本条说"温热，燥病也"，非指燥邪致病，而是偏于温热类疾病，邪热较盛。秽浊类似于湿热，故本证可概括为中焦阳明湿热干呕，但明显属于热重湿轻，故用黄芩、黄连清热的同时，也取其燥湿之功来针对湿邪，芩、连相配对邪热夹秽者尤为对证。若口不渴，为湿重，黄连、黄芩则不宜使用，可参阅湿温病辨治。苦寒的黄连、黄芩与辛味的郁金、香豆豉相配，吴氏称为"苦寒微辛法"，此法的提出使阳明热证的治法得以丰富。

干呕的病因多端，除吴氏所论的邪热夹秽浊外，尚有胃热、胃火，或有胃阴不足等。笔者临床发现，干呕属热者较多，正如刘完素《素问玄机原病式·热类·喘呕》指出："凡呕吐者，火性上炎也，无问表里，通宜凉膈散。"胃实热者，苦寒清胃泻火；胃阴虚者，甘寒濡养胃腑。

2. 郁金配香豆豉药对

吴氏治疗湿热秽浊善用郁金、香豆豉药对，如中焦篇第五十五条三香汤等。郁金为"草之香"，既能芳香化浊，又能理气活血，且性味寒凉，尤其适用于热邪或湿热之邪阻滞于上中下三焦所致的发热、清窍不利，或脏腑的气血不通等。香豆豉为大豆与辛凉的青蒿叶、桑叶一起蒸罨。二药相配，共起"芳香蒸变"之功。笔者临床用香豆豉较少，多用芳香的青蒿、桑叶替代，与郁金配合，有芳香开窍，宣络退热之功。

【原文】

二十、阳明温病，舌黄燥，肉色绛，不渴者，邪在血分，清营汤主之。若滑者，不可与也，当于湿温中求之。

温病传里，理当渴甚，今反不渴者，以邪气深入血分，格阴于外，上潮于口，故反不渴也。曾过气分，故苔黄而燥。邪居血分，故舌之肉色绛也。若舌苔白滑、灰滑、淡黄而滑，不渴者，乃湿气蒸腾之象，不得用清营柔以济柔也。

清营汤方（见上焦篇）

【释义】

阳明温病，出现舌苔黄燥，舌质色绛，口不渴，为邪气深入血分，格阴于外，上潮于口所致。用清营泄热养阴的清营汤治疗。若舌质或舌苔滑者，乃湿气蒸腾之象，不可与养阴的清营汤治疗，当按湿温病辨治。

【评议】

"舌黄燥，肉色绛"评

"舌黄燥"是指舌苔色黄而干燥，如果再伴有舌质红，则为温热性温病热入气分，津液损伤的征象。"肉色绛"是指舌质色绛，若伴有少苔或无苔，则为温病热入营分阶段。吴氏认为，见如此舌象，则为热邪深入血分，但温病热入血分，舌质往往多深绛或紫暗，显然此证并非热入血分，而是热入营分。但舌苔又黄燥，按现代温病学理论，实为气营两燔证舌象。若是舌苔白腻或白厚黏腻如积粉，同时舌质绛或紫绛者，为湿热类温病湿遏热伏或湿热秽浊郁闭膜原的征象，即吴氏所说的"若舌苔白滑、灰滑、淡黄而滑，不渴者，乃湿气蒸腾之象，不得用清营柔以济柔也"，当以三仁汤或达原饮治疗。舌苔由黄燥向灰燥、黑燥的转变，表明气分热势及阴伤越来越重（图15）；舌质由舌淡向舌红、舌绛、舌深绛方面的转变，代表卫气营血证的发展阶段（图16）。

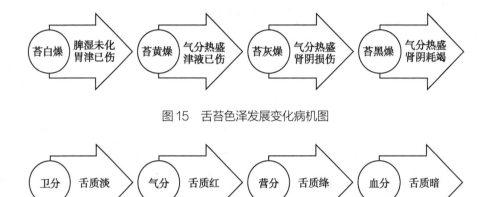

图15　舌苔色泽发展变化病机图

图16　舌质色泽发展变化病机图

【原文】

二一、阳明斑者，化斑汤主之。

方义并见上焦篇。

【释义】

阳明温病，皮肤发斑者，用清胃凉血化斑的化斑汤治疗。

【评议】

阳明温病气分证，邪热不得外解或内消，气热内迫血分，可在皮肤上出现发斑现象。陆子贤《六因条辨》说："斑为阳明热毒。"除发斑外，尚有阳明气分证的其他症状，如发热、口渴、舌红、苔黄、脉数等。若是阳明温病腑实证，则有便秘等，可用化斑汤加减治疗。化斑汤组成及适应证见上焦篇第十六条。

【原文】

二二、阳明温病，下后疹续出者，银翘散去豆豉，加细生地大青叶元参丹皮汤主之。

方义并见上焦篇。

【释义】

阳明温病，采取泻下治疗后，皮肤陆续出疹者，用银翘散去豆豉，加细生地、大青叶、玄参、丹皮汤凉营透疹。

【评议】

疹为营分病变。本条疹的形成是阳明气分热邪经泻下治疗后，腑气不畅消失，但仍有部分热邪外窜肌肤血络。陆子贤《六因条辨》说："疹为太阴风热。"故用疏风散热的治肺方银翘散加减治疗。因无表证，故去辛温的淡豆豉，加细生地、大青叶、玄参、丹皮清营透疹，凉血解毒。本证泻下后，又出现发疹，临床较少见。如果泻下后，热邪外窜肌肤血络较轻，为邪气外露之象，可不用治疗。本方具体组成及方义见上焦篇第十六条。

【原文】

二三、斑疹，用升提则衄，或厥，或呛咳，或昏痉，用壅补则瞀乱[1]。

此治斑疹之禁也。斑疹之邪在血络，只喜轻宣凉解。若用柴胡、升麻辛温之品，直升少阳，使热血上循清道则衄；过升则下竭，下竭者必上厥；肺为华盖，受热毒之熏蒸则呛咳；心位正阳，受升提之摧迫则昏痉。至若壅补，使邪无出路，络道比经道最细，诸疮痛痒，皆属于心，既不得外出，其势必返而归之于心，不瞀乱得乎？

【注解】

[1]瞀乱：指心中闷乱，头目昏眩。

【释义】

斑疹为热入营血分的表现。如果用升麻、柴胡等升提治法直升少阳，阳热迫血妄行，不循清道则衄血。阳升太过则下焦阴竭，从而出现上部阳气将脱，致阳明气不相顺接而厥冷。热毒熏蒸于肺则呛咳。心属阳，受升提之摧迫则神昏痉厥。用壅补使邪无出路，则导致心中闷乱，头目昏眩。

【评议】

斑疹包括斑和疹，均是热入营血分的表现，即吴氏所说的"邪在血络"。斑疹的正确治法当为凉血解毒，偏于疹者，配合"轻宣凉解"之品。本条论述了斑疹治疗的两种禁忌。

1. 斑疹升提评

关于斑疹升提治法，吴氏提到了"柴胡、升麻辛温之品"不能用。此语有两层意思：斑疹为营血分热毒所致，柴胡、升麻有升提阳气及疏散外邪之功，用之不合适；"辛温之品"是说斑疹不能用辛温发汗的药物，如麻黄、桂枝等。临床看，升麻、柴胡在斑疹中并非不可用，此两味非辛温之品而是辛凉之药，因其有轻宣凉解之效，且升麻解毒、柴胡退热，故也可用于部分温邪出疹者。

2. 斑疹壅补评

补益的药物多温、多腻。在营血分热邪极盛的情况下，斑疹采取壅补之法，则易导致助热壅滞，出现神志瞀乱的不良后果，属绝对禁忌。但对于虚斑、阴斑及瘀疹因正虚无力托邪而不能透发者，可以应用。

【原文】

二四、斑疹阳明证悉具，外出不快，内壅特甚者，调胃承气汤微和之，得通则已，不可令大泄，大泄则内陷。

此斑疹下法，微有不同也。斑疹虽宜宣泄，但不可太过，令其内陷。斑疹虽忌升提，亦畏内陷。方用调胃承气者，避枳、朴之温燥，取芒硝之入阴，甘草败毒缓中也。

调胃承气汤（方见前）

【释义】

斑疹出现的同时，阳明证腑气不畅仍存在。当阳明邪气外出不畅，肠内腑气壅塞特甚时，用调胃承气汤微和泻下，腑气得通则斑疹可愈。但不可使用峻下之法，否则易导致泄泻不止，邪热内陷。

【评议】

斑疹下法评

斑疹如因阳明腑实引起，可用泻下法治疗。阳明腑气通畅，邪热有外出之机，斑疹也每可透发。但"此斑疹下法，微有不同也"，说明此类斑疹不可与大承气汤攻下，与一般的阳明腑实证不同，峻下易使邪热内陷，同时枳、朴之类药物温燥，有伤阴动血之弊。但可用调胃承气汤缓下，"取芒硝之入阴，甘草败毒缓中也"。

斑疹"外出不快"，其因有邪毒深重伏藏于内，无法外透者；也有因正气虚弱，无力抗邪外出者。本条"阳明证悉具"，表明里热壅盛，因而可用调胃承汤微微泻下。斑疹用泻下法，非斑疹正治之法，即使有阳明腑实，也应暂用而不能久服，"得通则已，不可令大泄"。

【原文】

二五、阳明温毒发痘[1]者，如斑疹法，随其所在而攻之。

温毒发痘，如小儿痘疮，或多或少，紫黑色，皆秽浊太甚，疗治失宜而然也。虽不多见，间亦有之。随其所在而攻，谓脉浮则用银翘散加生地、元参，渴加花粉，毒重加金汁、人中黄，小便短加芩、连之类；脉沉，内壅者，酌轻重下之。

【注解】

[1]痘：天花，又名痘疮。

【释义】

因中焦阳明温毒而发痘疮者，治疗如同斑疹法，根据邪之所在部位及热邪程度不同，随证治之。

【评议】

天花是感染天花病毒引起的烈性传染病。吴氏时代，天花病时有发生，现今已灭绝。感染天花毒邪后，患者初期有高烧、疲倦、头疼及背痛。2～3天后，脸部、手臂和腿部呈现典型的天花红疹。吴氏认为阳明温毒引起的发痘，治法与斑疹相同，原则上"随其所在而攻之"，采取泄热透邪，凉血解毒。脉浮，说明热邪在表，用银翘散泄卫透表，加生地黄、玄参清热养阴；口渴者，加天花粉；如果热毒较重，加金汁、人中黄清热解毒；小便短，为热邪伤阴，加黄芩、黄连清热泻火；脉沉者，热邪内壅，可根据腑实的情况，酌情使用攻下。

【原文】

二六、阳明温毒，杨梅疮[1]者，以上法随其所偏而调之，重加败毒，兼与利湿。

此条当入湿温，因上条温痘连类而及，故编于此，可以互证也。杨梅疮者，形似杨梅，轻则红紫，重则紫黑，多现于背部、面部，亦因感受秽浊而然。如上法者，如上条治温痘之法。毒甚，故重加败毒。此证毒附湿而为灾，故兼与利湿，如萆薢、土茯苓之类。

【注解】

[1] 杨梅疮：即梅毒。因疮的外形似杨梅，故名。为性病之一。

【释义】

阳明温毒导致的杨梅疮，按照上条治温痘方法随其所偏而调治，因本病毒甚，故加败毒之药，并兼与利湿，如萆薢、土茯苓之类。

【评议】

1. "毒附湿而为灾"评

《说文解字》："毒，厚也。"毒邪为邪之重者，往往有蕴结壅滞的特征。毒邪与湿浊相兼，病重而易染。吴氏认为杨梅疮即是"毒附湿而为灾"。该病是由于感染梅毒而引起的传染性疾病，主要通过性途径传播，可有发热，头痛，骨节酸痛，咽干喉痛，并逐渐出现生殖器部位硬下疳，背部、面部梅毒疹等。斑疹轻则红紫，重则紫黑。湿寓毒中，故治宜清热解毒，利湿泄浊，常用药如萆薢、土茯苓等。"毒附湿"病因也可导致其他疫病，如新冠肺炎、肠伤寒等。

2. 败毒祛湿圣药——土茯苓

土茯苓性味甘、淡、平，归肝、胃经，具有解毒，除湿，通利关节之功。古人称其为治杨梅疮要药。一味土茯苓，《景岳全书》谓土萆薢汤，治杨梅疮、瘰疬、咽喉恶疮、痈漏溃烂、筋骨拘挛疼痛等。《滇南本草》记载土茯苓"杨梅疮，服之最良"。《外科正宗·卷三》归灵汤用土茯苓解毒利湿，配伍四物汤、人参、薏苡仁、威灵仙等，治杨梅疮不论新久，但元气虚弱者。《本草纲目》搜风解毒汤用土茯苓配伍薏苡仁、防风、木瓜等药，治疗汞剂中毒而致肢体拘挛。现多用于治疗湿热痹证、淋浊、带下、痈肿、瘰疬、疥癣等所致的筋骨肌肉疼痛、肢体拘挛等。笔者常用此药配伍利湿、清热等药，如萆薢、威灵仙、忍冬藤、防己、海桐皮等，治疗类风湿性关节炎、系统性红斑狼疮、高尿酸血症、痛风等，效果良好。用量多在20～50g，病情急重，或湿邪缠绵不去者，可重用。

【原文】

二七、阳明温病，不甚渴，腹不满，无汗，小便不利，心中懊恼者，必发黄。黄者，栀子柏皮汤主之。

受邪太重，邪热与胃阳相搏，不得发越，无汗不能自通，热必发黄矣。

栀子柏皮汤方

栀子五钱　生甘草三钱　黄柏五钱

水五杯，煮取二杯。分二次服。

［方论］此湿淫于内，以苦燥之，热淫于内，佐以甘苦法也。栀子清肌表，解五黄[1]，又治内烦。黄柏泻膀胱，疗肌肤间热。甘草协和内外。三者其色皆黄，以黄退黄，同气相求也。

按：又可但有茵陈大黄汤，而无栀子柏皮汤。温热发黄，岂皆可下者哉？

【注解】

[1] 五黄：黄疸的总称，指黄疸、谷疸、酒疸、女劳疸、黑疸。

【释义】

阳明温病，口渴不重，脘腹无胀满，说明病机非阳明经、腑证。

无汗，小便不利，心中烦乱，为湿热内郁不得发越的表现。由于邪气不能从皮肤、膀胱发越，故势必发黄。如果发黄的，可用栀子柏皮汤清热利湿退黄。

【评议】

中医将黄疸分为阳黄、阴黄。"黄家所得，从湿得之"（《金匮要略·黄疸病脉证并治》）。阳黄为湿热，阴黄为寒湿。本证"受邪太重，邪热与胃阳相搏"并非单纯的热邪，结合表现及方药，其病机为湿热阻于阳明，且热重于湿。湿热之邪不能从小便、皮肤而出，湿热郁蒸而致发黄，此为黄色鲜明如橘子色的阳黄，并伴有热重于湿出现的阻中、流下、溢外的一般症状，方用栀子柏皮汤治疗。栀子苦寒，"清肌表，解五黄，又治内烦"，可使湿热之邪从三焦分消；黄柏苦寒，清热燥湿，"泻膀胱，疗肌肤间热"。二味同用，可达到畅通肌腠、通利小便之功。甘草解毒并协调内外。三味药"其色皆黄，以黄退黄，同气相求也"。吴鞠通方论所说的吴又可《温疫论》茵陈大黄汤，实为茵陈汤（茵陈、栀子、大黄），吴氏对其用大黄泻下提出了非议，其目的是说明黄疸有当下者，有不当下者，有其正确的一面。但对于本证湿热导致的黄疸，是可以采用泻下治疗，也是张仲景茵陈蒿汤下法治黄的应用。如果湿重，或寒湿所致阴黄，则不宜用苦寒大黄泻下。

【原文】

二八、阳明温病，无汗，或但头汗出，身无汗，渴欲饮水，腹满，舌燥黄，小便不利者，必发黄，茵陈蒿汤主之。

此与上条异者，在口渴、腹满耳。上条口不甚渴，腹不满，胃不甚实，故不可下；此则胃家已实而黄不得退，热不得越，无出表之理，故从事于下趋大小便也。

茵陈蒿汤

茵陈蒿六钱　栀子三钱　生大黄三钱

水八杯，先煮茵陈减水之半，再入二味，煮成三杯。分三次服。以小便利为度。

［方论］此纯苦急趋之方也。发黄，外闭也。腹满，内闭也。内外皆闭，其势不可缓。苦性最急，故以纯苦急趋下焦也。黄因热结，泻热者必泻小肠，小肠丙火[1]，非苦不通。胜火者莫如水，茵陈得水之精。开郁莫如发陈，茵陈生发最速，高出众草，主治热结黄疸，故以之为君。栀子通水源而利三焦。大黄除实热而减腹满，故以之为佐也。

【注解】

［1］丙火：五行学说的运用。小肠与心皆属火，其中心为丁火，小肠为丙火。

【释义】

阳明温病，出现身体无汗，或但头汗出，说明热不得越，邪不能出表。口渴欲饮水，腹部胀满，舌燥黄，为阳明已成腑实。湿热下注膀胱，故小便不利。热邪无外出、下泄之路，必然郁蒸于皮肤致身体发黄，用纯苦急趋之方茵陈蒿汤治疗。

【评议】

1. 黄疸下法评

本条与上条皆有无汗、小便不利，所不同的是口渴与腹满。上条不甚渴，腹不满，说明阳明未成腑实，不宜攻下，即吴氏所说的"胃不甚实，故不可下"。而本条渴欲饮水，腹满，舌燥黄，"此则胃家已实"，故用大黄攻下，达到"除实热而减腹满"的目的，使热邪从大肠而出，热越则不能发黄。可见，黄疸是否用大黄，热结肠腑的程度是其重要特征。笔者认为，阳黄患者及时早用大黄，保持腑气通畅，是给热邪以出路的重要方法。

2. 茵陈药物解析

（1）退黄要药：茵陈善除脾胃、肝胆湿热而退黄疸，为治黄疸要药。该药苦、辛，微寒，归脾、胃、肝、胆经。苦能泄、能降，寒能清，辛味能走、能散、善调达。故茵陈善清肝胆湿热而利小便，使湿热之邪由小便而出。《金匮要略·黄疸病脉证并治》曰："诸病黄家，但利其小便。"因此，利小便是祛除湿热的主要途径。

祛湿药中为何独称茵陈为退黄要药？因为茵陈与春季相应，春应肝木，归肝胆经而起到清热作用，故被称为退黄要药。黄疸无论属湿热阳黄还是寒湿阴黄，无论是湿重于热还是热重于湿，均可随症配用。阳黄配伍清热药，如茵陈蒿汤；阴黄配伍温化寒湿药，如茵陈五苓散。

笔者用其治湿热证，常用量为 15～30g。本品除治黄疸外，对湿热亚健康人群的预防及治疗都有较好作用。笔者将其用于降血脂等方面，疗效明显。

（2）生发最速：吴氏谓茵陈："开郁莫如发陈，茵陈生发最速，高出众草。"可见茵陈有促使人体气机升发，开郁调气之功。本品初春生苗，高 6～10cm 时采收。其气清芬，秉春升之气最浓，故能疏肝利胆，调达肝胆之气，从而脾胃得以升降。《医学衷中参西录·茵陈解》谓茵陈："善清肝胆之热，兼理肝胆之郁。"茵陈既治肝胆实热，又疗肝胆湿热，既能畅达肝胆，又可调理脾胃之气。《素问·四气调神大论》说："春三月，此为发陈。"春天所生之物，多有疏肝调气、助人体生发之用，如春天的麦苗、薄荷等。

3. 栀子配大黄药对

栀子色赤，煮水则黄；大黄色黄，泡水则赤。赤者入血分，黄者走气分，故二味配伍，既走气又入血，为气血同治药对，善治热邪或湿热之邪阻滞于三焦证。二药相配，"动"作用增强，栀子清三焦之邪，从小便走；大黄泄三焦之热，从大便出。体现了温病"治热找出路"的思想。该药对加枳实、豆豉，名栀子大黄汤，《金匮要略·黄疸病脉证并治》用其治疗"酒黄疸，心中懊侬，或热痛"。与茵陈蒿汤相比，栀子大黄汤所治病症部位在心中或心下，以心中懊侬为主，而茵陈蒿汤所治病症部位在腹中，以腹满、小便不利为主。

【医案选录】

胆汁淤滞型肝炎致黄疸案

15 年前，我们用下法治疗了一例黄疸患者，案例思维来源于本条所论。文章刊登在山东中医杂志，2007 年第 7 期。患者男，40 岁，右上腹隐痛 3 日，伴有目黄、尿黄半月就诊。症见身目俱黄，其色鲜明，皮肤瘙痒，腹部微胀，口苦微干，尿少且黄，大便二日未行，舌苔黄腻，脉弦滑。检查：巩膜、皮肤深度黄染，未见肝掌及蜘蛛痣，肝肋缘下 3cm，剑突下 5cm，质地中等，脾未触及，余无异常。肝功能：总胆红素 119.0μmol/L，直接胆红素 96μmol/L，总胆固醇 9.2mmol/L，ALT 133U，AST 254U，乙肝表面抗原阳性，尿胆红素（＋），粪胆原弱阳性，尿胆原（－）。诊断为淤胆型肝炎。中医辨证为湿热瘀滞，肝胆不利，腑气不畅。治宜通腑泄热，清利肝胆。用大承气汤加味：

处方：生大黄 15g（后下），芒硝（冲服）、栀子各 10g，茵陈 20g，厚朴 12g，枳实 10g，生地黄、丹参各 15g，龙胆草 10g，甘草 6g。6 剂，水煎服，日 1 剂，分 2 次服。

6 剂后，黄疸渐减，守上方加茯苓、泽泻、赤芍、白术各 10g。再服 6 剂后黄疸消退，诸症皆除。复查肝功能正常，继用香砂六君子汤加味 6 剂，病遂告愈。

按语：本案为黄疸下法案例。此黄疸为阳黄，属热重于湿证。表现除"三黄"外，尚有腹胀、口苦、大便秘结等阳明腑实证。虽无皮肤无汗症，但有皮肤瘙痒，可理解为湿热不能外越，郁于皮肤而痒。尿少且黄为小便不利。综合分析，本案发黄，为湿热不得越于外、出于下，故采取吴氏"从事于下趋大小便也"治法。用茵陈蒿汤合大承气汤加减，使湿热之邪从外、从二便而分消。早中期黄疸，运用通腑泻下，可保持大便通畅，使邪有出路。大黄等通腑药物，可通畅腑气，泻热解毒，有利于祛除病邪。笔者在临床上凡治肝病实证者，喜用大黄，并连续用 5～10 日，大便变溏，再改用健脾利湿之品，收效甚速。

【原文】

二九、阳明温病，无汗，实证未剧，不可下，小便不利者，甘苦合化，冬地三黄汤主之。

大凡小便不通，有责之膀胱不开者，有责之上游结热者，有责之肺气不化者。温热之小便不通，无膀胱不开证，皆上游（指小肠而言）热结与肺气不化而然也。小肠火腑，故以三黄苦药通之；热结则液干，故以甘寒润之；金受火刑，化气维艰，故倍用麦冬以化之。

冬地三黄汤方（甘苦合化阴气法）

麦冬八钱　黄连一钱　苇根汁（冲）半酒杯　元参四钱　黄柏一钱　银花露（冲）半酒杯　细生地四钱　黄芩一钱　生甘草三钱

水八杯，煮取三杯。分三次服。以小便得利为度。

【释义】

阳明温病，不出汗，里实证的表现不严重，不可用攻下治疗。若小便不通利，可用甘苦合化法的冬地三黄汤治疗。

【评议】

1. **温病小便不通评**

吴氏将温病小便不通的原因高度概括为："皆上游（指小肠而言）热结与肺气不化而然也。"提纲挈领地分为温热类及湿热类病因。前者指温热类温病热邪伤阴，小肠火腑阴液干涸。后者指湿热类温病湿热阻滞，肺气失于气化，水之上源布津功能障碍。两类病因所导致的小便不利，病机相反，针对热结阴伤导致的小便不利，需要清热与养阴并举，当用吴氏甘苦合化阴气法，"以三黄苦药通之"，"以甘寒润之"，"金受火刑，化气维艰，故倍用麦冬以化之"。

"膀胱不开证"的小便不利，指的是肾阳虚衰，膀胱气化失司。吴氏认为温病为外感温邪所致，无肾阳虚衰导致的小便不利。其实，温病后期，温热类温病阴损及阳，或湿热类温病湿邪伤阳，也可出现肾阳虚衰证，不可偏执。

2. **"甘苦合化阴气法"临床意义**

甘苦合化阴气法为吴氏《温病条辨》重要治法，从上焦银翘散之清芬，至下焦专翁大生膏之浊臭，均有甘苦合化治法蕴意，体现了吴氏治疗温热性温病注重清热的同时，勿忘养阴、保阴、存阴思想。甘味药养阴，苦味药清热，甘苦相配既能清热又不伤阴，"甘得苦则不呆滞，苦得甘则不刚燥，合而成功也"（《吴鞠通医案·暑温》），故称合化阴气法（图17）。冬地三黄汤为甘苦合化阴气的代表方。方中麦冬、苇根、玄参、银花露、细生地、生甘草为甘味药；黄连、黄柏、黄芩为苦味药。

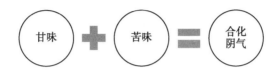

图17　甘苦味配伍作用图

（1）甘苦合化利小便：《吴鞠通医案·暑温》谓："按甘苦合化阴气利小便法，举世不知，在温热门中，诚为利小便之上上妙法。盖热伤阴液，小便无由而生，故以甘润益水之源；小肠火腑，非苦不通，为邪热所阻，故以苦药泄小肠而退邪热。"吴氏所说的温热门中，是指温热性温病的小便不利可以用甘苦合化法，不可用淡渗利湿药物。小肠属于火腑，故用黄连、黄芩、黄柏苦寒药物来通导火腑；热结于内则津液必然受损，所以用甘寒养阴药物滋阴润燥；肺金受到火热之气灼伤，则正常的转输津气的功能发生障碍，因此倍用麦冬以补养肺之气阴。苦甘相配，既制约苦味太燥，又防甘味太腻，此法被吴鞠通称为"利小便之上上妙法"。

（2）甘苦比例据证用：甘味药偏补，苦味药偏泻；甘寒药偏滋，苦寒药偏清。苦味药和甘味药的比例及用量，当据证而定。冬地三黄汤甘苦合化比例为："甘寒十之八九，苦寒仅十之一二耳。"合化阴气法不仅用于温热病的小便不利，对于内伤疾病中的热邪伤阴证也很常用，如消渴病，基本病机为阴虚燥热，使用生地黄配黄连的甘苦合化阴气法，对于改善口苦、口干有效，降血糖作用也明显。干燥综合征，有热象又有阴伤时，亦可采取合化阴气法调之。

【原文】

三十、温病小便不利者，淡渗不可与也，忌五苓、八正辈。

此用淡渗之禁也。热病有余于火，不足于水，惟以滋水泻火为急务，岂可再以淡渗动阳而烁津乎？奈何吴又可于小便条下，特立猪苓汤，乃去仲景原方之阿胶，反加木通、车前，渗而又渗乎？其治小便血分之桃仁汤中，仍用滑石，不识何解！

【释义】

温热性温病出现小便不利，为热盛阴伤所致。不可使用淡渗利尿法治疗，忌用五苓散、八正散之类的利湿方剂。

【评议】

淡渗利小便评

本条是指温热类温病小便不利，不可用淡渗之法，因为此类"热病有余于火，不足于水"，治当"惟以滋水泻火为急务"，采取甘苦合化阴气法，如冬地三黄汤等。对于温热性温病属热盛伤阴者，再采取淡渗利尿，会导致阴液更加亏虚，使小便不利更重，甚者会阴损及气、阴损及阳，出现尿失禁、脱肛等严重耗气伤阳的病理改变。笔者临床常遇到因使用利尿中药不当导致的小便余沥、小腹下坠等气虚下陷者，以病程久或老年人为多。此类患者来诊时，即使有小便不畅，也不能再予淡渗之法，当补益脾肾，益气升提。补脾气可用补中益气汤，补肾气可用右归丸，也可用吴鞠通补益脾肾的双补汤。若有小便灼热者，不可再用过多苦寒或利尿之药，可配甘寒养阴药如生地黄、芦根、白茅根等。

湿热类温病小便不利，则可用淡渗法。方如五苓散、八正散类，药物如茯苓、车前子、滑石、泽泻等。淡渗法能使湿热之邪尽快从小便而解，膀胱开，肺痹亦开，水之上源功能则可正常发挥。但淡渗之法也不可久用、多用，应中病即止，否则亦易耗气损阳，出现变证，可配伍健脾益气药，如黄芪、白术等同用。

吴又可所论温疫病，是由湿热秽浊之邪郁闭所致，其用猪苓汤去阿胶，加木通、车前子，旨在清热利湿，并非不可用。猪苓汤乃仲景利水不伤阴方，既祛水又补充水，可为阴虚水停的水肿、鼓胀等提供组方思路。

【原文】

三一、温病燥热，欲解燥者，先滋其干，不可纯用苦寒也，服之反燥甚。

此用苦寒之禁也。温病有余于火，不用淡渗犹易明，并苦寒亦设禁条，则未易明也。举世皆以苦能降火，寒能泻热，坦然用之而无疑。不知苦先入心，其化以燥，服之不应，愈化愈燥。宋人以目为火户，设立三黄汤[1]，久服竟至于瞽，非化燥之明征乎？吾见温病而恣用苦寒，津液干涸不救者甚多，盖化气[2]比本气[3]更烈。故前条冬地三黄汤，甘寒十之八九，苦寒仅十之一二耳。至茵陈蒿汤之纯苦，止有一用，或者再用，亦无屡用之理。吴又可屡诋用黄连之非，而又恣用大黄，惜乎其未通甘寒一法也。

【注解】

[1] 三黄汤：指《银海精微》三黄汤，由黄连、黄芩、大黄组成，治脾胃积热目疾。

[2] 化气：指滥用药物生成的病变。

[3] 本气：指由病邪导致的病变。

【释义】

温病热邪未解而阴津已伤，呈现燥热之象，当用甘寒柔润之品滋阴养液，润燥泻热，不可纯用苦寒法。因苦能化燥，易于伤津劫液，往往燥热更甚。

【评议】

"苦寒之禁"评

吴鞠通治疗温病，对苦寒药的使用，极为慎重，并在《温病条辨》中多处论述。"热者寒之"属温病正治，故临床多"坦然用之而无疑"。然一味使用苦寒，"不知苦先入心，其化以燥，服之不应，愈化愈燥"，苦寒药"止有一用，或者再用，亦无屡用之理"。若久服苦寒，严重化燥伤阴者"竟至于瞎"。吴氏时代"温病而恣用苦寒，津液干涸不救者甚多"，于今临床亦是如此，滥用苦寒药者颇多。《温病条辨》未有一张方剂纯用苦寒药，即使运用也是"先滋其干"，配伍甘寒药，如生地黄、麦冬、沙参等，起到甘苦合化阴气之效。另外，吴氏使用苦寒药，常根据病程二三日，适时加用苦寒药，如银翘散加减法、普济消毒饮加减法等。

《温病条辨·杂说·吴又可温病禁黄连论》论述了必用苦寒药的几种情况：如心火亢盛导致的不寐、小肠火腑出现的小便淋漓不畅、长期饮酒及湿热性疾病等，可前后互参。

【原文】

三二、阳明温病，下后热退，不可即食，食者必复；周十二时后，缓缓与食，先取清者，勿令饱，饱则必复，复必重也。

此下后暴食之禁也。下后虽然热退，余焰尚存，盖无形质之邪，每借有形质者以为依附，必须坚壁清野，勿令即食。一日后，稍可食清而又清之物，若稍重浊，犹必复也。勿者，禁止之词；必者，断然之词也。

【释义】

阳明温病，运用攻下法后热势已退，此时不可立即暴食，否则会引起病情复发，称为食复。应在热退二十四小时后再缓缓给予食物，并注意先食一些清淡易消化的食物，不可食得过饱，过饱也会导致病情复发。发生食复者，病情必然要比之前更为严重。

【评议】

"暴食之禁"评

热病后期或恢复期，因饮食不节，可致发热病情复发。文中指下后热退一日内不可进食，即使食，亦当清淡或清稀。因为下后脾胃之气有一定损伤，如果即食或暴食，会导致食不能化，积而为患。另外，所食之物与胃肠余热相合，造成病情复发。吴氏提出了"必须坚壁清野"。坚壁清野是战争用语，指坚守壁垒，并让四野居民、物资全部转移、收藏，使敌人一无所获，立不住脚，是一种困死、饿死敌人的作战方法。但在临床上，如果运用下法或其他治法热势已退，患者知饥索食，也未必等到一日后方能进食，但应注意所进食物宜清淡、量少、流汁、易消化等。若舌苔出现厚腻，口中有异味，晨起愈重，不可再食"甘脆肥浓"之品，说明内有伤食积滞，处方中可加入消食导滞的神曲、麦芽等。便秘者宜用牛蒡子、全瓜蒌或大黄，使体内滞留物自肠道而出。

【原文】

三三、阳明温病，下后脉静，身不热，舌上津回，十数日不大便，可与益胃、增液辈，断不可再与承气也。下后舌苔未尽退，口微渴，面微赤，脉微数，身微热，日浅者，亦与增液辈；日深舌微干者，属下焦复脉法也（方见下焦）。勿轻与承气，轻与者肺燥而咳，脾滑而泄，热反不除，渴反甚也，百日死。

此数下亡阴之大戒也。下后不大便十数日，甚至二十日，乃肠胃津液受伤之故。不可强责其便，但与复阴自能便也。此条脉静身凉，人犹易解，至脉虽不躁而未静，身虽不壮热而未凉，俗医必谓邪气不尽，必当再下，在又可法中亦必再下。不知大毒治病十衰其六，但与存阴退热断不误事（下后邪气复聚，大热大渴，面正赤，脉躁甚，不在此例）。若轻与苦燥，频伤胃阴，肺之母气受伤，阳明化燥，肺无秉气，反为燥逼，焉得不咳。燥咳久者，必身热而渴也。若脾气为快利所伤，必致滑泄，滑泄则阴伤而热渴愈加矣。迁延三月，天道小变之期，其势不能再延，故曰百日死也。

【释义】

阳明温病，运用下法后，脉象安静，身体不发热，舌上有津液恢复，数十天不大便，为热邪已除，肠胃津液受伤之故，治疗可与益胃汤、增液汤类方以复阴。阴液充足，则自能大便，不可再与承气汤类方泻下。如果运用泻下后舌苔未完全消退，口微渴，面微赤，脉微数，身微热，为下后仍有余热，且每日减轻，亦应与增液汤类方滋阴。若热邪伤阴逐日加重，舌微干燥，属下焦复脉法类方适应证。切勿轻率给予承气汤类方泻下，轻者频伤胃阴，阳明化燥，肺气失于宣降，而出现肺燥而咳；重者伤及脾之阳气，失于固摄，必致滑泄，滑泄则阴伤而热渴愈甚，百日死亡。

【评议】

下后伤阴评

阳明温病运用下法，虽然邪热能够消除，但也存在胃肠阴伤的潜在病机。其阴伤程度本条所论有三种：一是下后，数十日不大便，但脉象安静，身不热，舌上有津液恢复，为热邪已除，虽大便数日不行，但不可再与承气汤类方泻下，否则更伤阴。治疗当用甘寒的益胃汤或"以补药之体，作泻药之用"的增液汤类方，以复阴增液，润肠通便。二是运用泻下后，黄燥舌苔未退净，并有口微渴，面微赤，脉微数，身微热。几个"微"字说明下后腑实热结虽消，但仍有余热伤阴，与本篇第十五条的下后复聚所表现的热不退、口燥咽干、舌苔干黑或金黄色、脉沉实有力不同，故本证不可再予通下，仍需增液汤"增水行舟"。三是下后热邪伤阴逐日加重，并出现舌干燥，脉沉细数等，为下焦肝肾阴伤，当用下焦复脉法类方填补真阴。

下后阴伤所致的便秘或出现下焦肝肾阴伤的征兆，如果再用攻下，不仅会导致上焦肺燥、中焦阳气脱，也会导致下焦液涸而死。吴鞠通对"又可法中亦必再下"有不同观点。其实吴又可所治的病机与本证有别，温疫是由湿热秽浊郁闭所致，通过多次泻下，方可使湿热尽除。

【原文】

三四、阳明温病，渴甚者，雪梨浆沃之。

雪梨浆（方法见前）

【释义】

阳明温病出现口渴重，可用甘凉的雪梨浆养阴清热。

【评议】

雪梨具有养阴清热效用，但力量较缓，对于阳明温病热结阴伤，可用雪梨浆辅佐治疗。如果热势较甚，仍需以清热祛邪为大法。

【原文】

三五、阳明温病，下后微热，舌苔不退者，薄荷末拭之。

以新布蘸新汲凉水，再蘸薄荷细末，频擦舌上。

【释义】

阳明温病使用泻下后，仍有微热，舌苔不消退，用薄荷末频擦舌上。

【评议】

《温病条辨》运用了多种剂型：膏、丹、丸、散、汤、饮、浆、露、拭、乳、粥等十余种。拭者，擦、抹之意。薄荷辛凉而芳香，对下后微热，舌苔浊垢者，用其末频擦于舌面，有疏散热邪，芳香化浊之效。此法源于叶天士《温热论》第二十条："又不拘何色，舌上生芒刺者，皆是上焦热极也。当用青布拭冷薄荷水揩之，即去者轻，旋即生者险矣。"

拭法仅是对苔黄的局部处理，临床尚需结合阳明温病具体病情予以内服药物。

【原文】

三六、阳明温病，斑疹，温痘，温疮，温毒，发黄，神昏谵语者，安宫牛黄丸主之。

心居膈上，胃居膈下，虽有膜隔，其浊气太甚，则亦可上干包络，且病自上焦而来，故必以芳香逐秽开窍为要也。

安宫牛黄丸（方见上焦篇）

【释义】

阳明温病出现斑疹、温痘、温疮、温毒、发黄，又有神昏谵语时，用安宫牛黄丸清心开窍。

【评议】

阳明温病过程中出现神昏谵语，常见原因有以下三个：一是阳明腑实，热扰心神，此时宜通腑泻下，腑气畅则神志清。二是多种温病，如斑疹、温痘、温疮、温毒、发黄等，为热邪内陷心包，导致神昏谵语，治宜用清心而芳香逐秽开窍的安宫牛黄丸，不必用下。但如果又伴有阳明腑气不畅者，可清心开窍与通腑并用，用牛黄承气汤方等。三是中焦湿热酿痰蒙蔽心包而神志昏蒙者，不宜凉开，更不可泻下，当以豁痰开蔽法，用中焦篇第五十四条的人参泻心汤加减或菖蒲郁金汤等。

【原文】

三七、风温、温热、温疫、温毒、冬温之在中焦，阳明病居多；湿温之在中焦，太阴病居多；暑温则各半也。

此诸温不同之大关键也。温热等皆因于火，以火从火，阳明阳土，以阳从阳，故阳明病居多。湿温则以湿从湿，太阴阴土，以阴从阴，则太阴病居多。暑兼湿热，故各半也。

【释义】

温热性的温病，如风温、温热、温疫、温毒、冬温，其发病在中焦者，偏于阳明胃病居多；湿热性的温病，如湿温发病在中焦，偏于太阴脾病居多；暑兼湿热，故暑温则脾胃各半。

【评议】

中焦为阳明胃和太阴脾所居之地，二者以膜相连，生理病理具有既相互联系又有相反的特点。胃为阳明阳土，温热类温病火热较盛，"以阳从阳，故阳明病居多"。脾为太阴湿土，湿热类温病湿邪明显，"以阴从阴，则太阴病居多"。暑兼湿热，热与湿并存，阴阳各半，故往往脾胃同病，多是阳明暑热兼太阴脾湿。

吴氏所论与薛生白《湿热病篇》第一条自注"湿热病属阳明、太阴经者居多，中气实则病在阳明，中气虚则病在太阴"相符合（图18），此即同气相求，同类相召之义。本条为中焦"诸温不同之大关键也"，具有纲领性意义。

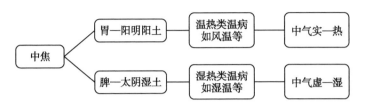

图18 中焦脾胃与邪气性质发病图

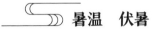 暑温　伏暑

【原文】

三八、脉洪滑，面赤，身热，头晕，不恶寒，但恶热，舌上黄滑苔，渴欲凉饮，饮不解渴，得水则呕，按之胸下痛，小便短，大便闭者，阳明暑温，水结在胸也，小陷胸汤加枳实主之。

脉洪，面赤，不恶寒，病已不在上焦矣。暑兼湿热，热甚则渴，引水求救。湿郁中焦，水不下行，反来上逆，则呕。胃气不降，则大便闭。故以黄连、栝蒌清在里之热痰，半夏除水痰而强胃。加枳实者，取其苦辛通降，开幽门而引水下行也。

小陷胸加枳实汤方（苦辛寒法）

黄连二钱　栝蒌三钱　枳实二钱　半夏五钱

急流水五杯，煮取二杯。分二次服。

【释义】

温病出现脉象洪滑，面赤，发热，头晕，不恶寒但恶热，舌苔色黄而滑润，口渴欲饮凉水，但饮水后并不能解渴，反而水入立即吐出，按压胸部下方有疼痛的感觉，小便短少，大便秘结，此为阳明暑温的表现，属于水和暑热之邪互结于胃脘的病证，可用小陷胸汤加枳实治疗。

【评议】

1. "水结在胸也"评

此处"胸"，并非指胸部而是指胃脘。小陷胸汤源自张仲景所治小结胸病，《伤寒论》第138条谓："小结胸病，正在心下，按之则痛，脉浮滑者，小陷胸汤主之。"故吴氏谓本病"水结在胸也"。心下即胃脘部位。吴氏所论述的呕吐、口渴、苔黄滑、胸下痛、大便闭等症，皆为胃腑功能失常的表现。

此处"水"并非指水饮，而是痰，或湿与热邪互结在胸。故本证病机为痰热结于胃脘，或湿热阻于胃脘，以舌苔黄腻或黄滑为辨证要点。

2. 热痰、水痰用药法

痰、饮、水、湿黏稠度及流向不同。痰无处不到，饮多溢于胸胁或四肢，水湿易趋下。热痰色黄而黏稠，易停留于上中焦肺胃。黄连配瓜蒌可治热痰，尤其对痰热结于胃脘者疗效较好。黄芩配瓜蒌，则多用于肺中痰热。若痰热较重，也可加入浙贝母清热化痰；水痰即湿痰，色白而清稀，上中下三焦皆可有之，多在肺胃。半夏为燥湿化痰、温化寒痰要药，且能和胃止呕，能升能降。小陷胸汤为寒温并用方，吴氏谓其苦辛寒法，是苦寒与辛苦温药物相配合，达到辛开苦降以治胃脘痞满、疼痛、呕吐等病症的目的。

3. 开幽通降——枳实

该方是在《伤寒论》小陷胸汤基础上加枳实而成，其目的是"取其苦辛通降，开幽门而引水下行也"。吴氏治疗湿热阻中多个方剂均喜用枳实，利用其开幽门、通降下行之效，用于治疗湿热或痰热阻中病证。笔者临床用之，发现加枳实要比单纯小陷胸汤效果好。本品辛行苦降，既能破气除痞，又可消积导滞。凡因气、痰、饮、水、湿、食等因素停留于胃腑致胃气不降，出现胃痛、胃痞、嗳气、呕吐、呃逆等，皆可用之。《汤液本草》说："非枳实不能除痞。"脾虚者，加白术、黄芪；痰湿者，加半夏、茯苓；痰热者，加竹茹、瓜蒌；气滞重者，加厚朴；疼痛者，加白芍、延胡索；食积者，加焦三仙；湿热者，加黄连、黄芩；热结便秘者，加大黄、芒硝等。

4. 宽胸除痞——瓜蒌

瓜蒌甘、微苦，寒，归肺、胃、大肠经，有清热化痰、宽胸散结、润肠通便之功。本品能利气开郁，导痰浊下行而奏宽胸散结之功。瓜蒌成熟时，中间空隙宽阔，故别名"大肚瓜"，可谓"瓜蒌肚里能撑船"。因其能宽胸除痞，故张仲景治疗胸痹的多个方剂中均含有瓜蒌，如瓜蒌薤白白酒汤、瓜蒌薤白半夏汤等。笔者每遇肺、胃、心等脏腑痰热阻滞者，必用此药。痰热阻肺者，配浙贝母；痰热停胃者，配黄连；痰热扰心者，配栀子；痰浊闭塞胸阳者，配薤白等。另外，《名医别录·栝蒌》谓其"主胸痹，悦泽人面"，故本品亦有较好的美容效用。笔者临证治疗青春痘、皮肤瘙痒、黄褐斑等，常加入瓜蒌皮或全瓜蒌15～30g，症状改善较快。

【原文】

三九、阳明暑温，脉滑数，不食，不饥，不便，浊痰凝聚，心下痞者，半夏泻心汤去人参、干姜、大枣、甘草加枳实、杏仁主之。

不饥，不便，而有浊痰，心下痞满，湿热互结而阻中焦气分。故以半夏、枳实开气分之湿结；黄连、黄芩开气分之热结；杏仁开肺与大肠之气痹；暑中热甚，故去干姜；非伤寒误下之虚痞，故去人参、甘草、大枣，且畏其助湿作满也。

半夏泻心汤去干姜甘草加枳实杏仁方（苦辛寒法）

半夏一两　黄连二钱　黄芩三钱　枳实二钱　杏仁三钱

水八杯，煮取三杯。分三次服。虚者，复纳人参二钱，大枣三枚。

【释义】

阳明暑温，湿热浊痰互结于中焦气分，表现有脉象滑数、不食、不饥、不便、胃脘痞满，用辛开苦降的半夏泻心汤加减治疗。

【评议】

1. **心下痞评**

心下痞是指胃脘自觉痞塞胀满的病证，其特征是心下堵闷不舒，但按之却柔软无物。《伤寒论》论述了诸多痞证：如大黄黄连泻心汤的热痞，半夏泻心汤、生姜泻心汤、甘草泻心汤的寒热错杂痞，旋覆代赭汤的痰气痞，五苓散的水痞等。本证心下痞病因为湿热互结，部位在胃脘。湿热阻滞，气机不畅，故心下痞、不食、不饥；腑气不降，故不便。因阳明暑温，热象较著，且病程较短，无明显虚象，故对半夏泻心汤进行加减运用。张仲景痞证理论发展到明清温病时期，痞与结胸二证的区别已不局限于"但满而不痛者，此为痞"之说。因此半夏泻心汤类方除治痞证外，尚广泛用于结胸、疼痛、呕吐、下利等病证。

2. 中焦湿热去人参、大枣、甘草评

人参、大枣、甘草皆有甘味，"凡甘能补"，故对于中焦湿热病程短且无明显虚象者，可不用。同时甘味"助湿作满"，不利于湿邪及痞满的治疗，故吴氏去除了三味补药。然方后又说："虚者，复纳人参二钱，大枣三枚。"体现了吴氏辨证用药的灵活思想。笔者受吴氏此方加减启发，在治疗湿热或痰热阻于中焦病证时，病程短者不用补气药，病程长或脾胃病反复发作者用之。补气药多以甘平的党参代替。如湿重热轻者，用甘温的黄芪，或用人参。热重湿轻者，用西洋参等。对于湿热所致的痞满证，一般不用甘草、大枣，以防壅滞。

3. 中焦湿热去干姜评

张仲景的半夏泻心汤原治脾胃升降失常，寒热错杂于中焦，故用干姜、半夏之温配黄芩、黄连之寒，重在解寒热互结之势。本证治阳明暑温，"暑中热甚，故去干姜"，因属热重于湿，故不能再用辛温的干姜。若湿邪明显重于热邪，并见有苔腻不化者，湿得温则化，可考虑使用干姜。笔者临证常用量为5～10g。

4. 枳实配杏仁药对

枳实辛苦微寒，有破气消积，化痰散痞之功，善治痰、食、气、湿、热等因素阻于胸、肺、胃、肠等脏腑病证。杏仁苦温，长于降泄上逆之肺气，又兼宣发壅闭之肺气，以降为主，降中兼宣。湿温初起或暑温夹湿，用之可起宣发疏通肺气之功，达到气化则湿化的目的。二味配伍，寒温并用，升降同施而偏于降。对肺宣降功能失常引起的咳喘、脾胃升降失常导致的胃脘痞塞等效果明显，是笔者喜用的一组对药。在治疗咳嗽时，常用枳壳代枳实。

【医案选录】

慢性萎缩性胃炎案

张某，女，55岁。因胃脘痞满，纳呆3个月余，于2004年7月20日初诊。

患者素有中风后遗症及糖尿病病史。3个月前无明显诱因地出现胃脘痞胀疼痛，嗳气频繁，食少纳呆，口苦，乏力。近来上症加重，虽曾服用各种中成药及西药，但效不显。来诊时，胃脘痞满，按之而痛，嗳气，纳呆，面色淡白，口稍苦，眠差，二便调，舌淡，苔黄薄腻，脉滑稍数。西医诊断：慢性萎缩性胃炎。中医诊断：痞证。证属痰热壅塞中焦，升降失常。治宜清热化痰，开结除痞。

处方：半夏9g，黄连9g，瓜蒌12g，枳实9g，枇杷叶10g，竹茹12g，郁金10g，焦三仙各10g，茯苓12g，夜交藤15g，甘草6g。6剂，水煎服，日1剂，分2次服。

6剂后，胃脘已不痞满疼痛。能进饮食，口苦消失。乏力感减轻，湿热已退，虚象已显，遂拟健脾益气法，方选参苓白术散加减以善后。

按语：胃脘痞胀而疼，病程3个月，伴有纳呆不食，面色淡白，似脾胃虚弱之象，但细察其舌淡苔黄薄腻，脉滑稍数，口苦，此为痰热壅塞中焦，气机不畅所致。先清热化痰开结，用吴鞠通小陷胸加枳实汤加减治疗，继则健脾益气以防复发。

本案体会：妙用温病性味理论，采取辛开苦降，寒温并用法；治疗分两步走：先祛邪，后扶正。如果虚象明显，也可虚实同施。

【原文】

四十、阳明暑温，湿气已化，热结独存，口燥咽干，渴欲饮水，面目俱赤，舌燥黄，脉沉实者，小承气汤各等分下之。

暑兼湿热，其有体瘦质燥之人，感受热重湿轻之证，湿先从热化尽，只余热结中焦，具诸下证，方可下之。

小承气汤（方义并见前。此处不必以大黄为君，三物各等分可也。）

【释义】

阳明暑温，暑兼湿热，体瘦、质燥之人，感邪后湿气易热化燥化，从而形成阳明腑实证。表现为口燥咽干，口渴欲饮水，面目俱赤，舌燥黄，脉沉实。用小承气汤通下治疗。方中大黄不必为君，大黄、枳实、厚朴三物等分即可。

【评议】

吴氏认为暑邪必夹湿，而湿邪随着人的体质与治疗情况随时变化。若是阳盛、阴虚、燥热体质等，湿邪易化热、化火、化燥。本证是燥化后形成了阳明腑实证，表现有口燥咽干，渴欲饮水，面目俱赤，舌燥黄，脉沉实有力。但因证从湿来，与一般的温热类温病导致的阳明腑实不同，故用小承气汤泻下治疗，大黄用量也不必为君。若湿邪严重燥化而成腑实热结者，也可用大承气汤或调胃承气汤。如果湿邪未燥化，暑兼湿热滞留于肠道，呈现大便溏滞不爽，黄赤如酱，胸腹灼热，舌苔黄腻等，可用轻法频下，用枳实导滞汤，直至"必大便硬，慎不可再攻也，以粪燥为无湿矣"（《温热论》第十条）。

【原文】

四一、暑温蔓延三焦，舌滑微黄，邪在气分者，三石汤主之；邪气久留，舌绛苔少，热搏血分者，加味清宫汤主之；神识不清，热闭内窍者，先与紫雪丹，再与清宫汤。

蔓延三焦，则邪不在一经一脏矣，故以急清三焦为主。然虽云三焦，以手太阴一经为要领。盖肺主一身之气，气化则暑湿俱化，且肺脏受生于阳明，肺之脏象属金、色白，阳明之气运亦属金、色白，故肺经之药多兼走阳明，阳明之药多兼走肺也。再，肺经通调水道，下达膀胱，肺痹开则膀胱亦开，是虽以肺为要领，而胃与膀胱皆在治中，则三焦俱备矣。是邪在气分而主以三石汤之奥义也。若邪气久羁，必归血络，心主血脉，故以加味清宫汤主之。内窍欲闭，则热邪盛矣，紫雪丹开内窍而清热最速者也。

三石汤方

飞滑石三钱　生石膏五钱　寒水石三钱　杏仁三钱　竹茹（炒）二钱　银花（花露更妙）三钱　金汁[1]（冲）一酒杯　白通草二钱

水五杯，煮成二杯。分二次温服。

［方论］此微苦辛寒兼芳香法也。盖肺病治法，微苦则降，过苦反过病所。辛凉所以清热，芳香所以败毒而化浊也。按：三石，紫雪丹中之君药，取其得庚金之气，清热退暑利窍，兼走肺胃者也。杏仁、通草，为宣气分之用，且通草直达膀胱，杏仁直达大肠。竹茹以竹之脉络而通人之脉络。金汁、银花，败暑中之热毒。

加味清宫汤方

即于前清宫汤内，加知母三钱、银花二钱、竹沥五茶匙冲入。

［方论］此苦辛寒法也。清宫汤前已论之矣。加此三味者：知母泻阳明独胜之热而保肺清金；银花败毒而清络；竹沥除胸中大热，止烦闷消渴。合清宫汤为暑延三焦血分之治也。

【注解】

［1］金汁：取健康人的粪便封于缸内，埋入地下，隔1～3年取出其内的清汁即是。具有清热凉血解毒的作用。

【释义】

暑温病病邪蔓延到上、中、下三焦，患者舌苔滑润而色淡黄，是病邪在三焦气分的表现，可用急清三焦的三石汤治疗；如果病邪在三焦存留日久，患者出现舌质红绛而少苔的现象，则提示热邪已搏结于血分，可以用加味清宫汤治疗；如果患者神识昏迷，是邪热内闭心窍所致，应当先投用紫雪丹，然后再服清宫汤。

【评议】

1. "然虽云三焦，以手太阴一经为要领"评

此语揭示了三焦俱病，扼住上焦手太阴肺的关键立法。本证上焦主要指肺气不化，中焦主要为阳明热盛，下焦则为膀胱不利。病机为气分暑湿热蔓延三焦，可表现为身热、面赤、脘腹痞满、小便短涩、大便泄泻等。肺主一身之气，气化则湿化，气化则热散，因此，全身

的湿热性或温热性疾病通过治肺可以达到病愈目的。肺脾为母子关系，肺脏受生于阳明，"故肺经之药多兼走阳明，阳明之药多兼走肺也"。因此，中焦脾胃病可以从肺论治。再肺经通调水道，下达膀胱，肺为水之上源，"肺痹开则膀胱亦开"，故下焦肾、膀胱病也可治肺。如老年男性感冒出现少尿、无尿等，可通过治肺达到肺气开则小便通畅的目的。此为中医"提壶揭盖"法的应用。

本篇第十条"温病三焦俱急"，指的是温热类温病，吴氏则是从上焦与中焦同时立法，用承气合小陷胸汤"涤三焦之邪一齐俱出"。三焦俱病，具体扼住何焦、何脏、何腑？尚需审察病情偏重所在，全面考虑。

2. "盖肺病治法，微苦则降，过苦反过病所"评

《难经·四十九难》有"形寒饮冷则伤肺"说，故肺在生理上喜温，温则气和，宣降正常，呼吸通畅。因此，治疗肺系温病，清热药的选用不可单用寒凉或过用寒凉，微苦可使肺气肃降，过苦则肺气下沉，失于宣发，故《灵枢·百病始生》曰："重寒伤肺。"微苦之药，如杏仁最常用，该药既宣又降，肺脏寒证、热证导致的咳嗽、喘憋、水肿、鼻塞、咽痒咽痛、皮肤瘙痒等均可应用。其他如甘苦寒的桑叶、苦微寒的枇杷叶等亦甚为常用。笔者较少使用归肺经寒凉性较强的鱼腥草、桑白皮等清热药，尤其儿童患者更应注意。

3. 三石汤组方奥义

三焦俱病从肺立法，"是邪在气分而主以三石汤之奥义也"。三石汤属于微苦辛寒兼芳香法。对于肺病的治疗方法，用微苦的药物可以使肺气下降，但药味过苦反而会造成药过病所。辛凉类药物可以清热，芳香类药物用以败毒和化解秽浊湿邪。本方中的滑石、石膏、寒水石，此"三石"药物是紫雪丹中的君药，"三石"色白属金而入肺，能够清热退暑、通利水道，还可以兼治肺胃的病变；苦杏仁、通草用以宣畅气机，且通草尚可直通膀胱，苦杏仁还可直达大肠；竹茹是竹的脉络，故能疏通人的脉络；金汁、金银花具有清解暑中热毒的作用。诸药合用，共奏清暑泄热，宣气化湿之功。

三石汤源自张仲景风引汤（《金匮要略·中风历节病脉证并治》：大黄、干姜、龙骨、桂枝、甘草、牡蛎、寒水石、滑石、赤石脂、白石脂、紫石英、石膏），历经刘河间桂苓甘露散（《黄帝素问宣明论方》：茯苓、甘草、白术、泽泻、官桂、石膏、寒水石、滑石、猪苓），经叶天士实践（《临证指南医案·暑》杨姓治案），最后由吴鞠通定方而成。

方中杏仁、竹茹的作用需细心体会，笔者常用此对药配合方中的石膏、金银花、通草，治疗湿热所致的各种发热病证，有良好效果。

4. 清宫汤与加味清宫汤

本条"热搏血分"，实际指热入营分，因其舌质绛，舌苔少，并非真正的热入血分。从所用的加味清宫汤组成看，是在清宫汤的基础上加知母、金银花、竹沥。显然，是邪入心营无疑。清宫汤见于上焦篇第十六条，治热入心包证较轻者，与"三宝"合用治疗热陷心包所致的神昏谵语等。加味清宫汤因加入了知母清热养阴、金银花败毒清络、竹沥豁痰利窍，所以其清热、养阴、化痰作用较清宫汤更强。

【原文】

四二、暑温、伏暑，三焦均受，舌灰白，胸痞闷，潮热，呕恶，烦渴，自利，汗出，溺短者，杏仁滑石汤主之。

舌白、胸痞、自利、呕恶，湿为之也。潮热、烦渴、汗出、溺短，热为之也。热处湿中，湿蕴生热，湿热交混，非偏寒偏热可治，故以杏仁、滑石、通草，先宣肺气，由肺而达膀胱以利湿。厚朴苦温而泻湿满。芩、连清里而止湿热之利。郁金芳香走窍而开闭结。橘、半强胃而宣湿化痰以止呕恶。俾三焦混处之邪，各得分解矣。

杏仁滑石汤方（苦辛寒法）

杏仁三钱　滑石三钱　黄芩二钱　橘红一钱五分　黄连一钱　郁金二钱　通草一钱　厚朴二钱　半夏三钱

水八杯，煮取三杯。分三次服。

【释义】

暑温、伏暑病，出现舌苔灰白、胸脘痞闷、呕恶、自利，为有湿的表现。潮热、烦渴、汗出、溺短，为有热的症状。湿热交混，湿热并重，故用杏仁滑石汤治疗，使三焦湿热之邪，各得分解。

【评议】

本条与上证皆是三焦俱受，但邪气性质及程度不同。上证为热重于湿证，而本证为湿热并重证。湿热交混，暑湿俱盛，在上焦表现为汗出、烦渴；中焦表现为痞满、呕恶；下焦表现为自利、溺短等。立法的原则仍是扼住肺经要领，主以宣肺、清热、祛湿的杏仁石膏汤。方中杏仁、滑石、通草宣畅肺气，"由肺而达膀胱以利湿"；厚朴泻湿满，橘红、半夏止呕恶，三药相配治中焦；黄芩、黄连清里热而又燥湿，既治中焦痞满、呕恶，又疗下焦自利；郁金芳香而味辛，走窍以开闭结。三焦同治，以上焦气化为先，诸药配伍，"俾三焦混处之邪，各得分解矣"。

寒湿

【原文】

四三、湿之入中焦，有寒湿，有热湿，有自表传来，有水谷内蕴，有内外相合。其中伤也，有伤脾阳，有伤脾阴，有伤胃阳，有伤胃阴，有两伤脾胃，伤脾胃之阳者十常八九，伤脾胃之阴者十居一二。彼此混淆，治不中窾[1]，遗患无穷。临证细推，不可泛论。

此统言中焦湿证之总纲也。寒湿者，湿与寒水之气相搏也。盖湿水同类，其在天之阳时为雨露，阴时为霜雪，在江河为水，在土中为湿，体本一源，易于相合，最损人之阳气。热湿者，在天时长夏之际，盛热蒸动湿气流行也。在人身湿郁，本身阳气久而生热也，兼损人之阴液。自表传来，一由经络而脏腑，一由肺而脾胃。水谷内蕴，肺虚不能化气，脾虚不能散津，或形寒饮冷，或酒客中虚。内外相合，客邪既从表入，而伏邪又从内发也。伤脾阳，在中则不运、痞满，传下则洞泄、腹痛。伤胃阳，则呕逆不食，膈胀胸痛。两伤脾胃，既有脾证，又有胃证也。其伤脾胃之阴若何？湿久生热，热必伤阴，古称湿火者是也。伤胃阴，则口渴不饥。伤脾阴，则舌先灰滑，后反黄燥，大便坚结。湿为阴邪，其伤人之阳也，得理之正，故多而常见。其伤人之阴也，乃势之变，故罕而少见。治湿者必须审在何经何脏，兼寒兼热，气分血分，而出辛凉、辛温、甘温、苦温、淡渗、苦渗之治，庶所投必效。若脾病治胃，胃病治脾，兼下焦者，单治中焦，或笼统混治，脾胃不分，阴阳寒热不辨，将见肿胀、黄疸、洞泄、衄血、便血，诸证蜂起矣。惟在临证者细心推求，下手有准的耳。盖土为杂气，兼证甚多，最难分析，岂可泛论湿气而已哉！

【注解】

[1] 中窾：窾，kuǎn，空隙之意。中窾，指中靶心，达到目的。

【释义】

湿邪侵入中焦，有寒湿、湿热之分。湿邪有自表往里传来，有脾胃水谷运化失常内蕴产生，也有内外结合的。湿邪伤人，有伤脾阳、伤脾阴、伤胃阳、伤胃阴、脾胃两伤等不同情况。湿邪伤脾胃阳气的十居八九，伤脾胃阴液的十居一二。临证不可混淆，否则治疗难中关键，后患无穷。临证应详细推断，不可一概而论。

【评议】

1. 寒湿与热湿评

寒湿不属温病，吴氏在中焦篇专列寒湿病，目的是印证湿热病，正如本篇第四十四条谓："以湿温紧与寒湿相对，言寒湿而湿温更易明析。"将湿病辨证系统化，不仅对湿热类温病，而且对内伤湿邪导致的杂病，均具有较高的临床指导价值，其理论大多源于《临证指南医案》。湿邪的来路有以下几个方面：一是自表而来，由经络而至脏腑；二是由肺为水之上源功能失常而及脾胃；三是脾胃运化功能失常，导致水谷内蕴，肺虚不能化气，脾虚不能散津，遂导致湿邪停留；四是形寒饮冷，或酒客中虚，内外相合而发生湿病。

寒湿，即湿与寒水之气相搏。自然界中的雨露、霜雪、江河之水，在土中者称为湿。其性属阴，易损人之阳气。伤脾阳失其运化则痞满，不能升清则洞泄、腹痛。伤胃阳，胃失和降则呕逆不食，膈胀胸痛。

脾胃两伤，则见以上的脾胃两证。

热湿，又称湿热，多因长夏盛热蒸动湿气而致。热重于湿或湿热并重者，其性属阳，易损人之阴液。胃阴伤，则口渴、不饥。脾阴伤，则舌先灰滑，后反黄燥，大便坚结。

湿为阴邪，伤人体阳气，属正常情况，临床也多常见。伤人体阴液，多在湿邪化燥，有变局的情况下发生，较为少见。吴氏说"土为杂气"，是指湿土可兼夹多种邪气，夹风则成风湿、夹寒则成寒湿、夹热则成热湿、夹暑则成暑湿等。故"兼证甚多，最难分析，岂可泛论湿气而已哉"！

2. 治湿原则和用药规律

吴氏治湿"必须审在何经何脏，兼寒兼热，气分血分"，即要审辨湿邪是在经络还是在脏腑，是寒湿还是湿热，证属气分还是血分，治疗时需辨表里、明脏腑、审阴阳、察气血。用药上，灵活掌握以下几类，"庶所投必效"。

辛凉：用于热湿证，如薄荷、大豆黄卷、浮萍等。

辛温：用于寒湿证，如麻黄、香薷、羌活等。

甘温：用于湿兼气虚证，如黄芪、人参等。

苦温：用于寒湿证，或湿邪较重者，如半夏、草果、苍术等。

淡渗：用于湿证，如茯苓、薏苡仁、猪苓、泽泻等。

苦渗：用于湿证，如木通、瞿麦、萹蓄、地肤子、石韦等。

【原文】

四四、足太阴寒湿，痞结胸满，不饥不食，半苓汤主之。

此书以温病名，并列寒湿者，以湿温紧与寒湿相对，言寒湿而湿温更易明析。

痞结胸满，仲景列于太阴篇中，乃湿郁脾阳，足太阴之气，不为鼓动运行。脏病而累及腑，痞结于中，故亦不能食也。故以半夏、茯苓培阳土以吸阴土之湿。厚朴苦温以泻湿满。黄连苦以渗湿。重用通草以利水道，使邪有出路也。

半苓汤方（此苦辛淡渗法也）

半夏五钱　茯苓块五钱　川连一钱　厚朴三钱　通草八钱（煎汤煮前药）

水十二杯，煮通草成八杯，再入余药煮成三杯。分三次服。

【释义】

足太阴脾受寒湿所困，鼓动运化失常，导致胸、脘、腹痞满，不知饥饿，食谷不下。用苦辛淡渗法的半苓汤治疗。

【评议】

半苓汤用黄连评

本条来源于《临证指南医案·湿》张姓治案。叶氏所治是"湿蕴气中，足太阴之气，不为鼓动运行，试以痞结胸满"，言病机是湿阻气分，脾失运化。方药完全采自此案。所论未见有热象叙述，但有痞结胸满，不饥不食，故方中用苦寒黄连的目的，是和辛温的半夏相伍，起到辛开苦降，开结除痞的效用。若湿邪较重，亦无痞结胸满，黄连不宜用，以免苦寒败胃而伤阳。如果有湿郁化热之征兆，需用少量黄连。笔者认为，黄连对于消化系统病证有较好的临床效果，味苦可以促使胃气下降，气降则食，胃口可开，故黄连对于不饥不食、心下痞结而满者尤宜。根据患者体质及热势程度，黄连用量可在3～9g损益。方中通草质轻，用量八钱太多，若确为湿邪极重者，"重用通草以利水道，使邪有出路也"，也未尝不可。通草也可用杏仁代替。笔者治疗湿热阻于中焦时，常以此方合半夏藿香汤（《温疫论·下后反呕》：半夏、藿香、干姜、白茯苓、广陈皮、炒白术、甘草）、小陷胸加枳实汤化裁，效果满意。

【原文】

四五、足太阴寒湿，腹胀，小便不利，大便溏而不爽，若欲滞下[1]者，四苓加厚朴秦皮汤主之，五苓散亦主之。

《经》谓：太阴所至，发为䐜胀[2]。又谓：厥阴气至为䐜胀。盖木克土也。太阴之气不运，以致膀胱之气不化，故小便不利。四苓辛淡渗湿，使膀胱开而出邪，以厚朴泻胀，以秦皮洗肝[3]也。其或肝气不热，则不用秦皮，仍用五苓中之桂枝以和肝，通利三焦而行太阳之阳气，故五苓散亦主之。

四苓加厚朴秦皮汤方（苦温淡法）

茅术三钱　厚朴三钱　茯苓块五钱　猪苓四钱　秦皮二钱　泽泻四钱

水八杯，煮成八分三杯。分三次服。

五苓散（甘温淡法）

猪苓一两　赤术一两　茯苓一两　泽泻一两六钱　桂枝五钱

共为细末，百沸汤[4]和服三钱。日三服。

【注解】

[1]滞下：痢疾的古称。

[2]䐜胀：䐜，chēn。指腹部胀满。

[3]洗肝：清除肝经之邪。

[4]百沸汤：沸腾久时的开水。古人认为其气薄而善泄热。

【释义】

寒湿困足太阴脾，脾阳受损，运化无力，则出现腹胀，小便不利，大便溏而不爽，或欲滞下，用四苓加厚朴秦皮汤治疗。取四苓辛淡渗湿、厚朴泻胀、秦皮清肝。若肝气不热，则不用秦皮，用五苓散通利三焦而行太阳阳气亦可。

【评议】

1. 滞下用淡渗评

痢疾古称滞下，宋代严用和《严氏济生方·痢疾论治》谓："今之所谓痢疾者，古所谓滞下是也。"该病古人提出忌淡渗分利法。本证来源于《临证指南医案·湿》周姓治案，原治"湿伤脾阳，腹膨，小溲不利"，原案用五苓散去桂枝法，即取"四苓"辛淡渗湿，使湿邪从膀胱而出，并以厚朴消胀，可谓方证合拍。然叶天士本案中并无滞下论述，吴氏则加入"欲滞下"症，再用"四苓"或五苓散淡渗之法治疗，有画蛇添足之嫌。临床上治疗寒湿痢，虽然泽泻、茯苓、猪苓等淡渗药用之较少，但方中的苍术、厚朴可以加减运用。方中秦皮苦、涩、寒，归肝、胆、大肠经，功能清热燥湿、收涩止痢。如果寒湿化热，欲作滞下，秦皮用之极为对症，"肝气不热，则不用秦皮"。如确属寒湿困脾，伤及脾阳，则腹胀、大便溏、小便不利为多，则需用"四苓"或五苓散分利。

2. 䐜胀调肝脾

䐜胀即腹部胀满，与肝脾两脏密切相关。吴氏说："太阴所至，发为䐜胀，又谓：厥阴气至为䐜胀，盖木克土也。"《吴鞠通医案·肿胀》所治陈姓案谓："太阴所至，发为䐜胀者，脾主散津，脾病不能散津，土曰敦阜，斯䐜胀矣。厥阴所至，发为䐜胀者，肝主疏泄，肝病不能疏泄，木穿土位，亦胀矣。"很好地说明了肝脾功能失常致腹胀的机理。因此，腹胀的治疗当重视肝脾两脏。治脾当分虚实：湿困脾致胀者，用本方或五苓散。吴氏在肿胀病中所治疗的陈姓案、洪姓案、吴姓案、缪姓案等，皆使用了四苓或五苓淡渗利湿之法。脾虚致胀者，需健脾益气，以塞因塞用。治肝当分疏肝、抑肝。肝疏不及者，疏之，肝疏太过者，抑之。柴胡疏肝散、四逆散、逍遥散等可随证用之。

【原文】

四六、足太阴寒湿，四肢乍冷，自利，目黄，舌白滑，甚则灰，神倦不语，邪阻脾窍，舌謇语重，四苓加木瓜草果厚朴汤主之。

脾主四肢。脾阳郁，故四肢乍冷。湿渍脾而脾气下溜，故自利。目白睛属肺，足太阴寒则手太阴不能独治，两太阴同气也。且脾主地气，肺主天气，地气上蒸，天气不化，故目睛黄也。白滑与灰，寒湿苔也。湿困中焦，则中气虚寒。中气虚寒，则阳光不治。主正阳者，心也。心藏神，故神昏。心主言，心阳虚，故不语。脾窍在舌，湿邪阻窍，则舌謇而语声迟重。湿以下行为顺，故以四苓散驱湿下行，加木瓜以平木，治其所不胜也。厚朴以温中行滞。草果温太阴独胜之寒，芳香而达窍，补火以生土，驱浊以生清也。

四苓加木瓜厚朴草果汤方（苦热兼酸淡法）

生于白术三钱　猪苓一钱五分　泽泻一钱五分　赤苓块五钱　木瓜一钱　厚朴一钱　草果八分　半夏三钱

水八杯，煮取八分三杯。分三次服。阳素虚者，加附子二钱。

【释义】

寒湿困足太阴脾，脾主四肢，脾阳郁，则四肢乍冷；湿浸渍于脾而脾气下陷，则自利；脾湿气上蒸，肺气不化，故目睛发黄；舌白滑，甚则灰，为寒湿之象；湿困心阳，心神失主，则神倦不语；邪阻脾窍，脾窍在舌，则舌謇语重。治宜四苓加木瓜草果厚朴汤。方中四苓散驱湿下行，加木瓜平木、厚朴温中行滞、草果温脾寒且芳香达窍。

【评议】

1. "脾窍在舌"评

医者皆知，心开窍于舌，如《灵枢·脉度》："心气通于舌，心和则舌能知五味矣。"然《灵枢·脉度》又说："脾气通于口，脾和则口能知五谷矣。"脾主肌肉，舌为肌肉器官，舌的味觉影响食欲，舌下津液不但可濡润舌质使知五味、五谷，还可拌化食物以输送至胃，以助消化。脾为后天之本，气血生化之源，因此，舌象不仅反映了脾功能，"舌为脾之外候"，而且也反映了全身气血津液的盛衰。湿邪困脾，或脾气虚弱，可表现为舌窍不利，出现"舌謇而语声迟重"。此类舌謇与热盛所致的心窍闭阻不同。寒湿者，神虽倦但未昏，舌虽謇而能语。临床细察其证，则不难辨别。笔者临床曾遇多例湿邪困脾而舌胖大满口、语言不利者。患者家属以为中风，但做脑 CT 正常。后予以健脾祛湿，温中开窍调理而愈。开窍之药常用菖蒲、郁金、远志及草果。其中草果"温太阴独胜之寒，芳香而达窍，补火以生土，驱浊以生清也"作用突出，是吴氏喜用的治脾湿要药。

2. 寒湿阴黄治肺脾

黄疸目黄，是白精黄染。中医认为白睛属肺，故寒湿之邪影响肺功能时可导致目黄。湿从脾来，脾不能运化水湿，地气湿邪上蒸于天，导致肺气不化，天气湿郁，故寒湿阴黄与肺脾两脏密切相关。如吴氏所说："目白睛属肺，足太阴寒则手太阴不能独治，两太阴同气也。且脾主地气，肺主天气，地气上蒸，天气不化，故目睛黄也。"在脾者，治宜健脾温化，利小便，湿从膀胱而去，达到退黄的目的。方选本条四苓加木瓜厚朴草果汤，或茵陈五苓散，或茵陈术附汤（《医学心悟》：茵陈蒿、白术、附子、干姜、炙甘草、肉桂）。在肺者，治宜宣降肺气，通调水道，肺痹开则膀胱亦开，方选三仁汤等。

【原文】

四七、足太阴寒湿，舌灰滑，中焦滞痞，草果茵陈汤主之；面目俱黄，四肢常厥者，茵陈四逆汤主之。

湿滞痞结，非温通而兼开窍不可，故以草果为君。茵陈因陈生新，生发阳气之机最速，故以之为佐。广皮、大腹、厚朴，共成泻痞之功。猪苓、泽泻，以导湿外出也。若再加面黄肢逆，则非前汤所能济，故以四逆回厥，茵陈宣湿退黄也。

草果茵陈汤方（苦辛温法）

草果一钱　茵陈三钱　茯苓皮三钱　厚朴二钱　广皮一钱五分
猪苓二钱　大腹皮二钱　泽泻一钱五分

水五杯，煮取二杯。分二次服。

茵陈四逆汤方（苦辛甘热复微寒法）

附子（炮）三钱　干姜五钱　炙甘草二钱　茵陈六钱

水五杯，煮取二杯。温服一杯。厥回，止后服；仍厥，再服；尽剂，厥不回，再作服。

【释义】

足太阴寒湿困脾，出现舌苔灰滑，中焦痞满，用草果茵陈汤温通兼开窍治疗。面目发黄，四肢常有厥冷者，用茵陈四逆汤治疗，取四逆回厥，茵陈宣湿退黄之用。

【评议】

寒湿困脾，湿滞中焦，气机不畅，除心下痞满、舌苔灰滑外，尚有不饥不食，大便溏泄等。寒则温，湿则渗，寒湿困脾窍，则宜芳香开窍。故用温中、燥湿、祛寒的草果茵陈汤治疗。本方来源于《临证指南医案·湿》陆姓治案，原治"湿滞如痞"。方中君药草果，温通而兼开窍；陈皮、大腹皮、厚朴理气泻痞；猪苓、泽泻导湿外出。更以茵陈为佐，取其"因陈生新，生发阳气之机最速"。寒湿郁滞于肺脾，呈现面目俱黄，四肢厥冷者，为湿郁阳虚，草果茵陈汤不妥，故用茵陈四逆汤以温阳救逆，利湿退黄。方中用附子、干姜、甘草组成的四逆汤温阳回厥，取茵陈宣湿退黄。总之，中焦滞痞以湿滞中阻为主，治疗重点在疏利；阴黄而致的黄疸肢厥为湿郁阳虚，治当温阳利疸。

茵陈四逆汤来自元代罗天益《卫生宝鉴》。《临证指南医案·疸》蒋式玉按："惟谦甫罗氏，具有卓识，力辨阴阳，遵《伤寒》寒湿之旨，出茵陈四逆汤之治，继往开来，活人有术。医虽小道，功亦茂焉。"笔者常用茵陈四逆汤治疗病毒性肝炎所致的黄疸，证属脾肾阳虚，寒湿发黄者。其症状除有黄疸外，还有肢冷，背恶寒，肢体沉重，神倦，食少，大便稀溏，舌淡苔白，脉沉细无力等。

【原文】

四八、足太阴寒湿，舌白滑，甚则灰，脉迟，不食，不寐，大便窒塞，浊阴凝聚，阳伤腹痛，痛甚则肢逆，椒附白通汤主之。

此足太阴寒湿，兼足少阴、厥阴证也。白滑、灰滑，皆寒湿苔也。脉迟者，阳为寒湿所困，来去俱迟也。不食，胃阳痹也。不寐，中焦湿聚，阻遏阳气不得下交于阴也。大便窒塞，脾与大肠之阳，不能下达也。阳为湿困，返逊位于浊阴，故浊阴得以蟠踞中焦而为痛也。凡痛皆邪正相争之象，虽曰阳困，究竟阳未绝灭，两不相下，故相争而痛也（后凡言痛者，仿此）。椒附白通汤，齐通三焦之阳，而急驱浊阴也。

椒附白通汤方

生附子（炒黑）三钱　川椒（炒黑）二钱　淡干姜二钱　葱白三茎　猪胆汁（去渣后调入）半烧酒杯

水五杯，煮成二杯。分二次凉服。

[方论] 此苦辛热法复方也。苦与辛合，能降能通，非热不足以胜

重寒而回阳。附子益太阳之标阳，补命门之真火，助少阳之火热。盖人之命火，与太阳之阳、少阳之阳旺，行水自速。三焦通利，湿不得停，焉能聚而为痛，故用附子以为君。火旺则土强。干姜温中逐湿痹，太阴经之本药。川椒燥湿除胀消食，治心腹冷痛，故以二物为臣。葱白由内而达外，中空，通阳最速，亦主腹痛，故以为之使。浊阴凝聚不散，有格阳之势，故反佐以猪胆汁。猪，水畜，属肾，以阴求阴也；胆乃甲木，从少阳，少阳主开泄，生发之机最速。此用仲景白通汤[1]，与许学士[2]椒附汤，合而裁制者也。

【注解】

［1］白通汤：由葱白、干姜、生附子组成，作用驱寒温通阳气，主治少阴病下利。出自《伤寒论》。

［2］许学士：即南宋医学家许叔微，椒附汤出自其著作《普济本事方》。

【释义】

足太阴寒湿困脾，则舌白滑或灰滑；阳为寒湿所困，故脉迟；寒湿困胃阳，则不食；中焦湿聚，阻遏阳气不得下交于阴，则不寐；脾与大肠之阳被寒湿阻遏，不能下达，故大便窒塞；浊阴凝聚，阳气受损，正邪抗争则腹痛，痛甚则肢体逆冷。用椒附白通汤通三焦之阳，急驱浊阴。

【评议】

1. 椒附白通汤评

椒附白通汤药物源于《临证指南医案·湿》方姓治案。吴氏论述引用并命名。主治寒湿困阻三焦阳气而导致的舌白灰滑、不寐、不食、大便窒塞、腹痛等。病位以太阴脾为主，兼足少阴、厥阴。椒附汤来源于宋代许叔微《普济本事方》，由附子、川椒、干姜组成，主治脾虚湿滞、宿食不化、冷肠泄泻等症，有温中散寒，燥湿止泻之功。叶天士在《临证指南医案》中引许叔微论述、化裁其方每每可见。叶氏治疗杂病经验、脾胃学说、奇经八脉用药、久病入络等大都受许氏思想启发，奉其著作《普济本事方》为"枕中秘"。

白通汤及白通加猪胆汁汤源于《伤寒论》，主治少阴病下利。吴氏将二方合而裁制，成为苦辛热法复方的椒附白通汤。"苦与辛合，能降能通，非热不足以胜重寒而回阳"，故用附子益太阳、补真阳、助少阳，阳旺则土强；干姜温中阳、逐湿痹，为太阴经寒湿本药；川椒辛温，燥湿、除胀、消食、止痛；葱白中空，通阳最速，由内而达外，温中止腹痛；浊阴凝聚不散，有格阳之势，故用苦寒的猪胆汁反佐。诸药合用，有齐通三焦阳气，急驱寒湿浊阴之功。

2. "凡痛皆邪正相争之象"临床意义

疼痛病证临床多见，见痛止痛不是中医思维。吴氏自注中提出的"凡痛皆邪正相争之象"具有很高的临床价值。扶正祛邪是治疗疼痛的主要原则，不可一见疼痛即用延胡索、白芍等止痛之品。临证时需要详辨导致疼痛的具体邪气和正虚情况。笔者在治疗女性痛经时，如因宫寒所致者，常用散寒的白芷、羌活、肉桂等配伍补血的四物汤；若乳腺胀痛，常配合理气的香附等。儿童肠系膜淋巴结肿大所致的腹痛，邪气多为痰、食、热积滞，正虚多为脾气亏虚。此类腹痛当根据邪气的偏重不同，予以消食、化痰、导滞、清热，并加入健脾益气药等。温病过程中出现腹痛，若是温热类温病，需要清热祛邪，甘寒养阴扶正；若是湿热类温病腹痛，祛邪宜清热涤湿，扶正宜健脾益气。

【原文】

四九、阳明寒湿，舌白腐，肛坠痛，便不爽，不喜食，附子理中汤去甘草加广皮厚朴汤主之。

九窍不和，皆属胃病。胃受寒湿所伤，故肛门坠痛而便不爽。阳明失阖，故不喜食。理中之人参补阳明之正。苍术补太阴而渗湿。姜、附运坤阳[1]以劫寒，盖脾阳转而后湿行，湿行而后胃阳复。去甘草，畏其满中也。加厚朴、广皮，取其行气。合而言之，辛甘为阳，辛苦能通之义也。

附子理中汤去甘草加厚朴广皮汤方（辛甘兼苦法）

生茅术三钱　人参一钱五分　炮干姜一钱五分　厚朴二钱　广皮

一钱五分　生附子（炮黑）一钱五分

水五杯，煮取八分二杯。分二次服。

【注解】

[1]坤阳：坤为土，指脾胃之阳。

【释义】

寒湿阻于阳明胃肠，故舌苔白腐；阳明胃肠受寒湿所伤，则肛坠痛，便不爽；寒湿困阳明胃，受纳失常，则不喜食。用附子理中汤加减治疗。因畏甘草中满，故去之；加陈皮、厚朴以行气。

【评议】

1. **阳明寒湿评**

本条源于《临证指南医案·湿》王姓治案。其病机为寒湿阻滞，"阳明失阖"。叶氏用"劫肠胃之湿"法治疗。一般寒湿为患，多在太阴脾，而吴氏谓"阳明寒湿"病在阳明胃肠。肠道寒湿郁滞，则肛坠痛，便不爽；胃中寒湿阻滞，胃不受纳，则不喜食。因脾主运化水湿，脾胃肠一气相通，故阳明寒湿与太阴寒湿关系密切。原文中吴氏"补太阴""脾阳转"即是寒湿伤脾阳论述。寒湿困阻阳明，脾胃肠阳气受损为本条证的基本病机，属虚实夹杂证。故用附子理中汤去甘草加广皮厚朴汤，予以温阳散寒，理气祛湿。以苍术易白术，目的是增强燥湿理气之效。

2. **"肛坠痛，便不爽"治疗思路**

肛坠痛，便不爽，有虚实之分。本条证既有寒湿郁滞，又有胃肠阳气受损，故治宜本法。笔者曾治一例老年女性肛坠、便不爽患者。患病3年余，坐久及活动肛坠则重，肢体怕冷，大便滞塞，饮食受凉则大便泄泻，泄后则肛坠愈甚。笔者用本条证方法调理2个月余而愈。

肛坠痛、便不爽，也常见于湿热之邪壅滞肠道，多见于痢疾或一般肠炎患者。应采取清热祛湿法。肛坠者，气滞、气虚为基本病机，前者需用木香、厚朴、大腹皮等行肠道之气，后者则需补气升提，如黄芪、人参、党参、升麻、柴胡等。

3. **"九窍不和，皆属胃病"临床意义**

窍理论源于《内经》，把人体体表的孔窍，如眼二、鼻孔二、耳二、口（包括喉、咽）、前阴和后阴，统称为"九窍"。诸窍是人体与外界相通的枢纽，气机升降出入的门户。此理论首见于清代叶天士《临证指南医案》，散见于各个医案及论述，有10余次之多。之后，《吴鞠通医案》《温病条辨》中多次论及"九窍不和，皆属胃病"，并在《温病条辨·杂说》设有"九窍论"专篇。叶天士用此理论多治疗脾胃疾病，而吴鞠通除用于滞下、不食、不饥等脾胃疾病外，尚扩展至不寐、阴吹、血淋、目闭等病的治疗，使其理论的临床运用得到发展。

"九窍不和，皆属胃病"的基本病机有三：第一，中焦脾胃所化生的气血主润泽滋养九窍。脾胃乃后天之本，气血生化之源，九窍靠其润养。第二，脾胃运化失司导致痰饮水湿上泛于清窍，下注于二阴是九窍实证常见的因素。如某些眩晕，发作时耳鸣、视物旋转，为痰饮上泛清窍的典型表现，用化痰利水祛湿法治疗有效。第三，脾胃乃中焦气机升降枢纽，脾胃有病，升降障碍，可出现九窍疾病。

目前，多数医院将九窍疾病分属于相关科室。中医理论功底不深厚者，往往只治窍本身，而忽略了中医整体观思维。因此，"窍病胃理论"对指导临床有很高的实用价值。

【原文】

五十、寒湿伤脾胃两阳，寒热，不饥，吞酸，形寒，或脘中痞闷，或酒客湿聚，苓姜术桂汤主之。

此兼运脾胃，宣通阳气之轻剂也。

苓姜术桂汤方（苦辛温法）

茯苓块五钱　生姜三钱　炒白术三钱　桂枝三钱

水五杯，煮取八分二杯。分温再服。

【释义】

寒湿损伤脾胃阳气，表现为寒热，不饥，吞酸，形体寒冷，或胃脘痞闷，或酒客湿邪停留，用苓姜术桂汤以运脾胃、宣通阳气。

【评议】

本条来源于《临证指南医案·湿》胡姓治案，但原案中无寒热、吞酸。从临床看，脾胃阳气损伤也可见此二症。叶天士所治为"受湿患疮，久疮阳乏气泄"证，故"法以运中阳为要"。用药为茯苓、桂枝、生白术、炙甘草、薏苡仁、生姜，实为苓桂术甘汤加薏苡仁、生姜。吴氏去除甘味壅滞助湿的甘草、性寒凉易损阳气的薏苡仁，炒白术易生白术，则成苓姜术桂汤。主要作用为温阳散寒，运脾化湿。本方性虽温通，但非大热之剂，故吴氏称为宣通阳气之轻剂。较仲景苓桂术甘汤，温阳散水作用更佳。阳虚者必气虚，故临证时可加入黄芪、人参等补气之品。脾胃之阳根源于肾阳，临证可加入补肾温阳之药，如补骨脂、益智仁、巴戟天等。

【原文】

五一、湿伤脾胃两阳，既吐且利，寒热身痛，或不寒热，但腹中痛，名曰霍乱。寒多，不欲饮水者，理中汤主之。热多，欲饮水者，五苓散主之。吐利汗出，发热恶寒，四肢拘急，手足厥冷，四逆汤主之。吐利止而身痛不休者，宜桂枝汤小和之。

按：霍乱一证，长夏最多，本于阳虚寒湿凝聚，关系非轻，伤人于顷刻之间。奈时医不读《金匮》，不识病源，不问轻重，一概主以藿香正气散，轻者原有可愈之理，重者死不旋踵。更可笑者，正气散中加黄连、麦冬，大用西瓜治渴欲饮水之霍乱，病者岂堪命乎！瑭见之屡矣，故将采《金匮》原文，备录于此。胃阳不伤不吐，脾阳不伤不泻，邪正不争不痛，营卫不乖不寒热。以不饮水之故，知其为寒多，主以理中汤（原文系理中丸，方后自注云：然丸不及汤。盖丸缓而汤速也。且恐丸药不精，故直改从汤），温中散寒。人参、甘草，胃之守药。白术、甘草，脾之守药。干姜能通能守。上下两泄者，故脾胃两守之。且守中有通，通中有守，以守药作通用，以通药作守用。若热欲饮水之证，饮不解渴，而吐泄不止，则主以五苓。邪热须从小便去，膀胱为小肠之下游，小肠，火腑也，五苓通前阴，所以守后阴也。太阳不开，则阳明不阖，开太阳正所以守阳明也。此二汤皆有一举两得之妙。吐利则脾胃之阳虚，汗出则太阳之阳亦虚。发热者，浮阳在外也。恶寒者，实寒在中也。四肢拘急，脾阳不荣四末。手足厥冷，中土湿而厥阴肝木来乘。病者四逆，汤善救逆，故名四逆汤。人参、甘草守中阳。干姜、附子通中阳。人参、附子护外阳。干姜、甘草护中阳。中外之阳复回，则群阴退避，而厥回矣。吐利止而身痛不休者，中阳复而表阳不和也，故以桂枝汤温经络而微和之。

理中汤方（甘热微苦法。此方分量以及后加减法，悉照《金匮》原文，用者临时斟酌）

人参　甘草　白术　干姜各三两

水八杯，煮取三杯。温服一杯，日三服。

[加减法]若脐上筑[1]者，肾气动也，去术，加桂四两。吐多者，去术，加生姜三两。下多者，还用术。悸者，加茯苓二两。渴欲饮水者，加术足前成四两半。腹中痛者，加人参足前成四两半。寒者，加干姜足前成四两半。腹满者，去术，加附子一枚。服汤后，如食顷，饮热粥一升许，微自汗，勿发揭衣被。

五苓散方（见前）

[加减法]腹满者，加厚朴、广皮各一两。渴甚，面赤，脉大紧而急，搧扇不知凉，饮冰不知冷，腹痛甚，时时躁烦者，格阳也，加干姜一两五钱（此条非仲景原文，余治验也）。

百沸汤和，每服五钱，日三服。

四逆汤方（辛甘热法，分量临时斟酌）

炙甘草二两　干姜一两半　生附子（去皮）一枚　加人参一两

水五茶碗，煮取二碗。分二次服。

按：原方无人参，此独加人参者，前条寒多不饮水，较厥逆尚轻，仲景已用人参；此条诸阳欲脱，中虚更急，不用人参，何以固内？柯韵伯伤寒注云：仲景凡治虚证，以里为重，协热下利，脉微弱者，便用人参；汗后身痛，脉沉迟者，便加人参。此脉迟而利清谷，且不烦不咳，中气大虚，元气已脱，但温不补，何以救逆乎？观茯苓四逆之烦躁，且以人参，况通脉四逆，岂得无参？是必有脱落耳，备录于此存参。

【注解】

[1] 脐上筑：指腹部悸动。

【释义】

寒湿之邪伤及脾胃阳气，则既吐且利；寒湿伤及营卫，则寒热身痛，或不寒热，但腹中疼痛，此为霍乱病。如果寒多，不欲饮水，用理中汤温中散寒。如果热多，欲饮水，用五苓散通阳利小便。前阴通，则后阴可守。脾胃阳虚，则呕吐、下利；太阳阳气虚，故汗出；浮阳在外，则发热；实寒在中，故恶寒；四肢拘急、手足厥冷为脾阳虚不荣四末，当用四逆汤救逆治疗，使中外之阳复回，则群阴退避。呕吐、下利停止但身体疼痛不止的，为中阳复而表阳不和，以桂枝汤温经络而微和之。

【评议】

本条取材于《伤寒论》第386条："霍乱，头痛，发热，身疼痛，热多欲饮水者，五苓散主之；寒多不用水者，理中丸主之。"既吐且利为霍乱病的主要表现。其病机是寒湿阻于中焦，脾胃阳气受损，中焦气机升降失常。本条文以"不饮水""欲饮水"辨寒霍乱与热霍乱有失偏颇，需结合全身症状综合分析。寒霍乱还可见肢冷、腹痛、恶寒、泻下物清稀如水、口唇指甲青紫、脉沉等。热霍乱有身热、心烦、泻下物热臭、小便黄赤、舌红、苔黄、脉数等。寒霍乱治宜温中散寒除湿，方用理中丸。若出现阳虚较重的发热、恶寒、肢厥等，则用四逆汤回阳救逆。热霍乱，本条中用五苓散通阳利小便，但该方清热力量不够，对热性的霍乱不适合，可用蚕矢汤（《随息居重订霍乱论》：蚕沙、薏苡仁、大豆黄卷、木瓜、黄连、半夏、黄芩、通草、山栀、吴茱萸）、燃照汤（《随息居重订霍乱论》：滑石、豆豉、山栀、黄芩、佩兰、厚朴、半夏、白蔻仁）、葛根芩连汤等。

【原文】

五二、霍乱兼转筋者，五苓散加防己桂枝薏仁主之。寒甚，脉紧者，再加附子。

肝藏血，主筋，筋为寒湿搏急而转，故于五苓和霍乱之中，加桂枝温筋。防己急驱下焦血分之寒湿。薏仁主湿痹脚气，扶土抑木，治筋急拘挛。甚寒脉紧，则非纯阳之附子不可。

五苓散加防己桂枝薏仁方

即于前五苓散内，加防己一两、桂枝一两半足前成二两、薏仁二两。寒甚者，加附子大者一枚。

杵为细末。每服五钱，百沸汤和。日三，剧者，日三夜一，得卧则勿令服。

【释义】

霍乱兼有转筋，用五苓散通阳利水。加防己急驱寒湿、桂枝温筋、薏苡仁祛湿痹以治筋急拘挛。出现寒重，脉紧，再加附子散寒温阳。

【评议】

转筋俗称"抽筋"，指小腿筋脉牵掣拘挛，疼痛扭转，甚则牵连腹部拘急。霍乱出现转筋原因多端，有吐泻伤阴，筋脉失养者；有寒凝筋脉，筋脉拘急者；也有因热盛燔灼筋脉者等。吴氏所说的"筋为寒湿搏急而转"，是由于寒湿所致，多遇冷诱发，夜多昼少，畏寒喜暖，四肢不温，食少便溏，舌淡苔白滑，脉沉细。用本条方加桂枝温筋、薏苡仁祛湿舒筋。木瓜、薏苡仁、蚕沙三味对湿邪转筋有较好的效果。

【原文】

五三、卒中寒湿，内挟秽浊，眩冒欲绝，腹中绞痛，脉沉紧而迟，甚则伏，欲吐不得吐，欲利不得利，甚则转筋，四肢欲厥，俗名发痧，又名干霍乱，转筋者，俗名转筋火。古方书不载（不载者，不载上三条之俗名耳。若是证，当于《金匮》腹满、腹痛、心痛、寒疝诸条参看自得），蜀椒救中汤主之，九痛丸亦可服。语乱者，先服至宝丹，再与汤药。

按：此证夏日湿蒸之时最多，故因霍乱而类记于此。中阳本虚，内停寒湿，又为蒸腾秽浊之气所干，由口鼻而直行中道，以致腹中阳气受逼，所以相争而为绞痛。胃阳不转，虽欲吐而不得；脾阳困闭，虽欲利而不能。其或经络亦受寒湿，则筋如转索，而后者向前矣。中阳虚而肝木来乘，则厥。俗名发痧者何？盖以此证病来迅速，或不及延医，或医亦不识，相传以钱，或用磁碗口，蘸姜汤或麻油，刮其关节，刮则其血皆分，住则复合，数数分合，动则生阳，关节通而气得转，往往有随手而愈者。刮处必现血点，红紫如沙，故名痧也。但刮后须十二时不饮水，方不再发。不然则留邪在络，稍受寒、发怒，则举发矣。以其欲吐不吐，欲利不利而腹痛，故又名干霍乱。其转筋名转筋火者，以常发于夏月，夏月火令，又病迅速如火也，其实乃伏阴与湿相搏之故。以大建中之蜀椒，急驱阴浊下行。干姜温中。去人参、胶饴者，畏其满而守也。加厚朴以泻湿中浊气。槟榔以散结气，直达下焦。广皮通行十二经之气。改名救中汤，急驱浊阴，所以救中焦之真阳也。九痛丸一面扶正，一面驱邪，其驱邪之功最速，故亦可服。

再按：前吐泻之霍乱，有阴阳二证，干霍乱则纯有阴而无阳，所谓天地不通，闭塞而成冬，有若否卦之义。若语言乱者，邪干心包，故先以至宝丹，驱包络之邪也。

救中汤方（苦辛通法）

蜀椒（炒出汗）三钱　淡干姜四钱　厚朴三钱　槟榔二钱　广皮二钱

水五杯，煮取二杯。分二次服。兼转筋者，加桂枝三钱、防己五钱、薏仁三钱。厥者，加附子二钱。

九痛丸方（治九种心痛，苦辛甘热法）

附子三两　生狼牙一两　人参一两　干姜一两　吴茱萸一两　巴豆（去皮心，熬，碾如膏）一两

蜜丸梧子大，酒下。强人初服三丸，日三服，弱者二丸。

兼治卒中恶，腹胀痛，口不能言。又治连年积冷，流注心胸痛，并冷冲上气、落马、坠车、血病等证皆主之。忌口如常法。

[方论]《内经》有五脏胃腑心痛，并痰、虫、食积，即为九痛也。心痛之因，非风即寒，故以干姜、附子驱寒壮阳。吴茱萸能降肝脏浊阴下行。生狼牙善驱浮风。以巴豆驱逐痰、虫、陈滞之积。人参养正

驱邪。因其药品气血皆入，补泻攻伐皆备，故治中恶腹胀痛等证。

附录：

《外台》走马汤：治中恶、心痛、腹胀，大便不通，苦辛热法。沈目南注云：中恶之证，俗谓绞肠乌痧，即秽臭恶毒之气，直从口鼻入于心胸肠胃脏腑，壅塞正气不行，故心痛、腹胀、大便不通。是为实证，非似六淫侵入而有表里清浊之分，故用巴豆极热大毒峻猛之剂，急攻其邪。佐杏仁以利肺与大肠之气，使邪从后阴一扫尽除，则病得愈。若缓须臾，正气不通，营卫阴阳机息则死。是取通则不痛之义也。

巴豆（去心皮，熬）二枚　杏仁二枚

上二味，以绵缠槌，令碎。热汤二合，捻取白汁饮之，当下。老小强弱量之。通治飞尸鬼击病。

按：《医方集解》中，治霍乱用阴阳水一法，有协和阴阳，使不相争之义。又治干霍乱用盐汤探吐一法，盖闭塞至极之证，除针灸之外，莫如吐法通阳最速。夫呕，厥阴气也。寒痛，太阳寒水气也。否，冬象也。冬令太阳寒水，得厥阴气至，风能上升，则一阳开泄，万象皆有生机矣。至针法，治病最速，取祸亦不缓，当于《甲乙经》中求之，非善针者，不可令针也。

【释义】

中焦阳气本虚，突然寒湿所中，又内夹秽浊之气，致头晕目眩；腹中阳气损伤，与邪相争，则腹中绞痛，脉象沉紧而迟，甚则伏而不及；寒湿阻胃，胃阳损伤，则欲吐不得吐；脾阳困闭，则欲利不得利；经络为寒湿侵袭，则转筋；中焦阳虚而肝木来乘，则四肢厥冷。本病俗名发痧，又名干霍乱。转筋俗名转筋火，古方书不载（不载者，不载发痧、干霍乱、转筋火三条的俗名；此证当于《金匮要略》腹满、腹痛、心痛、寒疝等条文参看），用蜀椒救中汤急驱浊阴，以救中焦真阳。九痛丸一面扶正，一面驱邪，驱邪之功最速，故亦可服用；谵语神乱的，为邪干心包，故先以至宝丹驱包络之邪，后再与汤药。

【评议】

干霍乱以卒然腹中绞痛，欲吐不得吐，欲泻不得泄为特征。其证也有寒热之分，属热者，有发热，烦躁闷乱；属寒者，四肢厥冷，汗出，舌淡苔白，脉象沉伏。吴氏本条所论为感受寒湿秽浊之气郁闭阳气，属寒湿型。其基本病机是：寒湿秽浊卒中人体，导致中焦气机紊乱，清浊交混，升降格拒，上下不通。吴氏治疗采取温通法，用方以救中汤、九痛丸为主，并附有走马汤。

干霍乱又名发痧证、发痧。发于夏季的，温病学中称为暑秽，为夏暑秽浊疫疠之邪阻遏中焦，治宜利气宣滞，辟秽解毒。用行军散（《随息居重订霍乱论》：西牛黄、麝香、珍珠、冰片、硼砂、雄黄、火硝、金箔）加减。此外，针刺或三棱针放血承山、曲泽、十宣等穴位也可。吴氏提出："治干霍乱用盐汤探吐一法，盖闭塞至极之证，除针灸之外，莫如吐法通阳最速。"即把烧盐放入热汤调服，以刺激咽喉探吐。一经吐出，不仅烦躁闷乱之症可减，下窍亦可宣畅，二便自然通利。发于秋季的燥寒湿三气所致的阴邪霍乱，可用上焦篇吴氏霹雳散方加减。

湿温（疟、痢、疸、痹附）

【原文】

五四、湿热上焦未清，里虚内陷，神识如蒙，舌滑，脉缓，人参泻心汤加白芍主之。

湿在上焦，若中阳不虚者，必始终在上焦，断不内陷。或因中阳本虚，或因误伤于药，其势必致内陷。湿之中人也，首如裹，目如蒙，热能令人昏，故神识如蒙，此与热邪直入包络谵语神昏有间。里虚，故用人参以护里阳，白芍以护真阴。湿陷于里，故用干姜、枳实之辛通。湿中兼热，故用黄芩、黄连之苦降。此邪已内陷，其势不能还表，法用通降，从里治也。

人参泻心汤方（苦辛寒兼甘法）

人参二钱　干姜二钱　黄连一钱五分　黄芩一钱五分　枳实一钱　生白芍二钱

水五杯，煮取二杯。分二次服，渣再煮一杯服。

【释义】

上焦湿热之邪未及时清除，在中阳里虚或误治时，则可内陷生变，如湿热蒙心，可出现神识如蒙；舌滑，脉缓为湿热之象。用通降从里治的人参泻心汤加白芍治疗。

【评议】

1. 神识如蒙评

神识如蒙（昏蒙）是温病中常见的一种神志异常。其特点为表情淡漠，神呆寡言，意识模糊，时清时昧，似醒似寐，时有谵语，甚则可见嗜睡如昏，但呼之能应，多伴有身热有汗不解，苔黄腻等湿热痰浊症状。为气分湿热之邪不解，蒸酿痰浊而蒙蔽心包，扰及心神所致。本证所论神识昏蒙即是湿热阻滞，清阳不升。方证来源于《临证指南医案·湿》蔡姓治案，叶氏所治病因病机是"阳虚挟湿，邪热内陷"。吴氏认为"首如裹，目如蒙，热能令人昏，故神识如蒙"。除神识如蒙外，尚有脘痞恶心，发热，舌苔黄腻，脉滑数或濡数等。湿热导致的昏蒙与温热类温病热邪直入心包导致的神昏谵语不同。

人参泻心汤从中焦通降立法，用人参益气护里阳，白芍护真阴；湿陷于里，故用辛通的干姜、枳实温湿燥湿；湿中兼热，故用苦降的黄芩、黄连清热燥湿。体现了叶、吴治疗上焦神志异常从中焦升降立法的思想。本证也可用菖蒲郁金汤方。流行性乙型脑炎及其他中枢感染、中暑、夏季热、肺性脑病、肝性脑病、睡眠障碍、抑郁症等，可参考本条证辨治。

2. 枳实配芍药药对

吴氏八个加减泻心汤，或加枳实，或加杏仁，或加白芍，或加牡蛎等。人参泻心汤则是枳实与白芍同用，起到枳实辛通、白芍护阴的目的。枳实配芍药在《金匮要略·妇人产后病脉证治》中名枳实芍药散，治"产后腹痛，烦满不得卧"。方中用枳实理气散结，芍药和血止痛。可见，两药为治腹痛偏于气血郁滞者的良药。《伤寒论》中大柴胡汤、麻子仁丸、四逆散等均含此药对。笔者受仲景枳实芍药散启发，在治疗脘腹、胁肋等部位胀痛时，每用之。枳实味辛，白芍味酸，二药配伍，属酸辛结合、补泄同施药对。临证应用时需酌情考虑二味药量的多寡。

【原文】

五五、湿热受自口鼻，由募原直走中道，不饥不食，机窍不灵，三香汤主之。

此邪从上焦来，还使上焦去法也。

三香汤方（微苦微辛微寒兼芳香法）

栝蒌皮三钱　桔梗三钱　黑山栀二钱　枳壳二钱　郁金二钱　香豉二钱　降香末三钱

水五杯，煮取二杯。分二次温服。

［方论］按：此证由上焦而来，其机尚浅，故用蒌皮、桔梗、枳壳微苦微辛开上，山栀轻浮微苦清热，香豉、郁金、降香化中上之秽浊而开郁。上条以下焦为邪之出路，故用重；此条以上焦为邪之出路，故用轻；以下三焦均受者，则用分消。彼此互参，可以知叶氏之因证制方，心灵手巧处矣！惜散见于案中而人多不察，兹特为拈出，以概其余。

【释义】

湿热从口鼻而入，经过膜原进入中焦，出现不饥、不食、心窍不灵，用三香汤清热开郁，芳香逐秽。

【评议】

1. "湿热受自口鼻，由募原直走中道"评

此语概括了湿热邪气的侵入途径及发展规律。湿热从口鼻而入，先伏膜原，直走中道，吴又可《温疫论》、薛生白《湿热病篇》皆有论述。《温疫论·原病》："邪自口鼻而入，则其所客，内不在脏腑，外不在经络，舍于伏脊之内，去表不远，附近于胃，乃表里之分界，是为半表半里，即《针经》所谓横连膜原是也。"《湿热病篇》："膜原者，外通肌肉，内近胃腑，即三焦之门户，实一身之半表半里也。邪由上受，直趋中道，故病多归膜原。"可见，湿热邪气从口鼻而入者，可伏于膜原，进而直趋中焦脾胃。除不饥、不食外，还有脘痞、胸闷、苔厚腻等。由于湿为阴邪，湿热郁蒸，上焦清窍被蒙，可出现清窍不利，神识不清。因邪从上焦来，且病势轻浅，既有上焦机窍不利，又有中焦不饥不食，故采取轻清芳化之品，即文中所说的"以上焦为邪之出路"。三香汤方证完全来源于《临证指南医案·湿》李姓治案，有开泄上焦气机，兼以宣郁泄热之效，立法为"此邪从上焦来，还使上焦去法也"。方中用瓜蒌皮、桔梗、枳壳微苦微辛以开上；山栀子轻浮微苦清热；香豉、郁金、降香芳香化中上秽浊而开郁。笔者常用本方加减治疗心、肺、胃、肝、胆等脏腑湿热证。该方轻浮宣散，能升能降，有清热化湿之效，且久服无耗气伤阴之弊。

2. 膜原的特征——湿热秽浊郁闭

温病中的膜原证，为半表半里证，常见病因为湿热阻滞，多见于急性热病的初期阶段，表现为寒战高热或寒热往来如疟，舌苔厚腻如积粉。辨证时抓住舌苔厚腻特征，"温疫，舌上白苔者，邪在膜原也"（《温疫论·表里分传》）。临床若见高热持续不退，并有此舌苔表现，即可按膜原论治，予以疏利透达膜原之法，运用吴又可达原饮（《温疫论》：槟榔、厚朴、草果、知母、芍药、黄芩、甘草），或薛生白达原饮（《湿热病篇》：柴胡、厚朴、槟榔、草果、藿香、苍术、半夏、干菖蒲、六一散），或雷丰的雷氏宣透膜原法（《时病论》：厚朴、槟榔、草果、黄芩、粉甘草、藿香叶、半夏、生姜）等。这些方中都有三味共同药物，即厚朴、槟榔、草果，三药协同直达膜原巢穴以行气祛湿透达，力宏效著，用之得当，很快热退身凉。

膜原病证不仅表现在温病过程中，很多内伤疾病如支气管哮喘、风湿、类风湿、肝胆结石及某些癌病、抗精神病药物引起的副作用等皆可从膜原考虑。

3. 桔梗配枳壳药对

三香汤用桔梗配枳壳，除吴氏所说的"微苦微辛开上"外，更重要的是辛升苦降的调气机效用。对于脑、肺、脾胃等具有升降功能特点的脏腑均有良好的效果。

《素问·举痛论》中有"百病生于气"之说，因此，调理气机，恢复气的升降出入功能，病自然而愈。临床上用桔梗、枳壳配伍，一升一降，升降相宜，调理全身气机，是最常用的升降气机药对。桔梗，性平，味苦、辛，主升，有宣肺祛痰排脓之功。枳壳，性微温，味苦，主降，有行气宽中除胀之效。

（1）脑神病证：脑神疾病除一般神志改变外，尚有头痛、头晕等。脑位最高，人体气血左升右降，升到脑部极顶必旋即而下。机体一旦受到内外之邪的侵袭，人体气机升降到此不得宣越，势必导致脑内气机郁滞，重者因郁致瘀，使气血精髓的平衡转化失调，故升降两类药物同用是治疗脑病的基本大法。因此，脑神病证的治疗，具有气机升降作用特点的桔梗配枳壳是常用的一组药对。

（2）肺系病证：桔梗配枳壳常用于呼吸系统病变，如咳嗽、喘憋、痰多、鼻塞、流涕等。外感邪气无论寒热，皆影响肺的宣降功能，因而肺病治疗当既宣又降。宣中有降，降中寓升，方可恢复其生理功能。桔梗配枳壳，为宣降同施的基本药对。桔梗量大于枳壳，宣多于降；若是内伤咳嗽，枳壳用量可等于桔梗或大于桔梗。吴鞠通杏苏散中用桔梗、枳壳各二钱助杏仁以宣利肺气，用于治外感凉燥。

（3）脾胃病证：《临证指南医案·脾胃》说："脾胃为病，最详东垣，当升降法中求之。"脾胃位居中焦，为气机升降枢纽。脾之运化主升，胃之受纳传导主降。脾胃升降失常，则出现呃逆、呕吐、腹胀、泄泻、腹痛等。因而治疗脾胃病证当采取升降同施法。桔梗配枳壳，能够使脾胃气机升降复常。气升而不降者，可用枳实代枳壳。脾病重用升药，胃病则重用降药。

4. 栀子配郁金药对

郁金辛、苦，寒，归肝、心、肺经，有清心凉血、行气活血、解郁止痛、利胆退黄之功。栀子苦，寒，归心、肺、三焦经，有泻火除烦、清热利湿、凉血解毒等作用。既能清热又可祛湿；郁金芳香，既能行气又能活血。两味配伍，气血同治，温热类及湿热类疾病皆可治疗。笔者常用此药对治疗以下病证：热病心神异常，如心烦、不寐、谵语、躁狂等；热盛导致的吐血、咳血、肌衄等；热淋出现的小便赤涩热痛等；肝经有热导致的胁痛、黄疸等。

【原文】

五六、吸受秽湿，三焦分布，热蒸头胀，身痛呕逆，小便不通，神识昏迷，舌白，渴不多饮，先宜芳香通神利窍，安宫牛黄丸；继用淡渗分消浊湿，茯苓皮汤。

按：此证表里经络脏腑三焦，俱为湿热所困，最畏内闭外脱。故急以牛黄丸宣窍清热而护神明。但牛黄丸不能利湿分消，故继以茯苓皮汤。

安宫牛黄丸（方法见前）

茯苓皮汤（淡渗兼微辛微凉法）

茯苓皮五钱　生薏仁五钱　猪苓三钱　大腹皮三钱　白通草三钱　淡竹叶二钱

水八杯，煮取三杯。分三次服。

【释义】

湿热秽浊之邪自口鼻吸入，布于三焦，出现发热，头胀，肢体疼痛，神识昏迷的上焦证；呕吐，呃逆，舌苔白腻，口渴不多饮的中焦证；小便不通利的下焦证。此证为湿热困阻表里、经络、脏腑、三焦。为防内闭外脱，应急用安宫牛黄丸宣窍清热而护神明，继以茯苓皮汤淡渗分利湿热。

【评议】

1. **湿热证治，辨明三焦**

湿热类温病虽以脾胃为中心，但湿有蒙上流下、弥漫三焦的特点。因此，辨湿热偏上焦、中焦、下焦以及所属脏腑，对其诊治至关重要。湿热偏上焦肺卫，多见恶寒发热、头重、胸闷、咽肿、耳聋等；湿热蒙蔽心包，轻则神志淡漠，重则神识昏蒙等。若湿热阻于中焦胃脘，多见痞满、恶心呕吐、苔白腻或黄腻；偏于脾者，可见知饥不食、大便溏薄；湿热熏蒸肝胆者，可见身目发黄，胁肋胀满等。若湿热阻于下焦膀胱，则见小便不利，尿频尿急，甚或尿闭，或小便不通，热盛头胀；阻滞肠道，则见大便不爽，腹满，下利黏垢等。根据湿热所在部位的不同分别施治。在上焦者宜芳化，在中焦者宜苦燥，在下焦者宜淡渗。同时要详审湿热之偏盛不同，确定祛湿与清热的侧重。

本证为湿热布于上、中、下三焦，而病机重点在于上焦神识昏迷、下焦小便不通。病势较急，症情危重。湿热阻滞下焦，小便无以排出，浊邪必上蒙清窍而致神识昏迷，故小便不通是关键。然上焦已出现神志异常症状，为防内闭外脱，故先用安宫牛黄丸清热芳香利窍。因安宫牛黄丸有凉遏之弊，若湿邪重者，也可改为偏于化浊开窍的至宝丹或用温开的苏合香丸。待心神苏醒后，再予淡渗分利的茯苓皮汤。也可心与小肠同治，一面开窍，一面淡渗。茯苓皮汤来源于《临证指南医案·湿》某治案。基于叶氏"芳香通神，淡渗宣窍"治法思想，吴氏予以开窍为先，继则淡渗法，符合病情实际。全方以淡渗利湿药物为主，佐以清热理气之品，使湿热之邪从小便而解，小肠膀胱开，则心主神明可复。

2. 小便不通，可与淡渗

中焦篇第三十条："温病小便不利者，淡渗不可与也，忌五苓、八正辈。"指的是温热类温病，热盛伤阴致小便不利，不可与淡渗。而本条证是由于湿浊阻滞于下焦膀胱，故可用淡渗法，如茯苓、薏苡仁、猪苓、车前子、泽泻、通草等，也是"治湿不利小便，非其治也"的运用。西医见小便不通，多用利小便药物，如呋塞米、氢氯噻嗪等，未免不够全面。如不按个体化使用，会导致水、电解质紊乱和酸碱平衡失调，日久也可直接损伤肾脏。

【原文】

五七、阳明湿温，气壅为哕者，新制橘皮竹茹汤主之。

按：《金匮》橘皮竹茹汤，乃胃虚受邪之治，今治湿热壅遏胃气致哕，不宜用参甘峻补，故改用柿蒂。按柿成于秋，得阳明燥金之主气，且其形多方，他果未之有也，故治肺胃之病有独胜（肺之脏象属金，胃之气运属金）。柿蒂乃柿之归束处，凡花皆散，凡子皆降，凡降先收，从生而散而收而降，皆一蒂为之也，治逆呃之能事毕矣（再按：草木一身，芦与蒂为升降之门户，载生气上升者，芦也，受阴精归藏者，蒂也。格物者不可不于此会心焉）。

新制橘皮竹茹汤（苦辛通降法）

橘皮三钱　竹茹三钱　柿蒂七枚　姜汁（冲）三茶匙

水五杯，煮取二杯。分二次温服，不知，再作服。有痰火者，加竹沥、栝蒌霜。有瘀血者，加桃仁。

【释义】

阳明湿温，湿热壅遏胃气致哕，用新制橘皮竹茹汤理气和胃止呃。

【评议】

1. 湿热致哕评

湿热之邪容易阻中焦犯脾胃，致使中焦脾胃升降功能失常，表现为呕吐、呃逆、胃痞、泄泻等。其中呃逆是湿热壅遏中焦常见的症状之一。胃气上逆致呃的原因较多，上焦篇第四十六条宣痹汤所治哕为肺气痹郁，而本条证为湿热壅遏于胃，胃气不降。正如《增补评注温病条辨》："气壅为哕，此证极多，前论治肺之痹结，此治胃之壅遏，两相对待。"湿热致呃，往往伴有胸脘痞闷、纳呆、便溏、苔腻、脉濡等症。吴氏用新制橘皮竹茹汤理气和胃止呃。该方由橘皮竹茹汤（《金匮要略·呕吐哕下利病脉证并治》：橘皮、竹茹、大枣、生姜、甘草、人参）变化而来。原方主治胃虚有热致哕逆，而本证因实邪壅滞，故不宜用人参、甘草、大枣峻补，改用柿蒂止呃，并用姜汁易生姜，以更好地止哕逆。

2. 清热止呕，宣通脉络——竹茹

竹茹，甘，微寒，有清热化痰、除烦、止呕功效。笔者在治疗温病发热中，喜用竹茹。本品清热而不伤阴。与竹叶合用，能使热邪自内、自小便而解，尤其对于发热伴有呕吐者，用之最良。该药为治胃热呕吐要药，怀胎蕴热，恶阻呕逆，可与黄芩、砂仁、芦根、枇杷叶

等同用。因竹茹为竹去除外皮，将中间略带绿色层刮成的细条，似人体脉络组织，故吴氏中焦篇第四十一条三石汤方，用竹茹除清热外，尚有"以竹之脉络而通人之脉络"之功，为络病用药提供了思路。本条方后有痰火者，加竹沥、瓜蒌，颇为实用。竹沥性寒滑利，祛痰较竹茹力强，对痰热咳喘、中风痰迷、惊痫癫狂疗效较好。竹茹、竹叶、竹沥三药，在《温病条辨》多方中出现，每遇热邪作祟，笔者常用之。

3."治逆呃之能事毕矣"——柿蒂

吴氏从格物思想论述了柿蒂的功效和特点：一是柿成于秋，得阳明燥金主气，故治肺胃之病有独胜。二是柿蒂乃柿的归束处，有生-散-收-降特征，皆一蒂为之。三是芦与蒂为升降门户。通过蒂与芦植物的比较，认为蒂是阴精归藏者。以上三点，皆意旨本品有收降胃气、降逆止呃之功。本品味苦降泄，专入胃经，善降胃气而为止呃要药。寒热虚实之呃，皆可配伍应用。胃寒可与丁香、气虚可与人参、胃热可与黄连、痰阻可与半夏、火衰可与附子等同用。

【原文】

五八、三焦湿郁，升降失司，脘连腹胀，大便不爽，一加减正气散主之。

再按：此条与上第五十六条同为三焦受邪，彼以分消开窍为急务，此以升降中焦为定法，各因见证之不同也。

一加减正气散方

藿香梗二钱　厚朴二钱　杏仁二钱　茯苓皮二钱　广皮一钱　神曲一钱五分　麦芽一钱五分　绵茵陈二钱　大腹皮一钱

水五杯，煮二杯。再服。

[方论] 正气散本苦辛温兼甘法，今加减之，乃苦辛微寒法也。去原方之紫苏、白芷，无须发表也，去甘、桔，此证以中焦为扼要，不必提上焦也。只以藿香化浊，厚朴、广皮、茯苓、大腹泻湿满，加杏仁利肺与大肠之气，神曲、麦芽升降脾胃之气，茵陈宣湿郁而动生发之气，藿香但用梗，取其走中不走外也，茯苓但用皮，以诸皮皆凉，

泻湿热独胜也。

【释义】

湿热郁滞三焦，中焦脾胃升降失司，出现脘腹胀满，大便不爽，采取升降中焦法，用苦辛微寒的一加减正气散治疗。

【评议】

1. 三焦湿郁评

湿热之邪易弥漫三焦，本证重点在中焦。湿邪明显重于热邪而阻滞于脾胃，影响脾升胃降功能，故有脘腹胀满，大便泄泻。"以升降中焦为定法"，运用一加减正气散芳化中焦湿浊，升降脾胃之气。吴氏五个加减正气散，是在藿香正气散（《太平惠民和剂局方·治伤寒方》：大腹皮、白芷、紫苏、茯苓、半夏曲、白术、陈皮、厚朴、苦桔梗、藿香、甘草）基础上加减而成。原治外感风寒，内伤湿滞证。本条证所治为湿邪尚未明显化热而阻于三焦，以升降功能障碍为主。方剂亦是基于《临证指南医案·湿》某治案，再结合藿香正气散加减化裁而来。

本证与本篇五十六条所述之证，均属于"三焦湿郁"，但前者为表里经络脏腑三焦，俱为湿热所困，上下焦的上壅下闭现象明显，以神识昏迷，小便不通为主症，治疗重点在上下焦。本证偏于湿热停留于中焦，升降失司，以脘腹胀满、大便不爽为主症，治疗重心在疏化中焦湿浊。从湿热程度看，前者热邪稍偏重，后者湿邪明显。

2. 脾胃升降失司用药法

本证为"三焦湿郁，升降失司"，故吴氏治疗重点在调理中焦升降。方中的多味药物，如杏仁、神曲、麦芽、茵陈等均从气机方面进行了论述。杏仁"利肺与大肠之气"。神曲、麦芽"升降脾胃之气"。神曲为辣蓼、青蒿、杏仁等药加入面粉后经发酵而成的曲剂，味甘、辛，性温，归脾、胃经。辛以行散消食，甘温健胃和中。与麦芽相比，作用偏升。麦芽甘、平，除消食外，尚有疏肝理气、和胃止痛之功，与神曲相比，作用偏降。神曲、麦芽同用，共奏升降脾胃气机效用。茵陈苦、辛，微寒而芳香，苦能下降，辛可发散，既能清热，又可利湿，且春季采收，具有肝木生发之性，善调脾胃气机升降及促肝胆之气生发，确有"宣湿郁而动生发之气"之功。笔者临证治疗脾胃、肝胆病变常用以上吴氏调理气机升降药物，获效颇多。

【原文】

五九、湿郁三焦，脘闷，便溏，身痛，舌白，脉象模糊，二加减正气散主之。

上条中焦病重，故以升降中焦为要。此条脘闷、便溏，中焦证也。身痛、舌白、脉象模糊，则经络证矣，故加防己急走经络中湿郁。以便溏不比大便不爽，故加通草、薏仁，利小便所以实大便也。大豆黄卷从湿热蒸变而成，能化蕴酿之湿热，而蒸变脾胃之气也。

二加减正气散（苦辛淡法）

藿香梗三钱　广皮二钱　厚朴二钱　茯苓皮三钱　木防己三钱
大豆黄卷二钱　川通草一钱五分　薏苡仁三钱

水八杯，煮三杯。三次服。

【释义】

湿热郁滞三焦，中焦脾胃受困，故胃脘痞闷，大便溏泄。身体疼痛，脉象模糊不清为湿热郁于经络。舌苔白腻为湿重。用二加减正气散治疗。

【评议】

湿热之邪从外侵入，既可出现三焦病变，也可导致经络气血不畅，故有脘闷、便溏与身体疼痛同在。舌苔白腻，脉象濡缓或沉细，重按模糊不清，为有湿邪之象。上条偏于中焦，故以升降中焦为要。本条亦以中焦症状为主，但脘闷不是脘胀，便溏而不是大便不爽，同时又有身体疼痛，故其病机为经络脏腑同病。治宜宣气化湿，用疏通经络的二加减正气散治疗。方中防己急走经络湿郁；通草、薏苡仁利小便所以实大便；大豆黄卷能化蕴酿之湿热，而蒸变脾胃之气；藿香梗、陈皮、厚朴、茯苓皮与一加减正气散相同，体现了化湿、燥湿、利湿及理气之法。本条方证录自叶氏《临证指南医案·湿》某治案，可参阅。

"利小便所以实大便也" 临床意义

湿邪所致的大便水泄，常用利小便而实大便法，属前后二阴整体观的运用（图19）。大便水样性泄泻，一日数次，而小便短少，此为小肠的分清泌浊功能障碍所致。正常情况下，小肠将水分至前阴膀胱，而此时却把水分到后阴大肠，故出现泄泻如水样。此种泄泻的治疗，不用止泄方法，只需分利小便，如本条中所说的通草、薏苡仁等味，让湿邪从膀胱出，后阴大肠水液减少，泄泻则止。运用通利小便药后，尿量明显增多是泄泻好转的迹象。此类泄泻为水泄，西医治疗多是输液补水，而中医恰恰相反，补水的药物如生地黄、玄参、麦冬等不可用，而要用祛水湿、利水湿的办法治疗，其泄泻则愈。

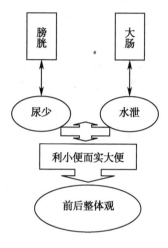

图19 水泄治疗图

【原文】

六十、秽湿着里，舌黄，脘闷，气机不宣，久则酿热，三加减正气散主之。

前两法，一以升降为主，一以急宣经隧为主。此则以舌黄之故，预知其内已伏热，久必化热，而身亦热矣，故加杏仁利肺气，气化则湿热俱化。滑石辛淡而凉，清湿中之热，合藿香所以宣气机之不宣也。

三加减正气散方（苦辛寒法）

藿香（连梗叶）三钱　茯苓皮三钱　厚朴二钱　广皮一钱五分
杏仁三钱　滑石五钱

水五杯，煮二杯。再服。

【释义】

湿热秽浊郁于中焦，气机不得宣畅，则胃脘痞闷。湿久化热，则舌苔黄。用三加减正气散治疗。

【评议】

本条证源于《临证指南医案·湿》汪姓治案，病机为"秽湿内着，气机不宣，如久酿蒸，必化热气"。除吴氏所论症状外，尚有身热、舌红、大便不爽、小便不利等。通过舌苔黄，"预知其内已伏热"，说明湿邪蕴久，郁而化热，但仍为湿重于热之证。故用杏仁通利肺气，达到"气化则湿热俱化"的目的；滑石辛淡而凉，清热利湿。杏仁、滑石与藿香、茯苓、厚朴、陈皮共用，起到祛除湿热，宣畅气机之功。

吴氏继承叶氏医案湿门从肺论治的重要学术思想，反复申述杏仁利肺气祛湿清热的临床意义。《增补评注温病条辨》谓："利肺气即所以治湿，书中屡言之，皆金针度人处。"应引起当今临床重视。

【原文】

六一、秽湿着里，邪阻气分，舌白滑，脉右缓，四加减正气散主之。

以右脉见缓之故，知气分之湿阻，故加草果、楂肉、神曲，急运坤阳，使足太阴之地气不上蒸手太阴之天气也。

四加减正气散方（苦辛温法）

藿香梗三钱　厚朴二钱　茯苓三钱　广皮一钱五分　草果一钱
楂肉（炒）五钱　神曲二钱

水五杯，煮二杯。渣再煮一杯，三次服。

【释义】

湿热秽浊，阻于气分，舌苔白滑，脉象右缓，用急运坤阳的四加减正气散治疗。

【评议】

本条证源自《临证指南医案·湿》张姓治案。文中叙证简略，吴氏在叶氏脉右缓的基础上，又增加了舌苔白滑，更强调了湿邪较重的特征。因方中有炒山楂肉、炒神曲，故本证的性质为湿邪夹食滞，并非单纯的秽湿阻气证。用四加减正气散疏化中焦湿浊，加草果、山楂肉、神曲以"急运坤阳"。湿邪除脾阳复，则可"使足太阴之地气不上蒸手太阴之天气也"。

"以右脉见缓之故，知气分之湿阻"临床意义

湿证脉象复杂，无定体，正如薛生白《湿热病篇》云："以湿热之证，脉无定体，或洪或缓，或伏或细，各随证见，不拘一格。"其中最常见的是缓脉及濡脉。缓脉来去怠缓，不浮不沉，弛缓松懈。触之不浮不沉，恰在中取，不迟不数，正好四至。古人也有"如丝在经，不卷其轴""如微风轻飐柳梢"等描述。若脉来均匀和缓，为平脉，是脾胃功能正常的脉象。《濒湖脉学》谓："脾胃脉来，总宜和缓。"体现了缓脉为脾胃脉阴阳和谐的脉象。如果怠缓无力，弛纵不鼓，一般是湿病、脾胃虚弱的病脉。右脉见缓，为肺脾之气被困，湿邪初起往往从口鼻入，故肺脾二脏易受。湿邪的另一常见脉象是濡脉，但濡脉是浮细而软。另外，缓脉与迟脉（一息不足四至）、弱脉（脉象沉细，重按始得）极为类似。同时，缓脉也因部位及病邪性质不同，而有浮缓、沉缓、濡缓、细缓等相兼脉象，临证需详加鉴别。

【原文】

六二、秽湿着里，脘闷，便泄，五加减正气散主之。

秽湿而致脘闷，故用正气散之香开。便泄而知脾胃俱伤，故加大腹运脾气，谷芽升胃气也。以上二条，应入前寒湿类中，以同为加减正气散法，欲观者知化裁古方之妙，故列于此。

五加减正气散（苦辛温法）

藿香梗二钱　广皮一钱五分　茯苓块三钱　厚朴二钱　大腹皮一钱五分　谷芽一钱　苍术二钱

水五杯，煮二杯。日再服。

按：今人以藿香正气散统治四时感冒，试问四时止一气行令乎？抑各司一气，且有兼气乎？况受病之身躯脏腑，又各有不等乎？历观前五法均用正气散，而加法各有不同，亦可知用药非丝丝入扣不能中病，彼泛论四时不正之气与统治一切诸病之方，皆未望见轩岐之堂室者也，乌可云医乎？

【释义】

秽湿阻于中焦，脾胃俱伤，出现胸脘痞闷，大便泄泻，用五加减正气散治疗。

【评议】

秽湿困阻脾胃，气滞不畅，阳气受损，导致脘痞、便泄。本证纯为湿邪，类似寒湿，故吴氏谓"应入前寒湿类"。治宜五加减正气散"香开"以醒脾，从而开发脾之升降功能，达到燥湿健脾、行气温中的目的。方中同时加大腹皮来运脾气，谷芽升胃气。吴氏在《临证指南医案·湿》某治案的药物基础上，又增加了苍术一味，有助于增强燥湿运脾之效。

吴氏五加减正气散之异同详见下表（表8）。

表8　五加减正气散异同表

类似方剂	相同病因	病机特点	症状表现	相同药物	不同药物
一加减正气散	秽湿着里 脾胃受困	升降失司	脘连腹胀、大便不爽	藿香 厚朴 茯苓皮 陈皮	杏仁、神曲、麦芽、茵陈、大腹皮
二加减正气散		湿郁经络	脘闷、便溏、身痛、舌白、脉象模糊		木防己、大豆黄卷、通草、薏苡仁
三加减正气散		湿阻酿热	舌黄、脘闷		杏仁、滑石
四加减正气散		湿阻食滞	舌白滑、脉右缓		草果、山楂肉、神曲、茯苓代茯苓皮
五加减正气散		湿阻气滞	脘闷、便泄		大腹皮、谷芽、苍术、茯苓代茯苓皮

【原文】

六三、脉缓，身痛，舌淡黄而滑，渴不多饮，或竟不渴，汗出热解，继而复热，内不能运水谷之湿，外复感时令之湿，发表攻里，两不可施。误认伤寒，必转坏证。徒清热则湿不退，徒祛湿则热愈炽，黄芩滑石汤主之。

脉缓、身痛，有似中风[1]，但不浮、舌滑、不渴饮，则非中风矣。若系中风，汗出则身痛解而热不作矣。今继而复热者，乃湿热相蒸之汗，湿属阴邪，其气留连，不能因汗而退，故继而复热。内不能运水谷之湿，脾胃困于湿也；外复受时令之湿，经络亦困于湿矣。倘以伤寒发表攻里之法施之，发表则诛伐[2]无过之表，阳伤而成痉；攻里则脾胃之阳伤而成洞泄寒中，故必转坏证也。湿热两伤，不可偏治，故以黄芩、滑石、茯苓皮清湿中之热，蔻仁、猪苓宣湿邪之正，再加腹皮、通草，共成宣气利小便之功。气化则湿化，小便利则火腑[3]通而热自清矣。

黄芩滑石汤方（苦辛寒法）

黄芩三钱　滑石三钱　茯苓皮三钱　大腹皮二钱　白蔻仁一钱　通草一钱　猪苓三钱

水六杯，煮取二杯，渣再煮一杯。分温三服。

【注解】

[1] 中风：《伤寒论》太阳病中风之意。

[2] 诛伐：讨伐、责罚之意。

[3] 火腑：小肠腑。

【释义】

湿热蕴阻，经络不畅，故脉缓，身痛，与《伤寒论》中风脉缓不同；舌苔淡黄而滑，渴不多饮，或竟不渴，为内有热邪；湿热相蒸，湿属阴邪，不能因汗而退，故汗出热解，继而复热。湿热困于脾胃，在内不能运化水湿；在外复受时令之湿，经络亦因湿而困。误认伤寒发汗解表，则阳伤而成痉，必转坏证；误用攻里泻下，则脾胃之阳伤而成洞泄寒中。故两不可施。湿热内蕴，若只清热则湿不退，只祛湿则热愈炽。用黄芩滑石汤治疗。

【评议】

1. "徒清热则湿不退，徒祛湿则热愈炽"评

湿热之邪半阴半阳，不同于温热类温病单一阳邪致病特点。湿热胶结，单纯治湿有碍于热，因为祛湿药多温；单纯治热不利于湿，因为清热药多寒凉。故吴氏说"徒清热则湿不退，徒祛湿则热愈炽"，也是叶天士《温热论》所说的"热病救阴尤易，通阳最难"的活用。本条证取材于《临证指南医案·湿》某治案，叶氏治疗"仍议宣通气分，热自湿中来，徒进清热不应"，当清热与祛湿并举，即所谓"湿热两伤，不可偏治"。代表方为黄芩滑石汤。方中药物由苦寒辛淡之品组成，取黄芩清热燥湿；茯苓皮、滑石、猪苓、通草利湿泄热；蔻仁芳香化湿；大腹皮理气。全方利湿药物较多，其目的是"小便利则火腑通而热自清矣"。全方配伍，既能清湿中之热，又可化蕴热之湿，具有清热而不冰遏，祛湿而不温燥的特点。

2. "汗出热解，继而复热"临床意义

临床某些发热患者，出汗后热退身凉，热不再反复，说明病在卫表，邪热完全随汗出而透解。气分湿热之邪，郁蒸于肌表也可汗出，汗出后热可暂退，但随之复热，此为湿热汗出的重要特征。正如《增补评注温病条辨》："汗出热解，继而复热，此湿温中常见之症，亦庸医所最无主见者。"湿热之汗，多黏滞，重者染衣色黄，常伴有身痛，发热，渴不多饮，胸脘痞闷，便溏不爽，舌苔腻等。内伤疾病中，即使患者不发热，但有全身出汗，或但头汗出，或上半身出汗，无论昼夜，只要符合以上湿热特征，即可用黄芩滑石汤治疗。

【医案选录】

汗出案

张某，男，33岁。全身出汗2年余，于2015年6月11日初诊。

患者2年前，因感冒服用退热药后汗出淋漓，之后常间断出现全身大量出汗。出汗前自觉身体烦热，夜间尤甚，每遇天热或饮食过热、过快及食辛辣刺激食物时汗出明显。西医按"交感神经兴奋""自主神经功能紊乱"等予以西药对症治疗，但效不显著。刻诊：昼夜汗出，入夜尤甚，时有阴囊潮湿，形体较胖，口干口苦，小便黄，纳可，大便黏滞，舌红，苔黄腻，脉滑数。证属湿热内蕴，郁蒸于外。治宜清热祛湿，宣畅气机。方用黄芩滑石汤加减。

处方：黄芩10g，滑石20g，白豆蔻9g（后下），茯苓15g，大腹皮 9g，通草 6g，猪苓 10g，炒杏仁 9g，薏苡仁 30g，焦栀子 10g，茵陈 15g，生白术 15g，炒谷芽 10g，天花粉 12g。7 剂，水煎服，日 1 剂，早晚分 2 次温服。并嘱饮食清淡，忌食辛辣之品。

2015 年 6 月 18 日，二诊：7 剂服完，汗出明显缓解，口干口苦减轻，苔黄腻已退去大半，大便通畅。上方去天花粉、大腹皮、通草，滑石量减半，加莲子肉 15g、芡实 15g、怀山药 15g 健脾止汗。再用7 剂。

2015 年 6 月 25 日，三诊：夜能安寐，无汗出，白日遇热汗出稍明显，舌脉正常，余无其他不适。湿从中焦来，嘱其常服健脾的参苓白术丸以善后。

按语：患者昼夜均汗出，属中医自汗、盗汗病。青年男性，形体较胖，结合舌、脉、症表现，诊为湿热内蕴，湿热并重证。非阴虚盗汗、气虚自汗，也非白虎汤证的热盛迫津外泄的汗出，故不能用滋阴、益气或单纯清热之法。因有湿热，更不能用止汗、收敛固涩之品，如浮小麦、麻黄根、煅牡蛎等。初诊方用清热与祛湿并施的黄芩滑石汤，加清利心、肝湿热的栀子、茵陈，并加杏仁宣畅肺气，恢复肺主皮毛之功。二诊减利湿药物，以免伤阴耗气，加入既能扶助中焦，又可收涩止汗但不留邪的莲子、芡实。三诊时湿热已消除，故主以健脾益气养胃的中成药善后，并嘱饮食阴阳平衡，五味调和。

临床汗多患者，笔者有用白虎汤清阳明热治愈者；有用桂枝汤调补营卫治愈者；有用补肺汤益气收敛治愈者；有用百合固金汤滋阴降火治愈者等。临证应着重辨别阴阳虚实，不可一味使用固涩敛汗之品。

【原文】

六四、阳明湿温，呕而不渴者，小半夏加茯苓汤主之。呕甚而痞者，半夏泻心汤去人参、干姜、大枣、甘草加枳实、生姜主之。

呕而不渴者，饮多热少也，故主以小半夏加茯苓，逐其饮而呕自止。呕而兼痞，热邪内陷，与饮相搏，有固结不通之患，故以半夏泻心去参、姜、甘、枣之补中，加枳实、生姜之宣胃也。

小半夏加茯苓汤

半夏六钱　茯苓六钱　生姜四钱

水五杯，煮取二杯。分二次服。

半夏泻心汤去人参干姜甘草大枣加枳实生姜方

半夏六钱　黄连二钱　黄芩三钱　枳实三钱　生姜三钱

水八杯，煮取三杯。分三次服。虚者，复纳人参、大枣。

【释义】

阳明湿温病，若出现呕吐而不渴的，为水饮多而热邪少，用小半夏加茯苓汤治疗；若呕吐严重并有心下痞满的，为热邪内陷与饮相互搏结，气机不通，用半夏泻心汤去人参、干姜、大枣、甘草，加枳实、生姜治疗。

【评议】

1. "呕而不渴者，饮多热少也"评

呕吐为胃气上逆所致。然导致胃气上逆的成因颇多，有胃热气逆者，有痰饮水湿阻滞上逆者等。其中口渴一症最为关键，也符合临床实际。吴氏提出本证呕而不渴，说明其呕非胃热伤阴所致，而是属痰饮水湿停聚的"饮多热少"之候。内有饮邪阻滞，故口不渴。用小半夏加茯苓汤蠲饮降逆。该方源自《金匮要略·痰饮咳嗽病脉证并治》，主治"卒呕吐，心下痞，膈间有水，眩悸者"。方中半夏辛温，涤痰化饮，降逆止呕，为治饮病要药；生姜辛散，温中降逆，消散寒饮，为"呕家之圣药"。两药配伍，为小半夏汤。加入茯苓，取其甘淡利水渗湿，并有健脾之功，谓之小半夏加茯苓汤。

2. **半夏泻心汤去人参、干姜、大枣、甘草加枳实、生姜方与半夏泻心汤去人参、干姜、大枣、甘草加枳实、杏仁方比较**

两方只一味药之差，均治心下痞，但所治痞病机稍有不同。前者主治呕吐严重并有心下痞满者，饮热互结，气机不通。用半夏泻心汤加减，以辛开苦降，和胃降逆。因痞满无虚象，故去壅补的参、姜、甘、枣，加枳实降气理气，加生姜重在和胃散水，病机重心偏饮，故半夏、枳实用量偏多。后者见中焦篇暑温、伏暑病第三十九条，主治阳明暑温，脉滑数，不食，不饥，不便，浊痰与热互结于心下。因畏其助湿作满，仍去参、姜、甘、枣，加枳实开气分湿结，加杏仁开肺与大肠之痹，调畅气机。病机重心偏浊痰。二方黄芩、黄连用量相同，说明热邪程度无差别。

【原文】

六五、湿聚热蒸，蕴于经络，寒战热炽，骨骱[1]烦疼，舌色灰滞，面目痿黄，病名湿痹，宣痹汤主之。

《经》谓：风寒湿三者合而为痹。《金匮》谓：经热则痹。盖《金匮》诚补《内经》之不足。痹之因于寒者固多，痹之兼乎热者，亦复不少。合参二经原文，细验于临证之时，自有权衡。本论因载湿温而类及热痹，见湿温门中。原有痹证，不及备载痹证之全，学者欲求全豹，当于《内经》《金匮》、喻氏、叶氏以及宋元诸名家合而参之自得。大抵不越寒热两条、虚实异治。寒痹势重而治反易，热痹势缓而治反难，实者单病躯壳易治，虚者兼病脏腑夹痰饮腹满等证，则难治矣，犹之伤寒两感也。此条以舌灰目黄，知其为湿中生热。寒战热炽，知其在经络。骨骱疼痛，知其为痹证。若泛用治湿之药，而不知循经入络，则罔效矣。故以防己急走经络之湿，杏仁开肺气之先，连翘清气分之湿热，赤豆清血分之湿热，滑石利窍而清热中之湿，山栀肃肺而泻湿中之热，薏苡淡渗而主挛痹，半夏辛平而主寒热，蚕沙化浊道中清气，痛甚加片子姜黄、海桐皮者，所以宣络而止痛也。

宣痹汤方（苦辛通法）

防己五钱　杏仁五钱　滑石五钱　连翘三钱　山栀三钱　薏苡五钱　半夏（醋炒）三钱　晚蚕沙三钱　赤小豆皮三钱（赤小豆乃五谷中之赤小豆，味酸肉赤，凉水浸取皮用，非药肆中之赤小豆，药肆中之赤小豆乃广中野豆，赤皮蒂黑肉黄，不入药者也。）

水八杯，煮取三杯。分温三服。痛甚，加片子姜黄二钱、海桐皮三钱。

【注解】

[1] 骨骱：骨骼关节。

【释义】

湿聚生热，邪阻经络，营卫失和则恶寒战栗，壮热；湿热阻滞，气血运行不畅，故骨骼关节烦疼；湿热内蕴，故舌色灰黄，面目萎黄。此病为湿热痹。用苦辛通法的宣痹汤治疗。

【评议】

1. 宣痹汤评

本条宣痹汤与上焦篇第四十六条宣痹汤同名，两方皆用于治疗痹塞不通的疾病，但所治病证有明显不同。上焦篇宣痹汤是治肺气郁闭导致的哕病，用枇杷叶、郁金、白通草、射干、香豆豉轻宣肺痹。本条宣痹汤，名副其实，是治疗痹病的肌肉关节疼痛方。方证来源于《临证指南医案·湿》徐姓治案，但吴氏又增加了蚕沙，更有助于宣痹通络。吴氏谓"湿痹"，实为湿热痹，不过偏于湿邪较重而已。湿热阻滞，蕴于经络，气血不畅，故出现发热恶寒，骨节烦痛，舌苔灰黄，面目萎黄等。宣痹汤有宣湿通络、清热利湿之功。方中防己苦寒，既能祛风祛湿，又能清热，"急走经络之湿"，为治湿热痹要药；杏仁开宣肺气；连翘清气分之湿热、赤豆清血分之湿热，二药相伍，气血皆治；滑石利窍而清热中之湿、山栀肃肺而泻湿中之热，二药相配，使湿热从三焦、小便而解；薏苡仁淡渗而主挛痹、半夏辛温而主寒热，二药相合，可治寒热及挛痹；蚕沙为蚕之粪便，能"化浊道中清气"，有祛风湿，和胃化湿之功，善除湿舒筋。笔者常用此方进行加减治疗湿热痹，效果极好。

2. **姜黄配海桐皮药对**

姜黄辛、苦，温，辛散苦燥，温通经脉，能祛除关节经络之风寒湿邪，通行气血而活络止痛。海桐皮苦、辛，平，辛能散风，苦能燥湿，主入肝经，能祛风湿，行经络，止疼痛。两药相配，"宣络而止痛也"，其祛风湿，通经络，止疼痛作用更强。多用于风寒湿痹所致的肌肉关节疼痛。与清热药相伍，也可用于热痹或湿热痹。姜黄配海桐皮是笔者治疗痹证疼痛首选的一组对药。

【原文】

六六、湿郁经脉，身热，身痛，汗多，自利，胸腹白疹，内外合邪。纯辛走表，纯苦清热，皆在所忌。辛凉淡法，薏苡竹叶散主之。

上条但痹在经脉，此则脏腑亦有邪矣，故又立一法。汗多则表阳开，身痛则表邪郁，表阳开而不解表邪，其为风湿无疑。盖汗之解者，寒邪也，风为阳邪，尚不能以汗解，况湿为重浊之阴邪，故虽有汗不解也。学者于有汗不解之证，当识其非风则湿，或为风湿相搏也。自利者，小便必短。白疹者，风湿郁于孙络毛窍。此湿停热郁之证，故主以辛凉解肌表之热，辛淡渗在里之湿，俾表邪从气化而散，里邪从小便而驱，双解表里之妙法也。与下条互勘自明。

薏苡竹叶散方（辛凉淡法，亦轻以去实法）

薏苡五钱　竹叶三钱　飞滑石五钱　白蔻仁一钱五分　连翘三钱
茯苓块五钱　白通草一钱五分

共为细末。每服五钱，日三服。

【释义】

湿热郁于经脉，经气不利，则身痛；湿热郁蒸，故身热，汗多；湿热内蕴，泌别失职，则自利；湿热郁于孙络毛窍，故胸腹白疹。此为湿热之邪外蒸肌腠，内蕴脏腑，属内外合邪。治疗不可纯辛走表，也不可纯苦清热。宜用辛凉甘淡，泄热利湿的薏苡竹叶散治疗。

【评议】

1. "内外合邪"评

本证为湿热郁于肠道，但同时又郁蒸于外部经络肌腠，属"内外合邪"，即吴氏所说的外有"湿郁经脉"，内"脏腑亦有邪矣"。此处所说的"内外合邪"，实指湿热之邪所表现的内外部位，即外在经络，内在肠腑，与一般理论上的"内外合邪"不同。既然湿热因素郁于外部，故不能单用辛凉或辛温以走表疏散；而在里邪气并非单纯热邪，而是有湿有热，故也不能纯苦清热。正确治法宜"双解表里"，即辛凉解肌表之热，辛淡渗在里之湿，使在经脉之邪从气化而散，里邪从小便而驱。薏苡竹叶散组方有辛凉淡法之功，亦有轻以祛实之能。方证源于《临证指南医案·湿》某治案，吴氏又增加连翘一味，解内外之邪效果更好。全方药物大多属利湿泄热之品，使湿热之邪从小便而走。笔者常用此方治疗心脾湿热型的口腔溃疡，效果满意。

2. 白疹临床意义

白疹即白㾦，是高出于皮肤表面，内含浆液的白色疱疹。常见于湿热类温病过程中，如湿温、暑湿、伏暑等。系因湿热之邪留恋气分，淹滞难解，失于疏泄，蕴蒸于卫表造成的。虽发生于肤表，但病变部位在气而不在卫。叶天士原案及吴氏认为白疹的形成与"风湿"相关，值得商榷。

通过辨别白㾦内含浆液的多少及色泽，可判断人体津气的状况。如㾦出晶莹饱绽，颗粒清楚，透发后热势递减，神清气爽，为津气充足，正能胜邪；如㾦出空壳无浆，如枯骨之色，并见身热不退，神志昏迷等症，则为津气俱竭，正不胜邪。

白疹治疗当清热祛湿，宣畅气机。枯㾦者，当养阴益气为主，佐以清泄湿热。忌用辛温发散或纯用苦寒清里，可用薏苡竹叶散表里双解。

【原文】

六七、风暑寒湿，杂感混淆，气不主宣，咳嗽，头胀，不饥，舌白，肢体若废，杏仁薏苡汤主之。

杂感混淆，病非一端，乃以气不主宣四字为扼要。故以宣气之药为君。既兼雨湿中寒邪，自当变辛凉为辛温。此条应入寒湿类中，列于此者，以其为上条之对待也。

杏仁薏苡汤（苦辛温法）

杏仁三钱　薏苡三钱　桂枝五分　生姜七分　厚朴一钱　半夏一钱五分　防己一钱五分　白蒺藜二钱

水五杯，煮三杯，渣再煮一杯。分温三服。

【释义】

风、暑、寒、湿之邪，多气杂感，并非一端，导致气机宣发失常。

肺气失于宣畅，则咳嗽头胀；寒湿中阻，胃气呆滞，则不饥、舌苔白腻；寒湿困脾，则肢体运动不利。用苦辛温的杏仁薏苡汤治疗。

【评议】

本证取材于《临证指南医案·湿》某治案。病因上，吴氏在叶天士"风暑湿混杂"的基础上，加入寒邪，更符合本证候性质和临床。从症状和方药分析，暑热之象并不明显，故吴氏说"此条应入寒湿类中"。主要病机是"气不主宣"。表现部位在上中焦，脏腑涉及肺、脾胃、经络等。吴氏列于此，主要与上面的第六十五条、第六十六条痹病相对应，故本证的表现重点在"肢体若废"，按风寒湿痹立法。用杏仁薏苡汤宣气化湿，散寒通络。取杏仁宣畅肺气，一以止咳，一以宣湿；白蒺藜疏风活络；桂枝、生姜散寒；厚朴、半夏燥湿；防己祛湿通经络。

【原文】

六八、暑湿痹者，加减木防己汤主之。

此治痹之祖方也。风胜则引，引者（吊痛掣痛之类，或上或下，四肢游走作痛，经谓行痹是也）加桂枝、桑叶。湿胜则肿，肿者（土曰敦阜）加滑石、萆薢、苍术。寒胜则痛，痛者加防己、桂枝、姜黄、海桐皮。面赤口涎自出者（《灵枢》谓：胃热则廉泉开），重加石膏、知母。绝无汗者，加羌活、苍术。汗多者，加黄芪、炙甘草。兼痰饮者，加半夏、厚朴、广皮。因不能备载全文，故以祖方加减如此，聊示门径而已。

加减木防己汤（辛温辛凉复法）

防己六钱　桂枝三钱　石膏六钱　杏仁四钱　滑石四钱　白通草二钱　薏仁三钱

水八杯，煮取三杯。分温三服。见小效不即退者，加重服，日三夜一。

【释义】

暑湿之邪导致的痹证，用加减木防己汤治疗。

【评议】

1. 加减木防己汤评

木防己汤出自《金匮要略·痰饮咳嗽病脉证并治》，主治"膈间支饮"导致的喘满，心下痞坚等。由木防己、石膏、桂枝、人参组成。吴氏在此方基础上去人参，加杏仁、滑石、白通草、薏苡仁，名加减木防己汤，并谓"此治痹之祖方也"。痹病往往多气杂感，而本方偏于治疗暑湿痹或湿热痹。因方中有石膏，故对风寒湿痹无化热者并不合适。但此方加减，临床可作为治疗痹证的通用方。

风胜则引，行痹者，加桂枝、桑叶。

湿胜则肿，着痹者，加滑石、萆薢、苍术。

寒胜则痛，痛痹者，加防己、桂枝、姜黄、海桐皮。

热胜则面赤口涎自出，热痹者，重加石膏、知母。

无汗者，加羌活、苍术。

汗多者，加黄芪、炙甘草。

兼痰饮者，加半夏、厚朴、陈皮。

以上吴氏加减诸法，颇为常用，很有临床参考价值。

2. 防己药物解析

防己苦寒，归膀胱、肺经，既能祛湿，又能清热。其纹形如车轮，有通经活络效用，故广泛用于湿热痹阻，气血不通者。吴氏多方有防己，大都用其除湿通络，治疗身痛、关节疼痛等。笔者每遇湿热痹证也喜用此药，成年人用量为10g左右，医院所用皆为汉防己。防己有汉防己（粉防己）和木防己（广防己）之分。前者为防己科植物粉防己的干燥根，后者为马兜铃科植物广防己的根。过去统称为防己，二者常常混用。随着研究发现，广防己含有马兜铃酸，有肾毒性副作用。国家已于2004年发布文件停用"广防己"药用标准，以"粉防己"代之。

【原文】

六九、湿热不解，久酿成疸，古有成法，不及备载，聊列数则，以备规矩（下疟、痢等证仿此）。

本论之作，原补前人之未备，已有成法可循者，安能尽录。因横列四时杂感，不能不列湿温，连类而及，又不能不列黄疸、疟、痢，不过略标法则而已。按：湿温门中，其证最多，其方最夥。盖土居中位，秽浊所归，四方皆至，悉可兼证，故错综参伍，无穷极也。即以黄疸一证而言，《金匮》有辨证三十五条，出治一十二方，先审黄之必发不发，在于小便之利与不利。疸之易治难治，在于口之渴与不渴。再察瘀热入胃之因，或因外并，或因内发，或因食谷，或因醋酒，或因劳色，有随经蓄血，入水黄汗。上盛者一身尽热，下郁者小便为难。又有表虚里虚，热除作哕，火劫致黄。知病有不一之因，故治有不紊之法，于是脉弦，胁痛，少阳未罢，仍主以和。渴饮水浆，阳明化燥，急当泻热。湿在上，以辛散，以风胜。湿在下，以苦泄，以淡渗。如狂蓄血，势以必攻。汗后溺白，自宜投补。酒客多蕴热，先用清中，加之分利，后必顾其脾阳。女劳有秽浊，始以解毒，继以滑窍，终当峻补真阴。表虚者实卫，里虚者建中。入水火劫以及治逆变证，各立方论，以为后学津梁[1]。至寒湿在里之治，阳明篇中，惟见一则，不出方论，指人以寒湿中求之。盖脾本畏木而喜风燥，制水而恶寒湿。今阴黄一证，寒湿相搏，譬如卑监之土[2]，须暴风日之阳，纯阴之病，疗以辛热无疑，方虽不出，法已显然。奈丹溪云：不必分五疸，总是如盦酱[3]相似。以为得治黄之扼要，殊不知以之治阳黄，犹嫌其混，以之治阴黄，恶乎可哉！喻嘉言于阴黄一证，竟谓仲景方论亡失，恍若无所循从。惟罗谦甫具有卓识，力辨阴阳，遵仲景寒湿之旨，出茵陈四逆汤之治。瑭于阴黄一证，究心有年，悉用罗氏法而化裁之，无不应手取效。间有始即寒湿，从太阳寒水之化，继因其人阳气尚未十分衰败，得燥热药数帖，阳明转燥金之化而为阳证者，即从阳黄例治之。

【注解】

[1] 津梁：渡口和桥梁，比喻为后学者所采用的事物或方法。

[2] 卑监之土：卑监，土运不及曰卑监，太过曰敦阜。语见《素问·五常政大论》。此处指脾胃中湿邪较甚，运化功能失于正常。

［3］盦酱：盦，ān，古代的一种器皿。盦酱，指酝酿制酱。

【释义】

湿热之邪不解，日久可酿成黄疸，《金匮要略》已有成法可循，理论与方药已近完善。本条不能尽录完备，罗列数则，示人以规矩（下面论述的疟、痢等病证也可仿此）。

【评议】

湿温病主要病因是湿热。湿热犯脾胃，除本脏腑功能失常症状外，尚可出现其他脏腑兼证，"土居中位，秽浊所归，四方皆至，悉可兼证，故错综参伍，无穷极也"。吴氏举例将黄疸一病作为湿温类证，于此列出，说明黄疸虽与湿温不同，但其病因均为湿热。下面的疟、痢也离不开湿热之邪，可参考本条所论。古人对黄疸病的论述，尤其在张仲景《金匮要略》中记载甚详。引起黄疸原因多端，有瘀热入胃之因，或因食谷，或因醋酒，或因劳色，或因蓄血，或因火劫等。治法也较灵活，实者可用和解、泻热、辛散、苦泄、清中、解毒、攻下等。虚者宜补，顾其脾肾之脏等，可谓"治逆变证，各立方论"。前人治黄理论与方药"以为后学津梁"。

本条自注内容源于《临证指南医案·疸》证治案后的蒋式玉专论。吴氏节录不够全面，尤其对阴黄、阳黄、在脏、在腑及其成因、辨证等内容完全删除，未免有失其原义。

【原文】

七十、夏秋疸病，湿热气蒸，外干时令，内蕴水谷，必以宣通气分为要，失治则为肿胀。由黄疸而肿胀者，苦辛淡法，二金汤主之。

此揭疸病之由与治疸之法、失治之变，又因变制方之法也。

二金汤方（苦辛淡法）

鸡内金五钱　海金沙五钱　厚朴三钱　大腹皮三钱　猪苓三钱白通草二钱

水八杯，煮取三杯。分三次温服。

【释义】

夏秋黄疸病，引起的原因是湿热郁蒸。湿热的形成，在外有时令湿热之邪，在内有脾胃运化水谷失常导致的湿热停留。治法以宣通气分湿热为关键，如果失治，则形成肿胀。由黄疸而发展为肿胀，用苦辛淡法的二金汤治疗。

【评议】

夏秋外受湿热之邪，内有脾胃失健，湿热停聚，内外合邪，易致湿热郁蒸不解而酿成黄疸。治疗"必以宣通气分为要"，即宣气泄热，利湿退黄。若失治误治，则湿热郁蒸愈重，气机受阻更甚，水湿积聚不化，以致外溢肌肤而继发肿胀。水湿严重者可内蓄脏腑，形成鼓胀。由黄疸延变为肿胀的，可用苦辛渗利的二金汤治疗。该方来源于《临证指南医案·疸》蒋姓治案。方中用鸡内金、海金沙二金消积、清热利湿；厚朴、大腹皮理气燥湿；猪苓、白通草利湿宣气。全方偏于利湿调气，对于肿胀严重者，药力不够。叶氏原案尚有"每三日兼进浚川丸六七十粒"，而吴氏未录。浚川丸出自《证治准绳·幼科》，其组成为：大戟、芫花、沉香、檀香、木香、槟榔、莪术、大腹皮、桑白皮、黑白牵牛、巴豆。该方理气消积，逐水消肿作用峻猛，非体质壮实者不宜使用。

【原文】

七一、诸黄疸小便短者，茵陈五苓散主之。

沈氏目南云：此黄疸气分实证通治之方也。胃为水谷之海，营卫之源，风入胃家气分，风湿相蒸，是为阳黄。湿热流于膀胱，气郁不化，则小便不利。当用五苓散宣通表里之邪，茵陈开郁而清湿热。

茵陈五苓散（五苓散方见前。五苓散系苦辛温法，今茵陈倍五苓，乃苦辛微寒法。）

茵陈末十分　五苓散五分

共为细末，和匀。每服三钱，日三服。

《金匮》方不及备载，当于本书研究。独采此方者，以其为实证通治之方，备外风内湿一则也。

【释义】

诸黄疸出现小便短赤的，用茵陈五苓散治疗。

【评议】

茵陈五苓散来源于《金匮要略·黄疸病脉证并治》："黄疸病，茵陈五苓散主之。"张仲景叙证简单，吴氏补充了小便短，更切合本条之旨及临床辨证。吴氏认为黄疸病因是"风湿相蒸"，实为湿热郁蒸。小便短，亦为湿热流于膀胱，气郁不化。因黄疸发病离不开湿邪，而茵陈五苓散主要有利湿、化湿、宣湿等功能，故吴氏谓本方为"通治之方也"。本方治疗阳黄时，虽然在用量上"茵陈倍五苓"，但清热力量仍较弱，故临床应用时，还需加入栀子、黄柏、黄芩等清热燥湿药。

【医案选录】

胆、肾结石案

鲁某，男，63岁，2020年11月6日初诊。

患者右侧胁下隐痛1年余，伴乏力、纳差、厌食油腻，上腹部撑胀感，晨起口干口苦，时有腰痛，小便短赤而黄，大便正常。检查发现胆囊泥沙样结石、肾内结石，肾结石最大者直径0.9cm。舌淡稍红，苔黄厚腻，脉濡数。中医辨证：湿热阻中，熏蒸肝胆，下注膀胱。治法：清热利湿，佐以补益脾肾。以二金汤合茵陈五苓散加减。

处方：海金沙15g（包），鸡内金10g，猪苓10g，炒枳壳9g，金钱草15g，郁金9g，炒白术15g，茯苓15g，泽泻12g，莲子肉15g，炒神曲10g，炒谷芽10g，茵陈15g，炒栀子10g，芦根15g，制香附9g，姜半夏9g，藿香10g，黄芪30g，炒杜仲15g，川牛膝15g，槲寄生15g。7剂，水煎服，日1剂，分2次服。嘱其多饮水、适量运动。

二诊至四诊：服药后，症状逐渐好转，身体无明显不适，在上方清热利湿药味上，常规损益。复查B超，查看结石情况。

五诊：肾内结石已消失，双肾大小形态正常，实质回声未见异常。胆囊结石也明显减少。胆囊内强回声堆积范围从19mm×11mm变为16mm×9mm。胁部疼痛消失。嘱其调饮食、节情志、适劳逸，定期复查。

按语：本案胆囊结石、泌尿系结石乃湿热久蕴而致。中医治疗肾结石以清利下焦湿热、化石排石、扶正为主，治疗胆囊结石宜清利肝胆湿热，培中理气为法。初诊方用二金汤合茵陈五苓散加减。海金沙、鸡内金加入金钱草、郁金，合为"四金"，是笔者治疗肝胆、泌尿系结石必用之药，有消石、溶石、排石之效；本案舌苔黄腻，显然结石为湿热所致，但热邪不重，故五苓散中去桂枝，以茯苓、泽泻、猪苓、白术利湿健脾，加入茵陈、炒栀子清利肝胆、膀胱湿热，使湿热之邪从小便而解；芦根甘寒，清热养阴，形态中空，对肝胆总管、输尿管结石效果显著，为笔者喜用的治结石药物；姜半夏、莲子肉、炒神曲、炒谷芽、藿香可燥湿醒脾，助中焦运化，以杜绝湿热之源；老年结石，且病程较长，故用黄芪、杜仲、槲寄生补气扶正，有助于结石的排出。综观全方，祛邪之中兼有扶正，注意顾护脾胃之气，患者服药1个月，肾结石排尽，胆结石也明显好转。笔者用上方随证加减治疗多例泌尿系结石，均有良好效果。

【原文】

七二、黄疸脉沉，中痞恶心，便结溺赤，病属三焦里证，杏仁石膏汤主之。

前条两解表里，此条统治三焦，有一纵一横之义。杏仁、石膏开上焦，姜、半开中焦，枳实则由中驱下矣，山栀通行三焦，黄柏直清下焦。凡通宣三焦之方，皆扼重上焦，以上焦为病之始入，且为气化之先，虽统宣三焦之方，而汤则名杏仁石膏也。

杏仁石膏汤方（苦辛寒法）

杏仁五钱　石膏八钱　半夏五钱　山栀三钱　黄柏三钱　枳实汁（冲）每次三茶匙　姜汁（冲）每次三茶匙

水八杯，煮取三杯，分三次服。

【释义】

黄疸病，出现脉沉，中焦胃脘痞满、恶心，下焦大便秘结、小便溺赤，此为湿热壅滞三焦，用通宣三焦的杏仁石膏汤治疗。

【评议】

本条证完全取材于《临证指南医案·疸》张姓治案。其黄疸病因病机，叶天士认为："湿热在里，郁蒸发黄，"而吴氏谓："病属三焦里证。"在表现上，有上中下三焦部位症，如面目俱黄、中痞恶心、便结溺赤。在具体病机上，存在着上焦不宣、中焦不运、下焦气结。但从叶、吴氏所论表现及方药分析，湿热虽郁滞于三焦，但其重心实则在中焦，且邪气为热重于湿。对于本证三焦湿热黄疸的治疗，吴氏提出"皆扼重上焦，以上焦为病之始入，且为气化之先"，是湿热治肺思想的体现。杏仁石膏汤为通宣三焦方。方中用杏仁、石膏开上焦，也是吴氏重视上焦，故取作方名之意；姜汁、半夏、枳实开中焦；山栀清利三焦；黄柏清泄下焦湿热。

以下为杏仁石膏汤、杏仁滑石汤与杏仁薏苡汤三方的异同之处（表9）。

表9 杏仁石膏汤、杏仁滑石汤、杏仁薏苡汤三方比较

类似方剂	相同病因	病机特点	症状表现	相同药物	不同药物
杏仁石膏汤	湿邪	三焦湿热郁蒸发黄	黄疸脉沉，中痞恶心，便结溺赤	杏仁半夏	石膏、山栀、黄柏、枳实、姜汁
杏仁滑石汤		三焦均受湿热并重	舌灰白，胸痞闷，潮热，呕恶，烦渴，自利，汗出，溺短		滑石、黄芩、橘红、黄连、郁金、通草、厚朴
杏仁薏苡汤		寒湿杂感气不主宣	咳嗽，头胀，不饥，舌白，肢体若废		薏苡仁、桂枝、生姜、厚朴、防己、白蒺藜

【原文】

七三、素积劳倦，再感湿温，误用发表，身面俱黄，不饥溺赤，连翘赤豆饮煎送保和丸。

前第七十条，由黄而变他病，此则由他病而变黄，亦遥相对待。证系两感，故方用连翘赤豆饮以解其外，保和丸以和其中，俾湿温、

劳倦、治逆，一齐解散矣。保和丸苦温而运脾阳，行在里之湿。陈皮、连翘由中达外，其行湿固然矣。兼治劳倦者何？《经》云：劳者温之。盖人身之动作行为，皆赖阳气为之主张，积劳伤阳。劳倦者，因劳而倦也。倦者，四肢倦怠也。脾主四肢，脾阳伤，则四肢倦而无力也。再，肺属金而主气，气者，阳也。脾属土而生金，阳气虽分内外，其实特一气之转输耳。劳虽自外而来，外阳既伤，则中阳不能独运，中阳不运，是人之赖食湿以生者，反为食湿所困。脾既困于食湿，安能不失牝马之贞，而上承乾健[1]乎！古人善治劳者，前则有仲景，后则有东垣，均从此处得手。奈之何后世医者，但云劳病，辄用补阴，非惑于丹溪一家之说哉！本论原为外感而设，并不及内伤，兹特因两感而略言之。

连翘赤豆饮方（苦辛微寒法）

连翘二钱　山栀一钱　通草一钱　赤豆二钱　花粉一钱　香豆豉一钱

煎送保和丸三钱

保和丸方（苦辛温平法）

山楂　神曲　茯苓　陈皮　菔子　连翘　半夏

【注解】

[1] 牝马之贞，而上承乾健：牝马即母马，忠贞不贰，符合地坤的柔顺。乾健即乾卦刚健。指阴气盛（湿食），不能与阳气平衡。

【释义】

素有积滞及劳倦伤脾，致脾胃虚弱，运化失常，湿食热内停。再遇外邪湿热，内外合邪，成为黄疸的基础。如果当作风寒发散表邪，加之盲目消导，则湿热更甚，导致身面发黄，不饥，小便短赤。用连翘赤豆饮煎送保和丸治疗。取连翘赤豆饮解外在湿热，保和丸和中焦脾胃之效。

【评议】

本条证录自于《临证指南医案·疸》黄姓治案。叶氏所治黄疸病因病机是"积素劳倦，再感温湿之气，误以风寒发散消导，湿甚发热，所以致黄"。吴氏则归纳为"证系两感"，此两感是指内伤劳倦及外感湿热。内伤的因素是饮食积滞。吴氏欲说明此黄疸的产生与内伤脾胃有密切关联，若再加误治，则湿热更甚。前第七十条由黄疸而变他病，此则由他病而变黄疸，遥相对待。吴氏在张仲景麻黄连翘赤小豆汤基础上变化而成连翘赤豆饮，以解外在湿热。麻黄连翘赤小豆汤，为运用汗、清两法治黄的代表方，外能疏散风寒，内可清热利湿。用保和丸苦温而运脾阳，行在里之湿、食。二方合用，"俾湿温、劳倦、治逆，一齐解散矣"。本方立意虽为黄疸而设，但用于外感或内伤的心经有热，或湿热有良好的疗效。笔者常用此方治疗更年期综合征、口疮、神经衰弱属心热者。

保和丸方证特点

该方出自《丹溪心法·积聚痞块》，有消食和胃，清热化痰之功。用于食积停滞，脘腹胀满，嗳腐吞酸，不欲饮食，苔黄厚腻，脉滑等。方中由四类药物组成：伤食易食积阻滞，故用山楂消肉食之积、神曲消面食之积；伤食易生痰，故用半夏、茯苓和胃燥湿化痰；伤食易化热，故用连翘散结清热；伤食易阻气，故用陈皮、莱菔子理气消食（图20）。诸药合用，使食积得化，胃气得和。该方药力和缓平稳，故以"保和"命名，是治疗食积的代表方，体现了中医治伤食的四种思维。笔者常用此方治疗儿童肠系膜淋巴结炎、消化不良、食积发热等。若食积反复发作，有脾虚者，用大安丸（《丹溪心法·秘方一百》：保和丸加白术），朱氏称本方为"脾经消导之药"。

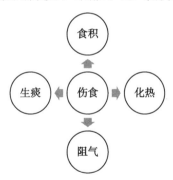

图20 伤食的四种病机变化图

【原文】

七四、湿甚为热，疟邪痞结心下，舌白口渴，烦躁自利，初身痛，继则心下亦痛，泻心汤主之。

此疟邪结心下气分之方也。

泻心汤（方法见前）

【释义】

湿热疟邪痞结于心下胃脘，因有湿困脾胃，故舌苔白腻，初发时身体疼痛，大便溏泻，心下痞满疼痛；因有热，故口渴，烦躁。此为湿热疟邪结于心下气分证，用泻心汤治疗。

【评议】

上焦篇专列温疟一病，疟邪性质多为热盛。中焦篇将疟放入湿温中，说明疟的湿热病因也常见。本证疟邪乃气分湿热，中焦脾胃被疟邪所困，故出现心下痞满而痛，下利，苔腻等症。湿热困阻中焦，当用辛开苦降法，用泻心汤治疗。本证源于《临证指南医案·疟》曹姓治案，叶天士说："……又心下触手而痛，自利，舌白，烦躁，都是湿热阻气分。议开内闭，用泻心汤：川连、淡黄芩、干姜、半夏、人参、枳实。"但吴氏未出药物，只列出泻心汤，并说"方法见前"，可参考前面中焦篇第三十九条，即半夏泻心汤去人参、干姜、大枣、甘草加枳实、杏仁方，或第五十四条人参泻心汤，或第六十四条半夏泻心汤去人参、干姜、大枣、甘草加枳实、生姜方等。叶氏案中所用泻心汤为张仲景半夏泻心汤减甘草、大枣，加枳实而成，有寒温并用、虚实兼顾、泻补结合等特点。临证应根据疟邪湿热程度及人体正气情况，正确选择使用泻心汤类方。

【原文】

七五、疮家湿疟，忌用发散，苍术白虎汤加草果主之。

《金匮》谓：疮家忌汗，发汗则病痉。盖以疮者血脉间病，心主血脉，血脉必虚而热，然后成疮。既成疮以后，疮脓又系血液所化，汗为心液，由血脉而达毛窍，再发汗以伤其心液，不痉何待！故以白虎辛凉重剂，清阳明之热湿，由肺卫而出。加苍术、草果，温散脾中重滞之寒湿，亦由肺卫而出。阳明阳土，清以石膏、知母之辛凉。太阴阴土，温以苍术、草果之苦温。适合其脏腑之宜，矫其一偏之性而已。

苍术白虎汤加草果方（辛凉复苦温法）

即前白虎汤内加苍术、草果。

【释义】

疟家患湿热疟，忌用发汗法，当用苍术白虎汤加草果治疗。

【评议】

本证录自《临证指南医案·疟》张姓治案："疟家湿疟，忌用表散，苍术白虎汤加草果。"叶、吴氏均未论述本证候表现。根据所用方药推测，非单纯湿疟，而是湿热疟，证属湿热并重型。除疟的寒热往来、休作有时外，当有脘痞、苔腻等症。文中提出疟家患湿疟，不可发汗，原因有三：一是疟家与心相关，汗为心液，由血脉而达毛窍，再发汗以伤其心液，则变生痉厥；二是疟不在表，徒发汗无益；三是湿热致疟，发汗则会伤阴动气。用白虎汤辛凉重剂，清阳明之热；苍术、草果，温散太阴寒湿，且草果亦有截疟作用。诸药配伍，达到"适合其脏腑之宜，矫其一偏之性而已"的目的。

【原文】

七六、背寒，胸中痞结，疟来日晏[1]，邪渐入阴，草果知母汤主之。

此素积烦劳，未病先虚，故伏邪不肯解散，正阳馁弱，邪热固结。是以草果温太阴独胜之寒，知母泻阳明独胜之热，厚朴佐草果泻中焦之湿蕴，合姜、半而开痞结，花粉佐知母而生津退热。脾胃兼病，最畏木克，乌梅、黄芩清热而和肝。疟来日晏，邪欲入阴，其所以升之使出者，全赖草果（俗以乌梅、五味等酸敛，是知其一，莫知其他也。酸味秉厥阴之气，居五味之首，与辛味合用，开发阳气最速，观小青龙汤自知）。

草果知母汤方（苦辛寒兼酸法）

草果一钱五分　知母二钱　半夏三钱　厚朴二钱　黄芩一钱五分　乌梅一钱五分　花粉一钱五分　姜汁（冲）五匙

水五杯，煮取二杯。分二次温服。

按：此方即吴又可之达原饮去槟榔，加半夏、乌梅、姜汁。治中焦热结阳陷之证，最为合拍。吴氏乃以治不兼湿邪之温疫初起，其谬甚矣。

再按：前贤制方，与集书者选方，不过示学者知法度，为学者立模范而已，未能预测后来之病证，其变幻若何？其兼证若何？其年岁又若何？所谓大匠诲人，能与人规矩，不能使人巧。至于奇巧绝伦之处，不能传，亦不可传，可遇而不可求，可暂而不可常者也。学者当心领神会，先务识其所以然之故，而后增减古方之药品分量，宜重宜轻，宜多宜寡，自有准的。所谓神而明之，存乎其人！

【注解】

[1] 日晏：天色已晚，日暮。

【释义】

背部寒冷，胸脘痞结，疟发作于日暮，为疟邪逐渐入里伤阴，当用草果知母汤治疗。

【评议】

1. 草果知母汤评

本条源自《临证指南医案·疟》邓姓治案。原治"寒少热多，胸中痞胀，温邪未解"，用药"淡黄芩、炒半夏、姜汁、生白芍、草果、知母、乌梅"。吴氏结合叶案并参考吴又可达原饮去槟榔，加半夏、乌梅、姜汁而成草果知母汤，用"治中焦热结阳陷之证，最为合拍"。吴鞠通认为吴又可达原饮方"治不兼湿邪之温疫初起，其谬甚矣"。实际上吴又可达原饮就是针对湿热秽浊郁闭膜原而设，只是吴又可《温疫论》通篇强调戾气，未明确湿邪而已。本证疟邪实为湿热之气。湿热阻滞中焦，则胸中痞结；阳气被困，则背寒；湿热之邪逐渐入里伤阴，则会出现口渴，苔腻而燥等。故立法以清热、祛湿、养阴为主，用草果知母汤。草果"温太阴独胜之寒"，善除脾湿而截疟，可使疟邪"升之使出"；知母"泻阳明独胜之热"，既能清热，又能养阴，《神农本草经》尚有"下水"之效，对水湿之邪也有治疗作用；厚朴佐草果苦辛温，泻中焦湿蕴，合姜汁、半夏开痞散结；天花粉佐知母生津退热。脾胃同病，最畏木克，故用乌梅、黄芩和肝而清热。全方配伍，具有湿热并治，肝脾同调，祛湿与养阴同施的组方特点。

2. 酸辛配伍临床意义

酸味收，辛味散，酸辛配伍意义如何？吴氏本方举乌梅、五味子为例，论述了酸辛配伍的作用，"酸味秉厥阴之气，居五味之首，与辛味合用，开发阳气最速，观小青龙汤自知"。张仲景小青龙汤、苓甘五味姜辛汤、射干麻黄汤等即是用酸味五味子与辛味麻黄、细辛等配伍，《局方》二陈汤用乌梅与半夏配伍等，皆体现了酸辛配伍之意。其配伍之方多治痰饮水湿病。如果从药物五味的一般作用讲，酸味收敛，能防止因过于使用辛味药耗散肺气，即是酸辛配伍的基本运用。但吴氏在此说"俗以乌梅、五味等酸敛，是知其一，莫知其他也。"可见，"开发阳气"四字有妙意。酸味秉厥阴之气，与辛味配伍可生发阳气，阳气生则痰饮水湿得化。笔者在临床治疗肺系咳喘时常用此法，效果显著。

3. 草果茵陈汤与草果知母汤异同

两方皆有草果、厚朴，均有燥湿理气之功，治疗湿滞痞结。草果茵陈汤见于中焦篇寒湿第四十七条，用于治疗太阴寒湿所致的阴黄病。用茵陈宣湿退黄，再加茯苓皮、陈皮、大腹皮、猪苓、泽泻理气泻痞、导湿外出。草果知母汤则是用于治疗湿热阴伤的疟病，知母清热、养阴、下水，一药三用。再加半夏燥湿、黄芩清热、天花粉养阴、姜汁和胃。酸味乌梅与辛味、苦味、甘味相合，分别有生发阳气、酸苦泄热、酸甘化阴之效。临证时，两方可结合使用。

【原文】

七七、疟伤胃阳，气逆不降，热劫胃液，不饥不饱，不食不便，渴不欲饮，味变酸浊，加减人参泻心汤主之。

此虽阳气受伤，阴汁被劫，恰偏于阳伤为多。故救阳立胃基之药四，存阴泻邪热之药二，喻氏所谓变胃而不受胃变之法也。

加减人参泻心汤（苦辛温复咸寒法）

人参二钱　黄连一钱五分　枳实一钱　干姜一钱五分　生姜二钱　牡蛎二钱

水五杯，煮取二杯。分二次温服。

按：大辛大温与大苦大寒合方，乃厥阴经之定例。盖别脏之与腑，皆分而为二，或上下，或左右，不过经络贯通，臆膜相连耳。惟肝之与胆合而为一，胆即居于肝之内，肝动则胆亦动，胆动而肝即随。肝宜温，胆宜凉，仲景乌梅圆、泻心汤，立万世法程矣，于小柴胡先露其端。此证疟邪扰胃，致令胃气上逆，而亦用此辛温寒苦合法者何？盖胃之为腑，体阳而用阴，本系下降，无上升之理。其呕吐、哕、痞，有时上逆，升者胃气，所以使胃气上升者，非胃气也，肝与胆也，故古人以呕为肝病，今人则以为胃病已耳。

【释义】

疟邪伤及胃的阳气，胃气上逆而不降，邪热劫灼胃的阴液而失养，则出现不饥不饱，不食不便，口渴不欲饮，口中有酸浊感，用加减人参泻心汤治疗。

【评议】

本证来源于《临证指南医案·疟》杨姓治案。该证病机仍属湿热阻中，但疟病日久，必伤人体正气，出现胃阳、胃阴不足，而"偏于阳伤为多"。脾胃的纳谷运化功能障碍，胃气上逆，故有不饥不饱，不食不便，呕吐，哕逆等。热邪伤阴又有湿邪内停，故口渴不欲饮。胃阳不足，不能腐熟蒸化水谷，则口味有酸浊感。湿热并存，胃阳、胃阴不足，正虚与邪实交结。治宜仿照《伤寒论》厥阴病方法，取"大辛大温与大苦大寒合方"，用加减人参汤寒温并用，虚实兼顾，辛开苦降。既能温中泻热，又可清化湿热。六味药物中四味（人参、枳实、干姜、生姜）"救阳立胃基"，两味（黄连、牡蛎）"存阴泻邪热"。

1. 人参泻心汤与加减人参泻心汤异同

人参泻心汤见于中焦篇第五十四条，相同药物有人参、干姜、黄连、枳实，皆可治疗中气虚弱，湿热阻滞于脾胃证，均有辛开苦降、扶正消痞之效。但人参泻心汤又加黄芩清热燥湿，白芍护阴液，偏于湿温的上焦未清所表现的神识如蒙，舌滑，脉缓等；加减人参泻心汤加干姜、生姜，重在护胃阳，加牡蛎补阴抑肝，偏于治疗疟病的中焦湿热相兼，阴阳两虚的不饥不饱，不食不便，渴不欲饮，味变酸浊等。

2. "所谓变胃而不受胃变之法也"临床意义

吴氏自注中对胃病的治法引用了喻氏"所谓变胃而不受胃变之法也"。变胃法出自喻嘉言《寓意草·论吴圣符单腹胀治法》："能变胃而不受胃变者也。"喻氏所说的"胃变"，是指各种原因导致胃的病理改变，可理解为病因病机。"变胃"是指各种治疗胃的方法及药物，对胃发生的病理变化予以纠正和改变，使其恢复正常生理。变胃，不只是治胃，还治疗与胃密切相关的其他脏腑，如肝胆、肺等，胃功能即可正常发挥，故吴氏说"变胃而不受胃变之法也"，如本条自注中疟邪扰乱胃气，致胃气上逆，出现呕吐等，用牡蛎抑肝即是"变胃"的思路。"所以使胃气上升者，非胃气也，肝与胆也，故古人以呕为肝病，今人则以为胃病已耳"。上焦篇第四十六条的胃气上逆致哕，用轻宣肺痹法的宣痹汤治疗，也是"变胃"之法。推而广之，诸病皆然，实为中医整体观思维的运用。

【原文】

七八、疟伤胃阴，不饥不饱，不便，潮热，得食则烦热愈加，津液不复者，麦冬麻仁汤主之。

暑湿伤气，疟邪伤阴，故见证如是。此条与上条不饥不饱不便相同。上条以气逆味酸不食辨阳伤，此条以潮热得食则烦热愈加定阴伤也。阴伤既定，复胃阴者，莫若甘寒，复酸味者，酸甘化阴也。两条胃病，皆有不便者何？九窍不和，皆属胃病也。

麦冬麻仁汤方（酸甘化阴法）

麦冬（连心）五钱　火麻仁四钱　生白芍四钱　何首乌三钱　乌梅肉二钱　知母二钱

水八杯，煮取三杯。分三次温服。

【释义】

疟邪伤及胃阴，胃失濡润，胃气不能下行，故不饥不饱，大便不畅，身体潮热，得食后则烦热更甚，此为津液损伤未恢复之象，用甘寒复酸味法的麦冬麻仁汤治疗。

【评议】

本证录自《临证指南医案·疟》王姓治案。叶、吴二氏所论方证相同。病因病机为疟邪日久伤及胃阴，胃失和降。正如叶氏曰："全是津液暗伤，胃口不得苏醒。"主要表现为不饥、不饱、不便，与上条第七十七条症相同。但上条以气逆味酸不食为主，病机在胃阳伤；此条以潮热且得食则烦热愈加为主，病机在胃阴伤。因此，本证治疗当以滋养胃阴。"复胃阴者，莫若甘寒，复酸味者，酸甘化阴也"，故本方以甘寒配伍酸味，起到酸甘化阴效用。方中所用之药大都以甘味为主，能补阴液，部分且能清热，酸甘相合，化生阴液。用于胃阴伤而有虚热者，配伍确具巧思。

【原文】

七九、太阴脾疟，寒起四末，不渴多呕，热聚心胸，黄连白芍汤主之。烦躁甚者，可另服牛黄丸一丸。

脾主四肢，寒起四末而不渴，故知其为脾疟也。热聚心胸而多呕，中土病而肝木来乘，故方以两和肝胃为主。此偏于热甚，故清凉之品重，而以芍药收脾阴也。

黄连白芍汤方（苦辛寒法）

黄连二钱　黄芩二钱　半夏三钱　枳实一钱五分　白芍三钱　姜汁（冲）五匙

水八杯，煮取三杯。分三次温服。

【释义】

足太阴脾疟，脾主四肢，故寒起四末，不渴；热聚心胸，脾胃被热所困，肝木来乘，胃气上逆，故多呕。用两和肝胃、辛开苦降的黄连白芍汤治疗；若热扰心神而烦躁甚的，可另服安宫牛黄丸一丸以清心开窍。

【评议】

本证来源于《临证指南医案·疟》柳姓治案。叶氏谓本证太阴疟病机为"暑湿都伤气分"，吴氏则认为"此偏于热甚"，属热重于湿证。内有湿邪停留，故寒起四末、不渴；中焦热邪内扰，故多呕、烦躁。治宜清热祛湿。叶氏谓"仍宜苦辛，或佐宣解里热之郁"，而吴氏从"两和肝胃为主"治疗。二人均是从调理气机升降，运用辛开苦降，宣解里热法考虑。方名虽为黄连白芍汤，实为辛开苦降的泻心汤类方。因偏于热甚，故该方用清凉之品重。方中黄连、黄芩清热苦降；半夏、枳实、姜汁辛开理气和胃。加入白芍重在养脾阴。若热盛致烦躁甚者，另用安宫牛黄丸清心开窍。

中焦篇第六十四条半夏泻心汤去人参、干姜、大枣、甘草加枳实、生姜方，组成及所治病机与本条方证类似。两方皆有半夏、黄连、黄芩、枳实、生姜药物，均可用于治疗湿热阻于中焦证。但前者偏于阳明湿温，呕甚而痞，属湿热并重；后者偏于湿热困脾，热重于湿，且有脾阴受伤，故加白芍"收脾阴"。

【原文】

八十、太阴脾疟，脉濡，寒热，疟来日迟，腹微满，四肢不暖，露姜饮主之。

此偏于太阴虚寒，故以甘温补正。其退邪之妙，全在用露，清肃能清邪热，甘润不伤正阴，又得气化之妙谛。

露姜饮方（甘温复甘凉法）

人参一钱　生姜一钱

水两杯半，煮成一杯。露一宿，重汤温服。

【释义】

太阴脾疟，偏于虚寒，脾阳不振，故腹部微胀满，四肢不温暖，脉濡；发热恶寒，疟发时间日渐推迟，说明疟邪入里，邪气与正气交争。用甘温补正的露姜饮治疗。

【评议】

本条证采录于《临证指南医案·疟》沈姓治案。其太阴脾疟根本病机为脾阳虚寒，与上面第七十九条偏于热重不同。脾阳虚衰，则腹微满，四肢不暖。本证为虚实夹杂证，虚多邪少。治疗以甘温补正为主，用人参、生姜补脾气、温脾阳、散水湿。对于证中的热邪，方中并无清热药，通过"用露"，达到"清肃能清邪热"的目的。即将煎好的中药，放在室外露一宿，然后加重汤再温暖服。取其清降邪热作用，故方名"露姜饮"，其科学性有待进一步研究。

【原文】

八一、太阴脾疟，脉弦而缓，寒战，甚则呕吐、噫气，腹鸣溏泄。苦辛寒法，不中与也。苦辛温法，加味露姜饮主之。

上条纯是太阴虚寒，此条邪气更甚。脉兼弦，则土中有木矣，故加温燥泄木退邪。

加味露姜饮方（苦辛温法）

人参一钱　半夏二钱　草果一钱　生姜二钱　广皮一钱　青皮（醋炒）一钱

水二杯半，煮成一杯。滴荷叶露[1]三匙，温服，渣再煮一杯服。

【注解】

[1]荷叶露：荷叶上的露水，早晨取用。

【释义】

太阴脾疟，脾阳虚弱，寒湿内停，肝木犯胃，故有脉弦缓、恶寒、呕吐、噫气、腹中鸣响、大便溏泄。治疗不可与苦辛寒，当与苦辛温法，用加味露姜饮。

【评议】

太阴脾疟病因病机多端，本证乃属脾胃虚弱、寒湿内停、气机不畅的虚实夹杂证，且寒湿、气滞"邪气更甚"。脾虚运化障碍，故腹鸣、便溏；"脉兼弦，则土中有木矣"，故呕吐、噫气、脉弦为肝气犯胃。治疗用加味露姜饮，即在露姜饮基础上，"加温燥泄木退邪"之药则成。半夏、草果祛寒燥湿；陈皮、青皮泄肝理气。同时配以荷叶露，不取其清热，而用其升清利湿之功。本条采录于《临证指南医案·疟》袁姓治案。叶氏认为，导致脾胃虚寒的原因为"苦辛寒屡用不效，俱不对病，反伤脾胃"，故用人参、生姜益气健脾，温中祛寒以散水湿。

【原文】

八二、中焦疟，寒热久不止，气虚留邪，补中益气汤主之。

留邪以气虚之故，自以升阳益气立法。

补中益气汤方

炙黄芪一钱五分　人参一钱　炙甘草一钱　白术（炒）一钱　广皮五分　当归五分　升麻（炙）三分　柴胡（炙）三分　生姜三片　大枣（去核）二枚

水五杯，煮取二杯。渣再煮一杯，分温三服。

【释义】

中焦疟，出现发热恶寒，日久不愈者，病机为脾胃气虚，疟邪内伏。用升阳益气立法的补中益气汤治疗。

【评议】

疟病日久必然耗伤人体气血阴阳，而本证病机为疟病久不止伤及中焦脾胃之气。气虚无力托邪外出，正邪抗争，故寒热休作，久不止，尚伴有脾胃气虚的其他表现，如纳呆、乏力、腹胀、呕恶、泄泻等。针对中焦气虚，宜采取升阳益气立法，用补中益气汤治疗。本条采录于《临证指南医案·疟》程姓治案："寒热，经月不止，属气弱留邪，以益气升阳。补中益气汤。"若气虚及阳者，叶氏在此案下又补充了补肾温阳、益气养血的药物"生鹿茸、鹿角霜、人参、归身、茯苓、炙草、生姜"，临床颇为实用。吴氏只列出了李东垣《脾胃论》补中益气汤方。方中黄芪补中益气，升阳固表，配伍人参、炙甘草可大补一身之气,《医宗金鉴》谓"黄芪补表气，人参补里气，炙草补中气"；白术健脾；当归养血；陈皮理气和胃，使诸药补而不滞；少量升麻、柴胡升阳举陷。全方补气与升提并施。疟病用之，正虚得补，可有力托邪外出。

293

【原文】

八三、脉左弦，暮热早凉，汗解渴饮，少阳疟偏于热重者，青蒿鳖甲汤主之。

少阳切近三阴，立法以一面领邪外出，一面防邪内入为要领。小柴胡汤以柴胡领邪，以人参、大枣、甘草护正。以柴胡清表热，以黄芩、甘草苦甘清里热。半夏、生姜两和肝胃，蠲内饮，宣胃阳，降胃阴，疏肝用。生姜、大枣调和营卫。使表者不争，里者内安，清者清，补者补，升者升，降者降，平者平，故曰和也。青蒿鳖甲汤用小柴胡法而小变之，却不用小柴胡之药者，小柴胡原为伤寒立方，疟缘于暑湿，其受邪之源，本自不同，故必变通其药味，以同在少阳一经，故不能离其法。青蒿鳖甲汤以青蒿领邪，青蒿较柴胡力软，且芳香逐秽，开络之功，则较柴胡有独胜。寒邪伤阳，柴胡汤中之人参、甘草、生姜，皆护阳者也。暑热伤阴，故改用鳖甲护阴，鳖甲乃蠕动之物，且能入阴络搜邪。柴胡汤以胁痛、干呕为饮邪所致，故以姜、半通阳降阴而清饮邪。青蒿鳖甲汤以邪热伤阴，则用知母、花粉以清热邪而止渴，丹皮清少阳血分，桑叶清少阳络中气分。宗古法而变古方者，以邪之偏寒偏热不同也。此叶氏之读古书、善用古方，岂他人之死于句下者，所可同日语哉！

青蒿鳖甲汤方（苦辛咸寒法）

青蒿三钱　知母二钱　桑叶二钱　鳖甲五钱　丹皮二钱　花粉二钱

水五杯，煮取二杯。疟来前，分二次温服。

【释义】

左手代表心肝肾，脉左手呈弦象，为病在少阳。疟邪伤阴，故有夜热早凉特征，出汗后上症缓解，口渴欲饮为里热阴伤。本证属于少阳疟偏于热重，故用清热养阴的青蒿鳖甲汤治疗。

【评议】

1. 少阳疟不用小柴胡汤评

本证脉左弦，以脉代证说明疟在少阳。除脉弦外，当有往来寒热，胸胁苦满，口苦咽干，心烦喜呕等。然本证病机并非单一的热郁少阳，而是暑湿内蕴，即吴氏谓"疟缘于暑湿"。暑邪郁久，湿邪化热，阴伤湿留，为本证病机特点。小柴胡原为伤寒立方，所治病机无湿邪，也无阴伤。但所治大法不离少阳，可根据病机灵活变通小柴胡汤药味而用。吴氏引用《临证指南医案·疟》翁姓治案，将叶氏案中"青蒿、桑叶、丹皮、花粉、鳖甲、知母"命为青蒿鳖甲汤。"立法以一面领邪外出，一面防邪内入为要领"。方中以青蒿代柴胡领邪外出，且芳香逐秽祛湿；暑热伤阴，故加用鳖甲护阴，入络搜邪。小柴胡汤中人参、甘草、生姜，皆属护阳之药，本证为热盛伤阴，故不宜使用。青蒿鳖甲汤有口渴，故用知母、天花粉清热而止渴。小柴胡汤有呕，故以生姜、半夏和胃而止呕。少阳疟热重，故用丹皮清少阳血分，桑叶清少阳络中气分。"宗古法而变古方"，"受邪之源，本自不同"，故本证不完全用小柴胡汤而用其变法的青蒿鳖甲汤。

下焦篇第十二条青蒿鳖甲汤与本证方名完全相同，但组成、适应证有别，宜前后互参。

2. "疟缘于暑湿"临床意义

吴氏继承《素问·疟论》《素问·刺疟》《素问·生气通天论》中有关疟病的病因论述，将疟病病因概括为"疟缘于暑湿"，即疟的发生离不开暑湿之邪。暑湿，有湿重、热重、湿热并重之分。治疗疟病当以清热祛湿，并根据湿热之偏颇，予以清热，或祛湿，或清热祛湿并重。笔者临床发现，反复发作的疟病，苔腻较多，说明湿邪内伏为基本病理。湿邪较重，早期可困脾阳，中后期则伤脾阳，发展到下焦则伤肾阳。热邪较重，则伤阴液。故吴氏论三焦疟，大体病因病机及方证多源于此。

3. 青蒿配柴胡药对

青蒿苦、辛，寒，归肝、胆经。在清虚热、解暑热、截疟气、退黄疸等方面均有较好的功效。本品清热而芳香，故温热类及湿热类温病，无论虚实，皆可运用。柴胡亦属苦辛寒之药，除归肝、胆经外，还归肺经。在疏散退热、疏肝解郁、升举阳气方面有殊功。二药相伍，清透少阳邪热、引邪外出功胜，退热作用显著。笔者临床治疗发热，见有往来寒热，苔黄腻，口苦者，常用此药对。吴氏所说"青蒿较柴胡力软，且芳香逐秽，开络之功，则较柴胡有独胜"颇合实际。临证根据病情可单用或相须配伍。

【原文】

八四、少阳疟如伤寒证者，小柴胡汤主之。渴甚者，去半夏，加栝蒌根。脉弦迟者，小柴胡加干姜陈皮汤主之。

少阳疟如伤寒少阳证，乃偏于寒重而热轻，故仍从小柴胡法。若内躁渴甚，则去半夏之燥，加栝蒌根生津止渴。脉弦迟，则寒更重矣。《金匮》谓：脉弦迟者，当温之。故于小柴胡汤内，加干姜、陈皮温中，且能由中达外，使中阳得伸，逐邪外出也。

小柴胡汤方（苦辛甘温法）

柴胡三钱　黄芩一钱五分　半夏二钱　人参一钱　炙甘草一钱五分　生姜三片　大枣（去核）二枚

水五杯，煮取二杯。分二次温服。加减如《伤寒论》中法。渴甚者，去半夏，加栝蒌根三钱。

小柴胡加干姜陈皮汤方（苦辛温法）

即于小柴胡汤内，加干姜二钱、陈皮二钱。

水八杯，煮取三杯。分三次温服。

【释义】

少阳疟如果出现类似伤寒少阳病证，用小柴胡汤治疗。口渴甚者，去温燥的半夏，加栝蒌根养阴；脉象弦迟，说明寒邪更重，用小柴胡汤加干姜、陈皮治疗。

【评议】

小柴胡汤本治邪热郁于少阳，并无寒证。此处"偏于寒重而热轻，故仍从小柴胡法"是指与上条少阳疟比较，此条偏于寒，也非寒疟、热疟。疟不离少阳，又不像上条热重阴伤，故仍用小柴胡汤和解。若内燥伤及胃阴，口渴甚者，则去苦辛温而燥的半夏，加栝蒌根生津止渴。

脉弦迟说明寒象更重，故于小柴胡汤内，加干姜、陈皮温中，使中阳得伸，疟邪则外出有力。

【医案选录】

疟发热案（《吴鞠通医案·疟》）

丙寅正月初七日，伊氏，二十二岁，妊娠七月，每日午后先寒后热，热到戌时微汗而解，已近十日。此上年伏暑成疟，由初春升发之气而发，病在少阳，与小柴胡法。

柴胡五钱　姜半夏四钱　生姜三钱　人参二钱　炙甘草二钱　大枣（去核）二枚　黄芩三钱

煮三杯，分三次服。一剂寒热减，二帖减大半，第三日用前方三分之一痊愈。

按语：青年女性，发热近10日，每日午后开始先恶寒后发热。不经治疗，发热到戌时（19时至21时），则微微出汗而热解。病发于初春，似属风温病季节，但无咳嗽，无咽痛等风温表现。吴氏诊断为疟。病因病机为上年感受暑湿之邪，伏藏于里，至春天升发之际，引动内伏之邪自少阳而发，故用小柴胡汤和解少阳。柴胡和解退热，提少阳之邪外出，用量为五钱，笔者临床上用其退热成人用量多在15~30g。黄芩清热燥湿，半夏和胃燥湿。暑湿之所以伏藏，多因人体气虚，故用人参扶正，托邪外出。此类发热患者临床颇为常见，每日定时发热，不用退热药而热解，西医检查各项正常，可按疟病理论指导治疗。

【原文】

八五、舌白，脘闷，寒起四末，渴喜热饮，湿蕴之故，名曰湿疟，厚朴草果汤主之。

此热少湿多之证。舌白，脘闷，皆湿为之也。寒起四末，湿郁脾阳，脾主四肢，故寒起于此。渴，热也，当喜凉饮，而反喜热饮者，湿为阴邪，弥漫于中，喜热以开之也。故方法以苦辛通降，纯用温开而不必苦寒也。

厚朴草果汤方（苦辛温法）

厚朴一钱五分　杏仁一钱五分　草果一钱　半夏二钱　茯苓块三钱　广皮一钱

水五杯，煮取二杯。分二次温服。

按：中焦之疟，脾胃正当其冲。偏于热者，胃受之，法则偏于救胃；偏于湿者，脾受之，法则偏于救脾。胃，阳腑也，救胃必用甘寒、苦寒；脾，阴脏也，救脾必用甘温、苦辛；两平者，两救之。本论列疟证，寥寥数则，略备大纲，不能遍载。然于此数条反复对勘，彼此互印，再从上焦篇究来路，下焦篇阅归路，其规矩准绳，亦可知其大略矣。

【释义】

舌苔白腻，胸脘痞闷，恶寒起于四肢末端，喜欢温暖热饮，为湿邪内蕴、湿郁脾阳之象，病名湿疟，用苦辛通降的厚朴草果汤治疗。

【评议】

本条证源于《临证指南医案·疟》某治案，病为湿多热少的湿疟。叶氏谓其病机为："湿邪内蕴，脾阳不主宣达。"吴氏则认为"此热少湿多之证"，实为湿邪极重，并无热邪。故治疗"纯用温开而不必苦寒也"。草果知母汤方中药物与叶氏案完全相同，采用苦辛温的厚朴、草果、杏仁以燥湿、宣湿；茯苓甘淡利湿。湿阻气滞，故用陈皮、厚朴理气祛湿。

中焦之疟，关系脾胃。疟病病因为暑湿，偏于暑热者，胃受之，治用甘寒苦寒法；偏于湿者，脾受之，治用甘温苦辛法；"两平者，两救之"。

《温病条辨》论疟分属三焦中，上焦共4条，列温疟、瘅疟、肺疟、心疟四种；中焦共12条，列湿疟、太阴脾疟、中焦疟、少阳疟及疟伤胃阴、胃阳；下焦共5条，列疟母、太阴三疟、少阴三疟、厥阴三疟。三焦论疟共21条，可谓理法方药俱备，论疟自成体系。

吴氏虽列疟条文不多，但有"略备大纲"之旨，对三焦所论疟病各条，应"反复对勘，彼此互印"，则可"规矩准绳"，论治疟"亦可知其大略矣"。

【医案选录】

饥饿头晕案

殷某，男，52 岁。定时发作饥饿感并心悸、头晕月余，于 2017 年 8 月 4 日初诊。

患者 1 个月前突然出现腹部跳动，动甚时，患者及他人皆能望见其腹部肌肉向外阵发性鼓动，3～5 分钟后，自感胃脘也有颤抖，并出现脘腹灼热、饥饿感。继之上充心脑而心悸头晕。发作时欲饮食，饥饿感颇强，食后可减轻。每日多在 14 时左右发作，伴有四肢怕冷。几分钟后感恶热，汗出，恶心，心烦，血压上升。西医谓交感神经兴奋，予以镇静剂及倍他乐克（美托洛尔）等治疗，效果不佳。来诊时，舌暗淡，苔白厚腻，脉沉缓。中医诊断：如疟（湿疟、脾疟）。中医辨证：湿热阻于中焦。治法：清热祛湿，透达膜原湿浊。方选厚朴草果汤合柴胡达原饮（《通俗伤寒论》）加减。

处方：厚朴 9g，草果 9g，半夏 10g，茯苓 15g，炒杏仁 10g，槟榔 9g，柴胡 12g，黄芩 10g，炒白术 15g，藿香 10g，薏苡仁 30g，竹茹 12g，丹参 15g，党参 15g，炒谷芽 10g，炙甘草 6g。4 剂，水煎服，日 1 剂，分 2 次服。

2017 年 8 月 8 日，二诊：发作时间延后，多为 17 时左右，苔白厚腻好转，右脉浮滑。

处方：一诊方去黄芩，加黄连 10g、石膏 30g，竹茹改为 10g，旨在清泄阳明；加青蒿 30g，柴胡改为 15g，意在清泄少阳湿热；去茯苓，改为茯神 30g 以宁心安神定悸。3 剂，水煎服，日 1 剂，分 2 次服。

2017 年 8 月 11 日，三诊：发作同前，症稍轻，但苔白厚腻消失，右脉浮滑。

处方：柴胡 15g，黄芩 10g，半夏 10g，茯神 30g，党参 20g，炒白术 15g，桂枝 10g，石膏 20g，川牛膝 15g，天麻 15g，杜仲 15g，白芍 15g，栀子 12g，丹皮 10g，生龙牡各 30g，知母 10g，炙甘草 6g。4 剂，水煎服。

2017 年 8 月 15 日，四诊：服药后未再发作，苔薄黄稍腻，脉滑。三诊方加茵陈 15g 以清肝胆湿热，再用 7 剂。

2017 年 8 月 22 日，五诊：病情稳定，未再反复，舌稍红，苔薄黄腻，脉沉缓。停用中药，嘱其调节饮食。

按语：本案发病休作有时，发时虽无体温增高现象，但有脘腹灼热、四肢发冷的寒热伴症，可诊断为"如疟"病，按疟病理论辨治。病起中焦，发时有饥饿感，脘腹灼热，恶心，苔白厚腻，属于吴鞠通所论的脾疟、湿疟、温疟等范畴。初起时病因为湿热，湿明显重于热，病位在膜原半表半里，故用厚朴草果汤合柴胡达原饮。用厚朴、草果、槟榔直达膜原巢穴，祛湿理气；柴胡、黄芩、竹茹清泄邪热；治湿四法采取杏仁、藿香、半夏、白术、茯苓、薏苡仁等宣化燥利；党参扶正；丹参活血；谷芽养胃。全方配伍体现了疟病治则治法。二至五诊，根据其热象渐显伤阴的病理，加重清热养阴之药。病情控制，未再发作，后嘱饮食调理而安。

【原文】

八六、湿温内蕴，夹杂饮食停滞，气不得运，血不得行，遂成滞下，俗名痢疾。古称重证，以其深入脏腑也。初起腹痛胀者易治，日久不痛并不胀者难治。脉小弱者易治，脉实大数者难治。老年久衰，实大、小弱并难治，脉调和者易治。日数十行者易治，一二行或有或无者难治。面色、便色鲜明者易治，秽暗者难治。噤口痢[1]属实者尚可治，属虚者难治。先滞（俗所谓痢疾）后利（俗谓之泄泻）者易治，先利后滞者难治。先滞后疟者易治，先疟后滞者难治。本年新受者易治，上年伏暑、酒客积热、老年阳虚积湿者难治。季胁少腹无动气[2]疝瘕者易治，有者难治。

此痢疾之大纲。虽罗列难治、易治十数条，总不出邪机向外者易治，深入脏络者难治也。谚云：饿不死的伤寒，胀[3]不死的痢疾。时人解云：凡病伤寒者，当禁其食，令病者饿，则不至与外邪相搏而死也。痢疾日下数十行，下者既多，肠胃空虚，必令病者多食，则不至肠胃尽空而死也。不知此二语，乃古之贤医金针度人处，后人不审病情，不识句读，以致妄解耳。按《内经》热病禁食，在少愈之际，不在受病之初。仲景《伤寒论》中，现有食粥却病之条，但不可食重浊肥腻耳。痢疾、暑湿夹饮食内伤，邪非一端，肠胃均受其殃，古人每云淡薄滋味，如何可以恣食，与邪气团成一片，病久不解耶！吾见痢疾不戒口腹而死者，不可胜数。盖此二语，"饿"字、"膹"字，皆自为一句，谓患伤寒之人，尚知饿而思食，是不死之证。其死者，医杀之也。盖伤寒暴发之病，自外而来，若伤卫而未及于营，病人知饿，病机尚浅，医者助胃气，捍外侮则愈，故云不死，若不饿则重矣。仲景谓：风病能食，寒病不能食是也。痢疾久伏之邪，由内下注，若脏气有余，不肯容留邪气，彼此互争则膹，邪机向外，医者顺水推舟则愈，故云不死。若脏气已虚，纯逊邪气，则不膹而寇深矣。

【注解】

[1] 噤口痢：病名。痢疾之一。指呕吐而不能进食的痢疾。

[2] 动气：跳动感。

[3] 膹：chēn，胀之义。

【释义】

肠道湿热内蕴、饮食积滞，气血不得畅行，于是形成滞下病，又俗名痢疾。古代谓之重证，因为此病可以深入脏腑。痢疾初起腹部胀痛的容易治疗，因其病机偏实、在气分且正气未衰；时间较久、不痛不胀的，则为病机偏虚、在血分且正气已虚，故难治。脉象小弱的容易治疗，因为邪势较轻；脉象实大数的难治，因为邪势深重。老年人久病体衰，脉象实、大、小、弱的说明正气不能抗邪外出，故皆难治；脉象调和的容易治疗，表明正气衰弱不重，尚可抗邪。下利日数行的容易治疗，因为正气抗邪有力；日一二行，或有或无的，为邪势深入，气血虚弱，故难治。面色及下利便色鲜明的容易治疗，代表气血能够充盈于外；色秽暗的难治，属气血亏乏。呕吐而不能进食的痢疾，属实者多因邪气内阻，胃气上逆，尚可治疗；属虚的为邪势深入，胃气不足，多难治。下痢由痢下脓血转成泄泻稀便者，为邪势外达，由血分转成气分，病情转轻之象，容易治疗；先大便泄泻，稀薄，后转成脓血便的，为气分发展到血分，故难治。先患痢疾而后转成疟的，为邪热外达于少阳的表现，容易治疗；先患疟后转成滞下的，邪气入里，为难治。本年感受邪气新发病的容易治疗，因为邪气轻浅；上年伏暑，酒客积热，老年阳虚积湿的，为邪气深伏，故难治。季胁少腹无跳动感疝瘕的容易治疗，说明病情较单一；有跳动感的，病情复杂，故难治。

吴氏虽罗列难治、易治多项内容，但总离不开邪气轻重浅深、人体正气强弱的变化范围。

【评议】

"饿不死的伤寒，膜不死的痢疾"评

一般来讲，伤寒病为外邪所致，若禁食，胃肠空虚则不至与外邪相搏。痢疾为内有湿热积滞，一日下痢数十行，下者既多，肠胃空虚，可以多食，则不至肠胃尽空而病情加重。吴氏对此语论述颇为公道，认为《内经》有热病禁食论，一般在疾病将愈之际应禁食，而不是在受病之初。在张仲景《伤寒论》中，也有食粥却病之条，说明伤寒根据病情可以食，但不可食重浊肥腻。

痢疾为暑湿夹积，肠胃均受其殃，若再食，也应淡薄滋味，不可以恣食，否则食积因素再与邪气搏结就会加重病情，导致病久不解。吴氏也见到因"痢疾不戒口腹而死者"，"不可胜数"。

无论外感病还是内伤病，饮食均是重要的辅助治疗措施。临床上不能受俗语所束，而应结合病情及饮食物种类，予以科学合理的饮食。

【原文】

八七、自利不爽，欲作滞下，腹中拘急，小便短者，四苓合芩芍汤主之。

既自利（俗谓泄泻）矣，理当快利，而又不爽者何？盖湿中藏热，气为湿热郁伤，而不得畅遂其本性，故滞。脏腑之中，全赖此一气之转输，气既滞矣，焉有不欲作滞下之理乎！曰欲作，作而未遂也。拘

急，不爽之象，积滞之情状也。小便短者，湿注大肠，阑门（小肠之末，大肠之始）不分水，膀胱不渗湿也。故以四苓散分阑门，通膀胱，开支河，使邪不直注大肠。合芩芍法宣气分，清积滞，预夺其滞下之路也。此乃初起之方。久痢阴伤，不可分利，故方后云：久利不在用之。

按：浙人倪涵初[1]，作疟、痢三方，于痢疾条下，先立禁汗、禁分利、禁大下、禁温补之法，是诚见世之妄医者，误汗、误下、误分利、误温补，以致沉疴不起，痛心疾首而有是作也。然一概禁之，未免因噎废食。且其三方，亦何能包括痢门诸证，是安于小成，而不深究大体也。瑭勤求古训，静与心谋，以为可汗则汗，可下则下，可清则清，可补则补，一视其证之所现，而不可先有成见也。至于误之一字，医者时刻留心，犹恐思虑不及，学术不到，岂可谬于见闻而不加察哉！

四苓合芩芍汤方（苦辛寒法）

苍术二钱　猪苓二钱　茯苓二钱　泽泻二钱　白芍二钱　黄芩二钱　广皮一钱五分　厚朴二钱　木香一钱

水五杯，煮取二杯。分二次温服。久痢不在用之。

【注解】

[1]倪涵初：清代医家，撰疟痢专著《倪涵初疟痢三方》。书中提出治痢四忌：忌温补、忌大下、忌发汗、忌分利。

【释义】

泄泻但又不爽，为湿中藏热，湿热阻滞，气机不畅，欲作滞下病。腹中拘急不适，为积滞之象；湿注大肠，阑门不分水，膀胱不渗湿，故小便短少，用四苓合芩芍汤治疗。以四苓散分利湿邪，通膀胱，开支河，使湿邪不直注大肠；黄芩清积滞，芍药缓拘急，预夺其滞下之路。

【评议】

1. 四苓合芩芍汤方证评

水湿之邪停滞大肠，前阴膀胱水少，则出现大便呈水样状泄泻、小便短少。吴氏谓其由"阑门（小肠之末，大肠之始）不分水"导致。四苓即五苓散减桂枝，苍术易白术，该方有利小便之功，能使水湿之邪自膀胱而出，达到"分阑门，通膀胱，开支河，使邪不直注大肠"的目的。此法临床上治疗水湿泄泻较为常用，实为"利小便而实大便"理论的运用。然本证不是单纯的自利，而是自利不爽，排便滞涩不畅，并有腹中拘急不适，此为湿中藏热，即"气为湿热郁伤，而不得畅遂其本性"，为泄泻之病将要欲作滞下，故又合芩芍汤"宣气分，清积滞，预夺其滞下之路"。芩芍汤由黄芩、白芍、厚朴、陈皮、木香组成，该方有清肠道湿热，理肠中之气，并能缓拘急疼痛的作用，临床上用治湿热气滞的痢疾或泄泻有较好的效果。

四苓为水湿停留肠道泄泻而设，一般自利欲作滞下初起之时方可使用。若已成滞下，或久痢阴伤，则不可分利。

2. 四苓类方比较

本方与中焦篇第四十五条四苓加厚朴秦皮汤、第四十六条四苓加木瓜厚朴草果汤，方中均用"四苓"，但所治病证略有不同，列表如下（表10）。

表10　四苓合芩芍汤、四苓加厚朴秦皮汤、
四苓加木瓜厚朴草果汤三方比较表

类似方剂	相同病因	病机特点	症状表现	相同药物	不同药物
四苓合芩芍汤	湿邪	湿热气滞	自利不爽，欲作滞下，腹中拘急，小便短	苍术茯苓猪苓泽泻厚朴	黄芩、白芍、陈皮、木香
四苓加厚朴秦皮汤		寒湿困脾脾阳不足	腹胀，小便不利，大便溏而不爽，若欲滞下		秦皮
四苓加木瓜厚朴草果汤		寒湿困脾	四肢乍冷，自利，目黄，舌白滑，甚则灰，神倦不语，邪阻脾窍，舌謇语重		木瓜、草果、半夏，以生白术易苍术

【原文】

八八、暑湿风寒杂感，寒热迭作，表证正盛，里证复急，腹不和而滞下者，活人败毒散主之。

此证乃内伤水谷之酿湿，外受时令之风湿。中气本自不足之人，又气为湿伤，内外俱急。立方之法，以人参为君，坐镇中州，为督战之帅。以二活、二胡合芎蒡从半表半里之际领邪出外，喻氏所谓逆流挽舟者此也。以枳壳宣中焦之气，茯苓渗中焦之湿，以桔梗开肺与大肠之痹，甘草和合诸药，乃陷者举之之法，不治痢而治致痢之源。痢之初起，憎寒壮热者，非此不可也。若云统治伤寒、温疫、瘴气则不可。凡病各有所因，岂一方之所得而统之也哉！此方在风湿门中，用处甚多，若湿不兼风而兼热者，即不合拍，奚况温热门乎！世医用此方治温病，已非一日，吾只见其害，未见其利也。

活人败毒散（辛甘温法）

羌活　独活　茯苓　川芎　枳壳　柴胡　人参　前胡　桔梗以上各一两　甘草五钱

共为细末。每服二钱，水一杯，生姜三片，煎至七分，顿服之。热毒冲胃禁口者，本方加陈仓米各等分，名仓廪散，服法如前，加一倍。噤口属虚者勿用之。

【释义】

暑温外感风寒湿，内伤脾胃虚而生湿。卫表证候突出，表现有恶寒发热反复发作。在里又被湿邪所伤，里证亦急，呈现腹部不适而里急后重、便下脓血，此为内外俱急证。用活人败毒散治疗。

【评议】

逆流挽舟法评

逆流挽舟指挽船逆水上行，是邪气在肠道的一种治法。利用解表或辛味药，使在里之邪从表、从上、从外而出，是痢疾的治法之一。见于喻嘉言的《寓意草》。本证为滞下初起，外有风寒湿，内有中虚生湿，故有发热恶寒，头身疼痛，无汗，腹痛不适，里急后重，大便或有脓血，苔腻等一派内外俱急的证候表现。因有"风寒杂感"，"表证正盛"，故用解表法，或用辛味药使外邪从表、从上、从外而解，使趋下的脾胃肠之清气上升，亦有防止表邪进一步内陷的作用，犹如江河行舟，逆流而上。代表方为活人败毒散，又名败毒散，或人参败毒散。本方出自《太平惠民和剂局方》，方中羌活、独活、川芎、柴胡、前胡、桔梗等皆为辛味药，或解表，或祛风，或祛寒，或祛湿，或开提肺气；用人参"坐镇中州，为督战之帅"，补益脾胃之气，中焦健，则挽舟有力；枳壳宣中焦之气；茯苓渗中焦之湿；甘草和合诸药。诸药合用，散寒除湿，益气解表，"不治痢而治致痢之源"，对"痢之初起，憎寒壮热者，非此不可也"。若表证已无，单纯滞下者，本方不宜使用，应以治痢常法为主。

逆流挽舟法开创于张仲景，其方葛根芩连汤、桂枝人参汤等治下利方皆有此法体现。该法不仅治疗痢疾初起，还对泄泻有极好的效果。

【原文】

八九、滞下已成，腹胀痛，加减芩芍汤主之。

此滞下初成之实证。一以疏利肠间湿热为主。

加减芩芍汤方（苦辛寒法）

白芍三钱　黄芩二钱　黄连一钱五分　厚朴二钱　木香（煨）一钱　广皮二钱

水八杯，煮取三杯。分三次温服。忌油腻、生冷。

［加减法］肛坠者，加槟榔二钱。腹痛甚欲便，便后痛减，再痛再便者，白滞[1]加附子一钱五分、酒炒大黄三钱；红滞[2]加肉桂一钱五分，酒炒大黄三钱，通爽后即止，不可频下。如积未净，当减其制。红积加归尾一钱五分、红花一钱、桃仁二钱。舌浊脉实有食积者，加楂肉一钱五分、神曲二钱、枳壳一钱五分。湿重者，目黄，舌白，不渴，加茵陈三钱、白通草一钱、滑石一钱。

【注解】

[1] 白滞：泻下物以白色黏液为主的痢疾。

[2] 红滞：泻下物以红色黏液为主的痢疾。

【释义】

痢疾初起实证，腹胀满疼痛的，用加减芩芍汤治疗。

【评议】

滞下初起，湿热阻滞中焦，气机不畅，除下利不爽，里急后重外，腹胀满疼痛也较为明显。实证滞下，需要清利，即吴氏所说"以疏利肠间湿热为主"。用加减芩芍汤清肠化湿，行气止痛。本方为芩芍汤加黄连，用芩芍汤清肠中湿热，理气止痛，再加黄连以助清热燥湿。本方与四苓合芩芍汤的区别：本方偏于热重，而后方则偏于湿重。

吴氏加减法颇为实用，可随证出入。

肛坠者，为气滞湿阻，加槟榔行气导滞。

腹痛甚欲便，便后痛减，再痛再便者，若属白滞，为寒湿积滞，证偏气分，加附子、酒炒大黄；若属红滞，湿热明显，证偏血分，加肉桂温通湿浊，并防止凉药冰遏，加酒炒大黄通下积滞。如积滞未净，大黄当减量运用。因积滞导致的泻下物偏于红色黏液者，加当归尾、红花、桃仁。

舌浊，脉实，有食积者，加山楂肉、神曲、枳壳消食行气。

湿重者，目黄、舌白、不渴，加茵陈、白通、滑石利湿泄热。

木香配黄连药对

木香辛、苦，温，有行气止痛，健脾消食之效。本品芳香气烈，能通理三焦，尤善行脾胃肠气滞，用治痢疾可行气、止痛、消积，特别符合滞下病机，为治疗里急后重要药。黄连苦寒，有清热燥湿之功，尤长于清泄中焦脾胃肠湿热，为治痢要药。两药相配，《太平惠民和剂局方》称之为香连丸。有清热燥湿，行气化滞之功，主治湿热痢疾，症见痢下赤白，腹痛，里急后重等。笔者每遇肠道湿热导致的痢疾、泄泻等，必用此药对，效果显著。

【原文】

九十、滞下，湿热内蕴，中焦痞结，神识昏乱，泻心汤主之。

滞下由于湿热内蕴，以致中痞，但以泻心治痞结之所由来，而滞自止矣。

泻心汤（方法并见前）

【释义】

痢疾病，若湿热之邪内蕴，脾胃升降障碍，表现为中焦痞满结痛，神识昏乱不清，用泻心汤治疗。

【评议】

湿热内蕴滞于肠，则腹痛，便脓血，里急后重；滞于中焦，湿热郁蒸，心神被蒙，可出现神识昏乱，或昏蒙。本条与中焦篇第五十四条人参泻心汤方所治类同，可互参。吴氏未出药物，只以泻心汤治疗，说明痢疾湿热内蕴出现的神志异常，可用辛开苦降法。气机升降恢复正常，心神昏乱则可好转。不过临床上痢疾若出现意识改变，说明病情较重，西医来看可能为中毒性脑病，应高度警惕，只采取辛开苦降法不够，还需化痰开窍，可配合菖蒲郁金汤等使用。本证采录于叶氏《临证指南医案·痢》陆姓治案："湿热内蕴，中焦痞结。阳气素虚体质，湿注自利不爽，神识昏乱，将变柔痉。炒半夏、人参、枳实、川连、干姜、黄芩、姜汁。"吴氏对叶案病机等做了删减，将本案药物称为泻心汤，实为半夏泻心汤去大枣、甘草，加枳实、生姜汁。

【原文】

九一、滞下红白，舌色灰黄，渴不多饮，小溲不利，滑石藿香汤主之。

此暑湿内伏，三焦气机阻窒，故不肯见积治积，乃以辛淡渗湿宣气，芳香利窍，治所以致积之因，庶积滞不期愈而自愈矣。

滑石藿香汤方（辛淡合芳香法）

飞滑石三钱　白通草一钱　猪苓二钱　茯苓皮三钱　藿香梗二钱　厚朴二钱　白蔻仁一钱　广皮一钱

水五杯，煮取二杯。分二次服。

【释义】

痢疾便下赤白脓血，舌苔灰黄，口渴但不多饮，小便不利，此为暑湿内伏，三焦气机阻塞，用滑石藿香汤渗湿宣气，芳香利窍。

【评议】

本条证来源于《临证指南医案·痢》某治案："女，舌色灰黄，渴不多饮，不饥恶心，下利红白积滞，小溲不利。此暑湿内伏，三焦气机不主宣达。宜用分理气血，不必见积以攻涤下药。飞滑石、川通草、猪苓、茯苓皮、藿香梗、厚朴、白蔻仁、新会皮。"吴氏将叶案中的"不饥恶心"症删除，不够妥当。中焦湿阻易导致不饥恶心，与所制方义不尽符合。本证虽为滞下红赤，但病机属于暑湿内伏，三焦气机不畅，故未采取涤下治积之法，而是运用辛淡渗湿宣气，芳香利窍之法，以使三焦通畅，三焦气机调畅则积滞可除。正如吴氏所说："治所以致积之因，庶积滞不期愈而自愈矣。"滑石藿香汤用滑石、白通草、猪苓、茯苓皮渗湿热，宣气机；藿香梗、白蔻仁芳香化湿；厚朴、陈皮理气燥湿。

【原文】

九二、湿温下利，脱肛，五苓散加寒水石主之。

此急开支河，俾湿去而利自止。

五苓散加寒水石方（辛温淡复寒法）

即于五苓散内加寒水石三钱，如服五苓散法。久痢不在用之。

【释义】

湿温出现下利，脱肛，用五苓散加寒水石以急开支河，使湿去而利自止。

【评议】

本条证录自《临证指南医案·痢》某治案："湿温下痢，脱肛，五苓散加寒水石。"吴氏将"痢"字改为"利"，下利包括泄泻和痢疾。因痢疾不主张运用利湿法，但泄泻可以，故吴氏可能有意改之。本证病机为湿热阻于肠道，湿明显重于热。治宜清热祛湿。方中药物以利湿为主，取五苓散通阳化气利湿，"此急开支河，俾湿去而利自止"；用寒水石清热。脱肛多是气虚无力托举，中气下陷而致，而本证脱肛出现在湿温下利中，再结合所用利湿之法，此脱肛当为湿阻下焦，前阴膀胱不利，致后阴大肠气机升降失常所致。若属久痢脱肛，不可用此法。

【原文】

九三、久痢阳明不阖，人参石脂汤主之。

九窍不和，皆属胃病。久痢胃虚，虚则寒，胃气下溜，故以堵截阳明为法。

人参石脂汤方（辛甘温合涩法，即桃花汤之变法也）

人参三钱　赤石脂（细末）三钱　炮姜二钱　白粳米（炒）一合

水五杯，先煮人参、白米、炮姜，令浓，得二杯，后调石脂细末和匀。分二次服。

【释义】

久痢出现阳明胃虚，大肠门户不能关闭，导致下痢滑脱者，用堵截阳明法的人参石脂汤治疗。

【评议】

本证来源于《临证指南医案·痢》沈姓治案："议堵截阳明一法（阳明不阖）。人参、炒白粳米、炮姜、赤石脂。"吴氏增加了"久痢"，更说明了本虚及需要扶正固涩之旨。久患痢疾，阳明胃肠虚寒，中气不固，气虚下陷，肛门失约，导致大便滑脱之象。治疗当以甘辛温合涩法，一面扶正固本，一面固涩，达到"以堵截阳明"的目的。方中用人参、白粳米补阳明之气，炮姜温阳明之阳，赤石脂涩阳明之脱。本方由张仲景桃花汤加人参而成。赤石脂为末，与汤液和匀服用，取其直接黏附肠中，加强收敛涩肠之效，体现了整体与局部并举的治病思路。

【原文】

九四、自利腹满，小便清长，脉濡而小，病在太阴。法当温脏，勿事通腑。加减附子理中汤主之。

此偏于湿合脏阴无热之证。故以附子理中汤，去甘守之人参、甘草，加通运之茯苓、厚朴。

加减附子理中汤方（苦辛温法）

白术三钱　附子二钱　干姜二钱　茯苓三钱　厚朴二钱

水五杯，煮取二杯。分二次温服。

【释义】

大便稀溏，腹部胀满，小便清长，脉象濡小而弱，为湿困太阴脾。治法当温运脾脏，无需通肠腑积滞。用加减附子理中汤治疗。

【评议】

本条证采自《临证指南医案·痢》陆姓治案："腹满自痢，脉来濡小，病在太阴，况小便清长，非腑病湿热之比。法当温之。生于术、附子、茯苓、厚朴、干姜。"吴氏仍将"痢"字改为"利"，说明本条证病机及方药完全可用于泄泻患者。本证因下利日久，湿伤脾阳，导致脾胃虚寒证，故有大便稀溏，腹胀，小便清长，脉象濡小等。由于病在太阴，属虚寒证，故"治当温脏"，予以温中健脾。因无积滞，"勿事通腑"。加减附子理中汤系附子理中汤去人参、甘草加厚朴、茯苓而成。因虑人参、甘草"甘守"，故去之；加茯苓、厚朴利湿行气以"通运"。

【原文】

九五、自利不渴者，属太阴，甚则哕（俗名呃忒），冲气逆[1]，急救土败[2]，附子粳米汤主之。

此条较上条更危，上条阴湿与脏阴相合，而脏之真阳未败，此则脏阳结[3]而邪阴与脏阴毫无忌惮，故上条犹系通补，此则纯用守补矣。扶阳抑阴之大法如此。

附子粳米汤方（苦辛热法）

人参三钱　附子二钱　炙甘草二钱　粳米一合　干姜二钱

水五杯，煮取二杯，渣再煮一杯。分三次温服。

【注解】

[1] 冲气逆：泛指气机上逆。

［2］土败：脾属土，指脾阳衰败。

［3］脏阳结：脏腑阳气衰败，主要指脾阳。

【释义】

大便泄泻，口不渴，属太阴脾脏有寒，严重者则气机上逆而哕。此为脾阳衰败，治当紧急救土，用扶阳抑阴的附子粳米汤治疗。

【评议】

本条证采录于《临证指南医案·痢》某治案："自利不渴者属太阴，呃忒之来，由乎胃少纳谷，冲气上逆，有土败之象，势已险笃。议《金匮》附子粳米汤。人参、附子、干姜、炙草、粳米。"吴氏条文除文字与叶案稍有出入外，其证治内容完全相同。此证病机为脾阳衰败，阴寒之气上逆，故有自利不渴，哕逆等。与上条病机不同，第九十四条偏于寒湿困脾，脾阳不足，未至衰败，而本条则为脾阳虚极，呈衰败之象。上条治宜通补，此证纯用守补，不用祛邪之法。用附子粳米汤"扶阳抑阴"。方源于《金匮要略·腹满寒疝宿食病脉证治》，主治"腹中寒气，雷鸣切痛，胸胁逆满，呕吐。"由附子、半夏、甘草、大枣、粳米组成。叶案加人参、干姜重在救治脾阳衰败，并去半夏、大枣。吴氏完全引用叶案药物，名为附子粳米汤，虽与《金匮要略》方名同，但药物有异，所治证候也明显有别。

吴氏论治呃逆上中下三焦均有涉猎。本证呃逆属危重症，为脾胃之气将绝之象，应高度警惕。本条与上焦的宣痹汤、下焦的小定风珠所治之呃不同，应前后互参。

1. 人参配附子药对

人参甘、微苦、微温，有大补元气，复脉固脱，补脾益肺，生津养血等诸多功效，为拯危救脱之要药。单用即有效，名独参汤（《景岳全书》）。附子辛、甘，大热，有回阳救逆，补火助阳，散寒止痛等作用。本品可上助心阳、中温脾阳、下补肾阳，为回阳救逆第一品药。人参与附子相配，为参附汤（《正体类要》），有益气回阳固脱之功。药专效宏，作用迅捷，除可用于一般阳气虚衰外，尤宜用于阳气暴脱证所表现的四肢厥冷，冷汗淋漓，呼吸微弱，脉微欲绝等。《删补名医方论》曰："补后天之气无如人参；补先天之气无如附子……二药相须，用之得当，则能瞬息化气于乌有之乡，顷刻生阳于命门之内。"为中医急救名方。温病大汗、大吐、大泻导致阳脱者，或湿热类疾病后期伤阳者，均可运用。

2. 附子配干姜药对

附子干姜药对首见于《伤寒论》干姜附子汤。张仲景多个回阳散寒的方剂均含有此药对，如四逆汤、通脉四逆汤、四逆加人参汤、白通汤、白通加猪胆汁汤等。附子能温壮元阳，破散阴寒，回阳救逆，走而不守，通彻内外上下；干姜温中散寒，助阳通脉，温中回阳，守而不走。两味相配，有温阳散寒，回阳救逆之功。主治亡阳或阳虚重证，表现为四肢厥逆、恶寒倦卧、神衰欲寐、脉微细等，故有"附子无干姜不热"之说。附子温先天之肾，干姜温后天之脾，故常相须为伍。附子干姜药对，临床常用于治疗阳气虚衰的内伤疾病如心悸、胸痹心痛、痹证、水肿、泄泻等。外感温病湿温后期，脾肾阳气虚衰者，也可使用。

【原文】

九六、疟邪热气，内陷变痢，久延时日，脾胃气衰，面浮腹膨，里急肛坠，中虚伏邪，加减小柴胡汤主之。

疟邪在经者多，较之痢邪在脏腑者浅，痢则深于疟矣。内陷云者，由浅入深也。治之之法，不出喻氏逆流挽舟之议。盖陷而入者，仍提而使之出也。故以柴胡由下而上，入深出浅，合黄芩两和阴阳之邪，以人参合谷芽宣补胃阳，丹皮、归、芍内护三阴。谷芽推气分之滞，山楂推血分之滞。谷芽升气分，故推谷滞；山楂降血分，故推肉滞也。

加减小柴胡汤（苦辛温法）

柴胡三钱　黄芩二钱　人参一钱　丹皮一钱　白芍（炒）二钱
当归（土炒）一钱五分　谷芽一钱五分　山楂（炒）一钱五分
水八杯，煮取三杯。分三次温服。

【释义】

疟邪由浅入深，入里内陷可变生痢疾。久病若不解，导致脾胃气虚，运化无权，则出现面部浮肿，腹部膨胀，里急后重，肛门有下坠感。此为脾胃虚弱兼热邪内伏。用加减小柴胡汤治疗。

【评议】

疟为半表半里证，其发展可从外解，也可内陷入里。此为疟病日久，疟邪内陷中焦，致脾胃虚弱，形成虚实夹杂证，即"中虚伏邪"。其面浮腹膨，里急肛坠，亦为脾胃气虚，运化及推动无力，气机运行失常而致。病邪由外入里，由浅入深，其治法可用"逆流挽舟"，"盖陷而入者，仍提而使之出也"。《增补评注温病条辨》说："前由表邪，故用败毒散提之使出，此由疟邪，故用小柴胡加减提之使出，各从其类而引提之。"疟邪虽内陷致痢，但疟病仍未愈，而痢只出现里急肛坠之象，故用小柴胡汤"进以和解"。本条方证完全源于《临证指南医案·痢》石姓治案。吴氏将叶氏所用药物，名为加减小柴胡汤。以柴胡"由下而上，入深出浅"，以提邪外出，与黄芩相配，和解半表半里之伏热；人参补中虚，托邪外出，与谷芽相伍宣补胃阳；丹皮、当归、芍药清血热、养阴血，以"内护三阴"；谷芽配山楂，推气血之滞，以治痢疾之积。本方为半表半里与里兼顾，疟与痢同治之方。

谷芽配山楂药对

笔者每遇中焦运化失常而致饮食积滞证，喜用此药对，尤其是谷芽为必用之药。本品为植物粟的成熟果实经发芽干燥而成，味甘，性温，归脾、胃经，有消食和中、健脾开胃功效。消食而不损胃气。善治米面薯芋类食积不化和脾虚食滞证。山楂酸、甘、微温，归脾、胃、肝经，有消食健胃、行气散瘀、化浊降脂之功。可治各种饮食积滞，尤为消化油腻肉食积滞要药，又为泻痢腹痛常用品。两药相伍，消食化积功胜，气血分积滞同治。正如吴氏谓："谷芽推气分之滞，山楂推血分之滞。谷芽升气分，故推谷滞；山楂降血分，故推肉滞也。"

【原文】

九七、春温内陷下痢，最易厥脱，加减黄连阿胶汤主之。

春温内陷，其为热多湿少明矣。热必伤阴，故立法以救阴为主。救阴之法，岂能出育阴、坚阴两法外哉！此黄连之坚阴，阿胶之育阴，所以合而为名汤也。从黄连者黄芩，从阿胶者生地、白芍也。炙草则统甘苦而并和之。此下三条，应列下焦，以与诸内陷并观，故列于此。

加减黄连阿胶汤（甘寒苦寒合化阴气法）

黄连三钱　阿胶三钱　黄芩二钱　炒生地四钱　生白芍五钱　炙甘草一钱五分

水八杯，煮取三杯。分三次温服。

【释义】

春温邪热内陷肠腑，可表现为下痢。下痢热伤阴液太过，容易致厥脱病变。用救阴的加减黄连阿胶汤治疗。

【评议】

春温病病因多为温热之邪，且易伤阴。其邪内陷于肠腑，加之肠道积滞，遂形成痢疾之患。此痢属阴液损伤证，故"立法以救阴为主"。方用加减黄连阿胶汤。该方证全部来源于《临证指南医案•痢》某治案："春温内陷下痢，最易厥脱。川连、阿胶、淡黄芩、炒生地、生白芍、炙草。"此由张仲景《伤寒论》黄连阿胶汤去鸡子黄，加甘草、生地黄而成。黄连、黄芩苦寒坚阴；阿胶、生地黄、白芍甘味育阴；炙甘草则统甘苦而并和之。诸药配伍，体现了坚阴、育阴、甘苦合化阴气的救阴治法。

苦寒坚阴评

坚，有坚守、坚固等之意。坚阴，即是让阴液保留、保存、坚守。其中苦寒法可使阴液坚守。然苦寒药物易化燥伤阴，似觉矛盾，何以坚阴？

"坚阴"不能单纯理解为苦寒之药有直接的滋阴、养阴作用，而是通过苦寒药的清热泻火作用，使火热清除而不再伤阴，则达到阴液存留的目的。清热泻火是手段和方法，存阴是目的，又称泻火存阴或泻火保阴。苦寒坚阴为温病常用治法，如叶天士《温热论·三时伏气外感篇》："寒邪深伏，已经化热，昔贤以黄芩汤为主方，苦寒直清里热，热伏于阴，苦味坚阴，乃正治也。"苦寒药除一部分药物本身具有养阴功效外，如玄参、知母等，多数药物的坚阴作用均为间接发挥。

温热类及湿热类皆可应用苦寒坚阴法。黄连阿胶汤及加减黄连阿胶汤所治疾病，皆为温热类温病，热盛伤阴明显，因此在用药上需苦寒坚阴与甘味育阴法同用。张仲景的葛根芩连汤，治疗的病机是湿热下利。下利不止，则伤阴液。方中用苦寒的黄芩、黄连清热燥湿，湿热去，肠胃坚，下利止，则阴液不致下泄，亦属苦寒坚阴之例。张洁古《珍珠囊》中"苦能燥湿坚阴"即是此意。

【原文】

九八、气虚下陷，门户不藏[1]，加减补中益气汤主之。

此邪少虚多，偏于气分之证，故以升补为主。

加减补中益气汤（甘温法）

人参二钱　黄芪二钱　广皮一钱　炙甘草一钱　归身二钱　炒白芍三钱　防风五分　升麻三分

水八杯，煮取三杯。分三次温服。

【注解】

[1]门户不藏：肛门失去正常的约束功能，表现为下利、滑脱等。

【释义】

中气虚而下陷，肛门失其约束，表现为下利不止，脱肛等，此为邪少虚多证。以升补为主的加减补中益气汤治疗。

【评议】

本条证来自《临证指南医案·痢》某治案："气虚下陷，门户不藏。人参、黄芪、广皮、炙草、归身、炒白芍、防风、升麻。"叶、吴所论方证相同，病机为脾胃气虚，中气下陷，多由痢久伤气，气失固摄所致，也可见于急性泻痢而中气大伤者。本证为"邪少虚多"，虽偏于气分，但邪气极轻，故以升补治法为主。用方加减补中益气汤，即补中益气汤减柴胡之辛燥、白术之壅燥，加入防风升清止利、白芍敛阴缓急。若见气虚及阳者，可加入温肾助阳止泻之品，如益智仁、煨干姜、煨肉豆蔻等。

【原文】

九九、内虚下陷，热利下重，腹痛，脉左小右大，加味白头翁汤主之。

此内虚湿热下陷，将成滞下之方。仲景厥阴篇谓：热利下重者，白头翁汤主之。按：热注下焦，设不差，必圊脓血。脉右大者，邪从上中而来；左小者，下焦受邪，坚结不散之象。故以白头翁无风而摇者，禀甲乙之气，透发下陷之邪使之上出；又能有风而静，禀庚辛之气，清能除热，燥能除湿，湿热之积滞去而腹痛自止。秦皮得水木相生之气，色碧而气味苦寒，所以能清肝热。黄连得少阴水精，能清肠澼之热。黄柏得水土之精，渗湿而清热。加黄芩、白芍者，内陷之证，由上而中而下，且右手脉大，上中尚有余邪，故以黄芩清肠胃之热，兼清肌表之热。黄连、黄柏但走中下，黄芩则走中上，盖黄芩手足阳明、手太阴药也。白芍去恶血，生新血，且能调血中之气也。按仲景太阳篇，有表证未罢，误下而成协热下利之证，心下痞硬之寒证，则用桂枝人参汤。脉促之热证，则用葛根黄连黄芩汤，与此不同。

加味白头翁汤（苦寒法）

白头翁三钱　秦皮二钱　黄连二钱　黄柏二钱　白芍二钱　黄芩三钱

水八杯，煮取三杯。三次服。

【释义】

内虚时，邪热易下陷，若出现肠中邪热下利，腹部疼痛，脉象左小右大，为热注下焦，用加味白头翁汤清肠燥湿，解毒止利。

【评议】

1. 加味白头翁汤评

加味白头翁汤系《伤寒论》白头翁汤加黄芩、白芍而成。所治病机吴氏谓："内虚湿热下陷"，实际上内虚不著，主要是湿热之邪蕴结于肠道，尤为热毒明显，故吴氏说"热利"。除下利腹痛外，必有便脓血之症，以便赤为主。吴氏从邪气来路阐释脉左小右大："脉右大者，邪从上中而来；左小者，下焦受邪，坚结不散之象。"右脉主阳气，脏腑肺脾肾（命门），左脉主阴血，脏腑心肝肾，有一定临床意义。《伤寒论》第 371 条、第 373 条有"热利下重者，白头翁汤主之"，"下利欲饮水者，以有热故也，白头翁汤主之"。显然，白头翁汤为治热利而设。除腹痛、里急后重、便脓血外，尚有身热、口渴、舌红、苔黄腻等热象。白头翁味苦，性寒，善清肠热而凉血；秦皮味苦、涩，性寒，功可清热燥湿、收涩止痢。两药相配，为治热痢主药。黄连、黄柏清热燥湿，厚肠坚阴。加入黄芩清肠中湿热，白芍缓急止痛。诸药相合，清热燥湿，泄热止痛。吴氏谓桂枝人参汤、葛根黄连黄芩汤也可治痢，但与此方不同，甚是。

2. 黄芩药物解析

吴氏谓："黄芩手足阳明、手太阴药也。"说明了该药可治脏腑的广泛性，尤宜于肺、肠有热疾病。黄芩在《神农本草经》中又名"腐肠"。明代张志聪《本草崇原》谓黄芩："色黄内空，能清肠胃之热。外肌皮而性寒，能清肌表之热。"可见，本品不仅清肺胃，还可清肌表，尤对于湿热壅滞肠道导致的泄泻、痢疾作用显著。吴鞠通所治胃肠道疾病多方内均含有黄芩，如芩芍汤、泻心汤诸方等。本品清热而不损胎气，有清热安胎之功，故常用于孕妇患热病者。吴鞠通安宫牛黄丸释黄芩："泻胆、肺之火。"本品色黄入肝胆，故对肝胆有热，也有极好的清热效果。笔者每遇肺、肠、肝、胆有热的患者时常用黄芩（图 21），儿童及孕妇皆可，较其他苦寒药更为好用。

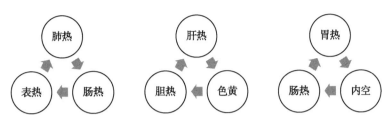

图 21　黄芩药物解析图

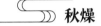 秋燥

【原文】

一百、燥伤胃阴，五汁饮主之，玉竹麦门冬汤亦主之。

五汁饮（方法并见前）

玉竹麦门冬汤（甘寒法）

玉竹三钱　麦冬三钱　沙参二钱　生甘草一钱

水五杯，煮取二杯。分二次服。土虚者，加生扁豆。气虚者，加人参。

【释义】

燥热之邪损伤胃阴，用五汁饮治疗，或用甘寒的玉竹麦门冬汤亦可。

【评议】

本条证源于《临证指南医案·燥》陈姓治案："秋燥复伤，宿恙再发，未可补涩，姑与甘药养胃（胃阴虚）。麦冬、玉竹、北沙参、生甘草、茯神、糯稻根须。"吴氏将叶案病因病机归纳为"燥伤胃阴"，其燥为温热燥邪。燥邪容易伤阴，表现为口干，口渴，舌红少苔，脉细数等。治疗宜用甘寒养阴生津法，方用五汁饮，也可用玉竹麦门冬汤。吴氏将叶案中的茯神、糯稻根须减去而成本方。本方与沙参麦冬汤皆可用于胃阴损伤，但后者方中又有天花粉、桑叶、生扁豆，其养阴、清热、健脾作用优于玉竹麦门冬汤。若阴虚及气者，加人参益气补中。本方虽为燥伤胃阴而设，但也可用于肺阴伤，或肺胃阴伤者。《增补评注温病条辨》曰："燥伤胃阴与燥伤肺阴同法，鄙论所谓救胃即所以救肺也。盖肺属金，阳明亦为燥金，故用药无甚大异。不过治肺则引以清轻药，治胃则引以稍重药耳。"

【原文】

一百一、胃液干燥，外感已净者，牛乳饮主之。

此以津血填津血法也。

牛乳饮（甘寒法）

牛乳一杯

重汤炖熟。顿服之，甚者日再服。

【释义】

胃阴不足，外感之邪已消失，用牛乳饮滋养津血。

【评议】

本证与上条证基本相同，皆属胃阴不足。外感邪气已净，胃液干燥，说明疾病到了恢复期，可用食疗方法调理。牛乳系津血所化，故吴氏说"此以津血填津血法也"。牛乳甘寒，饮用时重汤炖熟。

【原文】

一百二、燥证气血两燔者，玉女煎主之。

玉女煎方（见上焦篇）

【释义】

燥证出现气血两燔证者，用玉女煎治疗。

【评议】

中焦燥邪在气分不解可以化火，进而形成气血两燔证，表现为高热、烦躁、口渴及多部位出血症等。治疗采取气血两清法，用玉女煎治疗。吴氏所说的玉女煎方，并非张景岳的玉女煎原方，而是上焦篇第十条中的加减玉女煎方，即玉女煎去牛膝熟地加细生地元参方。本方用于气血两燔证力量较弱，用于气营两燔证较为合适。

卷三　下焦篇

风温　温热　温疫　温毒　冬温

【原文】

一、风温、温热、温疫、温毒、冬温，邪在阳明久羁，或已下，或未下，身热面赤，口干舌燥，甚则齿黑唇裂。脉沉实者，仍可下之；脉虚大，手足心热甚于手足背者，加减复脉汤主之。

温邪久羁中焦，阳明阳土，未有不克少阴癸水者，或已下而阴伤，或未下而阴竭。若实证居多，正气未至溃败，脉来沉实有力，尚可假手于一下，即《伤寒论》中急下以存津液之谓。若中无结粪，邪热少而虚热多，其人脉必虚，手足心主里，其热必甚于手足背之主表也。若再下其热，是竭其津而速之死也。故以复脉汤复其津液，阴复则阳留，庶可不至于死也。去参、桂、姜、枣之补阳，加白芍收三阴之阴，故云加减复脉汤。在仲景当日，治伤于寒者之结、代，自有取于参、桂、姜、枣，复脉中之阳。今治伤于温者之阳亢阴竭，不得再补其阳也。用古法而不拘用古方，医者之化裁也。

【释义】

风温、温热、温疫、温毒、冬温，邪热在中焦阳明气分久留不解，或使用下法，或未运用下法，临床表现为身热不退，面色红赤，口干，舌干燥少津，严重者可见到牙齿焦黑，口唇干裂。若脉象沉实有力，仍可运用攻下法治疗；若脉象虚大无力，手足心热甚于手足背，则用加减复脉汤治疗。

【评议】

存津液与复津液评

风温、温热、温疫、温毒、冬温为温热类温病，病变过程容易伤阴。温邪久羁中焦，阳明热势亢盛而阴伤，故表现为身热面赤，口干舌燥。阴伤重者，则齿黑唇裂。病机是实证还是虚证？治法是采取攻下还是养阴？最为关键时，吴氏往往通过诊脉而定。若上症兼有脉沉实有力，为阳明腑实，热结阴伤，可运用三承气汤苦寒泻下，"即《伤寒论》中急下以存津液之谓"。热邪随结粪从肠道而出，不再伤人体之阴，从而使津液得以保存，此为存津液法。若上症兼有脉虚，手足心热甚于手足背，又无肠中结粪，此为邪热少而虚热多，阴伤显著。治疗不宜攻下，否则"是竭其津而速之死也"，当"以复脉汤复其津液"，通过补阴，使原来损失的津液恢复，此为复津液法。存津液偏于实证，复津液偏于虚证。

【原文】

二、温病误表，津液被劫，心中震震，舌强神昏，宜复脉法复其津液，舌上津回则生。汗自出，中无所主者，救逆汤主之。

误表动阳，心气伤则心震，心液伤则舌蹇，故宜复脉复其津液也。若伤之太甚，阴阳有脱离之象，复脉亦不胜任，则非救逆不可。

【释义】

温病误用发汗解表，汗出过多而津液损伤，出现心中动悸，舌体强硬，语言不利，神志昏迷，此为心阴、心阳损伤，用复脉法滋养阴液，舌上津液回复则预后良好；若汗出，心中动悸无所主者，单纯复脉不能胜任，需用救逆汤治疗。

【评议】

温病误表，常见以下几种情况：第一，本是温邪袭表，误用辛温峻汗，导致热邪更甚，且津液损伤。第二，温病表证，辛凉透解是正法，但未中病即止，致气阴耗伤。第三，温病并无表证，盲目使用发汗之法。汗为心之液，心开窍于舌，误表发汗，导致心气、心阴、心阳损伤，从而出现心中动悸，语言不利，严重者神昏等。心阴损伤者，用复脉汤复其津液，可见加减复脉汤不仅用于肾阴不足证，也可适用于心阴不足证。心气、心阳损伤者，单纯复脉不能胜任，当用救逆汤收摄阴液。方见本篇第八条详解。

【原文】

三、温病耳聋，病系少阴，与柴胡汤者必死，六七日以后，宜复脉辈复其精。

温病无三阳经证，却有阳明腑证（中焦篇已申明腑证之由矣）、三阴脏证。盖脏者，藏也，藏精者也。温病最善伤精，三阴实当其冲。如阳明结则脾阴伤而不行，脾胃脏腑切近相连，夫累及妻，理固然也，有急下以存津液一法。土实则水虚，浸假而累及少阴矣，耳聋、不卧等证是也。水虚则木强，浸假而累及厥阴矣，目闭、痉厥等证是也。此由上及下，由阳入阴之道路，学者不可不知。按温病耳聋，《灵》《素》称其必死，岂少阳耳聋，竟至于死耶！《经》谓：肾开窍于耳，脱精者耳聋。盖初则阳火上闭，阴精不得上承，清窍不通，继则阳亢阴竭，若再以小柴胡汤直升少阳，其势必至下竭上厥，不死何待！何时医悉以陶氏《六书》，统治四时一切病证，而不究心于《灵》《素》《难经》也哉！瑭于温病六七日以外，壮火少减，阴火内炽耳聋者，悉以复阴得效。曰宜复脉辈者，不过立法如此，临时对证，加减尽善，是所望于当其任者。

【释义】

温病出现耳聋，病在足少阴肾经水亏，若按伤寒少阳耳聋治疗，与小柴胡汤直升少阳，势必下竭上厥。温病六七日以后，热邪少减，阴亏耳聋者，治宜复脉辈复其肾精。

【评议】

温病耳聋评

温病耳聋病因可分温热类及湿热类。前者为热盛伤阴，故耳聋多见于火热上攻耳窍的实证及阴精亏损的虚证。实热证如属少阳胆火旺盛者，往往伴有口苦，咽干，目眩，目赤，脉弦数等，可用小柴胡汤和解少阳；若属风热外邪导致者，多伴有发热，咽痛，头身痛，咳嗽，舌边尖红，苔薄白，脉浮数等，用银翘散疏散风热。肾开窍于耳，阴精亏损，不得上承，耳窍失养，为虚证耳聋，当用加减复脉汤以复其肾精，不可按少阳火盛治疗，"若再以小柴胡汤直升少阳，其势必至下竭上厥"。吴氏治疗精亏耳聋颇有经验和体会，如患温病六七日以后，火热之邪减轻，阴火内炽耳聋者，均用复脉法复阴得效。

湿热类温病，因"湿与温合，蒸郁而蒙蔽于上，清窍为之壅塞，浊邪害清也"（《温热论》），故多伴有胸脘痞闷，苔腻等，当用菖蒲郁金汤治疗，切不可误认为肾精亏虚而给与六味地黄丸、复脉辈等。另外，在内伤疾病中，若属情志过极，肝火旺盛者，需苦寒直折木火，当用龙胆泻肝汤（《医方集解》引《太平惠民和剂局方》：龙胆草、黄芩、栀子、泽泻、木通、车前子、当归、生地黄、柴胡、生甘草）治疗。

【原文】

四、劳倦内伤，复感温病，六七日以外不解者，宜复脉法。

此两感治法也。甘能益气，凡甘皆补，故宜复脉。服二三帖后，身不热而倦甚，仍加人参。

【释义】

劳倦内伤，素体气血阴阳不足，尤其阴血亏虚时易感温邪，患温病六七日病仍不解者，宜用复脉法治疗。

【评议】

此为两感证，即在外有温邪侵袭，在内有劳倦内伤。在内病因有气血阴阳亏虚的不同。阳气虚易感寒邪，阴血虚易受温邪。本证病机以内有阴血虚复受温邪为主。若是病之初起，需要"两感治法"，疏散外邪以治表，补益阴血以治里。若得病六七日仍不解，表邪已去，阴血不足者，宜用复脉法治疗。药物选择重用甘味，因为"凡甘皆补"，甘寒养阴，甘温益气。服用复脉汤二三帖后，身热不著而倦怠乏力较甚者，加人参以气阴血同治。本证源于《临证指南医案·温热》："张，五五，劳倦内伤，温邪外受，两月不愈，心中温温液液，津液无以上供，夜卧喉干燥。与复脉汤去姜、桂、参，三服后可加参。（劳倦感温，阴液燥）"吴氏删除了叶案中的"心中温温液液"症，其可能认为劳倦内伤脏腑各异，不只是在心中，也会出现肾、肝、肺、肠等不同表现。

【原文】

五、温病已汗而不得汗，已下而热不退，六七日以外，脉尚躁盛者，重与复脉汤。

已与发汗而不得汗，已与通里而热不除，其为汗、下不当可知。脉尚躁盛，邪固不为药衰，正气亦尚能与邪气分争，故须重与复脉，扶正以敌邪，正胜则生矣。

【释义】

温病使用汗法治疗，但不得汗出，使用下法而热也不得除，可知为汗下之法使用不当。若六七日后，脉象躁动者，当扶正以敌邪，重与复脉汤法。

【评议】

"扶正以敌邪"评

吴氏此语强调治病扶正的重要性。疾病的发生，关系到正邪两个方面。中医强调人体的正气在发病中居于主导地位，"正气存内，邪不可干"（《素问·刺法论》），"邪之所凑，其气必虚"（《素问·评热病论》），"风雨寒热，不得虚，邪不能独伤人"（《灵枢·百病始生》）。本证汗下皆不能使邪气外出，吴氏谓"其为汗下不当可知"，"不当"说明只使用了针对邪气立法药物，未能考虑正气虚弱的病理。故患温病六七日后，即使脉象躁盛，说明"正气亦尚能与邪气分争"，但也不宜再用祛邪法，需重与复脉汤，达到"扶正以敌邪，正胜则生矣"的目的。复脉法偏于扶正，适用于正气亏虚而邪气轻微者，本证如邪热明显，可佐以祛邪法。若邪实为主，应重在祛邪，佐以扶正。若正虚为主，重在扶正，佐以祛邪。

【原文】

六、温病误用升散，脉结、代，甚则脉两至者，重与复脉，虽有他证，后治之。

此留人治病法也。即仲景里急，急当救里之义。

【释义】

温病误用辛温发散法治疗，损伤心之气阴，出现脉结代，甚则一息脉两至，治宜重与复脉。虽有变化的其他证，后再治之。

【评议】

温病表证当用辛凉透解，误用辛温升散发汗之品，则心之气血阴阳受损，出现结代脉，甚至一息脉两至。此属危急重证，当立即救治，予以滋补阴血、养心复脉法，以"重与复脉"，即使有其他变化的兼证，也应急救其正虚。若属气血阴阳俱不足，可直接用炙甘草汤复脉，即《伤寒论》第 177 条："伤寒，脉结代，心动悸，炙甘草汤主之。"若汗后无阳虚，方中可去桂枝、生姜、清酒；若无气虚，再去人参。

【原文】

七、汗下后，口燥咽干，神倦欲眠，舌赤苔老，与复脉汤。

在中焦下后与益胃汤，复胃中津液，以邪气未曾深入下焦。若口燥咽干，乃少阴之液无以上供，神昏欲眠，有少阴但欲寐之象，故与复脉。

【释义】

运用不当的发汗、泻下后，出现口燥咽干，精神倦怠，欲睡貌，舌红，苔色质地苍老，此为足少阴肾精亏虚之象，治宜复脉汤。

【评议】

温病使用发汗及泻下不当，可损伤人体上中下三焦阴液，上中焦肺胃阴伤可用沙参麦冬汤、益胃汤甘寒养阴。口燥咽干一症，三焦阴伤皆可出现，未必"乃少阴之液无以上供"而致。若兼有神倦欲眠，舌赤苔老，说明下焦肾阴精已损，"有少阴但欲寐之象"，故用复脉汤滋阴填补足少阴之精。

【原文】

八、热邪深入，或在少阴，或在厥阴，均宜复脉。

此言复脉为热邪劫阴之总司也。盖少阴藏精，厥阴必待少阴精足而后能生，二经均可主以复脉者，乙癸同源也。

加减复脉汤方（甘润存津法）

炙甘草六钱　干地黄六钱（按：地黄三种用法：生地者，鲜地黄未晒干者也，可入药煮用，可取汁用，其性甘凉，上中焦用以退热存津；干地黄者，乃生地晒干，已为丙火炼过，去其寒凉之性，本草称其甘平；熟地，制以酒与砂仁，九蒸九晒而成，是又以丙火、丁火合炼之也，故其性甘温。奈何今人悉以干地黄为生地，北人并不知世有生地，金谓干地黄为生地，而曰寒凉，指鹿为马，不可不辨）　生白芍六钱　麦冬（不去心）五钱　阿胶三钱　麻仁三钱（按：柯韵伯谓：旧传麻仁者误，当系枣仁。彼从心悸动三字中看出传写之误，不为无见。今治温热，有取于麻仁，甘益气，润去燥，故仍从麻仁）

水八杯，煮取八分三杯。分三次服。剧者，加甘草至一两，地黄、白芍八钱，麦冬七钱，日三，夜一服。

救逆汤方（镇摄法）

即于加减复脉汤内去麻仁，加生龙骨四钱、生牡蛎八钱，煎如复脉法。脉虚大欲散者，加人参二钱。

【释义】

热邪深入下焦，或伤及足少阴肾阴，或伤及足厥阴肝阴，因乙癸同源，故治法均宜复脉汤。

【评议】

1. 加减复脉汤评

本方源于《临证指南医案·温热》张姓治案："营络热，心震动，复脉汤去姜桂参加白芍。"复脉汤又名炙甘草汤。吴氏将叶案药物再去大枣、清酒，名加减复脉汤，其主要作用是复其津液，阴复则阳留，故炙甘草汤去参、桂、姜、枣、酒之补阳，加白芍收三阴之阴。既可用于肝阴不足，也可用于肾阴亏损，因为"乙癸同源也"，即肝肾同源于阴精。加减复脉汤由炙甘草、干地黄、生白芍、阿胶、麦冬、麻仁组成，性味多甘，功可养阴清热，清热不苦寒，养阴不滋腻，为"甘润存津法"之方。不仅用于下焦阴伤，也可用于上中焦心肺胃阴津亏损，故吴氏谓："此言复脉为热邪劫阴之总司也。"方中重用炙甘草，用量为六钱，剧者加甘草至一两，旨在补中益气，与其他养阴血药同用，以充气血生化之源，达到复脉的目的。

2. 救逆汤临床应用

救逆汤即于加减复脉汤内去麻仁，加生龙骨、生牡蛎组成。本篇第二条指出其主治证："汗自出，中无所主者，救逆汤主之。"温病误表，劫伤津液，心阴损伤，故致汗出，心中震震。单纯复脉不能制其"心中震震"状态，当用救逆汤镇摄法。一面用复脉汤滋阴复脉，一面加龙骨、牡蛎镇摄敛阴。若脉虚大欲散者，再加人参补心气；若有便秘者，不但不去麻仁，还可倍用之；若汗出、眠差者，可加枣仁，敛汗与安神并举。笔者常用此方治疗阴虚所致的汗出、耳鸣、头晕、心悸、失眠、瘛疭等，皆获得较好疗效。

3. 地黄一物三用

《温病条辨》一书始终以救阴津为主，养阴药地黄的使用频率最高。主要取其清热养阴，凉血散血之效。地黄因炮制方法不同有鲜地黄、干地黄和熟地黄三种。鲜地黄为地黄的新鲜块根，性味甘苦寒，功能清热生津，凉血止血。干地黄为地黄的干燥块根，性味甘寒，清热凉血作用较鲜地黄稍弱。熟地黄为以酒、砂仁为辅料加工炮制而成，性味甘温，补血滋阴，益精填髓作用较强。吴氏每遇温邪伤阴，或血热出血者，多使用生地黄（干地黄）；血虚无热者，用熟地黄，主要取其甘温之性味以守补阴血。另外，吴氏处方中多用细生地，即在生长过程中地下茎没有膨大的生地黄。玉女煎去牛膝熟地加细生地元参方说："细生地能发血中之表也"，体现了细生地除清热、养阴、凉血外，尚有较好的透邪、透热作用。

【原文】

九、下后大便溏甚，周十二时三四行，脉仍数者，未可与复脉汤，一甲煎主之。服一二日，大便不溏者，可与一甲复脉汤。

下后法当数日不大便，今反溏而频数，非其人真阳素虚，即下之不得其道，有亡阴之虑。若以复脉滑润，是以存阴之品，反为泻阴之用。故以牡蛎一味，单用则力大，既能存阴，又涩大便，且清在里之余热，一物而三用之。

一甲煎（咸寒兼涩法）

生牡蛎（碾细）二两

水八杯，煮取三杯。分温三服。

一甲复脉汤方

即于加减复脉汤内去麻仁，加牡蛎一两。

【释义】

使用泻下后，大便溏泄，每日三四行，脉仍数者，未必可与复脉汤，用一甲煎治疗；服用一二日，大便不溏泄的，可与一甲复脉汤。

【评议】

1. 下后大便溏评

温病使用下法不当，出现大便溏泄，次数频繁，其原因有二：一是肾阳素虚，下后阳气更伤，肠失固摄。二是下后，脾胃受损，运化功能失职，肠道失其传导，致使阴液损伤而又有阴液下溜。肾阳虚溏泻者，脉当沉弱，而现在脉仍数，说明不是阳气虚。对于后者的治疗，取一甲煎咸寒兼涩法，重用生牡蛎二两，既能存阴育阴，又可涩肠止泄，且能清在里之热。服一二日大便正常后，可与一甲复脉汤滋养阴液以疗阴伤，为防再次便溏，故去润肠通便的麻仁。若初始运用复脉法，其方药物多滋润滑腻，"反为泻阴之用"，对便溏不利。下法伤阴，又有阴气下溜所致的便溏，故吴氏谓"有亡阴之虑"。

2."一物而三用之"——牡蛎

"既能存阴，又涩大便，且清在里之余热，一物而三用之。"指牡蛎在此处发挥了三个作用，与治疗的病机余热、阴伤、便溏颇相吻合。牡蛎味咸，性微寒，归肝、胆、肾经。《神农本草经》言牡蛎："味咸，平，无毒。主伤寒寒热，温疟洒洒，惊恚怒气，除拘缓，鼠瘘，女子带下赤白。久服强骨节，杀邪鬼，延年。"

（1）存阴益阴：本品咸寒，益肝肾之阴，寒能清热，使热不伤阴，故亦能存阴。临床可用于三焦阴伤证。如张仲景用治"百合病渴不差者"的栝蒌牡蛎散方（《金匮要略·百合狐惑阴阳毒病脉证治》：瓜蒌根、牡蛎），用牡蛎入阴分而益阴，质重下走而潜阳，与天花粉配伍，共奏益阴潜阳、润燥止渴之效。笔者常以此方治疗内热阴伤的消渴病等。

（2）收敛固涩：本品固涩作用较强。人们根据牡蛎黏附于岩石、船只等异常坚固特性，生活中用做超强力的黏合剂。古人修建桥，"种蛎于础以为固"，即在基石和桥墩表面养殖牡蛎，利用其分泌物将石块固接，提高桥梁的耐久性。中医利用其固涩特性，用于治疗便溏、小便频、遗精、汗出、女子赤白带下等。如张仲景治疗"男子失精，女子梦交"的桂枝加龙骨牡蛎汤方（《金匮要略·血痹虚劳病脉证并治》：桂枝、芍药、生姜、甘草、大枣、龙骨、牡蛎），吴鞠通的一甲煎治便溏等。笔者喜用该药治疗此类病证，效果满意。尤其对儿童汗出者，为必用之品。儿童生长过程中出现的汗多、关节疼痛、头发稀疏、遗尿等，西医谓之缺钙，多以补钙治疗，而牡蛎中富含碳酸钙成分，对本证尤为吻合，也是《神农本草经》"久服强骨节"的应用。

（3）清潜肝热：本品咸寒质重，能清肝热，潜肝阳，又能壮水，故可用于肝肾阴虚，肝阳上亢者。《神农本草经》中"除拘缓"作用的发挥，与其清肝热、潜肝阳、安心神等密切相关。

生牡蛎用于潜阳补阴、重镇安神、软坚散结；煅牡蛎用于收敛固涩、制酸止痛。

【原文】

十、下焦温病，但大便溏者，即与一甲复脉汤。

温病深入下焦劫阴，必以救阴为急务。然救阴之药多滑润，但见大便溏，不必待日三四行，即以一甲复脉法。复阴之中，预防泄阴之弊。

【释义】

下焦温病，未经泻下，阴伤液溜，出现大便溏者，即与一甲复脉汤治疗。

【评议】

本条与前条均是论述下焦温病大便溏，病机均为阴伤液溜。前条因于下后，便溏较甚，故先用一甲煎牡蛎二两以固涩，便溏愈后，再予一甲复脉汤。本证便溏较轻，"不必待日三四行"，即以一甲复脉法以复其阴伤之本，同时收涩止泻。其目的是"复阴之中，预防泄阴之弊"。同为阴伤液溜便溏，反映了吴氏临证当视其轻重缓急，立法用药的灵活思维。

肠道阴液损伤，多表现为便秘，而下焦篇多条论述了阴伤便溏，反映了同一种病机可产生相反的两个症状（图22）。中医认为，泄泻又多由于湿邪所致，故同一便溏症状，也可见于相反的两种病机中（图23），突显了中医临床辨证的重要性。

图22 同一病机产生相反两症状图　　图23 同一症状出现相反两病机图

【原文】

十一、少阴温病，真阴欲竭，壮火复炽，心中烦，不得卧者，黄连阿胶汤主之。

按：前复脉法为邪少虚多之治。其有阴既亏而实邪正盛，甘草即不合拍。心中烦，阳邪挟心阳独亢于上，心体之阴，无容留之地，故烦杂无奈。不得卧，阳亢不入于阴，阴虚不受阳纳，虽欲卧得乎！此证阴阳各自为道，不相交互，去死不远。故以黄芩从黄连，外泻壮火而内坚真阴；以芍药从阿胶，内护真阴而外捍亢阳。名黄连阿胶汤者，取一刚以御外侮，一柔以护内主之义也。其交关变化、神明不测之妙，全在一鸡子黄。前人训鸡子黄，金谓鸡为巽木，得心之母气，色赤入心，虚则补母而已，理虽至当，殆未尽其妙。盖鸡子黄有地球之象，为血肉有情，生生不已，乃奠安中焦之圣品。有甘草之功能，而灵于甘草。其正中有孔，故能上通心气，下达肾气，居中以达两头，有莲子之妙用。其性和平，能使亢者不争，弱者得振。其气焦臭，故上补心。其味甘咸，故下补肾。再释家有地水风火之喻，此证大风一起，荡然无余。鸡子黄镇定中焦，通彻上下，合阿胶能预熄内风之震动也。然不知人身阴阳相抱之义，必未能识仲景用鸡子黄之妙，谨将人身阴阳、生死、瘛疭图形，开列于后，以便学者入道有阶也。

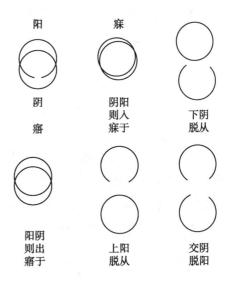

黄连阿胶汤方（苦甘咸寒法）

黄连四钱　黄芩一钱　阿胶三钱　白芍一钱　鸡子黄二枚

水八杯，先煮三物，取三杯，去滓，内胶烊尽，再内鸡子黄，搅令相得。日三服。

【释义】

温病后期，足少阴肾阴损伤，不能上济心火而致心火亢盛，出现心中烦躁，不能安卧者，用黄连阿胶汤治疗。

【评议】

1. 阴虚火炽证评

阴虚火炽证，即吴氏所说的"真阴欲竭，壮火复炽"病机，是一种虚实夹杂证，实者为心火炽盛，表现为心中烦，不得卧，舌红，苔黄，脉数等。虚者为肾阴虚，表现口干，舌燥，脉细等。本证属心肾不交，主要偏于心火盛，肾阴虚症状不明显，故现代温病学教材谓之"阴虚火炽"证（图24）。本证与传统上的阴虚火旺证不同，阴虚火旺为纯虚证，是在阴虚的基础上产生了相对阳亢的病理。阴虚火炽治宜泻心火，补肾水，方用黄连阿胶汤。用苦寒药黄芩、黄连泻心火，白芍、阿胶、鸡子黄补肾水。此火炽证，若用治阴虚火旺的胡黄连、银柴胡，其清热力量不够，需用苦寒直折。而苦寒药黄芩、黄连用于阴虚火旺证，则易苦寒化燥致阴愈伤。故黄连阿胶汤"以黄芩从黄连，外泻壮火而内坚真阴；以芍药从阿胶，内护真阴而外捍亢阳。"取一刚以御外侮，一柔以护内主。诸药相伍，刚柔相施，水火既济，阴阳平衡则病愈。

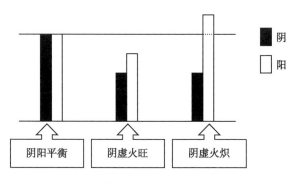

图24　黄连阿胶汤治阴虚火炽证图

2. "阳入于阴则寐，阳出于阴则寤"与失眠

吴氏通过图画展示了阴阳出入与寤寐的关系，阳气能够入于阴则入睡，阳气能够出于阴则觉醒。其理论源自《灵枢·口问》："阳气尽，阴气盛，则目瞑；阴气尽而阳气盛，则寤矣。"可见，阳不入阴是失眠的基本病机。阳不入阴的原因多端，笔者认为关键在中焦脾胃生化气血，升降气机的功能障碍。《内经》的半夏秫米汤（半夏、秫米），即是从中焦立法治不寐的经典方。该方能燥湿化痰、调气和胃，交通阴阳而安神。《灵枢·邪客》曰："补其不足，泻其有余，调其虚实，以通其道而去其邪，饮以半夏汤一剂，阴阳已通，其卧立至。"

【医案选录】

顽固性失眠案

笔者去某市中医院作学术报告，课间一顽固性失眠 20 余年的护士长让笔者诊治，年龄近 50 岁，平时胃脘不适，时有烦躁，口干，舌淡红，苔薄白，脉沉细。按阳盛阴衰，中焦气机不利，阳不入阴论治。

处方：清半夏 10g，茯神 20g，莲子肉 15g，川牛膝 15g，合欢皮 20g，夜交藤 20g，党参 20g，盐杜仲 15g，当归 10g，白芍 10g，麦冬 10g，丹参 15g，栀子 9g，生龙骨 20g，蝉蜕 10g，炙甘草 5g。7 剂，水煎服，日 1 剂，分 2 次服。7 剂服完，睡眠明显好转，未在变方，共服用 20 余剂，20 余年的失眠豁然而愈。

本案用药思路：畅通中焦道路，使阳更好地入阴，用药半夏、莲子肉；引阳入阴药，川牛膝；抑制阳盛药，栀子、生龙骨；扶助阴弱药，当归、白芍、麦冬、党参；宁心养心安神药，茯神、合欢皮、夜交藤。

【原文】

十二、夜热早凉，热退无汗，热自阴来者，青蒿鳖甲汤主之。

夜行阴分而热，日行阳分而凉，邪气深伏阴分可知。热退无汗，邪不出表而仍归阴分，更可知矣，故曰热自阴分而来，非上中焦之阳热也。邪气深伏阴分，混处气血之中，不能纯用养阴，又非壮火，更不得任用苦燥。故以鳖甲蠕动之物，入肝经至阴之分，既能养阴，又能入络搜邪。以青蒿芳香透络，从少阳领邪外出。细生地清阴络之热，丹皮泻血中之伏火。知母者，知病之母也，佐鳖甲、青蒿而成搜剔之功焉。再，此方有先入后出之妙，青蒿不能直入阴分，有鳖甲领之入也；鳖甲不能独出阳分，有青蒿领之出也。

青蒿鳖甲汤方（辛凉合甘寒法）

青蒿二钱　鳖甲五钱　细生地四钱　知母二钱　丹皮三钱

水五杯，煮取二杯。日再服。

【释义】

温病后期出现夜晚发热，早晨热退身凉，热退时不伴有出汗，此证属邪热从阴分而来，用青蒿鳖甲汤滋养营阴，搜邪透络。

【评议】

1. "夜热早凉"评

夜热早凉是温病发热热型之一，见于温病后期余热留于阴分。卫气属阳分，营血属阴分。吴氏从卫气的运行特点进行阐释："夜行阴分而热，日行阳分而凉。"卫气属阳，其循行是夜行阴分，昼行阳分，入夜后余热与卫阳同在，故夜间发热，清晨卫阳外出抗邪，故热退身凉。由于邪热仍归阴分未能外解，阴液损伤，故热退时不伴有出汗。本证源于《临证指南医案·温热》王姓治案，吴氏删除了叶案中的"能食形瘦，脉数左盛"症，使得本条脉症不够全面。由于邪气深伏阴分，既不能纯用养阴，又非壮火泄热，更不得任用苦燥，故用青蒿鳖甲汤滋养营阴，搜邪透络。方中青蒿芳香透络；鳖甲入阴搜邪；生地黄、丹皮、知母，以助养阴清热活血之效，符合叶案中提出的"治在血分"之法。叶案原有淡竹叶，临床加入效果更好。

中焦篇第八十三条青蒿鳖甲汤与本证方名完全相同。前者主治少阳疟，本方主治温病后期余邪留于阴分。两方均用青蒿、鳖甲、知母、丹皮清解热邪，前者用桑叶清少阳络中之热，天花粉清热生津止渴；本方用生地黄甘寒养阴并清阴络之热。虽所治疾病不同，但方义相差无几。

2. **青蒿鳖甲汤临床应用**

笔者常用青蒿鳖甲汤治疗阴虚发热，方中的鳖甲配青蒿药对，治疗阴虚发热效果较好。鳖甲入阴分，青蒿走阳分，二者相伍，阴阳皆治，尤善治阴虚。本证吴氏虽治疗热在阴分，但气营血分各阶段的阴虚发热皆可。吴氏解释的"热自阴来"是该方所治的基本病机。除了阴液亏虚发热外，尚包括邪伏阴分而阴液损伤不重的发热证。下焦篇第二十一条桃仁承气汤也治"夜热昼凉"，其病机非阴虚所致，而是热瘀互结在血分。若阴虚较重，可加入玄参、麦冬等滋阴之品；若发热较重，可加入金银花、连翘、黄芩、竹叶之属；若兼血瘀者，可加入赤芍、丹参之类以活血化瘀。青蒿鳖甲汤对癌症发热、术后发热，系统性红斑狼疮、更年期综合征、肺系、肾系、肝胆系等病发热均有较好效果。

3. 青蒿配鳖甲药对

"长期发低烧，鳖甲配青蒿"，是笔者常说常用的一组治疗发热药对。青蒿辛苦寒而芳香。辛香可以透散，"芳香透络，从少阳领邪外出"，能使内伏邪热外透而解；苦寒能清内外之热，实热、虚热、温热类、湿热类温病皆可运用。鳖甲咸寒，为血肉有情之品，属"治下焦如权"药物，既能滋养肝肾，又可退热除蒸、潜阳息风。蠕动之物，能入络搜邪。二者相配，"有先入后出之妙，青蒿不能直入阴分，有鳖甲领之入也；鳖甲不能独出阳分，有青蒿领之出也"。治疗发热，两药相配有协同效用，对于阴虚所致的舌红或绛，苔少，脉细数者，退热效果满意。

【原文】

十三、热邪深入下焦，脉沉数，舌干齿黑，手指但觉蠕动，急防痉厥，二甲复脉汤主之。

此示人痉厥之渐也。温病七八日以后，热深不解，口中津液干涸，但觉手指掣动，即当防其痉厥，不必俟其已厥而后治也。故以复脉育阴，加入介属潜阳，使阴阳交纽，庶厥可不作也。

二甲复脉汤方（咸寒甘润法）

即于加减复脉汤内，加生牡蛎五钱，生鳖甲八钱。

【释义】

热邪逐渐深入下焦，肝肾之阴损伤，出现脉象沉数，舌体干燥，牙齿黑而无津，手指有蠕动动风之象，急需救治，以防更重的痉厥发生，用二甲复脉汤育阴潜阳治疗。

【评议】

痉厥评

痉是指肢体拘挛强直或手足抽搐，多为肝风内动所致。动风发痉时每伴有神志不清，四肢厥冷，即厥的表现，所以常称为痉厥。发生痉的原因主要责之于足厥阴肝经，肝为风木之脏，主筋脉，当温病邪热炽盛熏灼筋脉，或阴液亏损而致筋脉失养时，均可造成筋脉拘急或抽搐而成痉证。分为实风与虚风两类。

实风内动多见于温病的极期，为邪热炽盛，热极生风，筋脉受邪热燔灼所致。表现为手足抽搐频繁有力，两目上视，牙关紧闭，颈项强直，甚则角弓反张，同时可见壮热，神昏，脉弦数有力等。实风可见于气、营、血分邪热炽盛阶段。治宜清热凉肝息风，代表方剂羚角钩藤汤。

虚风内动多见于温病后期，为邪热耗伤肝肾真阴，水不涵木，筋脉失于濡养所致。表现为抽搐无力，或仅为手足、手指徐徐蠕动，或口角微微颤动、抽搐，同时可伴见低热，颧红，五心烦热，消瘦，神疲，口干，失语，耳聋，舌绛枯萎，脉细无力等。治宜滋阴息风，代表方剂二甲复脉汤、三甲复脉汤、大定风珠等。

本证痉厥属虚风内动。由于温病后期，热邪深入下焦，损伤肝肾阴精，水不涵木，致筋脉失养。但痉厥较轻，只觉手指蠕动，由于脉沉数，舌干齿黑，说明阴伤明显，故"即当防其痉厥"加重，"不必俟其已厥而后治也"。用二甲复脉汤复脉育阴，加入介属牡蛎、鳖甲滋阴潜阳，"使阴阳交纽，庶厥可不作也。"

【原文】

十四、下焦温病，热深厥甚，脉细促，心中憺憺大动[1]，甚则心中痛者，三甲复脉汤主之。

前二甲复脉，防痉厥之渐，即痉厥已作，亦可以二甲复脉止厥。

兹又加龟板名三甲者，以心中大动，甚则痛而然也。心中动者，火以水为体，肝风鸱张[2]，立刻有吸尽西江之势，肾水本虚，不能济肝而后发痉，既痉而水难猝补，心之本体欲失，故憺憺然而大动也。甚则痛者，阴维为病主心痛，此证热久伤阴，八脉丽于肝肾，肝肾虚而累及阴维，故心痛，非如寒气客于心胸之心痛可用温通。故以镇肾气、补任脉、通阴维之龟板止心痛，合入肝搜邪之二甲，相济成功也。

三甲复脉汤方（同二甲汤法）

即于二甲复脉汤内，加生龟板一两。

【注解】

［1］心中憺憺大动：憺，dàn，此处畏惧之意，形容心中有空虚而震动感，为心悸之重证。语出《素问·至真要大论》。

［2］肝风鸱张：鸱，chī，古书上指鹞鹰。鸱张，像鸱张开翅膀一样猛烈、凶暴。形容肝风鼓动致抽搐剧烈。

【释义】

温病热邪传入下焦肝肾，由于邪热深入格阴于外，往往出现四肢厥冷，发热重则四肢厥冷也重，脉象细小而短促、心中剧烈跳动，甚至出现心中疼痛，此皆为温病后期肾阴损伤，肝风内动所致，用三甲复脉汤予以滋阴潜阳息风。

【评议】

1．"心中憺憺大动"评

心中憺憺大动为严重心悸之意。本证是由于温病后期肝肾阴伤，水少不能济肝而虚风内动。心"火以水为体"，"心之本体欲失"，故心中憺憺大动，严重者则出现心部疼痛。临床上某些高血压心脏病、风湿性心脏病、甲状腺功能亢进性心脏病等出现严重心悸时，可按肝风内动考虑。不可见心悸就养心安神、补益气血治疗，未免片面。阴虚风动致心悸者，当滋阴潜阳息风。吴氏说"前二甲复脉，防痉厥之渐"，而本证为痉厥已作，故在二甲复脉止厥的基础上，再加龟板潜阳滋阴，名三甲复脉汤。

2. "阴维为病苦心痛"临床意义

此语出自《难经·二十九难》。阴维脉为奇经八脉之一，有维系联络在里诸阴经的作用。起于下部诸阴经交会处，上行至头，其循行涉及多个部位。该脉气血运行失常，最常见的病症为心痛。温病后期出现此症，多为肝肾阴伤累及阴维，故吴氏说："此证热久伤阴，八脉丽于肝肾，肝肾虚而累及阴维，故心痛。"龟板为治阴维病证的主要药物，用之可以镇肾气、补任脉、通阴维、止心痛。与牡蛎、鳖甲合用，入肝搜邪，相济成功。心痛也常见于寒邪侵袭心脉，此证"非如寒气客于心胸之心痛"，故不用温通心脉法治疗。阴维理论指导救治心痛有较高的临床价值，不可见痛止痛，见痛活血等。

【医案选录】

头晕案

吴某，女，64 岁，发作性头晕 2 年余，于 2020 年 10 月 13 日初诊。

患者 2 年前开始间断性发作头晕耳鸣，于 2019 年 10 月曾在某医院按"内耳前庭眩晕病"住院治疗，稍有好转，但出院后仍有发作，频繁时每周 2～3 次。遂来门诊寻求中医治疗。刻诊：发作时无旋转感，发作 5 分钟后全身大汗淋漓，右侧卧位加重，每次发作即排大便，量多，夜间发作明显，来诊时晨起发作 1 次，并伴有呕吐痰涎。舌稍绛，苔薄白，脉沉细稍数。按中焦脾胃虚弱，浊邪害清证论治，予以化痰健脾法治疗。

处方：姜半夏 9g，茯苓 15g，炒白术 15g，砂仁 6g（后下），莲子肉 15g，炒谷芽 10g，藿香 10g，陈皮 10g，黄芪 15g，党参 15g，川牛膝 15g，泽泻 12g，薏苡仁 15g，川芎 9g，天麻 15g，桂枝 10g，炒杜仲 15g，丹参 15g。7 剂，水煎服，日 1 剂，分 2 次服。

2020 年 10 月 20 日，二诊：本周仍发作 2 次，症状未减，仍有全身出汗及发作时排便。细询问：每次发作自觉心中悸恐不安，心有空虚而颤动感，夜间烦热，晨起口干、舌燥，舌稍绛，苔薄黄稍干，纳食可，脉沉细。按阴虚风动立法，用三甲复脉汤方义加减。

处方：麦冬 10g，熟地黄 10g，生白芍 15g，炙山萸肉 10g，生牡蛎 20g，生龟板 10g，生鳖甲 15g，制五味子 9g，莲子肉 15g，生山药 15g，党参 20g，川牛膝 15g，天麻 15g，炒杜仲 15g，丹参 15g，陈皮 9g。7 剂，水煎服，日 1 剂，分 2 次服。

2020 年 10 月 27 日，三诊：服上方后未发作，自觉舒适，但仍觉心中空虚感，药已对证。二诊方增生龟板为 15g，另加黄芪 15g，余不变，继服 7 剂。

2020 年 11 月 3 日，四诊：本周发作 1 次，但眩晕极轻微，发作时亦无排便之象，休息后可自行缓解，稍感乏力，舌淡红，苔薄白。三诊方增黄芪为 20g，余不变，继服 7 剂。

2020 年 11 月 10 日，五诊：服药后诸症平稳，未再发作，余无其他不适。嘱其调饮食、适劳逸、节情志。半年后，其家人来诊病，谓其头晕已愈，未再发作。

按语：内耳前庭眩晕病，笔者按痰饮论治，用半夏白术天麻汤合五苓散加减，获效较多。本案初诊仍按此法思维，但疗效不明显，显然此证非痰饮上犯清窍所致。二诊细问其头晕发作时，往往起于心中，自觉心中有震动不安感，遂忆起温病"心中憺憺大动"症。结合夜间发作特点、口干、舌燥、烦热，按阴虚风动、潜阳补水立法，予以三甲复脉汤方义加减，后头晕而安。此为"水少"致晕，与痰饮"水多"致晕病机正好相反。本案患者每次头晕大发作时，必有排便现象，而且大便量极多。后思之，与本篇第九条、第十条中的阴伤便溏类似，一甲煎牡蛎治疗本病"既能存阴，又涩大便，且清在里之余热，一物而三用之"。

【原文】

十五、既厥且哕（俗名呃忒），脉细而劲，小定风珠主之。

温邪久踞下焦，烁肝液为厥，扰冲脉为哕。脉阴阳俱减，则细。肝木横强则劲。故以鸡子黄实土而定内风，龟板补任（谓任脉）而镇冲脉。阿胶沉降，补液而熄肝风。淡菜生于咸水之中而能淡，外偶内奇，有坎卦之象，能补阴中之真阳。其形翕阖，故又能潜真阳之上动。童便以浊液仍归浊道，用以为使也。名定风珠者，以鸡子黄宛如珠形，得巽木之精，而能熄肝风。肝为巽木，巽为风也。龟亦有珠，具真武之德而镇震木。震为雷，在人为胆，雷动未有无风者，雷静而风亦静矣。亢阳直上巅顶，龙上于天也，制龙者，龟也。古者豢龙御龙之法，失传已久，其大要不出乎此。

小定风珠方（甘寒咸法）

鸡子黄（生用）一枚　真阿胶二钱　生龟板六钱　童便一杯　淡菜三钱

水五杯，先煮龟板、淡菜，得二杯，去滓，入阿胶，上火烊化，内鸡子黄，搅令相得，再冲童便。顿服之。

【释义】

下焦温病既有手足发痉厥冷，又见呃逆频频(俗称打呃)，脉象细而弦劲有力的，此为肝肾阴虚，风动扰及冲脉所致，用滋阴息风的小定风珠治疗。

【评议】

本条证来源于《临证指南医案·痉厥》顾姓治案。原案患者"平昔肠红，阴络久伤"，"水液无有，风木大震"，遂导致冲气自下犯胃为呃。吴氏略去了案中具体病因病机的描述，保留了厥、哕、脉细而劲的主要症状。痉厥是由于温邪久踞下焦，劫烁肝阴，虚风内动；哕为阴亏风动扰及冲脉上逆；脉细为阴虚，脉劲为肝木动风之象。此证厥哕治疗，叶案谓"此刚剂强镇，不能熄其厥冒耳"，即清热凉肝息风的刚药不能运用，常规和胃止呃的丁香、柿蒂等药物也无济于事，当用柔药组方的小定风珠以滋阴息风。本方药物完全源于叶案。以鸡子黄实土而定内风；龟板补任而镇冲脉；阿胶沉降，补液而息肝风；淡菜为贻贝科动物厚壳贻的肉，味甘、咸，性温，有补肝肾，益精血，消瘿瘤之功。淡菜生于咸水之中，能补阴中真阳，又能潜真阳上动；童便以浊液仍归浊道，用以为使。阴液充足，肝风得息，则冲脉上逆之哕则愈。

十六、热邪久羁，吸烁真阴，或因误表，或因妄攻，神倦瘛疭，脉气虚弱，舌绛苔少，时时欲脱者，大定风珠主之。

此邪气已去八九，真阴仅存一二之治也，观脉虚、苔少可知。故以大队浓浊填阴塞隙，介属潜阳镇定。以鸡子黄一味，从足太阴，下安足三阴，上济手三阴，使上下交合，阴得安其位，斯阳可立根基，俾阴阳有眷属一家之义，庶可不致绝脱欤！

大定风珠方（酸甘咸法）

生白芍六钱　阿胶三钱　生龟板四钱　干地黄六钱　麻仁二钱　五味子二钱　生牡蛎四钱　麦冬（连心）六钱　炙甘草四钱　鸡子黄（生）二枚　鳖甲（生）四钱

水八杯，煮取三杯，去滓，再入鸡子黄，搅，令相得。分三次服。喘加人参。自汗者，加龙骨、人参、小麦。悸者，加茯神、人参、小麦。

【释义】

热邪久留不解，消烁耗损下焦肾阴。或误用辛温解表，或滥用苦寒攻下，均可导致人体阴液亏损。阴精亏虚而心神失养，可见患者精神萎靡困倦；水不涵木，则虚风内动，出现手足搐搦；真阴大伤，则脉虚弱无力，舌质红绛而苔少。如阴精耗伤过甚，随时可发生虚脱。治以大定风珠滋阴息风。

【评议】

大定风珠方证评

本方所治病机为"此邪气已去八九，真阴仅存一二之治也"。即肾阴耗损，水不涵木，以致虚风内动。临床表现为低热，手足蠕动或瘛疭，甚则时时欲脱，形消神倦，齿黑唇裂，舌绛而干，或光绛无苔，或焦干紫晦，脉虚软或细促。与三甲复脉汤相比，余邪更轻，阴伤更重。本方"以大队浓浊填阴塞隙，介属潜阳镇定"药物组方，达到滋阴息风的目的。方中药物一派腥浊浓腻，无病之人胃不弱者也难以下咽，因此，临证应用时药味及药量应根据病情适当变化。润物细无声，王道无近功。方中药物大多属王道药物，血肉有情之品，久服才能发挥疗效。滋腻药长期服用，易致胃气呆滞，纳差食少，可加入砂仁、陈皮、怀山药、白术等理气健脾药，起到助脾胃运化之职。方后加减实用而有效，可随证出入。

【原文】

十七、壮火尚盛者，不得用定风珠、复脉。邪少虚多者，不得用黄连阿胶汤。阴虚欲痉者，不得用青蒿鳖甲汤。

此诸方之禁也。前数方虽皆为存阴退热而设，其中有以补阴之品，为退热之用者；有一面补阴，一面搜邪者；有一面填阴，一面护阳者。各宜心领神会，不可混也。

【释义】

下焦温病后期，若出现心火亢盛者，不得使用定风珠、复脉汤滋阴息风。邪少虚多者，不得用黄连阿胶汤泻南方补北方。阴虚风动抽搐者，不得用青蒿鳖甲汤搜邪透络。

【评议】

温病下焦的大定风珠、小定风珠、一甲复脉汤、二甲复脉汤、三甲复脉汤、救逆汤、黄连阿胶汤、青蒿鳖甲汤等诸方，皆可用于治疗阴虚有热证。然有偏于阴虚、热盛之分，有正虚、邪盛之别。定风珠、复脉汤等方用于阴虚较重，清热力量较弱，不能用于壮火尚盛者，此证当用黄连阿胶汤。温病后期邪少虚多，当用定风珠及复脉汤类方，黄连阿胶汤偏于阴虚火炽，心火较重，故不宜使用。阴虚导致的肝风内动，不能用青蒿鳖甲汤，因为此方偏于搜邪透络，用之伤阴更重，当用定风珠及复脉汤治疗。

【原文】

十八、痉厥神昏，舌短，烦躁，手少阴证未罢者，先与牛黄、紫雪辈开窍搜邪，再与复脉汤存阴，三甲潜阳。临证细参，勿致倒乱。

痉厥神昏，舌謇烦躁，统而言之曰厥阴证。然有手经、足经之分。在上焦以清邪为主，清邪之后，必继以存阴；在下焦以存阴为主，存阴之先，若邪尚有余，必先以搜邪。手少阴证未罢，如寸脉大，口气重，颧赤，白睛赤，热壮之类。

【释义】

出现痉厥，神志昏迷，舌短伸缩不利，烦躁，为手少阴心经主神明功能失常所致，可先与安宫牛黄丸、紫雪丹辈以清心开窍，搜邪外出；热邪消失后，再与复脉汤滋养阴液，生牡蛎、生鳖甲、生龟板三甲以潜阳。临证应详细辨明，前后参考，切勿混淆。

【评议】

手足少阴证同时存在，当分辨轻重而治之。若痉厥神昏，舌謇烦躁，寸脉数大，口气重，颧赤，白睛赤，壮热等症突出，此为手少阴证热邪较重，应先与清心开窍的"三宝"辈治疗。吴氏说："痉厥神昏，舌謇烦躁，统而言之曰厥阴证。"此厥阴证是指手厥阴心包证。心包代心行使，为心脏外围之包络，厥阴心包病情发展，可出现手少阴心经病变，表明了吴氏既病防变思想，其并非将手厥阴心包及手少阴心混为一谈。邪热消除后，再与三甲复脉汤滋阴潜阳。当然，热邪阴伤均重，可手足少阴同治。"在上焦以清邪为主，清邪之后，必继以存阴；在下焦以存阴为主，存阴之先，若邪尚有余，必先以搜邪"，临床具有较高的指导价值。

【原文】

十九、邪气久羁，肌肤甲错，或因下后邪欲溃，或因存阴得液蒸汗，正气已虚，不能即出，阴阳互争而战者，欲作战汗也，复脉汤热饮之。虚盛者，加人参。肌肉尚盛者，但令静，勿妄动也。

按：伤寒汗解必在下前，温病多在下后。缚解而后得汗，诚有如吴又可所云者。凡欲汗者，必当先烦，乃有汗而解。若正虚邪重，或邪已深入下焦，得下后里通。或因津液枯燥，服存阴药，液增欲汗，邪正努力纷争，则作战汗。战之得汗则生，汗不得出则死。此系生死关头，在顷刻之间。战者，阳极而似阴也。肌肤业已甲错，其津液之枯燥，固不待言。故以复脉加人参助其一臂之力，送汗出表。若其人肌肤尚厚，未至大虚者，无取复脉之助正，但当听其自然，勿事骚扰可耳，次日再议补阴未迟。

【释义】

邪热久羁下焦，阴液损伤，故肌肤甲错。邪热或者因为使用下后而退，或者因为阴液未明显损伤而蒸液作汗。若正气已虚，不能驱邪外出，正邪抗争而战者，为欲作战汗征兆，用复脉汤热饮助液以增汗。虚较重者，加人参；肌肤尚厚未至大虚者，但令患者安静，切勿扰动。

【评议】

战汗评

战汗是患者先全身战栗，继之热甚，并见全身大汗，汗出热势骤降的出汗方式。为邪气留连气分，邪正相持，正气奋起鼓邪外出的征象。温病过程中发生战汗往往是疾病发展的转折点。如战汗后，热退身凉，脉象平和，为正能胜邪，病情向愈之佳象；如战汗后，身热不退，烦躁不安，为正不胜邪；如战汗后，身热骤退，但冷汗淋漓，肢体厥冷，躁扰不卧等，为正气大虚，病邪内陷，阳气外脱，属危重现象。此外，有全身战栗而无汗出者，多因中气亏虚，不能升发托邪所致，预后亦差。正如吴又可说："但战而不汗者危，以中气亏微，但能降陷，不能升发也。"（《温疫论·战汗》）

温病战汗多见于温热性疾病长期留恋气分阶段。本条证战汗发生在下焦阴亏时，说明战汗三焦皆可发生。由于正邪抗争剧烈，方可出现战汗，故在下焦战汗，邪热仍然较重，但正气尚亏不甚，此时给以复脉汤热饮，有助于正气抗邪，从而发生战汗。类似叶天士"可冀其战汗透邪，法宜益胃"思想。所谓"益胃"之法，主要是滋养胃津，如服用雪梨浆、五汁饮、益胃汤等剂，或多饮米汤、白水皆可。通过益胃，使腠理开泄，热邪外出。

热病如疟疾、登革热等，邪热在气分，尤其是半表半里时更易出现战汗。目前，这些容易出现战汗的热病较少，故临床上真正战汗患者也不多见。但类似战汗的现象，如急性肾盂肾炎、急性胆囊炎、输液输血反应等所表现出的高热寒战不可误作一般战汗，只采取益胃之法或静观其变，待其热退身凉，恐怕贻误病情。因此，积极治疗原发病为当务之急。

【原文】

二十、时欲漱口不欲咽，大便黑而易者，有瘀血也，犀角地黄汤主之。

邪在血分，不欲饮水，热邪燥液口干，又欲求救于水，故但欲漱口不欲咽也。瘀血溢于肠间，血色久瘀则黑，血性柔润，故大便黑而易也。犀角味咸，入下焦血分以清热，地黄去积聚而补阴，白芍去恶血、生新血，丹皮泻血中伏火。此蓄血自得下行，故用此轻剂以调之也。

犀角地黄汤方（甘咸微苦法）

干地黄一两　生白芍三钱　丹皮三钱　犀角三钱

水五杯，煮取二杯。分二次服，渣再煮一杯服。

【释义】

邪在血分，不欲饮水，时欲漱口不欲咽，大便色黑而易解者，为瘀血溢于肠间所致，用犀角地黄汤治疗。

【评议】

犀角地黄汤见于上焦篇第十一条，治疗上焦病血从上溢，合银翘散共起凉血止血效用。本条列在下焦，用于肠间瘀血所致的大便色黑而易解，其病机相同，皆为热盛迫血妄行。一为上溢，表现为口鼻出血；一为下溢，表现为肠道便血。肠道有出血，出血则瘀，故大便色黑，"血性柔润，故大便黑而易也"。犀角清血分之热；地黄清热凉血滋阴；"白芍去恶血、生新血"；丹皮除泻血中伏火外，尚有凉血散瘀之功。本方为治三焦血分，热盛出血的凉血散血代表方剂。

【原文】

二一、少腹坚满，小便自利，夜热昼凉，大便闭，脉沉实者，蓄血也，桃仁承气汤主之，甚则抵当汤。

少腹坚满，法当小便不利，今反自利，则非膀胱气闭可知。夜热者，阴热也。昼凉者，邪气隐伏阴分也。大便闭者，血分结也。故以桃仁承气通血分之闭结也。若闭结太甚，桃仁承气不得行，则非抵当不可。然不可轻用，不得不备一法耳。

桃仁承气汤方（苦辛咸寒法）

大黄五钱　芒硝二钱　桃仁三钱　当归三钱　芍药三钱　丹皮三钱

水八杯，煮取三杯。先服一杯。得下，止后服。不知，再服。

抵当汤方（飞走攻络苦咸法）

大黄五钱　虻虫（炙干，为末）二十枚　桃仁五钱　水蛭（炙干，为末）五分

水八杯，煮取三杯。先服一杯。得下，止后服。不知，再服。

【释义】

下焦温病少腹部坚硬胀满，小便正常，入夜身体发热，白天热退身凉，大便秘结，脉象沉实有力的，为下焦蓄血证，用桃仁承气汤治疗。瘀血重者，用抵当汤治疗。

【评议】

1. 下焦蓄血部位评

下焦瘀热部位广泛，有互结在肠道者，有在膀胱者，有在胞宫者，应据证而审辨之。

（1）小便自利，大便不畅：小便自利为小便正常，大肠不畅则便秘，本证属于此类。如文中所述少腹坚满，小便自利，大便秘或大便色黑，为瘀血互结肠道。某些肠道的肿块、肠道出血、腹部术后高热、痢疾等，可参照此类辨治。

（2）小便不利，大便通畅：若少腹坚满，小便不利，大便正常，为瘀热互结在肾与膀胱。某些肾积水、急性泌尿系炎症、肾结石、肾衰、男性前列腺疾病等符合此类病机者，可按下焦瘀热论治。

（3）月事不利，二便正常：若女性患者少腹坚满，二便都正常，但出现月经不利，经期错后，经色暗且有血块等，此为瘀热互结胞宫。

某些异位妊娠、卵巢囊肿、闭经、痛经等病，可按此诊治。

2. 下焦蓄血治疗

（1）瘀热互结较轻者：用吴鞠通桃仁承气汤。方中大黄、芒硝通闭破结，使瘀热通过肠道下行；配伍当归、桃仁、芍药、丹皮破瘀活血、凉解血热。本方来源于吴又可之桃仁承气汤，药味组成完全相同。

另外，俞根初《通俗伤寒论》也有桃仁承气汤。由桃核承气汤去桂枝，合失笑散，加犀角、生地黄而成，兼具化瘀止痛，解毒凉血功效。

吴又可、吴鞠通、俞根初的桃仁承气汤均来源于张仲景桃核承气汤，因治疗温病瘀热互结，故去除辛温的桂枝，缓药的甘草，加入凉血散血药而成。

（2）瘀热互结较重者：用抵当汤破血散瘀。方中大黄、桃仁为植物药，入血逐瘀，推陈致新；水蛭、虻虫为虫类药，破瘀血积滞。四味组合，药性峻猛，应谨慎使用，正如吴氏谓："然不可轻用，不得不备一法耳。"

【原文】

二二、温病脉，法当数，今反不数而濡小者，热撤里虚也。里虚下利稀水，或便脓血者，桃花汤主之。

温病之脉本数，因用清热药撤其热，热撤里虚，脉见濡小。下焦空虚则寒，即不下利，亦当温补，况又下利稀水、脓血乎！故用少阴自利，关闸不藏，堵截阳明法。

桃花汤方（甘温兼涩法）

赤石脂（半整用，煎；半为细末，调）一两　炮姜五钱　白粳米二合

水八杯，煮取三杯。去渣，入石脂末一钱五分，分三次服。若一服愈，余勿服。虚甚者，加人参。

【释义】

温病脉象当数，现不数而濡小的，为热邪已尽，下焦阳虚。脾肾阳虚下利稀水，或便脓血的，用堵截阳明法的桃花汤治疗。

【评议】

下利，便脓血不仅见于中焦篇，下焦正虚也可出现。下焦下利有阴虚、阳虚之别，脏腑有偏脾、偏肾之异，本证脉象已不数而濡小，说明里热已无，正虚已显，"下焦空虚则寒"，属脾肾阳虚证。下焦阳气虚弱，失于固摄，关闸不藏，下利多伴有滑脱，其脓血赤暗不泽，味腥不臭，白多赤少，或纯为白冻，腹部隐痛，喜温喜按，舌淡苔白。与湿热下利、便脓血有明显不同。治宜用甘温兼涩法的桃花汤甘温助阳，收涩止泻。本方温阳力量不够，针对肾阳虚弱，尚需加入补骨脂、肉豆蔻、益智仁等。

中焦篇第九十三条人参石脂汤证与本条类似，均用"堵截阳明法"治疗下利，因方中有人参，故其补中益气功效较强。

【原文】

二三、温病七八日以后，脉虚数，舌绛苔少，下利日数十行，完谷不化，身虽热者，桃花粥主之。

上条以脉不数而濡小，下利稀水，定其为虚寒而用温涩。此条脉虽数而日下数十行，至于完谷不化，其里邪已为泄泻下行殆尽。完谷不化，脾阳下陷，火灭之象。脉虽数而虚，苔化而少，身虽余热未退，亦虚热也。纯系关闸不藏见证，补之稍缓则脱。故改桃花汤为粥，取其逗留中焦之意。此条认定完谷不化四字要紧。

桃花粥方（甘温兼涩法）

人参三钱　炙甘草三钱　赤石脂（细末）六钱　白粳米二合

水十杯，先煮参、草得六杯，去渣，再入粳米煮，得三杯，纳石脂末三钱。顿服之。利不止，再服第二杯，如上法。利止，停后服。或先因过用寒凉，脉不数，身不热者，加干姜三钱。

【释义】

温病七八日以后，出现脉象虚数，舌质红绛，舌苔少，此为有虚热。下利日数十行，有完谷不化，身体虽感觉热，此为中虚气弱，用桃花粥治疗。

【评议】

温病七八日后，临证见脉虚数，舌绛苔少，当为阴虚所致，但吴氏未提阴虚病机，只论述"身虽余热未退，亦虚热也"，在整段条文中，较难理解。又有下利日数十行，完谷不化，此为中虚气弱，脾胃之阳不能腐熟水谷，吴氏谓"脾阳下陷，火灭之象"，此解释合理。本病关键是下利，日数十行，仍属关闸不藏证，故改桃花汤为粥，取其逗留中焦之意。方中加入炮姜，既温阳又止泻，甚为合拍，吴氏删除欠妥。

以下对人参石脂汤、桃花汤与桃花粥进行了比较（表11）。

表11　人参石脂汤、桃花汤、桃花粥比较表

类似方剂	相同病机	病机特点	症状表现	相同药物	不同药物
人参石脂汤	里虚下利关闸不藏	偏胃气下溜	下利、便脓血	赤石脂 白粳米	人参、炮姜
桃花汤		偏于里虚寒	脉不数而濡小，下利稀水，或便脓血		炮姜
桃花粥		偏于中气虚	脉虚数，舌绛苔少，下利，完谷不化		人参、炙甘草

【原文】

二四、温病少阴下利，咽痛，胸满，心烦者，猪肤汤主之。

此《伤寒论》原文。

按：温病热入少阴，逼液下走，自利，咽痛，亦复不少，故采录于此。柯氏云：少阴下利，下焦虚矣。少阴脉循喉咙，其支者出络心，注胸中。咽痛，胸满，心烦者，肾火不藏，循经而上走于阳分也。阳并于上，阴并于下，火不下交于肾，水不上承于心，此未济之象。猪为水畜而津液在肤，用其肤以除上浮之虚火。佐白蜜、白粉之甘，泻心润肺而和脾，滋化源，培母气。水升火降，上热自除，而下利自止矣。

猪肤汤方（甘润法）

猪肤（用白皮，从内刮去肥，令如纸薄）一斤

上一味，以水一斗，煮取五升，去渣，加白蜜一升、白米粉五合，

熬香。和，令相得。

【释义】

温病热入足少阴，逼液下走，故下利；肾阴不足，虚火上炎，则咽痛；心肾不交，则胸满，心烦。用猪肤汤滋阴降火治疗。

【评议】

温病热邪伤及手足少阴，因足少阴肾脉循喉咙，手少阴心经起于心中，出属心系，其支者，从心系上夹咽，故有咽痛，胸满；肾阴不足，虚火上炎，循经而上扰于心，故心烦。此证为心肾不交证，"火不下交于肾，水不上承于心"。本证非实火，不同于阴虚火炽的黄连阿胶汤证，故不能运用苦寒药，当用甘润法的猪肤汤。猪肤甘润微寒，滋阴润肺而退虚热；白蜜甘寒，滋阴润燥而止咽痛；米粉甘淡，熬香则和胃补脾以止利。诸药合用，共奏润肺退热，和脾止利之功，"水升火降，上热自除，而下利自止矣"。

【原文】

二五、温病少阴咽痛者，可与甘草汤。不差者，与桔梗汤。

柯氏云：但咽痛而无下利、胸满、心烦等证，但甘以缓之足矣。不差者，配以桔梗，辛以散之也。其热微，故用此轻剂耳。

甘草汤方（甘缓法）

甘草二两

上一味，以水三升，煮取一升半，去渣。分温再服。

桔梗汤方（苦辛甘开提法）

甘草二两　桔梗二两

法同前。

【释义】

温病热邪客于少阴，出现咽痛者，可与甘草汤甘缓解毒；不差者，与开提法的桔梗汤治疗。

【评议】

本证与上条证不同，虽都在少阴，但少阴病机有别。前者为少阴阴虚，偏于虚火，本证则属热毒客于少阴，属实证。此类咽痛，可伴有咽干、苔黄等。由于热邪总体轻微，故治疗予以甘草汤清热解毒，甘缓止痛。服甘草汤仍不差，说明病情较重，再配合桔梗开提肺气，利咽止痛。甘草汤、桔梗汤皆为临床治疗咽部疾病的有效方剂，对于因热导致的咽痛，再配合竹叶、牛蒡子效果更佳。

【原文】

二六、温病入少阴，呕而咽中伤，生疮，不能语，声不出者，苦酒汤主之。

王氏晋三云：苦酒汤治少阴水亏不能上济君火，而咽生疮、声不出者。疮者，疳也。半夏之辛滑，佐以鸡子清之甘润，有利窍通声之功，无燥津涸液之虑。然半夏之功能，全赖苦酒摄入阴分，劫涩敛疮。即阴火沸腾，亦可因苦酒而降矣，故以为名。

苦酒汤方（酸甘微辛法）

半夏（制）二钱　鸡子（去黄，内上苦酒鸡子壳中）一枚

上二味，内半夏著苦酒中，以鸡子壳置刀环中，安火上，令三沸，去渣。少少含咽之。不差，更作三剂。

【释义】

温邪侵入少阴，出现呕吐，咽喉损伤生疮，语言困难，声音不出者，用苦酒汤治疗。

【评议】

本证咽喉生疮，其疮面多表现为局部肿胀或溃烂。影响发声，则不能语言。气机不畅，影响胃气，则出现呕吐。其病机当为痰浊阻闭咽喉。吴氏虽提出温病入少阴，并引王晋三语，但并非少阴虚，而是手足少阴有邪阻滞。治疗当以苦酒汤消肿散结，敛疮止痛。方中半夏辛滑，涤痰散结；鸡子清甘润，甘寒消肿。二者相伍，"有利窍通声之功，无燥津涸液之虑"；苦酒即米醋，有劫涩敛疮效用。方后"少少含咽之"服法，意在使药物作用部位持久，更好地发挥药力。临证治疗咽喉疾病，此服法颇妙。

【原文】

二七、妇女温病，经水适来，脉数，耳聋，干呕烦渴，辛凉退热，兼清血分，甚至十数日不解，邪陷发痉者，竹叶玉女煎主之。

此与两感证同法。辛凉解肌兼清血分者，所以补上中焦之未备，甚至十数日不解，邪陷发痉，外热未除，里热又急，故以玉女煎加竹叶，两清表里之热。

竹叶玉女煎方（辛凉合甘寒微苦法）

生石膏六钱　干地黄四钱　麦冬四钱　知母二钱　牛膝二钱　竹叶三钱

水八杯，先煮石膏、地黄得五杯，再入余四味，煮成二杯，先服一杯，候六时覆之。病解，停后服，不解再服（上焦用玉女煎去牛膝者，以牛膝为下焦药，不得引邪深入也。兹在下焦，故仍用之）。

【释义】

妇女患温病，适逢经水来潮，脉象数，耳聋，干呕，烦渴，此为内外皆热，治宜辛凉退热，兼清血分。严重者数十日不解，热邪内陷抽搐者，用竹叶玉女煎两清表里之热。

【评议】

妇女患温病期间，正好经水适来，经水为胞宫出血，故吴氏在治法中提及兼清血分。脉数、烦渴为热在气分，此为气血两燔证，但从玉女煎组成看，实为气营两燔证合适。"外热未除，里热又急"，此处的外热并非表热，而是相对于营血分里热而言的气分热。耳聋的产生，与阴血外流及气血分热邪上扰耳窍相关。如果数十日病仍不解，热邪燔灼人体筋脉，或阴血损伤筋脉失养均可导致发痉抽搐。治疗需"两清表里之热"，用辛凉合甘寒微苦法的竹叶玉女煎方以清气营（血）。方中石膏、知母、竹叶清泄气分热；地黄、麦冬清营（血）养阴；牛膝引经入下且疗肝肾阴伤。

本条源于《临证指南医案·热入血室》沈姓治案，吴氏对叶案病因病机进行了高度概括，竹叶玉女煎源于本案初诊方。

张景岳玉女煎、吴鞠通上焦篇玉女煎去牛膝熟地加细生地元参方

（加减玉女煎）、竹叶玉女煎三方，所治病证及方药组成既有区别，又有联系，列表如下（表12）。

表12　玉女煎、加减玉女煎、竹叶玉女煎三方比较表

类似方剂	相同病机	病机特点	症状表现	相同药物	不同药物
玉女煎	胃热阴虚	胃火盛，肾阴虚	烦热，干渴，头痛牙疼，失血	石膏知母麦冬地黄	牛膝，用熟地黄
加减玉女煎		气营（血）两燔	发热，口渴		玄参，用细生地
竹叶玉女煎		气营（血）两燔	妇女温病，经水适来，脉数，耳聋，干呕烦渴		竹叶、牛膝

【原文】

二八、热入血室，医与两清气血，邪去其半，脉数，余邪不解者，护阳和阴汤主之。

此系承上条而言之也。大凡体质素虚之人，驱邪及半必兼护养元气，仍佐清邪，故以参、甘护元阳，而以白芍、麦冬、生地，和阴清邪也。

护阳和阴汤方（甘凉甘温复法，偏于甘凉，即复脉汤法也）

白芍五钱　炙甘草二钱　人参二钱　麦冬（连心，炒）二钱　干地黄（炒）三钱

水五杯，煮取二杯。分二次温服。

【释义】

妇女热入血室，医生用气血两清法治疗，热邪已去大半，仍有脉数，余邪未解除者，用护阳和阴汤治疗。

【评议】

本条承上条而来，热入血室采取清气凉营（血）法治疗后，热邪已祛除大半，不可再与寒凉清热药，当以扶正为主，或扶正与祛邪兼顾。本证为气阴两伤，故用益气养阴的护阳和阴汤治疗。方中用人参、甘草护元阳；用白芍、麦冬、生地黄和阴清邪。吴氏谓本法为复脉汤

法也，该方由加减复脉汤去麻仁、阿胶加人参组成。

本条源于《临证指南医案·热入血室》沈姓治案，吴氏略去了案中服用竹叶玉女煎后的表现："脉数色黯，舌上转红，寒热消渴俱缓"，"腹痛便溏"等，实为不妥。其护阳和阴汤源于本案二诊方。

【原文】

二九、热入血室，邪去八九，右脉虚数，暮微寒热者，加减复脉汤仍用参主之。

此热入血室之邪少虚多，亦以复脉为主法。脉右虚数，是邪不独在血分，故仍用参以补气。暮微寒热，不可认作邪实，乃气血俱虚，营卫不和之故。

加减复脉汤仍用参方

即于前复脉汤内，加人参三钱。

【释义】

温邪入于血室，现邪热已去八九，表现为右脉虚数，入暮则呈轻微寒热，此为邪少虚多，营卫不和之故，用加减复脉汤加人参治疗。

【评议】

温病下焦热入血室，已呈邪少虚多之候。右脉虚数为阴虚有热；暮微寒热为营卫不和，不可误认为邪实与正气相争。仍用加减复脉汤滋阴复脉，益气养阴。若后期邪热明显者，不可用参，以免壅补。加减复脉汤仍用参方与上条皆体现了气阴同治法，但本条证偏于阴血虚，故保留麻仁、阿胶。

本条源于《临证指南医案·热入血室》沈姓治案三诊，吴氏保留了叶案中的"脉右数左虚，临晚微寒热"基本症状。叶案用方为"复脉汤去姜、桂"，而吴氏则用加减复脉汤仍用参方，更切合本证病机。

以上三条皆来源于《临证指南医案·热入血室》沈姓治案，本案共三诊，吴氏分别摘取，列三条方证以示热入血室的不同治法，学习时当参阅叶案。

以下为护阳和阴汤与加减复脉汤仍用参方的比较（表13）。

表 13　护阳和阴汤、加减复脉汤仍用参方二方比较表

类似方剂	相同病机	病机特点	相同药物	不同药物
护阳和阴汤	气阴两伤	阴伤较轻	炙甘草、白芍、麦冬、生地黄、人参	
加减复脉汤仍用参方		阴伤较重		阿胶、麻仁

【原文】

三十、热病经水适至，十余日不解，舌痿，饮冷，心烦热，神气忽清忽乱，脉右长左沉，瘀热在里也，加减桃仁承气汤主之。

前条十数日不解用玉女煎者，以气分之邪尚多，故用气血两解。此条以脉左沉，不与右之长同，而神气忽乱，定其为蓄血，故以逐血分瘀热为急务也。

加减桃仁承气汤方（苦辛走络法）

大黄（制）三钱　桃仁（炒）三钱　细生地六钱　丹皮四钱　泽兰二钱　人中白二钱

水八杯，煮取三杯。先服一杯，候六时，得下黑血，下后神清渴减，止后服。不知，渐进。

按：邵新甫云：考热入血室，《金匮》有五法：第一条，主小柴胡，因寒热而用，虽经水适断，急提少阳之邪，勿令下陷为最。第二条，伤寒发热，经水适来，已现昼明夜剧，谵语见鬼，恐人认阳明实证，故有无犯胃气及上二焦之戒。第三条，中风寒热，经水适来，七八日脉迟身凉，胸胁满如结胸状，谵语者，显无表证，全露热入血室之候，自当急刺期门，使人知针力比药力尤捷。第四条，阳明病下血谵语，但头汗出，亦为热入血室，亦刺期门，汗出而愈。第五条，明其一证而有别因为害，如痰潮上脘，昏冒不知，当先化其痰，后除其热。仲景教人当知变通，故不厌推广其义，乃今人一遇是证，不辨热入之轻重，血室之盈亏，遽与小柴胡汤，贻害必多。要之，热甚而血瘀者，与桃仁承气及山甲、归尾之属。血舍空而热者，用犀角地黄汤加丹参、木通之属。表邪未尽而表证仍兼者，不妨借温通为使。血结胸，有桂

枝红花汤，参入海蛤、桃仁之治。昏狂甚，进牛黄膏，调入清气化结之煎。再观叶案中有两解气血燔蒸之玉女煎法。热甚阴伤，有育阴养气之复脉法。又有护阴涤热之缓攻法。先圣后贤，其治条分缕析，学者审证定方，慎毋拘乎柴胡一法也。

【释义】

患热病时正好经水适来，十余日邪气不解，舌活动不灵活，口渴欲饮冷，心中烦热，神志时清时乱，脉象右长左沉，此为瘀热在里，治疗用加减桃仁承气汤。

【评议】

热入血室，邪气久留而不解，遂形成热瘀互结证。心主血脉而又主神明，舌为心之苗，瘀热上扰心神，则心中烦热、神志时清时乱、舌痿。此处舌痿与下焦肝肾阴伤的舌体痿软而短小不同，此为瘀热引起，偏于实证，故舌体强硬，活动不利，并非痿软。

本条源于《临证指南医案·热入血室》吴姓治案，其病机叶氏认为："血舍内之热气，乘空内陷。"即热入血分，瘀热互结。治当"逐血分瘀热为急务也"，予以清热、活血、化瘀，用加减桃仁承气汤。方中药物完全源于叶案。该方是在下焦篇第二十一条桃仁承气汤方基础上，去芒硝、当归、芍药，加入生地黄、泽兰、人中白。用大黄、人中白导瘀热下行；桃仁、生地黄、丹皮、泽兰凉血活血。本方的攻下之力较桃仁承气汤稍减而养阴通经之功较强。

【原文】

三一、温病愈后，嗽稀痰而不咳，彻夜不寐者，半夏汤主之。

此中焦阳气素虚之人，偶感温病，医以辛凉、甘寒，或苦寒清温热，不知十衰七八之戒，用药过剂，以致中焦反停寒饮，令胃不和，故不寐也。《素问》云：胃不和则卧不安，饮以半夏汤，覆杯则寐。盖阳气下交于阴则寐。胃居中焦，为阳气下交之道路，中寒饮聚，致令阳气欲下交而无路可循，故不寐也。半夏逐痰饮而和胃，秫米秉燥金之气而成，故能补阳明燥气之不及而渗其饮，饮退则胃和，寐可立至，故曰覆杯则寐也。

半夏汤（辛甘淡法）

半夏（制）八钱　秫米二两（即俗所谓高粱是也，故人谓之稷，今或名为芦稷，如南方难得，则以薏仁代之）

水八杯，煮取三杯。分三次温服。

【释义】

温病痉愈后，出现嗽稀痰，咳声不著，彻夜不能入睡者，用半夏汤治疗。

【评议】

温热病后期容易伤阴，而湿热类温病则易伤阳。导致阳虚者，有自温病本身发展而来，也有素体阳虚者再感温邪。吴氏谓本证即由中焦阳气素虚之人患温病后，医以寒凉药物过多，损伤中焦，致寒湿痰饮内停，阳气下交道路受阻，"胃不和则卧不安"，故不寐。用半夏汤治疗。此方源于《灵枢·邪客》半夏秫米汤。方中半夏逐痰饮而和胃气；秫米补阳明而渗其饮。饮退胃和，则寐可立至，"故曰覆杯则寐也"。吴氏谓秫米可用薏苡仁代之，笔者临床常用此法。

"胃居中焦，为阳气下交之道路"的临床意义

本篇第十一条黄连阿胶汤所治失眠为心肾不交证，此条评议下，笔者亦强调了中焦在失眠中的地位。阳气通过中焦脾胃而下入于阴，阴气可承中焦脾胃而上交于阳。主要与脾胃的生理功能密切相关：一是脾胃为气血生化之源，气血生成不足，心神失养则不寐；二是脾胃为升降枢纽，下行上达者，皆需中焦斡旋，其道不畅，升降失司，阳不入阴，阴不上承，则可呈现失眠。引起中焦道路障碍的原因颇多，如痰湿、痰热、瘀血、湿热、气滞、食积及气血阴阳的衰弱等。故调理中焦道路，是治疗不寐的重要思维。笔者治疗失眠常用调理中焦胃肠道路的药，如半夏、薏苡仁、瓜蒌、莲子、枳实、黄连、谷芽等。

【原文】

三二、饮退则寐，舌滑，食不进者，半夏桂枝汤主之。

此以胃腑虽和，营卫不和，阳未卒复，故以前半夏汤合桂枝汤，调其营卫，和其中阳，自能食也。

半夏桂枝汤方（辛温甘淡法）

半夏六钱　秫米一两　白芍六钱　桂枝四钱（虽云桂枝汤，却用小建中汤法。桂枝少于白芍者，表里异治也）　炙甘草一钱　生姜三钱　大枣（去核）二枚

水八杯，煮取三杯。分温三服。

【释义】

胃腑和则饮退，饮退则能寐。舌象滑润不能进食者，此为营卫不和，阳未恢复，用半夏桂枝汤治疗。

【评议】

本条承上条而来，用半夏汤治疗后，饮邪消退，已能入寐。但出现舌滑、食不进，为中焦阳气未能卒然恢复而致。为防止再生寒饮，需要建补中焦，当用小建中汤法治疗。该方为桂枝汤变方，芍药用量有所变化，未用饴糖，故吴氏在条文中仍以桂枝汤名，桂枝汤能调和营卫，半夏汤和胃阳，退寒饮。内外同治，营卫和，中焦通，则可入眠。

【原文】

三三、温病解后，脉迟，身凉如水，冷汗自出者，桂枝汤主之。

此亦阳气素虚之体质。热邪甫退，即露阳虚，故以桂枝汤复其阳也。

桂枝汤方（见上焦篇。但此处用桂枝，分量与芍药等，不必多于芍药也。亦不必啜粥再令汗出，即仲景以桂枝汤小和之法是也）

【释义】

温病热邪消退后，出现脉迟，肢体冷如水，并有冷汗出的，当用桂枝汤复其阳。

【评议】

阳虚体质患温病热退后，阳气虚则显露。阳虚肢体失于温煦及固摄，故有身凉、冷汗、脉迟等。治宜以温补阳气为法。吴氏用桂枝汤

治疗，目的在于调和营卫，用其小和之法。因为热邪消退，不能骤然补阳，否则致热邪复炽。待桂枝汤调和后，阳气仍未复，且热邪不至复炽，可再用人参或略加附子等以复阳。

【原文】

三四、温病愈后，面色萎黄，舌淡，不欲饮水，脉迟而弦，不食者，小建中汤主之。

此亦阳虚之质也，故以小建中。小小建其中焦之阳气，中阳复则能食，能食则诸阳皆可复也。

小建中汤方（甘温法）

白芍（酒炒）六钱　桂枝四钱　甘草（炙）三钱　生姜三钱　大枣（去核）二枚　胶饴五钱

水八杯，煮取三杯，去渣，入胶饴，上火烊化。分温三服。

【释义】

温病愈后，出现面色萎黄，舌质淡白，不欲饮水，脉象迟而弦，不能进食，此为中焦之阳虚弱，用小建中汤治疗。

【评议】

患温病解后，因阳气虚体质，常出现面色萎黄，舌淡，不欲饮水，脉迟而弦，不能进食等症。治宜小建中汤建其中焦阳气。该方源自张仲景，如《伤寒论》第102条："伤寒二三日，心中悸而烦者，小建中汤主之。"由桂枝汤倍用芍药加饴糖组成。重用饴糖甘温补中，配以甘草、大枣补益脾胃，安奠中州；桂枝、生姜温通中焦阳气；芍药配甘草、大枣酸甘化阴。诸药协同，达到"中阳复则能食，能食则诸阳皆可复也"的目的。

【原文】

三五、温病愈后，或一月，至一年，面微赤，脉数，暮热，常思饮，不欲食者，五汁饮主之，牛乳饮亦主之。病后肌肤枯燥，小便溺管痛，或微燥咳，或不思食，皆胃阴虚也，与益胃、五汁辈。

前复脉等汤，复下焦之阴。此由中焦胃用之阴不降，胃体之阳独亢，故以甘润法救胃用配胃体，则自然欲食，断不可与俗套开胃健食之辛燥药，致令燥咳成痨也。

五汁饮、牛乳饮方（并见前秋燥门）

益胃汤（见中焦篇）

按：吴又可云：病后与其调理不善，莫若静以待动。是不知要领之言也。夫病后调理，较易于治病，岂有能治病，反不能调理之理乎！但病后调理，不轻于治病，若其治病之初，未曾犯逆，处处得法，轻者三五日而解，重者七八日而解，解后无余邪，病者未受大伤，原可不必以药调理，但以饮食调理足矣。《经》所谓：食养尽之是也。若病之始受既重，医者又有误表、误攻、误燥、误凉之弊，遗殃于病者之气血，将见外感变而为内伤矣。全赖医者善补其过（谓未犯他医之逆。或其人阳素虚，阴素亏。或前因邪气太盛，故剂不得不重。或本虚邪不能张，须随清随补之类），而补人之过（谓已犯前医之治逆），退杀气（谓余邪或药伤），迎生气（或养胃阴，或护胃阳，或填肾阴，或兼固肾阳，以迎其先后天之生气）。活人于万全，岂得听之而已哉！万一变生不测，推委于病者之家，能不愧于心乎！至调理大要，温病后一以养阴为主。饮食之坚硬浓厚者，不可骤进。间有阳气素虚之体质，热病一退，即露旧亏，又不可固执养阴之说，而灭其阳火。故本论中焦篇列益胃、增液、清燥等汤，下焦篇列复脉、三甲、五汁等复阴之法，乃热病调理之常理也。下焦篇又列建中、半夏、桂枝数法，以为阳气素虚，或误伤凉药之用，乃其变也。《经》所谓：有者求之，无者求之，微者责之，盛者责之。全赖司其任者，心诚求之也。

【释义】

患温病愈后一月至一年，表现为面部微红，脉象数，傍晚发热，时常口渴思饮但不欲食者，用五汁饮治疗，牛乳饮亦可服用。病后若出现肌肤干燥，小便时疼痛，或稍微干咳，或不思食，皆是胃阴虚引起，与益胃汤、五汁饮之辈。

【评议】

温病瘥后，当根据疾病性质及部位，详辨具体病机。本证属于愈后所呈现的阴虚证。上焦肺阴虚，则干咳；中焦胃阴虚，则口渴、不思食、面赤，与实证的白虎汤不同；下焦肾阴虚，则小便疼痛，与膀胱湿热证有别。三焦皆有阴伤，吴氏重点抓住中焦胃阴伤，治宜甘寒养阴，予以五汁饮、牛乳饮、益胃汤等。

暑温　伏暑

【原文】

三六、暑邪深入少阴消渴者，连梅汤主之。入厥阴麻痹者，连梅汤主之。心热，烦躁，神迷甚者，先与紫雪丹，再与连梅汤。

肾主五液而恶燥。暑先入心，助心火独亢于上，肾液不供，故消渴也。再，心与肾均为少阴，主火，暑为火邪，以火从火，二火相搏，水难为济，不消渴得乎！以黄连泻壮火，使不烁津，以乌梅之酸以生津，合黄连酸苦为阴。以色黑沉降之阿胶救肾水，麦冬、生地合乌梅酸甘化阴，庶消渴可止也。肝主筋而受液于肾，热邪伤阴，筋经无所秉受，故麻痹也。再，包络与肝均为厥阴，主风木，暑先入心，包络代受，风火相搏，不麻痹得乎！以黄连泻克水之火，以乌梅得木气之先，补肝之正，阿胶增液而熄肝风，冬、地补水以柔木，庶麻痹可止也。心热，烦躁，神迷甚，先与紫雪丹者，开暑邪之出路，俾梅、连有入路也。

连梅汤方（酸甘化阴酸苦泄热法）

云连二钱　乌梅（去核）三钱　麦冬（连心）三钱　生地三钱
阿胶二钱

水五杯，煮取二杯。分二次服。脉虚大而芤者，加人参。

【释义】

暑邪深入下焦，灼伤肾阴，导致心火亢盛而肾阴涸竭，水不济火而出现消渴不已，当用连梅汤治疗。若邪热深入下焦厥阴，肝主筋的功能受损，或同时有暑入包络，手足厥阴同病，风火相搏，皆可出现麻痹之症，用连梅汤治疗。若神志昏迷较甚者，此为心窍已闭，则先用紫雪丹开窍，再予连梅汤泄热敛阴。

【评议】

1. 连梅汤方证评

连梅汤为酸苦泄热的代表方，用于温病后期热邪伤阴，以阴伤为主，热邪不重为特点。主治心肾不交所呈现的消渴、麻痹、心热、烦躁等。酸味药乌梅的使用是本方的亮点，其理论源于《素问·至真要大论》"热淫于内""火淫于内"采取"以酸收之"的治法。张景岳在《类经·天地淫胜病治》注："热盛于经而不敛者，以酸收之。"可见，温病若有热邪充斥诸经，在用苦味药的同时，用酸味既可养阴，收敛散于诸经之热，又可防苦燥太过，故本方运用乌梅配黄连起到"酸苦涌泄为阴"（《素问·阴阳应象大论》），以达到酸苦泄热的目的；阿胶、麦冬、生地黄皆为甘味药，甘味可益胃滋阴，与酸味药乌梅配合，一敛一滋，酸甘化阴，共同滋益脾胃津液。因而，连梅汤体现了酸苦泄热、酸甘化阴的两种性味配伍思想。

本条源于《临证指南医案·暑》顾姓治案。叶案中有人参，而吴氏将其放在方后加减中，临证应用可参考。因暑为阳邪，根据壮火食气、壮火散气之理，而方证中又有麻痹，故加入人参较好。

2. 连梅汤与黄连阿胶汤方证比较

二方皆可治疗温病后期心肾不交证，表现为心烦，口渴，舌红少苔，脉细数等。但黄连阿胶汤偏于心火炽盛，以心中烦，不得卧为主，故以苦寒的黄连、黄芩清心泻热，阿胶、鸡子黄、芍药滋养肾阴，心与肾药味使用比例为：心：肾=2：3；连梅汤偏于肾阴不足，以消渴，麻痹为主，故以阿胶、麦冬、生地黄、乌梅滋养阴液，黄连泻南方之火，心与肾药味使用比例为：心：肾=1：4。

3. 五味配伍作用及代表方

酸苦甘辛咸五味，两两配伍皆可产生效应（图25）。下面列举《温病条辨》五味作用及方剂，其药物配伍特点及治疗病证可参阅相关条文。

酸味＋苦味→酸苦泄热，如连梅汤等。

酸味＋甘味→酸甘化阴，如麦冬麻仁汤等。

甘味＋苦味→合化阴气，如冬地三黄汤等。

辛味＋苦味→辛开苦降，如小陷胸加枳实汤等。

酸味＋辛味→酸收辛散，如草果知母汤等。

辛味＋甘味→辛甘化阳，如扶阳汤等。

酸味＋咸味→酸咸滋肾，如大定风珠等。

辛味＋咸味→辛散咸软，如鳖甲煎丸等。

苦味＋咸味→苦降咸软，如大承气汤等。

甘味＋咸味→甘咸补润，如专翁大生膏等。

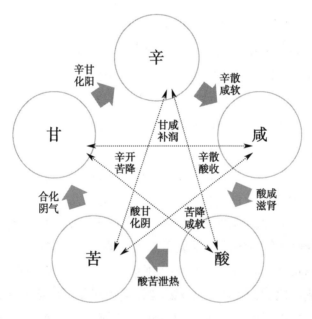

图 25　五味作用图

【原文】

三七、暑邪深入厥阴，舌灰，消渴，心下板实，呕恶吐蛔，寒热，下利血水，甚至声音不出，上下格拒者，椒梅汤主之。

此土败木乘，正虚邪炽，最危之候。故以酸苦泄热，辅正驱邪立法。据理制方，冀其转关耳。

椒梅汤方（酸苦复辛甘法，即仲景乌梅圆法也，方义已见中焦篇）

黄连二钱　黄芩二钱　干姜二钱　白芍（生）三钱　川椒（炒黑）三钱　乌梅（去核）三钱　人参二钱　枳实一钱五分　半夏二钱

水八杯，煮取三杯。分三次服。

【释义】

暑邪深入厥阴肝经，出现舌苔灰，口渴，心下板硬，恶心呕吐，吐出蛔虫，心下既寒又热感，大便下利血水，严重者不能语言，上下格拒者，此为土败木乘，正虚邪炽，治以酸苦泄热，辅正驱邪立法的椒梅汤治疗。

【评议】

本条源于《临证指南医案·暑》万姓治案。暑为阳邪，易伤阴液，深入下焦，土败木乘。热邪伤阴，故舌灰、消渴；脾胃寒热错杂，中气不足，升降失司，故心下板实，呕恶吐蛔，下利血水。叶、吴二氏皆认为本证属最危之候，是因其证候多端，既有寒热错杂，又有正虚邪恋，且上部板实不通，下部下利血水，属"上下格拒"之势。宜寒温并用、酸苦泄热、扶正驱邪立法，方用椒梅汤。该方取意于张仲景乌梅丸及半夏泻心汤，旨在酸苦泄热、辛开苦降、补中柔肝。吴氏在叶案方的基础上，增加半夏一味以更好地和胃止呕。对于方中药物配伍意义，《增补评注温病条辨》说："木乘故用白芍，土败故用干姜，正虚故用人参，邪炽故用芩、连，心下板实故用枳实。且芩、连合白芍可治下利血水，白芍、乌梅合半夏可治呕恶吐蛔，此症危险已极，前人立方乃丝丝入扣如此。"

【原文】

三八、暑邪误治，胃口伤残，延及中下，气塞填胸，燥乱口渴，邪结内踞，清浊交混者，来复丹主之。

此正气误伤于药，邪气得以窃据于中，固结而不可解，攻补难施之危证。勉力旋转清浊一法耳。

来复丹方（酸温法）

太阴元精石一两　舶上硫黄一两　硝石（同硫黄为末，微火炒结砂子大）一两　橘红二钱　青皮（去白）二钱　五灵脂（澄去砂，炒令烟尽）二钱

［方论］晋三王氏云：《易》言一阳来复于下，在人则为少阳生气所出之脏。病上盛下虚，则阳气去，生气竭，此丹能复阳于下，故曰来复。元精石乃盐卤至阴之精，硫黄乃纯阳石火之精，寒热相配，阴阳互济，有扶危拯逆之功。硝石化硫为水，亦可佐元、硫以降逆。灵脂引经入肝最速，能引石性内走厥阴，外达少阳，以交阴阳之枢纽。使以橘红、青皮者，纳气必先利气，用以为肝胆之向导也。

【释义】

暑温病误治，导致中焦脾胃阳伤，并延及中下焦，出现胸部气塞痞满，烦躁，口渴，此为正虚邪结，清浊交混，用来复丹旋转清浊。

【评议】

暑温病用药过于寒凉，易致中下焦阳气损伤，中焦气机紊乱，清浊交混，故出现气塞填胸，燥乱，口渴等症。此烦躁，口渴，胸部痞满，非实热阻滞于中焦，更非阳明腑实，"此正气误伤于药，邪气得以窃据于中，固结而不可解"为之，属"攻补难施之危证"。治宜"勉力旋转清浊一法耳"，予以来复丹复阳于下。元精石咸寒，有养阴清热之功；硫黄，味酸，性温，内服补火助阳通便。二药相伍，寒热相配，阴阳互济，有扶危拯逆之功。硝石味咸，性温，有辟秽涤浊，攻坚破积，利水泻实等功能，佐元精石、硫黄以降逆；五灵脂，味苦甘，性温，能行血止痛，"引经入肝最速，能引石性内走厥阴，外达少阳，以交阴阳之枢纽"；橘红、青皮利气，用以为肝胆之向导。

【原文】

三九、暑邪久热，寝不安，食不甘，神识不清，阴液元气两伤者，三才汤主之。

凡热病久入下焦，消烁真阴，必以复阴为主。其或元气亦伤，又

必兼护其阳。三才汤两复阴阳，而偏于复阴为多者也。温热、温疫未传，邪退八九之际亦有用处。暑温未传，亦有用复脉、三甲、黄连阿胶等汤之处。彼此互参，勿得偏执。盖暑温不列于诸温之内，而另立一门者，以后夏至为病暑，湿气大动，不兼湿不得名暑温，仍归温热门矣。既兼湿，则受病之初，自不得与诸温同法。若病至未传，湿邪已化，惟余热伤之际，其大略多与诸温同法。其不同者，前后数条，已另立法矣。

三才汤方（甘凉法）

人参三钱　天冬二钱　干地黄五钱

水五杯，浓煎两杯。分二次温服。欲复阴者，加麦冬、五味子。欲复阳者，加茯苓、炙甘草。

【释义】

暑热久羁，出现睡眠不安稳，饮食不甘甜，神志不清晰，此为阴液元气两伤，用两复阴阳的三才汤治疗。

【评议】

暑热之邪久羁，势必伤及气阴，出现心脾气阴不足证，从而导致寝不安，食不甘，神识不清。此神识不清非热闭心包的神志不清，而是暑邪耗伤心神，表现为精神倦怠，神情恍惚，懒与人言等。常伴有乏力、口干、舌红少苔、脉细数等气阴两虚证。此证虽属下焦，但不只是单纯的阴液损伤证，而是气与阴两方面的亏损，且有神气的不足。故治疗用三才汤两复阴阳，而重点偏于复阴。本条源于《临证指南医案·暑》金姓治案。叶案三才汤有人参、天冬、生地黄、麦冬、五味子，而吴氏将麦冬、五味子列入方后加减中，与复阳用茯苓、炙甘草相对比。

【原文】

四十、蓄血，热入血室，与温热同法。

【释义】

暑病过程中出现的蓄血，热入血室证，治疗与温热病同法。

【评议】

暑为阳邪，除耗气伤阴外，热邪迫血入于血分，也可形成蓄血、热入血室证。其证候特点及治法与本篇前面的第二十一条、第二十七条、第二十八条、第二十九条、第三十条相同，可前后互参。

【原文】

四一、伏暑、湿温，胁痛，或咳，或不咳，无寒，但潮热，或竟寒热如疟状，不可误认柴胡证，香附旋覆花汤主之。久不解者，间用控涎丹。

按：伏暑、湿温，积留支饮，悬于胁下，而成胁痛之证甚多，即《金匮》水在肝而用十枣之证。彼因里水久积，非峻攻不可。此因时令之邪与里水新搏，其根不固，不必用十枣之太峻，只以香附、旋覆，善通肝络而逐胁下之饮。苏子、杏仁，降肺气而化饮，所谓建金以平木。广皮、半夏消痰饮之正。茯苓、薏仁，开太阳而合阳明。所谓治水者必实土，中流涨者开支河之法也。用之得当，不过三五日自愈。其或前医不识病因，不合治法，致使水无出路，久居胁下，恐成悬饮内痛之证。为患非轻，虽不必用十枣之峻，然不能出其范围，故改用陈无择之控涎丹缓攻其饮。

香附旋覆花汤方（苦辛淡合芳香开络法）

生香附三钱　旋覆花（绢包）三钱　苏子霜三钱　广皮二钱　半夏五钱　茯苓块三钱　薏仁五钱

水八杯，煮取三杯。分三次温服。腹满者，加厚朴。痛甚者，加降香末。

控涎丹方（苦寒从治法）

痰饮，阴病也。以苦寒治阴病，所谓求其属以衰之是也。按：肾经以脏而言，属水，其味咸，其气寒。以经而言，属少阴，主火，其味苦，其气化燥热。肾主水，故苦寒为水之属，不独咸寒为水之属也。盖真阳藏之于肾，故肾与心并称少阴，而并主火也。知此理则知用苦寒、咸寒之法矣。泻火之有余用苦寒，寒能制火，苦从火化，正治之中，亦有从治。泻水之太过，亦用苦寒，寒从水气，苦从火味，从治之中，亦有正治，所谓水火各造其偏之极，皆相似也。苦咸寒治火之有余、水之不足为正治。亦有治水之有余、火之不足者，如介属、芒硝并能行水，水行则火复，乃从治也。

甘遂（去心，制） 大戟（去皮，制） 白芥子

上等分，为细末，神曲糊为丸，梧子大。每服九丸，姜汤下。壮者加之，羸者减之，以知为度。

【释义】

伏暑、湿温病，出现胸胁疼痛，或咳嗽，或不咳嗽，无恶寒，但有潮热，或竟发热恶寒类似疟状，此为肝络不和兼痰饮证，不可误认为是小柴胡汤证。可用香附旋覆花汤治疗；病久仍不愈者，间断使用控涎丹。

【评议】

伏暑、湿温其病因皆有湿邪，如治疗不及时，湿聚则痰饮生。也可因伏暑、湿温病变过程中，湿邪伤脾胃，运化失常，导致痰饮停留。痰无处不到，随气而行。停滞于肝络，则可胸胁疼痛；痰饮贮于肺，则咳嗽；痰饮影响卫气流畅，则发热，或寒热如疟状。因痰饮停留不多，且病情较轻，吴氏说"其根不固，不必用十枣之太峻"，故用香附旋覆花汤和肝络，祛痰饮。以香附、旋覆花疏肝理气；苏子、杏仁宣降肺气而化饮；陈皮、半夏理气消痰；茯苓、薏苡仁健脾利湿，"所谓治水者必实土，中流涨者开支河之法也"。痰饮较重，病久仍不愈者，间断使用控涎丹治疗。方中甘遂、大戟为峻下逐水猛药，白芥子祛皮里膜外之痰饮。病久不愈，运用此方需佐以扶正药。

香附旋覆花汤是在旋覆花汤（《金匮要略·五脏风寒积聚病脉证并治》）的基础上加减而成。仲景用其主治："肝着，其人常欲蹈其胸上，先未苦时，但欲饮热，旋覆花汤主之。"吴氏临床喜用旋覆花汤类方，在其《吴鞠通医案》中常使用自拟的新绛旋覆花汤，即旋覆花汤加入半夏、陈皮、苏子霜、郁金、香附、丹皮、当归、桃仁等通络理气，消痰化饮之品，用以治疗肝络瘀阻，痰饮内结所导致的胁痛、肝厥、

肝痛、吐血、癥瘕、淋漓、单腹胀、痰饮、胃痛等病症。笔者用其治疗肋间神经痛、慢性肝胆疾病、胸腔积液、胸膜炎等导致的胸胁疼痛，效果显著。

1. 香附配旋覆花药对

香附辛香行散，味苦疏泄，主入肝经，善疏肝止痛，又入脾经，行气宽中而除满；旋覆花苦降辛开，主入肺经，善降气行水，又入胃经，和降胃气而止呕。两药相配，可治气血、肝肺、肺胃等不相协和的胸胁疼痛，也可疗脾胃升降失司的痞满气结。"肝升于左，肺藏于右"（《素问·刺禁论》），两药同用，则升降得宜，气机舒展，为治肝肺、肝胃等气机不利的常用药对。

2. 行气止痛良药——降香

吴氏方后注："痛甚者，加降香末。"受此启发，笔者临证每遇气滞疼痛者，喜用此药。本品辛温，归肝、脾经，有理气止痛、化瘀止血之功。又辛温芳香，性主沉降，可降气辟秽、和中止呕。肠道腹痛者，可配木香；胸胁疼痛者，可配香附；心痛者，可配丹参、砂仁等。

【医案选录】

胸胁疼痛案（《吴鞠通医案·胁痛》）

庚寅六月廿九日　恒妇　十九岁　肝郁兼受燥金，胁痛二三年之久，与血相搏，发时痛不可忍，呕吐不食，行经不能按月，色黑且少，渐至经止不行，少腹痛胀。汤药先宣肝络，兼之和胃，再以丸药缓通阴络。

新绛纱三钱　桃仁三钱　川椒炭三钱　旋覆花（包）三钱　归须三钱　苏子霜三钱　姜半夏五钱　青皮二钱　广橘皮三钱　降香末三钱　生姜五钱

煮三杯，分三次服。十四帖。外以化癥回生丹，每日清晨服一钱，开水调服。

七月十四日　诸症俱减，照原方再服七帖，分十四日服。每日仍服化癥回生丹一钱。

廿八日　痛止胀除，饮食大进，惟经仍未行，六脉弦细，右更短紧，与建中合二陈汤以复其阳。

姜半夏四钱　桂枝四钱　生姜三大片　广橘皮三钱　白芍（炒）二钱　大枣（去核）二枚　炙甘草三钱　胶饴（去渣后化入）一两

煮二杯，分二次服。每日服化癥回生丹一钱。

八月十七日　服前方十数帖，兼服化癥回生丹十数丸。一切俱佳，经亦大行。

按语：本案病机为"肝郁兼受燥金"，邪气"与血相搏"，即肝气郁结，燥寒之邪与血相搏，形成气滞血瘀证。患者行经不能按月，色黑且少，渐至经止不行，少腹痛胀，表明胞宫也有瘀血。发时疼痛难忍，肝气犯胃，则呕吐不食。吴氏先宣肝络，兼之和胃。选方香附旋覆花汤加减。用旋覆花汤宣畅肝络；二陈汤和胃；降香末行气止痛；桃仁、当归活血养血；川椒治疗寒邪燥金之气；再以化癥回生丹缓通阴络。后予建中合二陈汤调养脾胃以复其阳，服数十帖，一切俱佳，月经已正常。

《吴鞠通医案》中多处用新绛纱一药，当今药肆已不备，现多用红花或茜草代替。

寒湿（便血、咳嗽、疝瘕附）

【原文】

四二、湿之为物也，在天之阳时为雨露，阴时为霜雪，在山为泉，在川为水，包含于土中者为湿。其在人身也，上焦与肺合，中焦与脾合，其流于下焦也，与少阴癸水[1]合。

此统举湿在天地人身之大纲。异出同源，以明土为杂气，水为天一所生，无处不合者也。上焦与肺合者，肺主太阴湿土之气，肺病湿则气不得化，有霾雾[2]之象，向之火制金者，今反水克火矣，故肺病而心亦病也。观《素问》寒水司天之年，则曰阳气不令，湿土司天之年，则曰阳光不治自知，故上焦一以开肺气、救心阳为治。中焦与脾合者，脾主湿土之质，为受湿之区，故中焦湿证最多。脾与胃为夫妻，脾病而胃不能独治。再，胃之脏象为土，土恶湿也，故开沟渠，运中阳，崇刚土，作堤防之治，悉载中焦。上、中不治，其势必流于下焦。《易》曰：水流湿。《素问》曰：湿伤于下。下焦乃少阴癸水，湿之质即水也，焉得不与肾水相合。吾见湿流下焦，邪水旺一分，正水反亏一分，正愈亏而邪愈旺，不可为矣。夫肾之真水，生于一阳，坎中满也。故治少阴之湿，一以护肾阳，使火能生土为主。肾与膀胱为夫妻，泄膀胱之积水从下治，亦所以安肾中真阳也。脾为肾之上游，升脾阳从上治，亦所以使水不没肾中真阳也。其病厥阴也奈何？盖水能生木，水太过，木反不生，木无生气，自失其疏泄之任，《经》有"风湿交争，风不胜湿"之文，可知湿土太过，则风木亦有不胜之时，故治厥阴之湿，以复其风木之本性，使能疏泄为主也。

本论原以温热为主，而类及于四时杂感。以宋元以来，不明仲景《伤寒》一书专为伤寒而设，乃以《伤寒》一书应四时无穷之变，殊不合拍。遂至人著一书，而悉以《伤寒》名书。陶氏则以一人而屡著伤寒书，且多立妄诞不经名色，使后世学者，如行昏雾之中，渺不自觉其身之坠于渊也。今胪列四时杂感，春温、夏热、长夏暑湿、秋燥、冬寒，得其要领，效如反掌。夫春温、夏热、秋燥，所伤皆阴液也，学者苟能时时预护，处处堤防，岂复有精竭人亡之虑。伤寒所伤者，阳气也，学者诚能保护得法，自无寒化热而伤阴，水负火而难救之虞。即使有受伤处，临证者知何者当护阳？何者当救阴？何者当先护阳？何者当先救阴？因端竟委，可备知终始而超道妙之神。瑭所以三致意者，乃在湿温一证。盖土为杂气，寄旺四时，藏垢纳污，无所不受，其间错综变化，不可枚举。其在上焦也，如伤寒；其在下焦也，如内伤；其在中焦也，或如外感，或如内伤。至人之受病也，亦有外感，亦有内伤，使学者心摇目眩，无从捉摸。其变证也，则有湿痹、水气、咳嗽、痰饮、黄汗、黄瘅、肿胀、疟疾、痢疾、淋症、带症、便血、疝气、痔疮、痈脓等证，较之风、火、燥、寒四门之中，倍而又倍，苟非条分缕析，体贴入微，未有不张冠李戴者。

【注解】

［1］癸水：癸，guǐ，是天干的第十位，于时为冬，方在北，五行属水。此处癸水指肾阴。

［2］霢雾：霢，méng，天色昏暗。指雾气弥漫。

【释义】

湿，即是晴天时的雨露，阴天时的霜雪，山中的泉，川中的水，与土相含则为湿。在人体当中，上焦与肺相关联，中焦与脾相关联，流于下焦，则与少阴癸水肾相关联。

【评议】

1. 湿之蕴意

湿，即是雨露、霜雪、山泉、川水，与土相合则为湿，吴氏指出了自然界湿的广泛性。湿蕴含湿润、重浊、趋下等义。湿是人体重要的生理物质，同时也具有致病之性。湿邪致病：一是外湿的侵入，二是脾主运化障碍的内湿停留。

湿的繁体字为"濕、溼"，虽为阴邪，但蕴含阴阳之性，与水、土、日三大因素相关。

2. 湿之脏腑

（1）上焦与肺合：肺为手太阴之主，水之上源，主宣发肃降。内外之湿，皆可影响肺之功能，人体水液之输布运行障碍，可导致痰饮、咳喘、水肿、小便不利等。

（2）中焦与脾合：《素问·至真要大论》云："诸湿肿满，皆属于脾。"脾主湿土之质，"脾与胃为夫妻"，脾病而胃不能独治，则运化水湿障碍，导致痰饮、泄泻、呕吐、水肿等。

（3）下焦与肾合：足少阴肾为癸水，因此，湿极易与肾水相合。湿邪伤肾，肾失气化之用，则导致水肿、癃闭、关格等。

3. 湿之治则

救心阳：适用于湿阻上焦心肺。心肺被湿邪蒙蔽，"阳光不治"，"有霢雾之象"，故上焦以开肺气救心阳为治。主要采取宣湿之法，如用杏仁、桔梗、羌活之类等。

运中阳：适用于湿阻中焦脾胃。"脾与胃为夫妻"，脾与胃纳运协调、燥湿相济、升降相因，二者互为影响。主要运用燥湿、化湿、利湿、理气等法，以开沟渠，崇刚土，作堤防之治，使中焦脾胃升降通畅。

护肾阳：适用于湿阻下焦少阴肾。运用补肾阳之法，"使火能生土为主"，土旺则能制湿。

升脾阳：适用于湿阻下焦少阴肾。"脾为肾之上游"，肾阳虚则脾阳必虚，故下焦湿阻肾阳，需佐以升脾阳之法，如防风、白芷等，"从上治，亦所以使水不没肾中真阳也"。

安肾阳：适用于湿阻下焦少阴肾。"肾与膀胱为夫妻"，通过利小便之法，"泄膀胱之积水从下治，亦所以安肾中真阳也"。

4. 湿之疾病

湿病范围甚广，上中下三焦所属五脏六腑皆可发病，但以中焦病变为主，因为"土为杂气，寄旺四时，藏垢纳污，无所不受"。且其致病具有复杂性，正如吴氏所说："其在上焦也，如伤寒；其在下焦也，如内伤；其在中焦也，或如外感，或如内伤。"吴氏列举了湿病变证有：湿痹、水气、咳嗽、痰饮、黄汗、黄瘅、肿胀、疟疾、痢疾、淋症、带症、便血、疝气、痔疮、痈脓等。因此，湿之为病，"较之风、火、燥、寒四门之中，倍而又倍"，临床必须条分缕析，体贴入微，否则"未有不张冠李戴者"。

【原文】

四三、湿久不治，伏足少阴，舌白，身痛，足跗[1]浮肿，鹿附汤主之。

湿伏少阴，故以鹿茸补督脉之阳。督脉根于少阴，所谓八脉丽于肝肾也。督脉总督诸阳，此阳一升，则诸阳听令。附子补肾中真阳，通行十二经，佐之以菟丝，凭空行气而升发少阴，则身痛可休。独以一味草果，温太阴独胜之寒以醒脾阳，则地气上蒸天气之白苔可除。且草果，子也，凡子皆达下焦。以茯苓淡渗，佐附子开膀胱。小便得利，而跗肿可愈矣。

鹿附汤方（苦辛咸法）

鹿茸五钱　附子三钱　草果一钱　菟丝子三钱　茯苓五钱

水五杯，煮取二杯。日再服，渣再煮一杯服。

【注解】

［1］足跗：zú fū，指脚背。

【释义】

湿邪内停日久，伏于足少阴肾经，出现舌苔白腻，身体疼痛，足背肿胀，用鹿附汤治疗。

【评议】

本证来源于《临证指南医案·湿》某治案。其病因病机为：湿邪日久，伤及足少阴肾阳。肾阳虚衰，阳气运行不畅，肌肉筋脉失养，故身体疼痛；肾阳虚，不能蒸化水液，则足背浮肿；舌苔白腻，为湿邪特征。叶案中提出治法"当用温蒸阳气为主"，符合本证病机。吴氏将叶案药物取名为鹿附汤，体现了湿伏少阴，宜补督脉及温肾阳的治疗原则。方中鹿茸补督脉之阳、附子补肾之真阳、草果温太阴以醒脾阳；菟丝子温肾助阳、茯苓甘淡利渗，膀胱开，小便得利，而跗肿可愈。全方配伍，共奏督肾同治、脾肾同施、补肾温肾同用之方。临床对于肾阳虚衰导致的肢体疼痛、怕冷、浮肿等，有较好的效果。

【原文】

四四、湿久，脾阳消乏，肾阳亦惫者，安肾汤主之。

凡肾阳惫者，必补督脉。故以鹿茸为君，附子、韭子等补肾中真阳。但以苓、术二味，渗湿而补脾阳，釜底增薪法也（其曰安肾者，肾以阳为体，体立而用安矣）。

安肾汤方（辛甘温法）

鹿茸三钱　胡芦巴三钱　补骨脂三钱　韭子一钱　大茴香二钱附子二钱　茅术二钱　茯苓三钱　菟丝子三钱

水八杯，煮取三杯。分三次服。大便溏者，加赤石脂。久病恶汤者，可用贰拾分作丸。

【释义】

湿邪日久，伤及脾阳，肾阳亦衰惫，宜用安肾汤治疗。

【评议】

本证源于《临证指南医案·湿》庞姓治案。叶案所治为四十四岁男性："湿久，脾阳消乏，中年未育子，肾真亦惫。"叶、吴氏只指出了病因病机，未叙述症状。当有脾肾阳虚证的临床表现，如形寒肢冷，腰膝酸软，阳痿遗精，小便清长，食少纳呆，大便泄泻，舌淡而胖大，苔薄白而润，脉沉弱等。治宜辛甘温法，予以温补督脉，补益脾肾，健脾祛湿。吴氏将叶案安肾丸改为安肾汤，并去原案中赤石脂，若有大便溏者，吴氏则加赤石脂。

1. "脾阳消乏，肾阳亦惫"评

脾阳根源于肾阳，脾阳虚则影响肾阳，肾阳虚必有脾阳虚，故脾肾阳虚者，一面温中健脾；另一方面温肾补督。故安肾汤组成有四类药：一是温脾阳的大茴香；二是健脾的苍术、茯苓；三是温补肾阳的胡芦巴、补骨脂、韭子、菟丝子、附子；四是补督脉的鹿茸。

2. "凡肾阳惫者，必补督脉"临床意义

吴氏说："督脉总督诸阳，此阳一升，则诸阳听令。"且"督脉根于少阴"，故肾阳衰惫者，除用胡芦巴、补骨脂、韭子、菟丝子、附子温补肾阳外，吴氏常用鹿茸补益督脉。笔者受此启迪，每遇肾阳虚者，必补督脉，常以鹿角霜代鹿茸。

【原文】

四五、湿久伤阳，痿弱不振，肢体麻痹，痔疮下血，术附姜苓汤主之。

按：痔疮有寒湿、热湿之分，下血亦有寒湿、热湿之分，本论不及备载。但载寒湿痔疮下血者，以世医但知有热湿痔疮下血，悉以槐花、地榆从事，并不知有寒湿之因，畏姜、附如虎，故因下焦寒湿而类及之，方则两补脾肾两阳也。

术附姜苓汤方（辛温苦淡法）

生白术五钱　附子三钱　干姜三钱　茯苓五钱

水五杯，煮取二杯。日再服。

【释义】

寒湿之邪日久伤及下焦阳气，肌肉痿弱少力，精神不振，肢体麻木，痔疮下血者，此为寒湿伤及脾肾之阳所致，用术附姜苓汤治疗。

【评议】

本证源于《临证指南医案·湿》张姓治案。病机为寒湿日久伤脾肾之阳。脾主肌肉四肢，脾阳伤，则肌肉痿弱；脾肾阳虚，气虚推动无力，血运行不畅，故肢体麻痹；阳虚心神失养，则精神不振；阳气虚衰，气不摄血，则痔疮下血。此类下血不可误作湿热或热毒，若"悉以槐花、地榆从事"，势必错矣。当以两补脾肾为法，用生白术、茯苓健脾；干姜温中；附子温肾。若下血较多者，可加用温中止血药，如艾叶炭、灶心黄土等。

【原文】

四六、先便后血，小肠寒湿，黄土汤主之。

此因上条而类及，以补偏救弊也，义见前条注下。前方纯用刚者，此方则以刚药健脾而渗湿，柔药保肝肾之阴而补丧失之血。刚柔相济，又立一法，以开学者门径。后世黑地黄丸[1]法，盖仿诸此。

黄土汤方（甘苦合用刚柔互济法）

甘草三两　干地黄三两　白术三两　附子（炮）三两　阿胶三两　黄芩三两　灶中黄土半斤

水八升，煮取二升。分温二服（分量、服法，悉录古方，未敢增减，用者自行斟酌可也）。

【注解】

[1] 黑地黄丸：方出《素问病机气宜保命集》，由苍术、熟地黄、干姜、五味子组成，主治脾肾不足，房室虚损，形瘦无力，面色青黄，舌质淡胖，脉虚弱。

【释义】

先大便后下血，此为小肠寒湿，用甘苦合用、刚柔互济法的黄土汤治疗。

【评议】

本证来源于《金匮要略·惊悸吐衄下血胸满瘀血病脉证治》："下血，先便后血，此远血也，黄土汤主之。"及《临证指南医案·便血》："某，十八，便后下血，此远血也：焦术一钱半，炒白芍一钱半，炮姜一钱，炙草五分，木瓜一钱，炒荷叶边二钱。"吴氏加入了"小肠寒湿"，与所用之方不甚吻合。从黄土汤主治证及叶案所论，本证病机为脾胃虚寒，统摄无权。先见大便，后见便血，出血部位离肛门较远，故称为远血。除下血外，或伴有腹痛，喜温喜按，面色无华，神疲懒言，四肢不温，舌淡，脉细弱无力等。治宜黄土汤温脾摄血。方中灶中黄土温中涩肠止血；白术、甘草健脾补中；炮附子温阳散寒；干地黄、阿胶滋阴养血以止血；黄芩苦寒反佐，以防温燥动血。出血多者，可加入三七、白及、艾叶；气虚甚者，加黄芪、党参；虚寒甚者，加炮姜、肉桂。

【原文】

四七、秋湿内伏，冬寒外加，脉紧无汗，恶寒身痛，喘咳稀痰，胸满，舌白滑，恶水不欲饮，甚则倚息不得卧，腹中微胀，小青龙汤主之。脉数，有汗，小青龙去麻、辛主之。大汗出者，倍桂枝，减干姜，加麻黄根。

此条以《经》有"秋伤于湿，冬生咳嗽"之明文，故补三焦饮症数则，略示门径。按：《经》谓秋伤于湿者，以长夏湿土之气，介在夏秋之间，七月大火西流，月建申，申者，阳气毕伸也，湿无阳气不发，阳伸之极，湿发亦重，人感此而至冬日寒水司令，湿水同体相搏而病矣。喻氏擅改经文，谓湿曰燥者，不明六气运行之道。如大寒，冬令也，厥阴气至而纸鸢起矣。四月，夏令也，古谓首夏犹清和，俗谓四月为麦秀寒，均谓时虽夏令，风木之气犹未尽灭也。他令仿此。至于湿土寄旺四时，虽在冬令，朱子谓"将大雨雪，必先微温"，盖微温则阳气通，阳通则湿行，湿行而雪势成矣，况秋日竟无湿气乎！此其间有说焉，《经》所言之秋，指中秋以前而言，秋之前半截也。喻氏所指之秋，指秋分以后而言，秋之后半截也。古脱燥论，盖世远年湮，残缺脱简耳。喻氏补论诚是，但不应擅改《经》文，竟崇己说，而不体之日月运行，寒暑倚伏之理与气也。喻氏学问诚高，特霸气未消，其温病论亦犯此病。学者遇咳嗽之证，兼合脉色，以详察其何因，为湿，为燥，为风，为火，为阴虚，为阳弱，为前候伏气，为现行时令，为外感而发动内伤，为内伤而招引外感，历历分明。或当用温用凉，用补用泻，或寓补于泻，或寓泻于补，择用先师何法何方，妙手空空，毫无成见，因物付物，自无差忒矣。即如此症，以喘咳痰稀，不欲饮水，胸满腹胀，舌白，定其为伏湿痰饮所致。以脉紧无汗，为遇寒而发，故用仲景先师辛温、甘酸之小青龙，外发寒而内蠲饮，龙行而火随，故寒可去。龙动而水行，故饮可蠲。以自汗脉数（此因饮邪上冲肺气之数，不可认为火数），为遇风而发，不可再行误汗伤阳，使饮无畏忌，故去汤中之麻黄、细辛，发太阳、少阴之表者。倍桂枝以安其表。汗甚则以麻黄根收表疏之汗，夫根有归束之义。麻黄能行太阳之表，即以其根归束太阳之气也。大汗出，减干姜者，畏其辛而致汗也。有汗去麻、辛，不去干姜者，干姜根而中实，色黄而圆（土象也，土性缓），不比麻黄干而中空，色青而直（木象也，木性急，干姜岂性缓药哉！较之麻黄为缓耳。且干姜得丙火煅炼而成，能守中阳。麻黄则纯行卫阳，故其慓急之性，远甚于干姜也）。细辛细而辛窜，走络最急也（且少阴经之报使，误发少阴汗者，必伐血）。

小青龙汤方（辛甘复酸法）

麻黄（去节）三钱　甘草（炙）三钱　桂枝（去皮）五钱　芍药三钱　五味二钱　干姜三钱　半夏五钱　细辛二钱

水八碗，先煮麻黄，减一碗许，去上沫，内诸药，煮取三碗，去滓。温服一碗。得效，缓后服。不知，再服。

【释义】

秋伤于湿邪而内伏，至冬外寒引动，出现脉象浮紧，无汗，恶寒，身体疼痛，喘憋、咳嗽吐稀痰，胸部痞满，舌质或舌苔白滑，恶水不欲饮，严重者则喘憋不能平卧，腹部微胀满，用小青龙汤治疗；若脉数，有汗出，用小青龙去麻黄、细辛治疗；若大汗出者，倍桂枝用量，减干姜，并加麻黄根。

【评议】

1. "秋伤于湿，冬生咳嗽"评

此语出自《素问·阴阳应象大论》，指秋季感受湿邪，伏藏于体内，至冬季外邪引动，发生咳嗽，其咳嗽特点为痰多色白。此为温病"伏邪"理论的运用。笔者每遇冬季咳嗽，常分两类：一是新感咳嗽，即冬日感受外邪，直接影响肺失宣降；二是伏气咳嗽，即冬季外邪引动内伏痰湿，脏腑涉及肺脾太阴，此因湿气内踞于脾，酿久成痰，痰袭于肺。二者可从初起痰量多少及舌苔厚薄判定。若咳嗽初起即有大量痰湿，舌苔较厚者，为湿邪内伏，正如吴氏所说："即如此症，以喘咳痰稀，不欲饮水，胸满腹胀，舌白，定其为伏湿痰饮所致。"此类咳嗽，雷丰《时病论》称其为"痰嗽"，并认为此证"其脉必见弦滑，或见微紧，右寸关必较余部不调，舌苔白润，胸次不舒，痰白而稀，口不作渴，此皆秋湿伏气之见证也"。反之则为新感而发。对于秋伤湿致咳嗽，治法理当治脾为主，渗湿化痰为佐，可用加味二陈法（《时病论·秋伤于湿冬生咳嗽大意》：白茯苓、陈广皮、制半夏、生甘草、生米仁、杏仁）治之。外寒内饮者，也可用小青龙汤。

吴氏对喻嘉言补充燥论予以赞扬，但也对其擅改经文，将"秋伤于湿"改为"秋伤于燥"进行了批驳。

2. 小青龙汤方证特点

小青龙汤源于《伤寒论》，所治病机为外有风寒，内有水饮。吴氏认为："秋湿内伏，冬寒外加。"痰饮水湿，源同异流，所论病机基本相同。外有风寒，故脉紧，无汗，恶寒身痛；内有痰湿水饮，故喘咳稀痰，胸满，舌白滑，恶水不欲饮，甚则倚息不得卧，腹中微胀。治用仲景辛温甘酸的小青龙汤，予以外散发寒、内蠲痰饮。若自汗，脉数，此为饮邪上冲肺气所致，脉数并非为有热之数。故用小青龙汤去除发太阳、少阴之表的麻黄、细辛，以防再行误汗伤阳，使饮更剧。大汗出者，卫气不和，故倍用桂枝以安其表；汗出严重者，则加麻黄根收表止汗。笔者常用此方治疗慢性支气管炎、肺气肿、肺心病等属于痰饮水湿停于肺者，效果显著。

3. "姜细味，一齐烹。长沙法，细而精"

语出陈修园《医学三字经》，指明了干姜、细辛、五味子配伍的意义。张仲景治痰饮多方含有干姜、细辛、五味子三味药物，是治疗"病痰饮者，当以温药和之"的具体应用。三味性温入肺，干姜、细辛温肺化痰，五味子收敛肺气。三味相伍，散收结合，体现了"和之"思想。张仲景的小青龙汤、小青龙加石膏汤、苓甘五味姜辛汤、桂苓五味甘草去桂加干姜细辛半夏汤、苓甘五味加姜辛半夏杏仁汤、苓甘五味加姜辛半杏大黄汤、厚朴麻黄汤等方均含此三味，而射干麻黄汤则用生姜易干姜，亦治痰喘病证。

可与干姜、细辛、五味子配伍的药物涉及各类药物，如辛温解表药的麻黄、桂枝等；清热药黄芩、射干等；化痰止咳药半夏、杏仁、紫菀、款冬花等；行气药枳壳、厚朴等；调血药芍药等；温阳药附子等；健脾祛湿药茯苓、白术等；通下药大黄等。"若要痰饮退，宜用姜细味"，三味配伍的主要功效为温中化饮，散寒止咳。验之临床，其温化痰饮效果卓著。

【原文】

四八、喘咳息促，吐稀涎，脉洪数，右大于左，喉哑，是为热饮，麻杏石甘汤主之。

《金匮》谓：病痰饮者，当以温药和之。盖饮属阴邪，非温不化，故饮病当温者十有八九，然当清者亦有一二。如此证息促，知在上焦。涎稀，知非劳伤之咳，亦非火邪之但咳无痰而喉哑者可比。右大于左，纯然肺病。此乃饮邪隔拒，心火壅遏，肺气不能下达。音出于肺，金

卷三　下焦篇

实不鸣。故以麻黄中空而达外，杏仁中实而降里，石膏辛淡性寒，质重而气清轻，合麻杏而宣气分之郁热，甘草之甘以缓急，补土以生金也。按此方，即大青龙之去桂枝、姜、枣者也。

麻杏石甘汤方（辛凉甘淡法）

麻黄（去节）三钱　杏仁（去皮尖，碾细）三钱　石膏（碾）三钱　甘草（炙）二钱

水八杯，先煮麻黄，减二杯，去沫，内诸药，煮取三杯。先服一杯，以喉亮为度。

【释义】

热饮壅肺，则喘憋，咳嗽，呼吸急促，咳吐稀痰涎，喉哑，脉洪大而数，右大于左。治宜用麻杏石甘汤清热宣肺。

【评议】

1. "热饮"评

饮属阴邪，多与阴邪相合，如水饮、痰饮、湿饮等。与热相合，则为热饮。吴氏认为本证麻杏石甘汤所治病机为热饮壅肺，故呈现喘咳息促，吐稀涎，脉洪数，喉哑等症。痰饮以"温药和之"十有八九，然对此热饮"当清者亦有一二"，故吴氏用麻杏石甘汤治疗。该方来源于《伤寒论》第63条："发汗后，不可更行桂枝汤，汗出而喘，无大热者，可与麻黄杏仁甘草石膏汤。"从药物组成看，方内无清热化痰或涤饮药物，故对肺内热饮或痰热不甚符合，所治病机仍以热邪壅肺为主。如兼有痰热者，本方可合用宣白承气汤。

2. 麻杏石甘汤临证应用

本方为寒温并用剂，可根据表寒、里热的程度，或发热、咳喘的轻重，辨证使用麻黄和石膏的用量，因本方为清热宣肺剂，故石膏用量大于麻黄。方中麻黄辛温，中空而达外。杏仁苦温，中实而降里。二药合用，宣降肺气，止咳平喘；石膏辛寒质重而气清轻，合麻黄、杏仁而宣气分之郁热；甘草味甘以缓急，补土以生金，并能止咳化痰。四药相伍，共奏辛凉宣肺、清泻肺热、止咳平喘之功。该方对支气管炎、各种肺炎、哮喘、慢性阻塞性肺疾病等具有良好的治疗效果。

如见咳痰黄稠量多，为痰热壅肺，可加黄芩、瓜蒌、浙贝母、竹沥等以清热化痰；若痰阻气急较甚，加葶苈子、苏子以泄肺气；若咳引胸胁痛甚者，加丝瓜络、枇杷叶、郁金以化痰降气，通络止痛；若肺热毒炽盛，加金银花、连翘、鱼腥草以增清热解毒之力；肺热壅盛，灼液成痰，热盛肉腐，痰瘀阻络，见咳喘、胸痛、咯腥臭脓痰者，可与苇茎汤合用。

【医案选录】

新冠肺炎案

夏某，男，33岁，2020年1月28日因"发热8日，咳嗽、胸闷2日"入院。入院检查新冠病毒核酸检测阳性，肺部CT显示双肺上叶、右肺下叶炎性病变，确诊为新冠肺炎（普通型）。西医予以抗病毒、抗感染及对症支持治疗，效果不佳，于2020年2月4日邀省卫生健康委员会新冠肺炎中医专家组远程会诊。诊时：发热，体温波动在38℃左右，咳嗽，咳痰，量少，胸闷，无明显憋气，无恶心、呕吐，舌质淡红，苔腻，黄白相兼。中医诊断：温疫。证为湿热郁肺。治法：宣肺泄热，清热燥湿。

处方：麻杏石甘汤合达原饮加减。生麻黄9g，生石膏15g，炒杏仁12g，生姜15g，厚朴15g，槟榔9g，草果9g，炒黄芩12g。6剂，水煎服，日1剂，先熏鼻后口服，每日分4次服。

2020年2月11日复诊：服上方2剂后，体温降至正常。6剂服完，患者无明显不适，呼吸道症状消失。2月10日肺部影像学显示病灶吸收，各项指标检测正常，一周内核酸检测2次均为阴性，符合出院标准。

按语：患者初起身热、咳嗽、胸闷、舌苔黄，为热邪壅肺，肺气郁闭之象；咳嗽有痰，舌苔腻为湿浊阻于肺。因远程会诊，脉象难以获得，结合症状及舌象分析，本案病机为湿热阻于肺，肺失宣降。故治疗以清热宣肺、燥湿疏利为主，选用麻杏石甘汤合达原饮加减治疗。麻黄宣肺泻热，石膏清泻肺热，二药相配，宣肺而不助热，清肺而不留邪；杏仁宣降肺气，利气机；生姜温肺化饮，培土生金；槟榔、厚朴、草果三药相配直达巢穴，祛瘴气，破戾气，除伏邪，使秽浊得化，热毒得清，邪气溃败，速离膜原。又恐辛烈太过以助热，故佐以苦寒之黄芩清热燥湿。两方相合，芳香辛烈，温燥苦寒，使邪郁得辛散以开宣，湿从温苦而燥化，湿除则热自消，郁开则秽浊得以消散，肺气畅达，全身气机得以疏利。温邪从口鼻而入，经肺以散全身，服药前先熏口鼻以"服气"。遵治外感病银翘散时时轻扬法，采取每日服用4次。笔者作为山东省卫生健康委员会新冠肺炎中医专家组诊治成员，其间参与会诊的新冠肺炎患者近150人，麻杏石甘汤方使用概率较高。根据新冠肺炎病情变化，本方可与蒿芩清胆汤、达原饮、三仁汤、银翘散、宣白承气汤、安宫牛黄丸、葶苈大枣泻肺汤等合用。

【原文】

四九、支饮不得息，葶苈大枣泻肺汤主之。

支饮上壅胸膈，直阻肺气，不令下降，呼息难通，非用急法不可。故以禀金火之气、破癥瘕积聚、通利水道、性急之葶苈，急泻肺中之壅塞。然其性慓悍，药必入胃过脾，恐伤脾胃中和之气，故以守中、缓中之大枣，护脾胃而监制之，使不旁伤他脏。一急一缓，一苦一甘，相须成功也。

葶苈大枣泻肺汤（苦辛甘法）

苦葶苈（炒香，碾细）三钱　大枣（去核）五枚

水五杯，煮成二杯。分二次服。得效，减其制。不效，再作服，衰其大半而止。

【释义】

支饮停留在胸膈，表现为不得喘息，用葶苈大枣泻肺汤治疗。

【评议】

本条源于《金匮要略·痰饮咳嗽病脉证并治》："支饮不得息，葶苈大枣泻肺汤主之。"支饮为广义痰饮之一，指水气停留于肺，肺失肃降的疾病。不得息，即呼吸困难。除此症外，还当有胸满，或张口抬肩，口吐稀涎，脉弦等。用葶苈大枣泻肺汤予以泻肺逐饮，开闭利气。

方中葶苈子泻肺下气，消痰逐饮。其作用峻猛，有伤正的副作用，故用大枣护脾胃。二药配伍，"一急一缓，一苦一甘，相须成功也"。

葶苈子临床应用

（1）泻肺止咳喘：笔者常用此药治疗肺气壅遏不畅而导致的咳嗽、喘憋有痰者。该药苦泄辛散，功专泻肺实而下气止咳定喘。因其性寒，多炒用，对于因肺热导致的咳喘尤宜。《吴鞠通医案·小儿咳嗽》8个案例中，有4案用葶苈子治疗。笔者用于儿科肺病，亦获良效。

（2）泻肺逐痰饮：本品对于各种原因导致的胸胁痰饮停留者，如胸腔积液、心包积液等，有较好的泻肺行水之功，常与苓桂术甘汤，或泽泻汤加减运用。新冠肺炎湿热壅肺，致肺气不降者，可合用三仁汤等，取效明显。

【原文】

五十、饮家反渴，必重用辛。上焦加干姜、桂枝；中焦加枳实、橘皮；下焦加附子、生姜。

《金匮》谓：干姜、桂枝为热药也，服之当遂渴，今反不渴者，饮也。是以不渴定其为饮，人所易知也。又云：水在肺，其人渴。是饮家亦有渴症，人所不知。今人见渴投凉，轻则用花粉、冬、地，重则用石膏、知母，全然不识病情。盖火咳无痰，劳咳胶痰，饮咳稀痰。兼风寒则难出，不兼风寒则易出。深则难出，浅则易出。其在上焦也，郁遏肺气，不能清肃下降，反挟心火上升烁咽，渴欲饮水，愈饮愈渴，饮后水不得行，则愈饮愈咳，愈咳愈渴，明知其为饮而渴也，用辛何妨？《内经》所谓辛能润是也。以干姜峻散肺中寒水之气，而补肺金之体，使肺气得宣，而渴止咳定矣。其在中焦也，水停心下，郁遏心气不得下降，反来上烁咽喉，又格拒肾中真液，不得上潮于喉，故嗌干而渴也。重用枳实急通幽门，使水得下行而脏气各安其位，各司其事，不渴不咳矣。其在下焦也，水郁膀胱，格拒真水不得外滋上潮，且邪水旺一分，真水反亏一分。藏真水者，肾也。肾恶燥，又肾脉入心，由心入肺，从肺系上循喉咙，平人之不渴者，全赖此脉之通调，开窍于舌下玉英、廉泉，今下焦水积而肾脉不得通调，故亦渴也。附子合生姜为真武法，补北方司水之神，使邪水畅流，而真水滋生矣。大抵饮家当恶水，不渴者其病犹轻，渴者其病必重。如温热应渴，渴者犹轻，不渴者甚重，反象也。所谓加者，于应用方中重加之也。

【释义】

素有痰饮之人，反出现口渴，治疗必须重用辛味。痰饮在上焦加干姜、桂枝；在中焦加枳实、橘皮；在下焦加附子、生姜。

【评议】

口渴多见于热盛津伤，治疗可用凉药以清热生津，轻则如甘寒的天花粉、麦冬、生地黄，重则如石膏、知母等。但对于内有痰饮者，因其正津得不到输布，也可呈现口渴，甚至渴欲饮水，如五苓散证等。痰饮内停，口渴越甚，病情越重，如吴氏说："大抵饮家当恶水，不渴者其病犹轻，渴者其病必重。"对于此类导致的口渴，不可用凉药，当重用辛味，《内经》所谓辛能润是也"，辛味药物通过其发散，走动之性，可使郁闭的状态得到好转，从而使正常津液得以布散，故辛能润。痰饮在上焦，用辛味的干姜、桂枝，以散肺中寒水之气，使肺气得宣。痰饮在中焦，上下格拒，郁遏心气不得下降，又格拒肾中真液，不得上潮于喉，导致咽干而渴。重用辛味枳实急通幽门，陈皮辛散理气化痰，使水得下行而脏气得安。痰饮在下焦，格拒肾水不得上潮，故重用辛味附子合生姜，有真武汤意，补北方司水之神，使肾水滋生。

【原文】

五一、饮家阴吹[1]，脉弦而迟，不得固执《金匮》法，当反用之，橘半桂苓枳姜汤主之。

《金匮》谓：阴吹正喧[2]，猪膏发煎主之。盖以胃中津液不足，大肠津液枯槁，气不后行，逼走前阴，故重用润法，俾津液充足流行，浊气仍归旧路矣。若饮家之阴吹，则大不然。盖痰饮蟠踞中焦，必有不寐、不食、不饥、不便、恶水等证。脉不数而迟弦，其为非津液之枯槁，乃津液之积聚胃口可知。故用九窍不和，皆属胃病例，峻通胃液下行，使大肠得胃中津液滋润而病如失矣。此证系余治验，故附录于此，以开一条门径。

橘半桂苓枳姜汤（苦辛淡法）

半夏二两　小枳实一两　橘皮六钱　桂枝一两　茯苓块六钱　生姜六钱

甘澜水十碗，煮成四碗。分四次，日三夜一服，以愈为度。愈后以温中补脾，使饮不聚为要。其下焦虚寒者，温下焦。肥人用温燥法，瘦人用温平法。

按：痰饮有四，除久留之伏饮，非因暑湿暴得者不议外，悬饮已见于伏暑例中，暑饮相搏，见上焦篇第二十九条。兹特补支饮、溢饮之由及暑湿暴得者，望医者及时去病，以免留伏之患，并补《金匮》所未及者二条，以开后学读书之法。《金匮》溢饮条下，谓大青龙汤主之，小青龙汤亦主之。注家俱不甚晰，何以同一溢饮，而用寒用热，两不相侔哉！按大青龙汤有石膏、杏仁、生姜、大枣，而无干姜、细辛、五味、半夏、白芍，盖大青龙主脉洪数、面赤、喉哑之热饮，小青龙主脉弦紧、不渴之寒饮也。由此类推，胸中有微饮，苓桂术甘汤主之，肾气丸亦主之。苓桂术甘，外饮治脾也；肾气丸，内饮治肾也。再，胸痹门中，胸痹心中痞，留气结在胸，胸满，胁下逆抢心，枳实薤白汤主之，人参汤亦主之，又何以一通一补，而主一胸痹乎？盖胸痹因寒湿痰饮之实证，则宜通阳，补之不惟不愈，人参增气且致喘满。若无风寒、痰饮之外因、不内外因，但系胸中清阳之气不足而痹痛者，如苦读书而妄想，好歌曲而无度，重伤胸中阳气者，老人清阳日薄者，若再以薤白、栝蒌、枳实，滑之、泻之、通之，是速之成劳也。断非人参汤不可。学者能从此类推，方不死于句下，方可与言读书也。

【注解】

[1] 阴吹：妇人前阴出声，如大便矢气之状。

[2] 正喧：阴吹之声连续不断。

【释义】

内有痰饮导致的阴吹，脉象弦迟，不得固执于《金匮要略》润肠法的猪膏发煎，当反其法，用祛除痰湿的橘半桂苓枳姜汤治疗。

【评议】

阴吹首载于《金匮要略·妇人杂病脉证并治》："胃气下泄，阴吹而正喧，此谷气之实也，膏发煎导之。"其病机为谷气实，胃中津液不足，大肠津液枯槁，气不后行，逼走前阴。故用猪膏发煎润肠通结。猪膏即猪油，有润燥通结之效，肠道得到濡润，"俾津液充足流行，浊气仍归旧路矣"。《吴鞠通医案》记载3例阴吹案，本证通过"余治验"，论述了饮家阴吹的表现及治法。对于水饮致阴吹者，不可拘泥于仲景猪膏发煎，而是需用燥湿化饮法，用橘半桂苓枳姜汤治疗。半夏、陈皮化痰理气；枳实行气除满；茯苓健脾利湿；生姜和胃；桂枝通阳化湿。痰湿除，气机畅，则阴吹可愈。吴氏另外2例阴吹案，一则用川椒、吴茱萸、高良姜、丁香合五苓散治疗；另一则用化癥回生丹而愈。体现了阴吹临床辨证的重要性。

【医案选录】

阴吹案（《吴鞠通医案·阴吹》）

英氏　三十八岁　阴吹，按《金匮》妇人门之阴吹，治以猪膏发煎，纯然补阴，注谓肠胃俱槁。再按肠胃俱槁，阴不足者，阳必有余，脉当数，面与唇舌当赤，口当渴。兹面青，脉弦而迟，不食不饥，不便不寐，盖痰饮蟠踞胃中，津液不行大肠，肠虽槁而胃不槁，议通幽门法。

半夏一两　桂枝六钱　广皮五钱　枳实八钱

煮三杯，分三次服。服一帖而减，三帖而退。惟余痰饮，调理脾胃数月而痰饮亦愈。

按语：阴吹病临床少见，但因症状不雅，常给患者带来极大的精神压力。西医认为其与多次人流、阴道松弛、难产失血、产后劳作、产后抑郁等原因相关，治疗上无特效药物。中医则认为其多由胃燥，痰湿，气郁，气虚等病因所致。《金匮》之阴吹，病因为胃肠津液不足，除阴吹外，伴见脉数，面赤，舌红苔黄，口渴等热象。而本案中面青，脉弦迟，不食不饥，不便不寐，皆为痰饮阻滞中焦之象。痰饮阻胃，津液不能下行润肠，遂成阴吹。故治宜燥湿化痰，理气和中，使气行痰消，胃津得以布散。吴氏将本案方药再加茯苓、生姜，名橘半桂苓枳姜汤，其祛湿化饮作用增强。本案阴吹采取祛湿之法，实与《金匮》之润法相反。

【原文】

五二、暴感寒湿成疝，寒热往来，脉弦反数，舌白滑，或无苔，不渴，当脐痛，或胁下痛，椒桂汤主之。

此小邪中里证也。疝，气结如山也。此肝脏本虚，或素有肝郁，或因暴怒，又猝感寒湿，秋月多得之。既有寒热之表证，又有脐痛之里证，表里俱急，不得不用两解。方以川椒、吴萸、小茴香直入肝脏之里，又芳香化浊流气。以柴胡从少阳领邪出表，病在肝治胆也。又以桂枝协济柴胡者，病在少阴，治在太阳也，《经》所谓病在脏，治其腑之义也，况又有寒热之表证乎！佐以青皮、广皮，从中达外，峻伐肝邪也。使以良姜，温下焦之里也。水用急流，驱浊阴使无留滞也。

椒桂汤方（苦辛通法）

川椒（炒黑）六钱　桂枝六钱　良姜三钱　柴胡六钱　小茴香四钱　广皮三钱　吴茱萸（泡淡）四钱　青皮三钱

急流水八碗，煮成三碗。温服一碗，覆被，令微汗佳。不汗，服第二碗，接饮生姜汤促之。得汗，次早服第三碗，不必覆被再令汗。

【释义】

突然感受寒湿，导致疝气，出现寒热往来，脉象弦数，舌苔白滑，或无苔，口不渴，当有脐中疼痛，或胁下疼痛，用椒桂汤治疗。

【评议】

在肝郁或暴怒时，又感受寒湿之邪，导致肝经不利，肝经绕阴器过少腹，则可形成疝气，出现脐中疼痛，或胁下疼痛，舌苔白，脉弦数等。寒热往来，为邪在半表半里。既有里急，又有半表半里之急，故吴氏谓"表里俱急"。治疗当用两解法，用苦辛通的椒桂汤。方用川椒、吴茱萸、小茴香直入肝脏之里以散寒，又芳香化浊以流气；柴胡和解半表半里，从少阳领邪出表；桂枝辛温散寒，协济柴胡，使邪从外而解；青皮、陈皮疏肝理气；高良姜温下焦里寒；用急流水，取其驱浊阴而无留滞之弊。

【原文】

五三、寒疝，脉弦紧，胁下偏痛，发热，大黄附子汤主之。

此邪居厥阴，表里俱急，故用温下法以两解之也。脉弦为肝郁，紧，里寒也。胁下偏痛，肝胆经络为寒湿所搏，郁于血分而为痛也。发热者，胆因肝而郁也。故用附子温里通阳，细辛暖水脏而散寒湿之邪。肝胆无出路，故用大黄借胃腑以为出路也。大黄之苦，合附子、细辛之辛，苦与辛合，能降能通，通则不痛也。

大黄附子汤方（苦辛温下法）

大黄五钱　熟附子五钱　细辛三钱

水五杯，煮取两杯。分温二服（原方分量甚重，此则从时改轻，临时对证斟酌）。

【释义】

寒疝，出现脉象弦紧，胁下偏痛，发热者，用大黄附子汤治疗。

【评议】

此条源于《金匮要略·腹满寒疝宿食病脉证治》："胁下偏痛，发热，其脉紧弦，此寒也，以温药下之，宜大黄附子汤。"仲景原治寒实内结的腹满证，吴氏则补充寒疝病。寒邪侵袭肝经，故脉象弦紧，弦为肝郁，紧为里寒。肝胆经络为寒湿所搏，郁于血分，故胁下疼痛；发热是因寒邪困于肝胆，阳气郁滞不通，营卫失调所致，非为实热发热证。除上症外，临床还可见便秘、肢冷、苔白等。因里有寒邪疝气，外有阳郁发热，故为"表里俱急"。治宜温下法的大黄附子汤以两解表里。方中附子、细辛温里通阳，暖水脏而散寒湿之邪，且细辛有较好的止痛作用；肝胆须借胃腑以出路，故用大黄导滞通下，虽为苦寒，但有附子、细辛制其寒凉之性；苦味大黄与辛味附子、细辛相合，能降能通，通则不痛。

【原文】

五四、寒疝，少腹或脐旁，下引睾丸，或掣胁，下掣腰，痛不可忍者，天台乌药散主之。

此寒湿客于肝肾小肠而为病，故方用温通足厥阴、手太阳之药也。乌药祛膀胱冷气，能消肿止痛。木香透络定痛，青皮行气伐肝，良姜温脏劫寒，茴香温关元，暖腰肾，又能透络定痛。槟榔至坚，直达肛门散结气，使坚者溃，聚者散，引诸药逐浊气，由肛门而出。川楝导小肠湿热，由小便下行，妙以斩关夺门之巴豆，用气味而不用形质，使巴豆帅气药散无形之寒，随槟榔下出肛门。川楝得巴豆迅烈之气，逐有形之湿，从小便而去。俾有形无形之结邪，一齐解散而病根拔矣。

按：疝瘕之证尚多，以其因于寒湿，故因下焦寒湿而类及三条，略示门径，直接中焦篇腹满腹痛等证。古人良法甚夥，而张子和专主于下，本之《金匮》病至其年月日时复发者当下之例，而方则从大黄附子汤悟入，并将淋、带、痔疮、癃闭等证，悉收入疝门，盖皆下焦寒湿、湿热居多。而叶氏于妇科久病癥瘕，则以通补奇经，温养肝肾为主，盖本之《内经》：任脉为病，男子七疝，女子带下瘕聚也。此外良法甚多，学者当于各家求之，兹不备载。

天台乌药散方（苦辛热急通法）

乌药五钱　木香五钱　小茴香（炒黑）五钱　良姜（炒）五钱　青皮五钱　川楝子十枚　巴豆七十二粒　槟榔五钱

先以巴豆微打破，加麸数合，炒川楝子，以巴豆黑透为度，去巴豆、麸子不用，但以川楝同前药为极细末，黄酒和服一钱。不能饮者，姜汤代之。重者，日再服，痛不可忍者，日三服。

【释义】

寒湿侵袭肝肾小肠经络，导致疝气，出现少腹或脐旁疼痛，下牵引睾丸，或牵掣胁部，或牵掣腰部，疼痛不能忍受的，用天台乌药散治疗。

【评议】

寒湿侵袭下焦，肝肾小肠经脉不畅，出现少腹或脐旁，或牵引睾丸、胸胁、腰部等疼痛。治宜用温通足厥阴、手太阳之药组方的天台乌药散。乌药散出自《圣济总录》,《医学发明》中加了"天台"二字。乌药能祛膀胱冷气,且能消肿止痛;木香理气透络定痛;青皮行气疏肝止痛;高良姜温脏劫寒;小茴香温关元,暖腰肾,又能透络定痛;槟榔行气导滞,使坚者溃,聚者散,引诸药逐浊气由肛门而出;川楝子行气疏肝。诸药配伍,行气疏肝止痛效著,为治寒疝诸痛良方。

乌药配小茴香药对

乌药辛温,既能疏理气机,又能温肾散寒止痛,为治疗三焦寒凝气滞疼痛圣药。以产于浙江省台州市天台县为上品,镇痛活性成分最佳。小茴香功同乌药,亦能温肾暖肝,散寒止痛,同时善调脾胃之气而开胃、止呕。《温病条辨》有9方用小茴香,其作用多为温煦中下焦、止疼痛。广泛用于寒湿、秋燥、湿温、产后等诸病。二药相配,善疗三焦寒凝气滞而致的疼痛。笔者用之,效果肯定。

湿温（疟、痢、疸、痹附）

【原文】

五五、湿温久羁,三焦弥漫,神昏窍阻,少腹硬满,大便不下,宣清导浊汤主之。

此湿久郁结于下焦气分,闭塞不通之象,故用能升、能降、苦泄滞、淡渗湿之猪苓,合甘少淡多之茯苓,以渗湿利气。寒水石色白性寒,由肺直达肛门,宣湿清热。盖膀胱主气化,肺开气化之源,肺藏魄,肛门曰魄门,肺与大肠相表里之义也。晚蚕砂化浊中清气,大凡肉体未有死而不腐者,蚕则僵而不腐,得清气之纯粹者也,故其粪不臭、不变色,得蚕之纯清,虽走浊道而清气独全,既能下走少腹之浊部,又能化浊湿而使之归清,以己之正,正人之不正也。用晚者,本年再生之蚕,取其生化最速也。皂荚辛咸性燥,入肺与大肠,金能退暑,燥能除湿,辛能通上下关窍,子更直达下焦,通大便之虚闭,合之前药，俾郁结之湿邪，由大便而一齐解散矣。二苓、寒石，化无形之气；蚕砂、皂子，逐有形之湿也。

宣清导浊汤（苦辛淡法）

猪苓五钱　茯苓五钱　寒水石六钱　晚蚕砂四钱　皂荚子（去皮）三钱

水五杯，煮成两杯。分二次服，以大便通快为度。

【释义】

湿热之邪日久郁结于下焦气分，弥漫于三焦，出现神志昏蒙，机窍被阻，少腹硬满，大便不通，用宣清导浊汤治疗。

【评议】

1."少腹硬满，大便不下"评

大便不下，甚至数日不通，为大肠腑气不畅的表现。然导致腑气不畅的原因较多，此为湿热之邪，湿浊较甚，壅阻于肠道，故有大便不下，少腹硬满。与阳明腑实热证的大便不通有别。湿热浊气上蒙机窍，故神志昏蒙，此特征为时清时昧，呼之能应。与热入心包的神昏谵语有异。因本证非燥屎内结，故不宜用苦寒的承气汤辈攻下；又非热入包络，亦不宜清心开窍的安宫牛黄丸辈清热。当用宣清导浊法祛除肠中湿热之邪。宣清导浊汤用猪苓、茯苓利湿，使湿热之邪从膀胱而走；寒水石色白性寒，宣湿清热，由肺直达肛门；晚蚕沙化浊中清气，既能下走少腹之浊部，又能化浊湿而使之归清；皂荚辛咸性燥，入肺与大肠，清热除湿，能通上下关窍。全方配伍"二苓、寒石，化无形之气；蚕砂、皂子，逐有形之湿也"。

2.**湿阻肠道——泄泻或大便不通**

湿邪阻滞于肠道，最常见的表现是泄泻，严重者大便日数十行，便质清稀。而本证病机亦为湿阻肠道，但未出现泄泻，反而呈现大便不通之象，并有少腹硬满。可见中医同一病机可产生截然相反的两种症状，无论泄泻还是大便不通，因其病机无异，故治法亦相同，均可采用祛湿宣肺，使湿邪从肺或膀胱而消。

【原文】

五六、湿凝气阻，三焦俱闭，二便不通，半硫丸主之。

热伤气，湿亦伤气者何？热伤气者，肺主气而属金，火克金则肺所主之气伤矣。湿伤气者，肺主天气，脾主地气，俱属太阴湿土。湿气太过反伤本脏化气，湿久浊凝至于下焦，气不惟伤而且阻矣。气为湿阻，故二便不通。今人之通大便，悉用大黄，不知大黄性寒，主热结有形之燥粪。若湿阻无形之气，气既伤而且阻，非温补真阳不可。硫黄热而不燥，能疏利大肠，半夏能入阴，燥胜湿，辛下气，温开郁，三焦通而二便利矣。

按：上条之便闭，偏于湿重，故以行湿为主；此条之便闭，偏于气虚，故以补气为主。盖肾司二便。肾中真阳为湿所困，久而弥虚，失其本然之职，故助之以硫黄。肝主疏泄，风湿相为胜负，风胜则湿行，湿凝则风息，而失其疏泄之能，故通之以半夏。若湿尽热结，实有燥粪不下，则又不能不用大黄矣。学者详审其证可也。

半硫丸（酸辛温法）

石硫黄（硫黄有三种：土黄，水黄，石黄也。入药必须用产于石者。土黄土纹，水黄直丝，色皆滞暗而臭。惟石硫黄方棱石纹而有宝光，不臭，仙家谓之黄矾，其形大势如矾。按：硫黄感日之精，聚土之液，相结而成。生于艮土[1]者佳，艮土者，少土也，其色晶莹，其气清而毒小。生于坤土[2]者恶，坤土者，老土也，秽浊之所归也，其色板滞，其气浊而毒重，不堪入药，只可作火药用。石黄产于外洋，来自舶上，所谓倭黄是也。入莱菔内煮六时则毒去） 半夏（制）

上二味各等分，为细末，蒸饼为丸，梧子大。每服一二钱，白开水送下（按：半硫丸通虚闭，若久久便溏，服半硫丸亦能成条，皆其补肾燥湿之功也）。

【注解】

[1] 艮土：艮，gèn，八卦之一，代表山，方位在东北。

[2] 坤土：坤，kūn，八卦之一，代表地，方位在西南。

【释义】

寒湿凝滞，气机郁阻，三焦闭而不畅，肺脾肾脏气损伤，出现二便不通，用半硫丸治疗。

【评议】

寒湿凝滞，三焦气机郁闭，肺脾肾三脏气伤，出现肺失宣降，脾失运化，肾失蒸化。本证三焦病变以下焦肾气、肾阳虚为主，因肾司二便，故有二便不通表现。"气既伤而且阻，非温补真阳不可"，故治法用半硫丸温肾逐寒，通阳泻浊。该方出自《太平惠民和剂局方》，原治老年虚冷便秘，或寒湿久泻。《临证指南医案·湿》严姓治案，用其治"胸满不饥，是阳不营运，嗜酒必挟湿凝阻其气，久则三焦皆闭"。方中硫黄酸温，归肾与大肠经，为纯阳之品，入肾能补命门之火而助元阳，热而不燥，能疏利大肠；半夏辛温而燥，燥可胜湿，辛可开郁。二药相伍，助阳而疏通，三焦气机通利，则二便通畅。

此阳虚便秘，不可运用大黄，"若湿尽热结，实有燥粪不下，则又不能不用大黄矣"，体现了吴氏临证辨治思想。本证与上条皆有大便不通，上证以湿阻为主，故治以行湿导浊；本证为气化失职，故治以疏通气化。即吴氏所说的"上条之便闭，偏于湿重，故以行湿为主；此条之便闭，偏于气虚，故以补气为主"。此处气虚，是指肾阳气虚衰，以温补肾阳气虚为主。

【原文】

五七、浊湿久留，下注于肛，气闭，肛门坠痛，胃不喜食，舌苔腐白，术附汤主之。

此浊湿久留肠胃，致肾阳亦困，而肛门坠痛也。肛门之脉曰尻，肾虚则痛，气结亦痛。但气结之痛有二：寒湿、热湿也。热湿气实之坠痛，如滞下门中用黄连、槟榔之证是也。此则气虚而为寒湿所闭，故以参、附峻补肾中元阳之气，姜、术补脾中健运之气，朴、橘行浊湿之滞气。俾虚者充，闭者通，浊者行，而坠痛自止，胃开进食矣。

按：肛痛有得之大恐或房劳者，治以参、鹿之属，证属虚劳，与此对勘，故并及之。再此条应入寒湿门，以与上三条有互相发明之妙，故列于此，以便学者之触悟也。

术附汤方（苦辛温法）

生茅术五钱　人参二钱　厚朴三钱　生附子三钱　炮姜三钱　广皮三钱

水五杯，煮成两杯。先服一杯，约三时，再服一杯，以肛痛愈为度。

【释义】

湿浊日久羁留，气下坠于肛门，则肛门坠痛。湿浊阻于胃，则胃不纳谷，舌苔白腻，用术附汤治疗。

【评议】

本证源于《临证指南医案·湿》王姓治案。其病机为寒湿日久，伤及脾肾，气虚而下坠。湿热壅于肠道，也可有肛门坠痛感，多见于痢疾，需用黄连、槟榔等清热行气导滞治疗。而本证则为寒湿伤及阳气，致气闭而坠痛。除肛坠外，尚有舌苔白腻，纳呆，腹部喜温，饮热则减等。治宜术附汤温肾健脾，行气燥湿。人参、附子温补脾肾阳气；炮姜、苍术温中燥湿；厚朴、陈皮理气行滞。诸药配伍，"俾虚者充，闭者通，浊者行，而坠痛自止，胃开进食矣"。

另外，吴氏论述了肛痛也可得之大恐或房劳者，多见于虚劳病，治疗需用峻补阳气法，如人参、鹿茸等，其说甚是。

【原文】

五八、疟邪久羁，因疟成劳，谓之劳疟。络虚而痛，阳虚而胀，胁有疟母，邪留正伤，加味异功汤主之。

此证气血两伤。《经》云：劳者温之。故以异功[1]温补中焦之气，归、桂合异功温养下焦之血，以姜、枣调和营卫，使气血相生而劳疟自愈。此方补气，人所易见，补血人所不知。《经》谓：中焦受气取汁，变化而赤是谓血。凡阴阳两伤者，必于气中补血，定例也。

加味异功汤方（辛甘温阳法）

人参三钱　当归一钱五分　肉桂一钱五分　炙甘草二钱　茯苓三钱　于术（炒焦）三钱　生姜三钱　大枣（去核）二枚　广皮二钱

水五杯，煮成两杯，渣再煮一杯。分三次服。

【注解】

[1] 异功：即异功散，源于《小儿药证直诀》。组成：人参、茯苓、白术、甘草、陈皮。主治脾胃虚弱证，有益气健脾之效用。

【释义】

疟邪日久羁留，耗伤气血，形成劳疟；经络因气血虚失养而胁痛，阳气虚而气运行无力则胀。疟邪留于胁下，正气损伤，日久则胁下有肿块，用加味异功汤治疗。

【评议】

1. **劳疟评**

劳疟为疟病之一，多因疟邪积久不瘥，气血俱虚，小劳即复。其特点为寒热轻微，休作有时，伴有乏力，多汗，纳呆等。吴氏认为本证属气血两虚，故用补益气血的加味异功汤治疗。本方源于《临证指南医案·疟》陈姓治案。用异功散温补中焦之气；当归、肉桂合异功温养下焦之血；生姜、大枣调和营卫。诸药合用，"使气血相生而劳疟自愈"。本方以扶正为主，偏于补气，并未有祛邪截疟药物，若劳疟发作频繁，有邪实者，可配合截疟药物，如使用青蒿、草果等。

2. **"凡阴阳两伤者，必于气中补血，定例也"临床意义**

吴氏此语指出了阴阳两伤，气血两虚证，必须气中补血的治法。本证主要在于气虚，故在用人参、茯苓、白术等药益气健脾的基础上，加入当归旨在气中补血，血旺生气，体现了气血互生的特点。另外，气虚者加入肉桂以温养下焦，阳旺则气生。吴氏常用当归配肉桂法温养气血，对于临床诸多气虚证、气血两虚证的治疗，有重要参考价值。

【原文】

五九、疟久不解，胁下成块，谓之疟母，鳖甲煎丸主之。

疟邪久扰，正气必虚。清阳失转运之机，浊阴生窃踞之渐，气闭则痰凝血滞，而块势成矣。胁下乃少阳、厥阴所过之地，按少阳、厥阴为枢，疟不离乎肝胆，久扰则脏腑皆困，转枢失职，故结成积块，居于所部之分。谓之疟母者，以其由疟而成，且无已时也。按《金匮》原文：病疟以月一日发，当以十五日愈。设不瘥，当月尽解。如其不瘥，当云何？此结为癥瘕，名曰疟母。急治之，宜鳖甲煎丸。盖人身之气血与天地相应，故疟邪之著于人身也，其盈缩进退，亦必与天地相应。如月一日发者，发于黑昼月廓空时，气之虚也，当俟十五日愈。五者，生数之终，十者，成数之极。生成之盈数相会，五日一元，十五日三元一周。一气来复，白昼月廓满之时，天气实而人气复，邪气退而病当愈。设不瘥，必俟天气再转，当于月尽解。如其不瘥，又当云何？然月自亏而满，阴已盈而阳已缩。自满而亏，阳已长而阴已消。天地阴阳之盈缩消长已周，病尚不愈，是本身之气血，不能与天地之化机相为流转，日久根深，牢不可破，故宜急治也。

鳖甲煎丸方

鳖甲（炙）十二分　乌扇（烧）三分　黄芩三分　柴胡六分　鼠妇（熬）三分　干姜三分　大黄三分　芍药五分　桂枝三分　葶苈（熬）一分　石韦（去毛）三分　厚朴三分　牡丹皮五分　瞿麦二分　紫葳三分　半夏一分　人参一分　䗪虫（熬）五分　阿胶（炒）三分　蜂窝（炙）四分　赤硝十二分　蜣螂（熟）六分　桃仁二分

上二十三味，为细末。取煅灶下灰一斗，清酒一斛五斗，浸灰，俟酒尽一半，煮鳖甲于中，煮令泛烂如胶漆，绞取汁，纳诸药煎为丸，如梧子大。空心服七丸，日三服。

〔方论〕此辛苦通降，咸走络法。鳖甲煎丸者，君鳖甲而以煎成丸也，与他丸法迥异，故曰煎丸。方以鳖甲为君者，以鳖甲守神入里，专入肝经血分，能消癥瘕，领带四虫，深入脏络，飞者升，走者降，飞者兼走络中气分，走者纯走络中血分。助以桃仁、丹皮、紫葳之破满行血，副以葶苈、石韦、瞿麦之行气渗湿，臣以小柴胡、桂枝二汤，总去三阳经未结之邪。大承气急驱入腑已结之渣滓。佐以人参、干姜、阿胶，护养鼓荡气血之正，俾邪无容留之地，而深入脏络之病根拔矣。按小柴胡汤中有甘草，大承气汤中有枳实，仲景之所以去甘草，畏其太缓，凡走络药不须守法。去枳实，畏其太急而直走肠胃，亦非络药所宜也。

【释义】

疟邪日久不解，导致胁下肿块，此谓疟母病，用鳖甲煎丸治疗。

【评议】

1. 疟母评

疟母为疟病久延不愈，疟邪致人体气血亏损，血络不畅，结于胁下的肿块，类似西医疟原虫导致的脾肿大。胁下为足少阳胆经、足厥阴肝经所过之地，因少阳、厥阴主枢，疟不离乎肝胆，若疟邪久羁，肝胆转枢失职，则气血不畅，瘀积于胁下，可结成积块。之所以称为疟母，是因为其由疟而生成。本条证源于《金匮要略·疟病脉证并治》，疟母为癥瘕，"日久根深，牢不可破，故宜急治也"。用鳖甲煎丸治疗。此丸与他丸法制作有迥异，是运用君药鳖甲而以煎成丸，故曰煎丸。方中鳖甲守神入里，专入肝经血分，软坚散结，能消癥瘕，领带鼠妇（地虱）、䗪虫（地鳖虫）、蜂、蜣螂四虫，深入脏络，走络中气血；桃仁、丹皮、紫葳（凌霄花）活血化瘀以行血；葶苈子、乌扇（射干）、石韦、瞿麦泻痰渗湿；取小柴胡汤、桂枝汤二方，旨在祛除三阳经未结之邪；大承气汤急驱入腑，荡涤已结之渣滓；人参、干姜、阿胶护养气血，俾邪无容留之地。小柴胡汤不用甘草，畏其太缓，凡走络药不须守法；大承气汤不用枳实，畏其太急而直走肠胃，亦非络药所宜。全方为寒温并用，攻补兼施，除痰化瘀，行气消癥之剂，临证常用于治疗脏腑经络癥瘕病。

2. 血瘀癥瘕治则

血瘀导致的癥瘕肿块，基本治则及用药规律为（图26）：

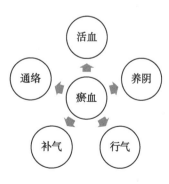

图26 瘀血治疗方法图

（1）血瘀需活血：根据肿块坚硬及人体正虚情况，可选用水蛭、地鳖虫、虻虫、三棱、莪术、乳香、没药、蒲黄、五灵脂、当归、川芎、桃仁、红花等；若因热导致的血瘀，选用丹皮、赤芍、丹参等。

（2）血瘀需养阴：瘀血证不能见瘀就只用活血法，滋养阴血是治疗瘀血证的重要法则。补充水，水液充足，则瘀血证可明显改善，此为叶天士"散血"之意。纵观古人活血化瘀名方，大多方内有补养阴血之品。如白芍、生地黄、熟地黄、阿胶、玄参、当归、天花粉、枸杞子、山萸肉等。

（3）血瘀需补气：人之所有者血与气耳。对于气虚而致瘀血者，必须配伍补气药，气足则血行，如黄芪、党参、人参、西洋参等。

（4）血瘀需行气：根据血瘀原因及部位，可分别配伍不同脏腑的行气药，使气行则血行，如香附、郁金、延胡索、青皮、柴胡、砂仁等。

（5）血瘀要通络：血在脉中行，对于瘀血者，还需配伍通经走络药物，如穿山甲、地龙等。

【原文】

六十、太阴三疟，腹胀不渴，呕水，温脾汤主之。

三疟本系深入脏真之痼疾，往往经年不愈，现脾胃症，犹属稍轻。腹胀不渴，脾寒也，故以草果温太阴独胜之寒，辅以厚朴消胀。呕水者，胃寒也，故以生姜降逆，辅以茯苓渗湿而养正。蜀漆乃常山苗，其性急走疟邪。导以桂枝，外达太阳也。

温脾汤方（苦辛温里法）

草果二钱　桂枝三钱　生姜五钱　茯苓五钱　蜀漆（炒）三钱
厚朴三钱

水五杯，煮取两杯。分二次温服。

【释义】

足太阴脾，出现三日疟，腹部胀满，口不渴，呕吐清水，此为脾脏阴寒，用温脾汤治疗。

【评议】

本方证录自《临证指南医案·疟》沈姓治案。其病机，叶氏认为"邪在脾胃之络"，吴氏认为，疟邪在脾，导致脾脏阴寒。此处三疟，即三阴疟，又名三日疟，以每三日疟疾发作一次为特点。对此疟，叶氏提出"温疏里邪，勿用表散：草果、粗桂枝、生姜、厚朴、炒蜀漆、茯苓"。吴氏将案中药物取名为温脾汤。以草果燥湿行气，温太阴独胜之寒；厚朴行气消胀；生姜降逆、和胃止呕；茯苓渗湿健脾；蜀漆乃常山苗，有提疟外出之功，其性急走疟邪，与桂枝相伍，使疟邪外达太阳。

【原文】

六一、少阴三疟，久而不愈，形寒嗜卧，舌淡脉微，发时不渴，气血两虚，扶阳汤主之。

《疟论篇》：黄帝问曰：时有间二日，或至数日发，或渴或不渴，其故何也？岐伯曰：其间日者，邪气客于六腑，而有时与卫气相失，不能相得，故休数日乃作也。疟者，阴阳更胜也。或甚或不甚，故或渴或不渴。《刺疟篇》曰：足少阴之疟，令人呕吐甚，多寒热，热多寒少，欲闭户牖而处，其病难已。夫少阴疟，邪入至深，本难速已。三疟又系积重难反，与卫气相失之证，久不愈其常也。既已久不愈矣，气也、血也，有不随时日耗散也哉！形寒嗜卧，少阴本证。舌淡、脉微、不渴，阳微之象。故以鹿茸为君，峻补督脉，一者八脉丽于肝肾，少阴虚，则八脉亦虚；一者督脉总督诸阳，为卫气之根本。人参、附子、桂枝，随鹿茸而峻补太阳，以实卫气。当归随鹿茸以补血中之气，通阴中之阳。单以蜀漆一味，急提难出之疟邪，随诸阳药努力奋争，由卫而出。阴脏阴证，故汤以扶阳为名。

扶阳汤（辛甘温阳法）

鹿茸（生，锉末，先用黄酒煎得）五钱 熟附子三钱 人参二钱 粗桂枝三钱 当归二钱 蜀漆（炒黑）三钱

水八杯，加入鹿茸酒，煎成三小杯。日三服。

【释义】

足少阴三日疟，日久而不愈，出现形寒肢冷，嗜卧，舌淡白，脉微弱，发作时口不渴，气血两虚的，用扶阳汤治疗。

【评议】

本证源于《临证指南医案·疟》某治案："三八，少阴三疟已久，当升阳温经：鹿茸、熟附子、人参、粗桂枝、当归、炒黑蜀漆。"叶氏案中未记载症状，但从具体治法和药物组成看，其病机为少阴肾阳虚。吴氏论述的形寒嗜卧，舌淡脉微，发时不渴等，亦为肾阳虚而致，其所说的"气血两虚"，似不妥切。治宜"升阳温经"法，用扶阳汤。药物完全录自叶案。方中鹿茸温肾阳，峻补督脉；人参、附子、桂枝益气温阳，与鹿茸协同峻补太阳，以实卫气；当归补血，与补阳药鹿茸等同用，以阴阳双补；蜀漆急提疟邪，由卫而出。"阴脏阴证，故汤以扶阳为名"。本方为督肾同治、气血兼补、内外同施之剂。

【原文】

六二、厥阴三疟，日久不已，劳则发热，或有痞结，气逆欲呕，减味乌梅圆法主之。

凡厥阴病甚，未有不犯阳明者。邪不深不成三疟，三疟本有难已之势，既久不已，阴阳两伤。劳则内发热者，阴气伤也。痞结者，阴邪也。气逆欲呕者，厥阴犯阳明，而阳明之阳将惫也。故以乌梅圆法之刚柔并用，柔以救阴，而顺厥阴刚脏之体，刚以救阳，而充阳明阳腑之体也。

减味乌梅圆法（酸苦为阴，辛甘为阳复法）

（以下方中多无分量，以分量本难预定，用者临时斟酌可也）

半夏　黄连　干姜　吴萸　茯苓　桂枝　白芍　川椒（炒黑）　乌梅

按：疟、痢两门，日久不治，暑湿之邪与下焦气血混处者，或偏阴、偏阳、偏刚、偏柔。或宜补、宜泻、宜通、宜涩。或从太阴，或从少阴，或从厥阴，或护阳明，其证至杂至多，不及备载。本论原为温、暑而设，附录数条于湿温门中者，以见疟、痢之原起于暑湿，俾学者识得源头，使杂证有所统属，粗具规模而已。欲求美备，勤绎各家。

【释义】

足厥阴三日疟，日久不愈，劳累则有发热，或有胃脘痞满，胃气上逆欲呕吐，用减味乌梅圆法治疗。

【评议】

本条证源于《临证指南医案·疟》蔡姓治案。疟邪日久，厥阴肝受累，犯于阳明胃，故有劳则发热，痞结，气逆欲呕等症。叶案提出"当厥阴阳明同治"，吴氏将叶案方药谓之"减味乌梅圆法"。乌梅圆又作乌梅丸，来源于《伤寒论》，为治厥阴病寒热错杂主方。吴氏将此条列入下焦疟，临床因疟导致的此证较少，但对内伤杂病，因寒热错杂所表现的下利、痞满、蛔厥等，可用本方治疗。

【原文】

六三、酒客久痢，饮食不减，茵陈白芷汤主之。

久痢无他证，而且能饮食如故，知其病之未伤脏真胃土，而在肠中也。痢久不止者，酒客湿热下注。故以风药之辛，佐以苦味入肠，芳香凉淡也。盖辛能胜湿而升脾阳，苦能渗湿清热，芳香悦脾而燥湿，凉能清热，淡能渗湿也。俾湿热去而脾阳升，痢自止矣。

茵陈白芷汤方（苦辛淡法）

绵茵陈　白芷　北秦皮　茯苓皮　黄柏　藿香

【释义】

长期饮酒之人出现久痢，但饮食如故，说明下痢未伤胃土，病在肠道，用茵陈白芷汤治疗。

【评议】

日久下痢，多有正气损伤病机，然此患者下痢时间虽长，但并未影响饮食，表明中焦脾胃功能尚可，"知其病之未伤脏真胃土"，病位主要在肠中。酒客湿热，邪气下注肠道，腑气不畅，出现痢下赤白，腹痛，里急后重，苔黄腻，脉濡数等。治宜苦辛淡法的茵陈白芷汤。

该方药物录自《临证指南医案·痢》祝姓治案。以风药之辛，佐以苦味入肠，芳香凉淡立法。白芷味辛，胜湿而升脾阳；黄柏、茵陈味苦，渗湿清热；藿香芳香，悦脾而化湿；茯苓甘淡渗湿；秦皮清热而止痢。诸药共用，"俾湿热去而脾阳升，痢自止矣"。

风药治疗泄泻

泄泻为清气下趋，故能使清气上升之法可治泄泻。风药，如防风、白芷、葛根等，因其味辛，在治疗泄泻中，能够发挥清气上升之用。又泄泻多湿，风药能胜湿，故风药"盖辛能胜湿而升脾阳"，湿祛脾阳升，则泄泻止。笔者每治各种泄泻，风药为必用之药。

【原文】

六四、老年久痢，脾阳受伤，食滑便溏，肾阳亦衰，双补汤主之。

老年下虚久痢，伤脾而及肾，食滑便溏，亦系脾肾两伤。无腹痛、肛坠、气胀等证，邪少虚多矣。故以人参、山药、茯苓、莲子、芡实甘温而淡者补脾渗湿。再，莲子、芡实水中之谷，补土而不克水者也。以补骨、苁蓉、巴戟、菟丝、覆盆、萸肉、五味酸甘微辛者，升补肾脏阴中之阳，而兼能益精气、安五脏者也。此条与上条当对看，上条以酒客久痢，脏真未伤而湿热尚重，故虽日久仍以清热渗湿为主。此条以老年久痢，湿热无多而脏真已歉，故虽滞下不净，一以补脏固正立法。于此，亦可以悟治病之必先识证也。

双补汤方（复方也，法见注中）

人参　山药　茯苓　莲子　芡实　补骨脂　苁蓉　萸肉　五味子　巴戟天　菟丝子　覆盆子

【释义】

老年患久痢，脾阳损伤，饮食血腥滑利之物，则易大便溏泄，日久肾阳亦衰惫，用健脾补肾的双补汤治疗。

【评议】

老年多有正虚，现患久痢，脾肾阳气损伤必见。脾阳伤则食滑便溏，肾阳伤则形寒肢冷，完谷不化，小便清长等，但无腹痛、肛坠、气胀，此为邪少虚多。治宜补脾温肾，用双补汤。该方药物源于《临证指南医案·痢》蒋姓治案。方中人参、山药、茯苓、莲子、芡实甘温而淡，补脾渗湿；补骨脂、肉苁蓉、巴戟天、菟丝子、覆盆子、山萸肉、五味子酸甘微辛，升补肾脏阴中之阳，兼能益精气安五脏。

本条与上条皆为久痢，上条酒客久痢，脏真未伤而湿热邪气尚重，故虽日久仍以清热渗湿为主；此条为老年久痢，无湿热邪气而脏真已亏。虽然皆属滞下不净，前者苦辛淡法治邪气；本证则补益脾肾以固正。

芡实配莲子药对

莲子甘涩平，归脾、肾、心经，既可补益脾气，又能益肾固精，且可交通心肾而宁心安神；芡实性味同莲子，健脾益肾固精，且能止带。两药相伍，补益脾肾作用增强，且为食疗药物，口感好，可以常服久服。吴氏谓："再，莲子、芡实水中之谷，补土而不克水者也。"说明两药补土作用较好，但无克肾水之副作用。笔者常用此药对，治疗肺脾肾虚弱、心肾不交等证。

【原文】

六五、久痢，小便不通，厌食欲呕，加减理阴煎主之。

此由阳而伤及阴也。小便不通，阴液涸矣。厌食欲呕，脾胃两阳败矣。故以熟地、白芍、五味收三阴之阴，附子通肾阳，炮姜理脾阳，茯苓理胃阳也。按原方通守兼施，刚柔互用，而名理阴煎者，意在偏护阴也。熟地守下焦血分，甘草守中焦气分，当归通下焦血分，炮姜通中焦气分，盖气能统血，由气分之通及血分之守，此其所以为理也。此方去甘草、当归，加白芍、五味、附子、茯苓者，为其厌食欲呕也。若久痢，阳不见伤，无食少欲呕之象，但阴伤甚者，又可以去刚增柔矣。用成方总以活泼流动，对症审药为要。

加减理阴煎方（辛淡为阳，酸甘化阴复法。凡复法，皆久病未可以一法了事者）

熟地　白芍　附子　五味　炮姜　茯苓

【释义】

久痢伤阴，阴液不足，故小便不通；厌食欲呕吐，为脾胃阳气衰败，胃气不降，脾失运化。用加减理阴煎治疗。

【评议】

本条源于《临证指南医案·痢》某治案："阴液涸，则小水不通，胃气逆，则厌食欲呕，此皆痢之款症也。治以中下二焦为主，议理阴煎：熟地、白芍、附子、五味、炮姜、茯苓。"久痢既可伤阴又可伤阳。伤阴膀胱无水，则小便不通；伤脾胃之阳，纳运失调，胃失和降，则厌食欲呕。阴阳两伤，故治宜阴阳双补，用加减理阴煎。该方由《景岳全书》理阴煎（熟地黄、当归、炙甘草、干姜）变化而来，用熟地黄、白芍、五味子养阴敛阴；附子通肾阳、炮姜理脾阳、茯苓理胃阳，三药同用，使阳得补。该方通守兼施，刚柔互用，阴阳双补，偏于护阴。

【原文】

六六、久痢，带瘀血，肛中气坠，腹中不痛，断下渗湿汤主之。

此涩血分之法也。腹不痛，无积滞可知。无积滞，故用涩也。然腹中虽无积滞，而肛门下坠，痢带瘀血，是气分之湿热久而入于血分，故重用樗根皮[1]之苦燥湿、寒胜热、涩以断下，专入血分而涩血为君。地榆得先春之气，木火之精，去瘀生新。茅术、黄柏、赤苓、猪苓开膀胱，使气分之湿热由前阴而去，不致遗留于血分也。楂肉亦为化瘀而设，银花为败毒而然。

断下渗湿汤方（苦辛淡法）

樗根皮（炒黑）一两　生茅术一钱　生黄柏一钱　地榆（炒黑）一钱五分　楂肉（炒黑）三钱　银花（炒黑）一钱五分　赤苓三钱　猪苓一钱五分

水八杯，煮成三杯。分三次服。

【注解】

[1]樗根皮：樗，chū，樗树即臭椿，为其根的干燥根皮。樗根皮

苦、涩，寒，归大肠、胃、肝经。有清热燥湿，收涩止带，止泻，止血之功。

【释义】

久痢带有便血暗滞，肛门有气坠感，腹中无疼痛，用断下渗湿汤治疗。

【评议】

本证录自《临证指南医案·痢》朱姓治案："三九，下痢带瘀血，肛中气坠，腹不痛。炒黑樗根皮一两、生茅术一钱、生黄柏一钱、炒黑楂肉三钱、炒黑地榆一钱半、炒焦银花一钱半、赤苓三钱、猪苓一钱半。"其病机"是气分之湿热久而入于血分"。肠道无积滞，故腹不痛；肠道有湿热，气机不畅，故肛中气坠；邪气日久入于血分而瘀，则便血色暗。治宜清热祛湿，化瘀止痢。方用断下渗湿汤。樗根皮苦涩寒，既能燥湿胜热，又可涩肠止痢；地榆苦寒，清热祛瘀生新；茅术燥湿；黄柏清热燥湿；赤苓、猪苓开膀胱，使气分之湿热，由前阴而去，不致遗留于血分；山楂肉化瘀，金银花败毒。《增补评注温病条辨》："治下痢用涩法、用堵截法，必滞邪均去始可用。此证虽无积滞，而湿热尚存，故方中渗湿之药犹多。"体现了下痢并非均禁分利治法，但若无湿邪而又入血分较重，则又不宜用茯苓、猪苓等淡渗之品。

【原文】

六七、下痢无度，脉微细，肢厥，不进食，桃花汤主之。

此涩阳明阳分法也。下痢无度，关闸不藏。脉微细、肢厥，阳欲脱也。故以赤石脂急涩下焦，粳米合石脂堵截阳明，干姜温里而回阳。俾痢止则阴留，阴留则阳斯恋矣。

桃花汤（方法见温热下焦篇）

【释义】

下痢频繁无度，脉象微细，肢体厥冷，食不得入，用涩阳明阳分法的桃花汤治疗。

【评议】

下痢日久，频繁无度，同时伴有脉微细、肢厥、不进食，此为关闸不藏，脾肾阳气损伤之象。此时肠内已无滞邪，属正虚滑脱，故纯用涩法、堵截法。方选桃花汤。用赤石脂固涩；干姜温阳；白粳米和中。

【原文】

六八、久痢，阴伤气陷，肛坠尻[1]酸，地黄余粮汤主之。

此涩少阴阴分法也。肛门坠而尻脉酸，肾虚而津液消亡之象。故以熟地、五味补肾而酸甘化阴。余粮固涩下焦，而酸可除、坠可止、痢可愈也（按：石脂、余粮，皆系石药而性涩，桃花汤用石脂不用余粮，此则用余粮而不用石脂。盖石脂甘温，桃花温剂也；余粮甘平，此方救阴剂也，无取乎温，而有取乎平也）。

地黄余粮汤方（酸甘兼涩法）

熟地黄　禹余粮　五味子

【注解】

[1] 尻：kāo，尾骶骨部位。

【释义】

日久下痢，阴液损伤，阳气下陷，肛门下坠，尻部酸痛，用涩少阴阴分法的地黄余粮汤治疗。

【评议】

久痢有伤阴伤阳之别，本证偏于痢久伤阴，肾阴不足，故尻酸；肾气下陷，故肛坠。治宜用地黄余粮汤涩少阴阴分。方中熟地黄、五味子补肾阴而酸甘化阴；禹余粮固涩下焦。二药相配，肾阴补，则酸可除，坠可止，痢可愈。本方涩而兼顾阴，上方涩而兼顾阳。

【原文】

六九、久痢伤肾，下焦不固，肠膪滑下，纳谷运迟，三神丸主之。

此涩少阴阴中之阳法也。肠腻滑下，知下焦之不固。纳谷运迟，在久痢之后，不惟脾阳不运，而肾中真阳亦衰矣。故用三神丸温补肾阳，五味兼收其阴，肉果涩自滑之脱也。

三神丸方（酸甘辛温兼涩法，亦复方也）

五味子　补骨脂　肉果（去净油）

【释义】

久痢伤及肾气肾阳，导致下焦失于固摄，肠道下痢滑脱不禁，脾胃阳虚，致纳差失运，用涩少阴阴中之阳法的三神丸治疗。

【评议】

本证源于《临证指南医案·痢》周姓治案。病机为脾肾阳虚，肠失固摄，故有肠腻滑下，纳谷运迟之症。此为釜底无薪，治法不可但执健脾，重在补益下焦真阳。方药取自叶案，名为三神丸方。补骨脂温肾助阳，温脾止泻；五味子收敛固涩，兼收其阴；肉豆蔻温中行气，涩肠止泻。笔者常用此方治疗久泄无火者。

【原文】

七十、久痢伤阴，口渴舌干，微热微咳，人参乌梅汤主之。

口渴、微咳于久痢之后，无湿热客邪款证，故知其阴液太伤，热病液涸，急以救阴为务。

人参乌梅汤（酸甘化阴法）

人参　莲子（炒）　炙甘草　乌梅　木瓜　山药

按：此方于救阴之中，仍然兼护脾胃。若液亏甚而土无他病者，则去山药、莲子，加生地、麦冬，又一法也。

【释义】

久痢阴液损伤，出现口渴，舌体干燥，微有发热，轻微咳嗽，用人参乌梅汤治疗。

【评议】

本证源于《临证指南医案·痢》孙姓治案。泻痢日久，必然阴损液耗，故有口渴、舌干等；阴虚生内热，故有低热；肺气阴不足，肺失宣降，则咳嗽。此非实火客邪，亦无湿热积滞，而是气阴不足，重点在阴液大伤。根据"热病液涸，急以救阴为务"原则，治疗予益气敛阴，酸甘化阴法，用人参乌梅汤。取人参益气生津；山药、炙甘草、炒湖莲肉健脾，以生气阴；乌梅、木瓜味酸生津，与甘温补气健脾药人参、山药、炒湖莲肉相伍，有酸甘化气阴之效。此方救阴之中，兼顾脾胃，若液亏较重，脾胃无病者，可去山药、莲子，加甘寒的生地黄、麦冬，为酸甘化阴又一法（图27）。本方药性平和，多为食疗药物，临床用于老年、儿童气阴不足的病证或亚健康调理，有较好的作用。

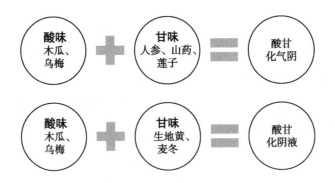

图27　酸味与不同药性的甘味配伍作用图

【原文】

七一、痢久阴阳两伤，少腹肛坠，腰胯[1]脊髎[2]痠痛，由脏腑伤及奇经，参茸汤主之。

少腹坠，冲脉虚也。肛坠，下焦之阴虚也。腰，肾之府也。胯，胆之穴也（谓环跳）。脊，太阳夹督脉之部也。髎，阳明部也。俱痠痛者，由阴络而伤及奇经也。参补阳明，鹿补督脉，归、茴补冲脉，菟丝、附子升少阴，杜仲主腰痛。俾八脉有权，肝肾有养，而痛可止，坠可升提也。

按：环跳本穴属胆，太阳、少阴之络实会于此。

参茸汤（辛甘温法）

人参　鹿茸　附子　当归（炒）　茴香（炒）　菟丝子　杜仲

按：此方虽曰阴阳两补，而偏于阳。若其人但坠而不腰脊痛，偏于阴伤多者，可于本方去附子，加补骨脂，又一法也。

【注解】

［1］胯：人体腰和大腿之间的部位。

［2］髀：bì，股部，即大腿部。

【释义】

下痢日久，阴阳两伤，少腹及肛门下坠，腰和大腿、脊柱部位酸痛，此为由脏腑伤及奇经八脉，用参茸汤治疗。

【评议】

本证源于《临证指南医案·痢》某治案。下痢阴阳两伤，阴伤失于濡养，阳伤失于温煦，故有少腹肛坠，腰胯、脊髀酸痛等。叶、吴二氏皆认为下痢日久，"由脏腑络伤，已及奇经""由脏腑伤及奇经"。奇经八脉与脏腑关系极为密切，少腹坠，为冲脉虚。腰、胯、脊、髀俱酸痛，由经络而伤及奇经。肛坠，为下焦阴虚，但也有气虚者。当用辛甘温的参茸汤治疗。取人参补阳明；鹿茸补督脉；当归、小茴香补冲脉；菟丝子、附子、杜仲补肾脉。诸药配伍，"俾八脉有权，肝肾有养，而痛可止，坠可升提也"。本证虽为阴阳两虚，但方药偏于补阳，若偏于阴伤者，可去附子，加补骨脂、山萸肉、熟地黄等。

【原文】

七二、久痢伤及厥阴，上犯阳明，气上撞心，饥不欲食，干呕腹痛，乌梅圆主之。

肝为刚脏，内寄相火，非纯刚所能折。阳明腑，非刚药不复其体。仲景厥阴篇中，列乌梅圆治木犯阳明之吐蚘，自注曰：又主久痢方。然久痢之症不一，亦非可一概用之者也。叶氏于木犯阳明之疟、痢，必用其法而化裁之。大抵柔则加白芍、木瓜之类，刚则加吴萸、香附之类，多不用桂枝、细辛、黄柏，其与久痢纯然厥阴见证，而无犯阳明之呕而不食撞心者，则又纯乎用柔，是治厥阴久痢之又一法也。按泻心寒热并用，而乌梅圆则又寒热、刚柔并用矣。盖泻心治胸膈间病，犹非纯在厥阴也，不过肝脉络胸耳。若乌梅圆则治厥阴、防少阳、护阳明之全剂。

乌梅圆方（酸甘辛苦复法。酸甘化阴，辛苦通降，又辛甘为阳，酸苦为阴）

乌梅 细辛 干姜 黄连 当归 附子 蜀椒（炒焦去汗） 桂枝 人参 黄柏

此乌梅圆本方也。独无论者，以前贤名注林立，兹不再赘。分量制法，悉载《伤寒论》中。

【释义】

久痢不愈伤及厥阴肝，肝木上犯阳明胃，出现气上撞心，饥而不欲食，干呕，腹部疼痛，用乌梅圆治疗。

【评议】

肝为刚脏，内寄相火，久痢伤及厥阴肝，肝阴不足，则相火愈亢，上犯阳明胃土，胃气上撞心胸，导致饥不欲食，干呕腹痛等。乌梅丸为《伤寒论》厥阴病寒热错杂主方，该方又主久痢。久痢的原因多端，不可一概用此方。叶天士对于肝木犯于阳明胃土导致的疟、痢，常用此法化裁。在加减药物中，"大抵柔则加白芍、木瓜之类，刚则加吴萸、香附之类，多不用桂枝、细辛、黄柏"。用古方而不拘泥，堪为效法。

泻心汤与乌梅圆皆为寒热并用之剂。但泻心汤治心下（胸膈间）病，并非与肝密切相关；乌梅圆除寒热并用外，尚有刚柔相济配伍，该方为治厥阴、防少阳、护阳明之全剂。

【原文】

七三、休息痢经年不愈，下焦阴阳皆虚，不能收摄，少腹气结，有似癥瘕，参芍汤主之。

休息痢者，或作或止，止而复作，故名休息，古称难治。所以然者，正气尚旺之人，即受暑、湿、水、谷、血、食之邪太重，必日数十行，而为胀、为痛、为里急后重等证，必不或作或辍也。其成休息证者，大抵有二，皆以正虚之故。一则正虚留邪在络，至其年月日时复发，而见积滞腹痛之实证者，可遵仲景凡病至其年月日时复发者当下之例，而用少少温下法，兼通络脉，以去其隐伏之邪。或丸药缓攻，俟积尽而即补之。或攻补兼施，中下并治，此虚中之实证也。一则纯然虚证，以痢久滑泄太过，下焦阴阳两伤，气结似乎癥瘕，而实非癥瘕，舍温补其何从！故以参、苓、炙草守补中焦，参、附固下焦之阳，白芍、五味收三阴之阴，而以少阴为主，盖肾司二便也。汤名参芍者，取阴阳兼固之义也。

参芍汤方（辛甘为阳，酸甘化阴复法）

人参　白芍　附子　茯苓　炙甘草　五味子

【释义】

休息痢多年不愈，导致下焦肾阴阳皆虚，阳气虚不能固摄，少腹因气而结，表现为似癥瘕之象，用参芍汤治疗。

【评议】

本条证源于《临证指南医案·痢》某治案。休息痢为痢疾之一，其特点为或作或止，止而复作。吴氏谓本病"大抵有二，皆以正虚之故"。一则人体正气虚弱，邪气留络，发作时积滞腹痛，治法或遵守仲景少少温下法，兼通络脉，或丸药缓攻，或攻补兼施。另一则纯然为虚证，多因久痢滑泄太过，下焦阴阳两伤，表现为腹中气结，似乎癥瘕之象，但非癥瘕，治当温补，扶助正气。叶氏谓："若不急进温补，恐滋扰肿胀之累也。"吴氏参芍汤方，取自叶案药物。用人参、茯苓、炙甘草益气健脾，守补中焦；人参、附子益气温肾，固下焦之阳；白芍、五味子养阴敛阴，滋下焦之阴。"汤名参芍者，取阴阳兼固之义也"。

参茸汤与参芍汤皆可治疗痢久阴阳两伤。但前者治由脏伤及奇经，后者治气结有似癥瘕。前者作用偏于补阳，后者偏于阴阳两补。

【原文】

七四、噤口痢，热气上冲，肠中逆阻似闭，腹痛在下尤甚者，白头翁汤主之。

此噤口痢之实证，而偏于热重之方也。

白头翁汤（方注见前）

【释义】

噤口痢，出现里热之气自下攻冲于上，肠道传导失司，气机阻滞，状似闭塞，腹部疼痛严重者，用白头翁汤治疗。

【评议】

噤口痢为痢疾之一，其表现为不进饮食，或呕而不能食，有虚实之分。本证属实证，条文来源于《临证指南医案·痢》包姓治案。实热壅滞肠道，腑气不畅，故有热气上冲，肠中逆阻似闭，腹痛等表现。治宜清泻肠中热毒，用白头翁汤方。

本条宜与中焦篇第九十九条加味白头翁汤互参。

【原文】

七五、噤口痢，左脉细数，右手脉弦，干呕腹痛，里急后重，积下不爽，加减泻心汤主之。

此亦噤口痢之实证，而偏于湿热太重者也。脉细数，湿热著里之象。右手弦者，木入土中之象也。故以泻心去守中之品，而补以运之，辛以开之，苦以降之。加银花之败热毒，楂炭之克血积，木香之通气积，白芍以收阴气，更能于土中拔木也。

加减泻心汤方（苦辛寒法）

川连　黄芩　干姜　银花　楂炭　白芍　木香汁

【释义】

噤口痢，出现左手脉象细数，为里有湿热；右手脉象弦，为肝木克土；干呕，腹部疼痛，里急后重，大便不爽，皆为湿热太重，用加减泻心汤治疗。

【评议】

本证噤口痢病因为湿热，仍为实证。肠道湿热，积滞不行，更有肝木入土，故治宜清热祛湿，辛开苦降。方用加减泻心汤方。取泻心汤方义守中，以辛开苦降，调畅气机；金银花清热解毒；山楂炭消积活血；木香疏理肠道气机；白芍养阴止痛，且能柔肝抑木。该方对湿热所致的痢疾、泄泻，表现为腹痛、里急后重、便脓血或大便色黄而黏滞者，有良效。

【原文】

七六、噤口痢，呕恶不饥，积少痛缓，形衰，脉弦，舌白，不渴，加味参苓白术散主之。

此噤口痢邪少虚多，治中焦之法也。积少痛缓，则知邪少。舌白者，无热。形衰不渴，不饥不食，则知胃关欲闭矣。脉弦者，《金匮》谓：弦则为减。盖谓阴精阳气俱不足也。《灵枢》谓：诸小脉者，阴阳形气俱不足，勿取以针，调以甘药也。仲景实本于此而作建中汤，治诸虚不足，为一切虚劳之祖方。李东垣又从此化出补中益气、升阳益气、清暑益气等汤，皆甘温除大热法，究不若建中之纯，盖建中以德胜，而补中以才胜者也。调以甘药者，十二经皆秉气于胃，胃复则十二经之诸虚不足皆可复也。叶氏治虚多脉弦之噤口痢，仿古之参苓白术散而加之者，亦同诸虚不足调以甘药之义，又从仲景、东垣两法化出，而以急复胃气为要者也。

加味参苓白术散方（本方甘淡微苦法，加则辛甘化阳，芳香悦脾，微辛以通，微苦以降也）

人参二钱　白术（炒焦）一钱五分　茯苓一钱五分　扁豆（炒）二钱　薏仁一钱五分　桔梗一钱　砂仁（炒）七分　炮姜一钱　肉豆蔻一钱　炙甘草五分

共为极细末。每服一钱五分，香粳米汤调服，日二次。

［方论］参苓白术散原方，兼治脾胃而以胃为主者也。其功但止土虚无邪之泄泻而已。此方则通宣三焦，提上焦，涩下焦，而以醒中焦为要者也。参、苓、白术加炙草，则成四君矣。

按：四君以参、苓为胃中通药，胃者，腑也，腑以通为补也。白术、炙草为脾经守药，脾者，脏也，脏以守为补也。茯苓淡渗，下达膀胱，为通中之通。人参甘苦，益肺胃之气，为通中之守。白术苦能渗湿，为守中之通。甘草纯甘，不兼他味，又为守中之守也。合四君为脾胃两补之方。加扁豆、薏仁以补肺胃之体，炮姜以补脾肾之用。桔梗从上焦开提清气，砂仁、肉蔻从下焦固涩浊气，二物皆芳香能涩滑脱，而又能通下焦之郁滞，兼醒脾阳也。为末，取其留中也。引以香粳米，亦以其芳香悦土，以胃所喜为补也。上下斡旋，无非冀胃气渐醒，可以转危为安也。

【释义】

噤口痢，出现呕吐恶心，不知饥饿，腹痛轻微，形体衰弱，脉象弦，舌苔白腻，口不渴，用加味参苓白术散治疗。

【评议】

此为噤口痢邪少虚多证，病变在中焦脾胃。脾胃阳气虚弱，纳运失调，故表现为形衰，呕恶不饥，舌白不渴；邪气轻微，里积不重，故腹痛较轻。脉象弦，非肝脉弦硬有力，而为阴精阳气俱不足所致，当为弱脉类。治宜急复胃气为要，予以益气健脾，甘温补中。方选加味参苓白术散。人参、茯苓、白术、炙甘草四君子健脾益气；砂仁芳香理气，醒中焦；白扁豆健脾；炮姜温中；肉豆蔻温暖中下，涩下焦；桔梗化痰宣肺，提上焦。诸药配伍，"此方则通宣三焦，提上焦，涩下焦，而以醒中焦为要者也"（图28）。笔者治疗慢性泄泻常用此方，效果肯定。

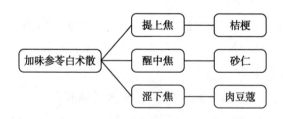

图28 加味参苓白术散三焦用药图

【医案选录】

泄泻案

鹿某，男，37岁，2019年8月30日初诊。

患者泄泻5~6年，便质稀溏，日2～3次，无腹痛，无脓血。每遇寒冷天气及饮食寒凉则病情加重，纳差，易疲倦，肛门时有下坠感。同时有多年鼻炎病史，每至冬季则鼻塞流涕。患者身形瘦削，面色㿠白，问诊时语声低微，舌淡，苔薄白，脉沉弱。中医诊断：泄泻。证属肺脾阳虚。治以补益肺脾，祛湿温中。方选加味参苓白术散加减。

处方：炙黄芪20g，茯苓15g，炒白术15g，炒薏苡仁20g，砂仁9g（后下），桔梗15g，煨肉豆蔻10g，怀山药15g，莲子肉15g，芡实15g，藿香12g，炒白扁豆15g，炒神曲10g，防风9g，炙甘草5g，清半夏10g。7剂，水煎服，日1剂，早晚分2次服。

2019年9月8日二诊：服至第2剂，每日大便1次，便质成形。7剂服尽，便质、便次正常，有力气感，鼻塞症状亦有所减轻。在前方基础上，加白芷10g，辛夷10g(包煎)，砂仁由9g改为6g。再服7剂。

2019年9月15日三诊：泄泻与鼻塞症状完全消除。为巩固疗效，上方加入补肾之品，稍作调整，续服7剂。嘱其起居有常，谨防风寒湿邪侵袭；饮食有节，避免进食生冷油腻及难消化的食物，日常宜多食用山药、莲子、白扁豆、芡实等。后随访，病情稳定，泄泻无复发。

按语：泄泻病机虽然复杂，但总不离脾虚湿盛。患者脾胃素虚，加之病泻已逾5年，中焦阳气虚甚，脾胃不能运化水液，升清功能失司。后新患鼻塞流涕，为母病及子，土虚不能生金之故。处方主以益气健脾祛湿。益气用黄芪；健脾用芡实、莲子、白术、白扁豆等；祛湿运用了宣湿、化湿、燥湿、利湿四法。

本案体会：一是运用了吴氏三焦用药法。桔梗提上焦、砂仁醒中焦、煨肉豆蔻涩下焦。二是治泄泻采取升清法。本方用了辛温升散的防风、白芷。三是肺脾同治。鼻炎与肠炎药物同施。

【原文】

七七、噤口痢，胃关不开，由于肾关不开者，肉苁蓉汤主之。

此噤口痢邪少虚多，治下焦之法也。盖噤口日久，有责在胃者，上条是也。亦有由于肾关不开，而胃关愈闭者，则当以下焦为主。方之重用苁蓉者，以苁蓉感马精而生，精血所生之草而有肉者也。马为火畜，精为水阴，禀少阴水火之气而归于太阴坤土之药，其性温润平和，有从容之意，故得从容之名，补下焦阳中之阴有殊功。《本经》称其强阴益精，消癥瘕。强阴者，火气也。益精者，水气也。癥瘕乃气血积聚有形之邪，水火既济，中土气盛，而积聚自消。兹以噤口痢阴阳俱损，水土两伤，而又滞下之积聚未清，苁蓉乃确当之品也。佐以附子补阴中之阳，人参、干姜补土，当归、白芍补肝肾，芍用桂制者，恐其呆滞，且束入少阴血分也。

肉苁蓉汤（辛甘法）

肉苁蓉（泡淡）一两　附子二钱　人参二钱　干姜炭二钱　当归二钱　白芍（肉桂汤浸，炒）三钱

水八杯，煮取三杯。分三次缓缓服。胃稍开，再作服。

【释义】

噤口痢胃虚，纳谷及胃气下降功能失常，表现有不食、呕吐等，是由于肾虚，阴阳衰弱而影响脾胃者，用肉苁蓉汤治疗。

【评议】

本证噤口痢，虽提出胃关不开，表现为不能进食，或呕吐等，但并未治胃，而是从肾关探讨，体现了中下焦脾肾先后天的关系。下焦肾阴阳两虚，不能温脾濡胃，可导致胃关不开。治疗当以下焦为主，予以温肾、补益气阴为法。方用肉苁蓉汤。肉苁蓉阴阳双补，但"补下焦阳中之阴有殊功"，又能消癥瘕，温润平和，有从容之意；附子温肾补阳；人参、干姜补中温土；当归、白芍益阴养血。

加味参苓白术散与本方皆可治噤口痢。但前者适用于脾胃虚寒，偏于补中；本方适用于肾阴阳两虚，偏于补下。如遇脾肾阳虚致泄者，两方可合用。

秋燥

【原文】

七八、燥久伤及肝肾之阴，上盛下虚，昼凉夜热，或干咳，或

不咳，甚者痉厥者，三甲复脉汤主之，定风珠亦主之，专翁[1]大生膏亦主之。

肾主五液而恶燥，或由外感邪气久羁而伤及肾阴，或不由外感而内伤致燥，均以培养津液为主。肝木全赖肾水滋养，肾水枯竭，肝断不能独治，所谓乙癸同源，故肝肾并称也。三方由浅入深，定风浓于复脉，皆用汤，从急治。专翁取乾坤之静，多用血肉之品，熬膏为丸，从缓治。盖下焦深远，草木无情，故用有情缓治。再，暴虚易复者，则用二汤。久虚难复者，则用专翁。专翁之妙，以下焦丧失皆腥臭脂膏，即以腥臭脂膏补之，较之丹溪之知柏地黄，云治雷龙之火[2]而安肾燥，明眼自能辨之。盖凡甘能补，凡苦能泻，独不知苦先入心，其化以燥乎！再，雷龙不能以刚药直折也，肾水足则静，自能安其专翁之性。肾水亏则动而躁，因燥而躁也。善安雷龙者，莫如专翁，观者察之。

三甲复脉汤、定风珠（并见前）

专翁大生膏（酸甘咸法）

人参二斤（无力者以制洋参代之）　茯苓二斤　龟板（另熬胶）一斤　乌骨鸡一对　鳖甲（另熬胶）一斤　牡蛎一斤　鲍鱼二斤　海参二斤　白芍二斤　五味子半斤　麦冬（不去心）二斤　羊腰子八对　猪脊髓一斤　鸡子黄二十圆　阿胶二斤　莲子二斤　芡实三斤　熟地黄三斤　沙苑蒺藜一斤　白蜜一斤　枸杞子（炒黑）一斤

上药分四铜锅（忌铁器，搅用铜勺），以有情归有情者二，无情归无情者二。文火细炼三昼夜，去渣，再熬六昼夜。陆续合为一锅，煎炼成膏，末下三胶，合蜜和匀。以方中有粉无汁之茯苓、白芍、莲子、芡实为细末，合膏为丸。每服二钱，渐加至三钱，日三服，约一日一两，期年为度。每殒胎必三月，肝虚而热者，加天冬一斤，桑寄生一斤，同熬膏，再加鹿茸二十四两为末（本方以阴生于八，成于七，故用三七二十一之奇方，守阴也。加方用阳生于七，成于八，三八二十四之偶方，以生胎之阳也。古法通方多用偶，守法多用奇，阴阳互也）。

【注解】

[1] 翕: xī, 聚合或收拢之义。

[2] 雷龙之火: 肝肾阴液亏损, 阴虚不能制阳, 出现的虚火, 又称相火。

【释义】

燥邪日久伤及肝肾阴液, 阳亢于上, 阴亏于下, 故有夜晚发热, 白昼热退, 或干咳, 或不咳, 严重者出现抽搐、四肢厥冷等表现。用三甲复脉汤治疗, 定风珠、专翕大生膏也可用之。

【评议】

肝藏血, 肾藏精, 精血同源, 即乙癸同源, 故肝肾并称。燥邪伤及下焦肝肾之阴, 阴虚则阳亢, 故有上盛下虚, 昼凉夜热等; 肾阴不足, 肺金受影响, 则干咳, 或不咳; 肝主筋, 肝木全赖肾水滋养, 肾水枯竭, 肝木失养, 可有痉厥等。治宜填补真阴法。三甲复脉汤、定风珠、专翕大生膏皆可随证选用。三方由阴虚到动风, 再到雷龙之火, 正伤由浅入深。大定风珠较三甲复脉汤多五味子、鸡子黄, 故浓于复脉, 以治邪少虚多。二方皆用汤, 暴虚易复者, 从急治。专翕大生膏由前二方合之, 并加多味血肉有情及健脾益气养阴之品, 熬膏为丸, 从缓治。下焦深远, 草木无情, 故用有情缓治。对于肝肾阴伤, 中气亦亏, 有善安雷龙之效, 久虚难复者, 则用专翕大生膏。该方由大定风珠 (熟地黄易生地黄, 去麻子仁) 加海参、鲍鱼、猪脊髓、羊腰子、乌骨鸡、沙苑蒺藜、枸杞子填补真阴, 潜阳息风; 人参、芡实、莲子、茯苓益气健脾。全方药物二十一味, 达到奇方守阴之功。本方加入天冬、桑寄生、鹿茸, 可治每三月殒胎之病, 药物二十四味, 起到偶方生阳之效。

温邪久羁下焦, 肝肾阴伤, 吴氏有九个复脉汤类方治疗其证: 加减复脉汤、加减复脉汤仍用参方、一甲复脉汤、二甲复脉汤、三甲复脉汤、救逆汤、大定风珠、小定风珠、专翕大生膏。每方主治病证, 可参考前面原文所论。

卷四　杂说

汗论

【原文】

汗也者，合阳气阴精蒸化而出者也。《内经》云：人之汗，以天地之雨名之。盖汗之为物，以阳气为运用，以阴精为材料。阴精有余，阳气不足，则汗不能自出，不出则死。阳气有余，阴精不足，多能自出，再发则痉，痉亦死。或熏灼而不出，不出亦死也。其有阴精有余，阳气不足，又为寒邪肃杀之气所搏，不能自出者，必用辛温味薄急走之药，以运用其阳气，仲景之治伤寒是也。伤寒一书，始终以救阳气为主。其有阳气有余，阴精不足，又为温热升发之气所铄[1]，而汗自出，或不出者，必用辛凉以止其自出之汗，用甘凉、甘润培养其阴精为材料，以为正汗之地，本论之治温热是也。本论始终以救阴精为主。此伤寒所以不可不发汗，温热病断不可发汗之大较[2]也。唐宋以来，多昧[3]于此，是以人各著一伤寒书，而病温热者之祸亟[4]矣。呜呼！天道欤[5]？抑人事欤？

【注解】

[1]铄：shuò，熔化之意。

[2]大较：大旨、概略之意

［3］昧：mèi，糊涂，不明白，昏暗之意。

［4］亟：jí，急迫。

［5］欤：yú，表疑问或感叹语气。

【评议】

1. 汗的产生

《素问·阴阳别论》谓"阳加于阴谓之汗"，说明汗液是用阴精作为出汗材料，又要通过体内阳气的鼓舞运行，才能将汗排出体外（图29）。

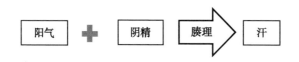

图29 汗的产生图

从图29可以看出，汗的产生需要三个条件：一是阳气，出汗的动力；二是阴精，出汗的物质基础；三是腠理，即汗孔，为汗出的通道。三者任何一方或多方出现病理，皆会产生汗出的异常。

（1）温病无汗：常见三方面原因：一是腠理闭塞。见于温病卫分阶段，温邪郁表，卫气司腠理开合功能障碍。二是阴精亏虚。温病过程中多见于营分证，营阴损伤，汗源匮乏。三是阳气不足。人体阳气动力衰弱，不能使津液蒸化，多见于温病后期湿邪伤阳证，即吴氏所说的"阴精有余，阳气不足，则汗不能自出"。

（2）温病汗出：多为里证。一是阳气亢盛。多见于阳明气分里热炽盛证，里热炽盛，蒸腾津液外泄而汗出。温病阴虚内热也可汗出，即吴氏所说"阳气有余，阴精不足，多能自出"。也可见于温病湿热郁蒸证。二是阴阳亡失。外感病因发汗太过，或里热炽盛未及时清解，遂出现亡阴、亡阳，此证较危重，需急救之。

2. 伤寒救阳气，温病救阴精

伤寒为感受寒邪所致，素体多阳气虚弱，初得之表证，宜用辛温发汗法；温病为感受温邪所致，素体多阴精不足，初起表证，当用辛凉疏解，用甘凉培养其阴精，不可辛温发汗。因此，伤寒"始终以救阳气为主"，《温病条辨》"本论始终以救阴精为主"。

方中行[1]先生或问六气论

【原文】

原文云：或问天有六气，风、寒、暑、湿、燥、火。风、寒、暑、湿，《经》皆揭病出条例以立论，而不揭燥、火，燥、火无病可论乎？曰：《素问》言春伤于风，夏伤于暑，秋伤于湿，冬伤于寒者，盖以四气之在四时，各有专令，故皆专病也。燥、火无专令，故不专病，而寄病于百病之中。犹土无正位，而寄王[2]于四时辰戌丑未之末。不揭者，无病无燥、火也。愚按此论，牵强臆断，不足取信，盖信《经》太过则凿之病也。春风，夏火，长夏湿土，秋燥，冬寒，此所谓播五行于四时也。《经》言：先夏至为病温，即火之谓。夏伤于暑，指长夏中央土而言也。秋伤于湿，指初秋而言，乃上令湿土之气，流行未尽。盖天之行令，每微于令之初，而盛于令之末。至正秋伤燥，想代远年湮[3]，脱简故耳。喻氏补之诚是，但不当硬改《经》文，已详论于下焦寒湿第四十七条中。今乃以土寄王四时比燥、火，则谬甚矣。夫寄王者，湿土也，岂燥、火哉！以先生之高明，而于六气乃昧昧焉，亦千虑之失矣。

【注解】

[1] 方中行：字中行，名有执，明代著名伤寒大家，著有《伤寒论条辨》等。

[2] 王：同旺。

[3] 代远年湮：湮，yān，埋没。距今久远，无法记忆或考证。

【评议】

方中行认为：六气当中，以风寒暑湿揭病条例为多，然对燥、火论者较少。主要源于《素问》有关伏气温病的描述，如春伤于风，夏伤于暑，秋伤于湿，冬伤于寒等，四气在四时，各有专令，而燥、火无专令，尤土无正位，寄旺于四时一样，诸病皆有燥、火也。吴氏认为方氏解释"牵强臆断，不足取信"，"以土寄王四时比燥、火，则谬甚矣"。吴氏认为寄旺四时的是湿土而非燥、火，并认为秋伤于湿，指初秋而言，为长夏湿土之气，流行未尽，至深秋则为燥。同时对喻嘉言将"秋伤于湿"改为"秋伤于燥"进行了批驳。对燥邪的认识，当与下焦篇第四十七条及"燥气论""补秋燥胜气论"等内容相互参考。

伤寒注论

【原文】

仲祖《伤寒论》诚为金科玉律，奈注解甚难。盖代远年湮，中间不无脱简，又为后人妄增，断不能起仲景于九原[1]而问之，何条在先，何条在后，何处尚有若干文字，何处系后人伪增，惟有阙疑阙殆[2]，择其可信者而从之，不可信者而考之已尔。创斯注者，则有林氏[3]、成氏[4]，大抵随文顺解，不能透发精义，然创始实难，不为无功。有明中行方先生，实能苦心力索，畅所欲言，溯本探微，阐幽发秘，虽未能处处合拍，而大端已具。喻氏[5]起而作《尚论》，补其阙略，发其所未发，亦诚仲景之功臣也。然除却心解数处，其大端亦从方论中来，不应力诋方氏。北海林[6]先生，刻方氏前条辨，附刻《尚论篇》，历数喻氏僭窃之罪，条分而畅评之。喻氏之后，又有高氏[7]，注《尚论》发明，亦有心得可取处，其大端暗窃方氏，明尊喻氏而又力诋喻氏，亦如喻氏之于方氏也。北平刘觉莽[8]先生起而证之，亦如林北海之证《尚论》者然，公道自在人心也。其他如郑氏[9]、程氏[10]之后条辨，无足取者，明眼人自识之。舒驰远[11]之集注，一以喻氏为主，兼引程郊倩之后条辨，杂以及门之论断，若不知有方氏之前条辨者，遂以喻氏窃方氏之论，直谓为喻氏书矣。此外有沈目南[12]注，张隐庵[13]集注，程云来[14]集注，皆可阅。至慈溪柯韵伯注《伤寒论》、著《来苏集》，聪明才辨，不无发明，可供采择。然其自序中谓大青龙一证，方、喻之注大错，目之曰郑声[15]，曰杨墨[16]，及取三注对勘，虚中切理而细绎之，柯注谓风有阴阳，汗出脉缓之桂枝证，是中鼓动之阳风。汗不出、脉紧、烦躁之大青龙证，是中凛冽之阴风。试问中鼓动之阳风者，而主以桂枝辛甘温法，置《内经》风淫于内，治以辛凉，佐以苦甘之正法于何地？仲景自序云：撰用《素问》《九卷》，反背《素问》而立法耶？且以中鼓动之阳风者，主以甘温之桂枝，中凛冽之阴风者，反主以寒凉之石膏，有是理乎？其注烦躁，又曰热淫于内，则心神烦扰。风淫于内，故手足躁乱（方先生原注：风为烦，寒则躁）。既曰凛冽阴风，又曰热淫于内，有是理乎？种种矛盾，不可枚举。方氏立风伤卫，寒伤营，风寒两伤营卫，吾不敢谓即仲景之本来面目，然欲使后学眉目清楚，不为无见。如柯氏之所序，亦未必即仲景之心法，而高于方氏也。其删改原文处，多逞臆说，不若方氏之纯正矣。且方氏创通大义，其功不可没也。喻氏、高氏、柯氏，三子之于方氏，补偏救弊，其卓识妙悟，不无可取，而独恶其自高己见，各立门户，务掩前人之善耳。后之学者，其各以明道济世为急，毋以争名竞胜为心，民生幸甚。

【注解】

[1]九原：指春秋时晋国卿大夫的墓地，后泛指墓地。亦指九泉、黄泉等。

[2]阙疑阙殆：阙疑，将疑难问题保留，不作臆断。阙殆，不做危险的事。即将疑难问题暂时保留，不作有危险的主观臆断。

[3]林氏：指林亿，宋代医家，同高保衡校正《内经》《金匮要略》等。

[4]成氏：指成无己，宋代医家，著有《注解伤寒论》《伤寒明理论》等。

[5]喻氏：指喻嘉言，著《医门法律》《尚论篇》《寓意草》等。

［6］北海林：即林北海。

［7］高氏：指高学山，清代医家，著有《伤寒尚论辨似》等。

［8］菴：古文的庵字。

［9］郑氏：指郑重光，字在章，清代医家，著《伤寒论条辨续注》《温疫论补注》。

［10］程氏：即程应旄，字郊倩，著《伤寒论后条辨》等。

［11］舒驰远：名诏，清代医家，著《伤寒集注》《六经定法》等。

［12］沈目南：名明宗，清代医家，著《伤寒六经辨证治法》。

［13］张隐庵：名志聪，清代医家，著《黄帝内经素问集注》《伤寒论集注》《本草崇原》等。

［14］程云来：名林，清代医家，著《圣济总录纂要》《金匮要略直解》等书。

［15］郑声：春秋战国时期郑、卫地区的民间音乐，因与孔子提倡的"雅乐"不同，受儒家排斥。此处寓有邪说之意。

［16］杨墨：杨即杨朱，主为我；墨即墨翟，主兼爱。春秋战国时期的杨朱和墨翟两人及其学派。因两人都是儒家的反对派，故也寓有邪说之意。

【评议】

《伤寒论》年代久远，其内容脱简的地方甚多，后人随意增加的地方也不少，不可能让仲景复活，问其原意。吴氏认为当抱有严谨的阙疑阙殆的态度加以研究，才是正确的治学方法。吴氏从首先注解《伤寒论》的林亿和成无己开始，直到清代，对十余位医家的评注进行了得失评判。有支持肯定者，有反对批驳者，表明吴氏为人据理直言，品性中正，不蔓不枝。反映了吴氏不仅是温病泰斗，更是伤寒大家，对《内经》《伤寒论》及诸多注家著作更是烂熟于心，体现了吴氏好古敏求的严谨学风。反对吹捧自己，各立派别。反对掩人之长，而斥其短；隐己之短，而夸其长。告诫后世学医之人应"各以明道济世为急，毋以争名竞胜为心"，做精诚大医，则民生幸甚。

风论

【原文】

《内经》曰：风为百病之长。又曰：风者善行而数变。夫风何以为百病之长乎？《大易》[1]曰：元[2]者善之长也。盖冬至四十五日以后夜半，少阳起而立春，于立春前十五日交大寒节，而厥阴风木行令，所以疏泄一年之阳气，以布德行仁，生养万物者也。故王者功德既成以后，制礼作乐，舞八佾[3]而宣八风[4]，所谓四时和，八风理，而民不夭折。风非害人者也，人之腠理密而精气足者，岂以是而病哉！而不然者，则病斯起矣。以天地生生之具，反为人受害之物，恩极大而害亦广矣。盖风之体不一，而风之用有殊。春风自下而上，夏风横行空中，秋风自上而下，冬风刮地而行。其方位[5]也，则有四正四隅，此方位之合于四时八节[6]也。立春起艮方[7]，从东北隅而来，名之曰条风，八节各随其方而起，常理也。如立春起坤方[8]，谓之冲风，又谓之虚邪贼风，为其乘月建之虚，则其变也。春初之风，则夹寒水之母气；春末之风，则带火热之子气；夏初之风，则木气未尽，而炎火渐生；长夏之风，则挟暑气、湿气、木气（未为木库），大雨而后暴凉，则挟寒水之气；久晴不雨，以其近秋也，而先行燥气。是长夏之风，无所不兼，而人则无所不病矣。初秋则挟湿气，季秋则兼寒水之气，所以报冬气也。初冬犹兼燥金之气，正冬则寒水本令，而季冬又报来春风木之气，纸鸢[9]起矣。再由五运六气而推，大运如甲己之岁，其风多兼湿气。一年六气中，客气[10]所加何气，则风亦兼其气而行令焉。然则五运六气非风不行，风也者，六气之帅也，诸病之领袖也，故曰百病之长也。其数变也奈何？如夏日早南风，少移时则由西而北而东，方南风之时，则晴而热，由北而东，则雨而寒矣。四时皆有早暮之变，不若夏日之数而易见耳。夫夏日曰长、曰化，以盛万物也，而病亦因之而盛,《阴符》[11]所谓害生于恩也。无论四时之风,皆带凉气者,木以水为母也。转化转热者,木生火也。且其体无微不入,其用无处不有,学者诚能体察风之体用,而于六淫之病,思过半矣。前人多守定一桂枝,以为治风之祖方。下此则以羌、防、柴、葛为治风之要药,皆未体风之情与《内经》之精义者也。桂枝汤在伤寒书内,所治之风,风兼寒者也,治风之变法也。若风之不兼寒者,则从《内经》风淫于内,治以辛凉,佐以苦甘,治风之正法也。以辛凉为正而甘温为变者何?风者木也,辛凉者金气,金能制木故也。风转化转热,辛凉苦甘则化凉气也。

【注解】

[1]《大易》:即《易经》。

[2]元:为首的,初始、开始之意。

[3]八佾:佾,yì,古代乐舞的行列。八佾,纵横是八人,共六十四人。奴隶社会,祭祀乐舞天子才享有八佾。

[4]八风:八方之风。《吕氏春秋·有始》:东北曰炎风,东方曰滔风,东南曰熏风,南方曰巨风,西南曰凄风,西方曰飂风,西北曰厉风,北方曰寒风。《淮南子·墜形训》:东北曰炎风,东方曰条风,东南曰景风,南方曰巨风,西南曰凉风,西方曰飂风,西北曰丽风,北方曰寒风。

[5]方位:东西南北为基本方位,东北、东南、西北、西南为中间方位。

[6]八节:指立春、春分、立夏、夏至、立秋、秋分、立冬、冬至八个节气。

[7]艮方:在八卦中列东北方。

[8]坤方:在八卦中列西南方。

[9]纸鸢:即风筝。

[10]客气:每年主气之外,加临之气称为客气。

[11]《阴符》:书名,即《阴符经》,又称《黄帝阴符经》,主要论道家修养方法。

吴氏从《易经》、八佾、八风、八节、八位、主客气等方面，深入地分析了"风为百病之长""风善行而数变"的道理。风既能生万物，亦能害万物，"恩极大而害亦广矣"。强调四时气候调和，八方风气条顺，人体正气旺盛，腠理密而精气足，人则不患病，反之，则病起矣。

四季、八节、方位等不同，其风性质和作用有异。四季之风，因阳气盛衰而有上下之别。八节之风，可随正常方位而来。若失其位，反其常，则为病风。

四季不同，风可兼夹他气而行令，如风热、风寒、风湿、风燥、风火等。四时之风带有凉气，是因为"木以水为母也"；风性变热者，"木生火也"。风无微不入，无处不有，吴氏告诫后世学者需体察风的性质和作用，这样对六淫所致疾病就可以掌握大半了。见风只守桂枝汤，或用防风、羌活、柴胡、葛根等，是"皆未体风之情"，上法主要用于风兼寒者，若是风兼热，则用辛凉佐以苦甘法，此为《内经》治风之精义的体现。

医书亦有经子史集[1]论

【原文】

儒书有经、子、史、集，医书亦有经、子、史、集。《灵枢》《素问》《神农本经》《难经》《伤寒论》《金匮玉函经》[2]，为医门之经。而诸家注论、治验、类案、本草、方书等，则医之子、史、集也。经细而子、史、集粗，经纯而子、史、集杂，理固然也。学者必不可不尊经，不尊经则学无根柢[3]，或流于异端。然尊经太过，死于句下，则为贤者过之。《孟子》所谓：尽信书则不如无书也。不肖者不知有经，仲景先师所谓：各承家技，终始顺旧，省[4]疾问病，务在口给[5]，相对斯须，便处汤药。自汉时而已然矣，遑[6]问后世，此道之所以常不明而常不行也。

【注解】

[1] 经子史集：古代图书分类法，又称为四部。经，经书，指尊崇为典范的著作，主要指儒家经典著作；子，诸子百家著作和类书；史，史书，指记载过去的书；集，诗文词总集和专集等。

[2]《金匮玉函经》：即《金匮要略》

[3] 根柢：柢，dǐ，树木的根。根柢，指草木的根，喻事物的根基。

[4] 省：xǐng，看。

[5] 口给：口才敏捷，能说会道。

[6] 遑：huáng，何况之意。

【评议】

吴氏出生于书香之家，其父吴守让（字逊夫）是乾隆时期的秀才，为当地教员，学生甚多。清代朱士彦为吴鞠通写的传中曰："郡庠生，以学教授，里中弟子从者甚多。"吴氏受父亲影响，自幼攻读文史诗赋，在其后的著作中，多处可见引经据典之述。吴氏19岁时，父亲去世，遂弃举子业而学医。25岁游京师，适逢四库馆开放，遂"佣书以自给"，得《内经》《灵枢》《难经》，乃知其源之所出，《伤寒论》《金匮要略》，知医学莫先于此，遂致力于经典的学习。吴氏出身非医学世家，也未曾拜名师学医，但能成为自学大家，这与其治学有方、熟读和应用经典密不可分。

1. 读古书，多读书

不读古书，则不能得其要领，不知规矩准绳，难以明道晓理。吴氏反对只读《药性赋》《汤头歌诀》，便欲行医的读书坏习。在其《医医病书·不读古书论》中说："今人不读古书，安于小就，得少便足，囿于见闻，爱简便，畏繁重，喜浅近，惧深奥，大病也。"除了读医书《神农本草经》《灵枢》《素问》《难经》《伤寒论》《金匮要略》等经典古书外，诸如《易经》《诗经》《周礼》《礼记》等儒家书籍皆不可不读。

2. 活读书，精读书

读古书不可尊经太过，死于句下，"尽信书则不如无书也"。同时，读书需精专。在其《医医病书·好博而不务精详论》曰："务博而情不专，学人大病。"吴氏认为，儒家之书，汗牛充栋，而要紧只有经书，经书之中要紧而又要紧者，莫过于《易经》《四书》。医家之书亦不少，而要紧之书，有《内经》《难经》《金匮要略》《伤寒论》等。《临证指南医案》《本草崇原》也为吴氏力推之书。吴氏亦建议阅读其《温病条辨》，因为本书能"补古来一切外感之不足者也"。而有些书则"可阅而不可读"，甚至"直不必读"。

本论起银翘散论

【原文】

本论第一方用桂枝汤者，以初春余寒之气未消。虽曰风温（系少阳之气），少阳紧承厥阴，厥阴根乎寒水，初起恶寒之证尚多，故仍以桂枝为首，犹时文之领上文来脉也。本论方法之始，实始于银翘散。

吴按：六气播于四时，常理也。诊病者，要知夏日亦有寒病，冬日亦有温病，次年春夏尚有上年伏暑，错综变化，不可枚举，全在测证的确。本论凡例内云：除伤寒宗仲景法外，俾四时杂感，朗若列眉，后世学者，察证之时，若真知确见其为伤寒，无论何时，自当仍宗仲景。若真知六气中为何气，非伤寒者，则于本论中求之。上焦篇辨伤寒、温、暑疑似之间最详。

【评议】

《温病条辨》上焦篇第四条首例桂枝汤，其道理吴氏在前亦已说明。在此列出本篇，旨在强调本书第一方是银翘散，非桂枝汤。温病病因为温邪，初起首先犯肺，上焦病往往在手太阴，故治宜辛凉疏解为主。如确实是感受寒邪，当宗《伤寒论》仲景法，非伤寒邪气，"则从本论中求之"。

本论粗具规模论

【原文】

本论以前人信经太过（《经》谓：热病者，伤寒之类也。又以《伤寒论》为方法之祖，故前人遂于伤寒法中求温热，中行且犯此病），混六气于一《伤寒论》中，治法悉用辛温，其明者亦自觉不合，而未能自立模范[1]。瑭哀道之不明，人之不得其死，不自揣度[2]而作是书。非与人争名，亦毫无求胜前贤之私心也。至其序论采录处，粗陈大略，未能细详，如暑证中之大顺散、冷香饮子、浆水散之类，俱未收录。一以前人已有，不必屋上架屋。一以卷帙纷繁[3]，作者既苦日力无多，观者反畏繁而不览。是以本论不过粗具三焦六淫之大概规模而已。惟望后之贤者，进而求之，引而伸之。斯愚者之大幸耳。

【注解】

[1] 模范：标准、方法之意。

[2] 揣度：考虑估量。

[3] 卷帙纷繁：帙，zhì，古代书、画外面的封套。形容书籍很多，亦作卷帙浩繁。

【评议】

吴氏基于医家混风、寒、暑、湿、燥、火于一部《伤寒论》中，皆用辛温的办法治疗，而痛感医道不明，不死于病而死于医，不若不学医也。遂考之《内经》，参以心得，撰《温病条辨》是书。吴氏谓本书三焦、六淫只是粗具规模，希望后世达士贤人能补其不逮，以"进而求之，引而伸之"。吴氏虽称本书为粗具规模，但笔者看来，实为有规模而不粗，从另一方面也反映了其治学的谦虚态度。本书自成体系，是温病学中第一部理法方药具备的专著。自条自注，纲目分明，阐述深刻，创立了温病三焦辨证，补充和丰富了辨治外感之不足。自问世以来，广为流传，是研究温病的必读之书，被列为中医四大经典之一。

寒疫论

【原文】

世多言寒疫者，究其病状，则憎寒壮热，头痛，骨节烦疼，虽发热而不甚渴。时行则里巷之中，病俱相类，若役使者然。非若温病之不甚头痛、骨痛而渴甚，故名曰寒疫耳。盖六气寒水司天在泉，或五运寒水太过之岁，或六气中加临之客气为寒水，不论四时，或有是证。其未化热而恶寒之时，则用辛温解肌。既化热之后，如风温证者，则用辛凉清热，无二理也。

【评议】

《温病条辨》对寒湿证论述较多，惟对寒疫一病是其缺漏，吴氏于杂说中补出，与温疫相对，是妥当的。吴鞠通经历癸丑年（1793年）的温疫流行，但在其晚年，又遇寒燥疫，在其《医医病书·三元气候不同论》谓："余生于中元戊寅，……及至下元甲子之后，寒病颇多。辛巳年，燥疫大行，死者无算，余作霹雳散以救之。"吴氏虽曰燥疫，从霹雳散组成看，皆为散寒除湿逐秽之品，实为寒湿疫而立，正如其在《温病条辨·补秋燥胜气论》中说："虽疠气之至，多见火证，而燥、金、寒、湿之疫，亦复时有。盖风、火、暑三者为阳邪，与秽浊异气相参，则为温疠；湿、燥、寒三者为阴邪，与秽浊异气相参，则为寒疠。"

历代医家，对寒疫论述较多，如《外台秘要·卷三》提出了时行寒疫病名及季节，"从春分以后至秋分节前，天有暴寒者，皆为时行寒疫也"。《松峰说疫》除温疫外，尚有杂疫、寒疫，创立"三疫"说，提出"不受凉药"的治疗观点。《时病论·寒疫》指出了寒疫的表现及治法："初起头痛、身疼，寒热无汗，或作呕逆，人迎之脉浮紧者，宜用辛温解表法治之。"另外，清代邹汉璜撰写的《寒疫论》为论述寒疫的专著，从寒疫的传变途径、病因、病机、方药、治则等各方面进行了论述。

伪病名论

【原文】

病有一定之名，近有古无今有之伪[1]名，盖因俗人不识本病之名而伪造者，因而乱治，以致误人性命。如滞下、肠澼、便下脓血，古有之矣，今则反名曰痢疾。盖利者，滑利之义，古称自利者，皆泄泻通利太过之证也。滞者，淤涩不通之象，二义正相反矣。然治法尚无大疵谬也。至妇人阴挺[2]、阴蚀[3]、阴痒、阴菌[4]等证，古有明文，大抵多因于肝经郁结，湿热下注，浸淫而成，近日北人名之曰瘊[5]，历考古文，并无是字，焉有是病！而治法则用一种恶劣妇人，以针刺之，或用细钩勾之，利刀割之，十割九死，哀哉！其或间有一二，刀伤不重，去血不多，病本轻微者得愈，则恣索重谢。试思前阴乃肾之部，肝经蟠结之地，冲、任、督三脉由此而分走前后，岂可肆用刀勾之所。甚则肝郁胁痛，经闭寒热等证，而亦名之曰瘊，无形可割，则以大针针之。在妇人犹可借口曰：妇人隐疾，以妇人治之。甚至数岁之男孩，痔疮、疝、瘕、痦疾，外感之遗邪，总而名之曰瘊，而针之、割之，更属可恶。在庸俗乡愚信而用之，犹可说也。竟有读书明理之文人，而亦为之蛊惑，不亦怪哉！又如暑月中恶[6]腹痛，若霍乱而不得吐泻，烦闷欲死，阴凝之痧证也，治以苦辛芳热则愈，成霍乱则轻，论在中焦寒湿门中，乃今世相传谓之痧证，又有绞肠痧、乌痧之名，遂至方书中亦有此等名目矣。俗治以钱刮关节，使血气一分一合，数分数合而阳气行，行则通，通则痧开痛减而愈。但愈后周十二时不可饮水，饮水得阴气之凝，则留邪在络，遇寒或怒（动厥阴），则不时举发，发则必刮痧也。是则痧固伪名，刮痧乃通阳之法，虽流俗之治，颇能救急，犹可也。但禁水甚难，最易留邪。无奈近日以刮痧之法刮温病，夫温病，阳邪也，刮则通阳太急，阴液立见消亡，虽后来医治得法，百无一生。吾亲见有痉而死者，有痒不可忍而死者，庸俗之习，牢不可破，岂不哀哉！此外伪名妄治颇多，兹特举其尤^[7]者耳。若时医随口捏造伪名，南北皆有，不胜指屈矣。呜呼！名不正，必害于事，学者可不察乎！

【注解】

［1］伪：wěi，虚假之意。

［2］阴挺：妇女阴中如有物突出，常见子宫下脱，甚则脱出阴户之外，或者阴道壁膨出。

［3］阴蚀：指阴蚀疮。

［4］阴菌：阴中突出物如菌，四周肿痛，似痒似痛；一说同阴挺。

［5］瘟：fān，病名，一种重病，《康熙字典》："瘟，病死"。

［6］中恶：感受秽毒或不正之气，突然厥逆，不省人事。

［7］尤：尤甚，格外之意。

【评议】

吴氏本文旨在强调中医病名的规范性及重要性。中医对疾病的命名，原则较多，有以症状命名的，如咳嗽；有以部位病名的，如肺痈；有以临床表现命名的，如大头瘟；有以四时主气命名的，如风温；有以季节命名的，如春温等。由于中医特别强调辨证论治，故在病名的确立及诊断上往往不够重视，也缺少规范性，有些病名太宏观，没有说服力，如咳嗽、胃痛等。病名的正确与否，直接影响治疗效果，甚至误人而死，正如吴氏谓"伪名妄治颇多"，"以致误人性命"。由于历史条件的限制，中医过去的病名甚为复杂，甚至有些怪异，即使在现代也仍然存在着中医病名的乱用、不够统一和规范等问题。"名不正，必害于事，学者可不察乎！"故吴氏提出的这些见解仍有较高的现实意义。

⤳ 温病起手太阴论

【原文】

四时温病，多似伤寒。伤寒起足太阳，今谓温病起手太阴，何以手太阴亦主外感乎？手太阴之见证，何以大略似足太阳乎？手足有上下之分，阴阳有反正之义，庸可混乎！《素问·平人气象论》曰：藏真高于肺，以行营卫阴阳也。《伤寒论》中，分营分卫，言阴言阳，以外感初起，必由卫而营，由阳而阴。足太阳如人家大门，由外以统内，主营卫阴阳；手太阴为华盖，三才之天，由上以统下，亦由外以包内，亦主营卫阴阳，故大略相同也。大虽同而细终异，异者何？如太阳之窍主出，太阴之窍兼主出入。太阳之窍开于下，太阴之窍开于上之类，学者须于同中求异，异中验同，同异互参，真诠自见。

【评议】

本条再次强调温病起于手太阴肺之理，当与上焦篇第二条互参。外感邪气侵袭不仅犯足太阳，也可入手太阴，因为二者皆为人体之藩篱。由于外邪有寒温不同，故侵犯部位也有异。温邪易入手太阴肺经，寒邪易犯足太阳膀胱经。其道理列表如下（表14）。

表14　伤寒足太阳与温病手太阴初起异同表

足太阳	手太阴
如人家大门	为华盖
由外以统内，主营卫阴阳	由上以统下，亦由外以包内，亦主营卫阴阳
外以统内，犹城郭之于宫室	上以统下，犹冠冕之于裳履
太阳之窍主出	太阴之窍主出入
太阳之窍开于下	太阴之窍开于上
寒邪易犯足太阳	温邪易犯手太阴
侵犯途径多皮毛	侵犯途径多口鼻

燥气论

【原文】

前三焦篇所序之燥气，皆言化热伤津之证，治以辛甘微凉

（金必克木，木受克，则子为母复仇，火来胜复矣），未及寒化。盖燥气寒化，乃燥气之正，《素问》谓：阳明所至，为清劲是也。《素问》又谓：燥极而泽（土为金母，水为金子也）。本论多类及于寒湿、伏暑门中，如腹痛、呕吐之类，《经》谓：燥淫所胜，民病善呕，心胁痛，不能转侧者是也。治以苦温，《内经》治燥之正法也。前人有六气之中，惟燥不为病之说。盖以燥统于寒（吴氏《素问》注云：寒统燥湿，暑统风火，故云寒暑六入也）而近于寒，凡是燥病，只以为寒，而不知其为燥也。合六气而观之，余俱主生，独燥主杀，岂不为病者乎！细读《素问》自知。再前三篇原为温病而设，而类及于暑温、湿温，其于伏暑、湿温门中，尤必三致意者，盖以秋日暑湿踞于内，新凉燥气加于外，燥湿兼至，最难界限清楚，稍不确当，其败坏不可胜言。《经》谓：粗工治病，湿证未已，燥证复起。盖谓此也（湿有兼热兼寒，暑有兼风兼燥，燥有寒化热化。先将暑、湿、燥分开，再将寒、热辨明，自有准的）。

【评议】

本条当与上焦篇"补秋燥胜气论"互参。吴氏再次强调燥气有温燥、凉燥之别，胜气、复气不同。燥邪因轻重及季节差异，其致病可燥、可热、可寒、可湿。三焦所论，主要为复气化火的温燥，治疗当用辛甘微凉。"补秋燥胜气论"及本条，旨在探讨燥金寒凉本气或胜气，治疗当用苦温，此乃《内经》治燥正法。《吴鞠通医案·中燥》中，记载的皆是凉燥病案和治验，说明燥气寒化，是燥气之正、燥气之本，而苦温治法，确为治燥之正法。

吴氏认为：若秋日暑湿踞于内，再加新凉燥气感于外，形成燥湿兼至状态，为医"最难界限清楚，稍不确当，其败坏不可胜言"。笔者临床经验，吴氏所言甚是，只有"先将暑、湿、燥分开，再将寒、热辨明，自有准的"。

外感总数论

【原文】

天以六气生万物，其错综变化无形之妙用，愚者未易窥测，而人之受病，即从此而来。近人止知六气太过曰六淫之邪，《内经》亦未穷极其变。夫六气伤人，岂界限清楚、毫无兼气也哉！以六乘六，盖三十六病也。夫天地大道之数，无不始于一而成于三，如一三为三，三三如九，九九八十一，而黄钟[1]始备。六气为病，必再以三十六数乘三十六，得一千二百九十六条，而外感之数始穷。此中犹不兼内伤，若兼内伤，则靡[2]可纪极[3]矣。呜呼！近人凡见外感，主以一柴葛解肌汤，岂不谬哉！

【注解】

[1] 黄钟：属于乐律十二律中六种阳律的第一律，声调最宏大响亮。

[2] 靡：mǐ，没有。

[3] 纪极：jì jí，终极、穷尽之意。

【评议】

中医将疾病分为外感和内伤，外感的病因为六淫和戾气。风、寒、暑、湿、燥、火六种病因可单一致病，也可两两或更多组合致病，的确病因复杂。如再兼有内伤饮食、瘀血、气滞、痰饮、寒凝等病因，其致病变化则不可穷尽。只执一法一方治外感，显然不够全面，提醒医者外感病错综变化，应窥测其无形、无数之妙。但吴氏用具体数字表述外感病，其科学性有待进一步研究。

治病法论

【原文】

治外感如将（兵贵神速，机圆法活，去邪务尽，善后务细，盖早平一日，则人少受一日之害）。治内伤如相（坐镇从容，神机默运，无功可言，无德可见，而人登寿域）。治上焦如羽（非轻不举）；治中焦如衡（非平不安）；治下焦如权（非重不沉）。

【评议】

1. 治外感如将

将，即将军，猛之意。治疗外感疾病，立法用药如同将军用兵，贵在神速，战术灵活机动，集中优势兵力，尽早、尽快、彻底地祛除病邪。外感六淫或疫疠之邪，从外侵入人体，病的初、中期，邪势较盛，正气也未太虚，此时治疗多以祛邪为主，客邪早去，正气自然得安。祛邪应做到：宣畅肺气自外解、清热祛湿从内消、通利二便自下出，使邪气从内、外、上、下消除。

2. 治内伤如相

相，即宰相，稳之意。治疗内伤杂病，立法用药如同宰相处理政务，稳坐宫中，从容镇定，善于策划运筹。内伤病多属外感病日久形成或饮食不节、先天禀赋不足、七情内伤等因素所致。气血乖违，阴阳失调，往往寒热虚实错杂。用药必须刚柔兼顾，补泻有度。正如宰相划谋，主次得当，详略适宜，知常达变，从容不迫。药量不宜过重，可守方续服。

吴氏在《医医病书·治内伤须辨明阴阳三焦论》中又提出了三焦补法的运用原则："补上焦如鉴之空，补中焦如衡之平，补下焦如水之注。"补上焦以轻清灵动为要；补中焦应考虑脾胃的体用之性，使阴阳、升降、燥湿、纳运等功能协调；补下焦之法，若是偏于阴虚者，以收藏纳缩为要，偏于阳虚者，以流动充满为要。

3. 治上焦如羽

羽，即羽毛，轻之意。治疗上焦的病变，立法用药如同羽毛一样轻扬，只有轻浮上升的药物才能到达上焦部位。上焦包括心肺，尤其对肺的病变采取如羽治则，符合临床实际。"如羽"之意包括：药物质轻、药物量小、药味偏少、煎煮时间宜短、多次服用等。

4. 治中焦如衡

衡，即秤杆，平之意。秤杆不高不低，讲究平衡。中焦为脾胃病变，"如衡"之意包括：保持脾胃的升降平衡、权衡湿热程度、用药及煎服法介于上下焦之间。

5. 治下焦如权

权，即秤砣，重之意。下焦为肝肾病变，精血同源。治疗下焦的病变，立法用药如同秤砣一样沉重，多选用血肉有情之品，才能直达下焦的病位。"如权"之意包括：药物质重、药物量大、药味偏多、煎煮时间宜长等。

吴又可温病禁黄连论

【原文】

唐宋以来，治温热病者，初用辛温发表，见病不为药衰，则恣用苦寒，大队芩、连、知、柏，愈服愈燥，河间且犯此弊。盖苦先入心，其化以燥，燥气化火，反见齿板黑，舌短黑，唇裂黑之象，火极而似水也。吴又可非之诚是，但又不识苦寒化燥之理，以为黄连守而不走，大黄走而不守。夫黄连不可轻用，大黄与黄连同一苦寒药，迅利于黄连百倍，反可轻用哉？余用普济消毒饮于温病初起，必去芩、连，畏其入里而犯中下焦也。于应用芩、连方内，必大队甘寒以监之，但令清热化阴，不令化燥。如阳亢不寐，火腑不通等证，于酒客便溏频数者，则重用之。湿温门则不惟不忌芩、连，仍重赖之，盖欲其化燥也。语云：药用当而通神。医者之于药，何好何恶，惟当之是求。

【评议】

吴又可在《温疫论·妄投寒凉药论》中批评了当时医生轻视辨证，见热即投寒凉药所造成的弊害，并以黄连、大黄为例，分析了两药性味、作用的不同点。吴又可指出"黄连守而不走，大黄走而不守"，认为大黄可用而黄连不可用，吴鞠通对此也提出了反对意见，认为既然都是苦寒药，无适应证则均不可轻用，否则易苦寒化燥，伤阴败胃，尤其是多味苦寒药，如黄芩、黄连、知母、黄柏等同施，更易导致寒凉冰遏，愈服愈燥。吴鞠通在《医医病书》中论述了多科恣用苦寒药的弊病，如"眼科恣用发表苦寒论""外科恣用苦寒论""痘科恣用苦寒论"等。

在苦寒药的应用中，加入甘寒药，如生地黄、麦冬、天花粉等以监之，起到"但令清热化阴，不令化燥"的目的，是运用苦寒药的常用对策。

吴氏虽然反对使用苦寒药，但提出以下病证可以运用。①阳亢不寐病证。苦寒可直折心火之亢，使心神不被热扰，如黄连清心火等。②火腑不通病证。心和小肠相表里，小肠火腑有热，出现小便赤、涩、热、痛者，可用黄连、黄柏、栀子等清心泻小肠。③酒客便溏频数之人。酒为湿热之最，长期饮酒之人，湿热较重，苦寒药物既能清热，又能燥湿，酒客便溏，湿热滞肠，苦寒药更易重用。④湿温门。湿热之邪引起的湿温病，不但不忌苦寒之黄芩、黄连等，反而需重用以燥湿。

风温温热气复论

【原文】

仲景谓：腰以上肿当发汗，腰以下肿当利小便。盖指湿家风水、皮水之肿而言。又谓：无水虚肿，当发其汗。盖指阳气闭结而阴不虚者言也。若温热大伤阴气之后，由阴精损及阳气，愈后阳气暴复，阴尚亏歉之至，岂可发汗利小便哉！吴又可于气复[1]条下，谓血乃气之依归，气先血而生，无所依归，故暂浮肿，但静养节饮食自愈。余见世人每遇浮肿，便与淡渗利小便方法，岂不畏津液消亡而成三消证，快利津液为肺痈、肺痿证，与阴虚、咳嗽、身热之劳损证哉！余治是证，悉用复脉汤，重加甘草，只补其未足之阴，以配其已复之阳，而肿自消。千治千得，无少差谬，敢以告后之治温热气复者。暑温、湿温不在此例。

【注解】

[1] 气复：某些温病愈后突然发生肢体浮肿，是气先于血而生的一种状态，可静养或饮食自愈。

【评议】

本条源于吴又可《温疫论·损复》医案："严正甫，年三十，时疫后，脉证俱平，饮食渐进，忽然肢体浮肿，别无所苦，此即气复也。盖大病后，血未盛，气暴复，血乃气之依归，气无所依，故为浮肿。嗣后饮食渐加，浮肿渐消，若误投行气利水药则谬矣。"吴鞠通引用吴又可及仲景治水肿观点，阐释不可见浮肿病即用发汗、利水之法。在温病过程中，如风温、春温等病后期或愈后，突然出现浮肿，此为温病阴伤，阳气先于阴液恢复的一种现象，此类浮肿当为气肿，按之并无明显凹陷，为阳气与阴液不同步的表现。若用利水之法治疗，必使阴液更耗。吴鞠通谓："余治是证，悉用复脉汤，重加甘草，只补其未足之阴，以配其已复之阳，而肿自消。"重加甘草，取其"甘守津还"之意，吴氏"千治千得，无少差谬"，但也提出了某些病如暑温、湿温等，不可用此法。的确，临床上某些疾病，突然出现浮肿，西医学当考虑是否有肾病发生，应积极治疗，不可一味期待静养或饮食而愈，以免延误病情。

治血论

【原文】

人之血，即天地之水也，在卦为坎[1]（坎为血卦）。治水者，不求之水之所以治，而但曰治水，吾未见其能治也。盖善治水者不治水而治气。坎之上下两阴爻[2]，水也。坎之中阳，气也。其原分自乾[3]之中阳。乾之上下两阳，臣与民也。乾之中阳，在上为君，在下为师[4]。天下有君师，各行其道于天下，而彝伦不叙者乎？天下有彝伦攸叙[5]而水不治者乎？此《洪范》[6]所以归本皇极[7]，而与《禹贡》[8]相为表里者也。故善治血者，不求之有形之血，而求之无形之气。盖阳能统阴，阴不能统阳。气能生血，血不能生气。倘气有未和，如男子不能正家而责之无知之妇人，不亦拙乎。至于治之之法，上焦之血，责之肺气，或心气；中焦之血，责之胃气，或脾气；下焦之血，责之肝气、肾气、八脉之气。治水与血之法，间亦有用通者，开支河也。有用塞者，崇堤防也。然皆已病之后，不得不与治其末。而非未病之先，专治其本之道也。

【注解】

［1］坎：八卦之一，代表水。

［2］爻：yáo，是构成《周易》卦的基本符号，即"—"和"--"。"—"是阳爻，"--"是阴爻。表示交错和变动之意。

［3］乾：八卦之一，代表天、君、阳。

［4］师：六十四卦之一，在坎下坤上。

［5］彝伦攸叙：yí lún yōu xù，指伦常有序。彝伦即是常理、常道之意。

［6］《洪范》：《尚书》篇名。汉儒各地先秦著作汇篇，陈述的是天地大法。"洪"即"大"，"范"即"法"。

［7］皇极：古代帝王统治天下的准则。

［8］《禹贡》：《尚书》篇名，科学性地记载当时中国的地理情况。

【评议】

吴氏引用《周易》及儒家经典的相关内容，通过互生、互根等关系，探讨了治血的原则。提出治血"不求之有形之血，而求之无形之气"的思想，因为气能生血（图30）。治血应根据三焦不同脏腑而治。血证有血虚、血瘀、血热、血寒、血滞、出血等不同，在考虑气血关系的同时，仍需根据引起血病的病因病机辨证论治。

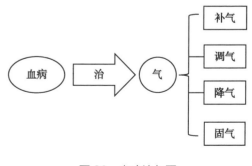

图30　血病治气图

九窍论

【原文】

人身九窍，上窍七，下窍二。上窍为阳，下窍为阴，尽人而知之也。其中阴阳奇偶[1]生成之妙谛，《内经》未言，兹特补而论之。阳窍反用偶，阴窍反用奇。上窍统为阳，耳目视听，其气清为阳。鼻嗅口食，其气浊则阴也。耳听无形之声，为上窍阳中之至阳，中虚而形纵，两开相离甚远。目视有形之色，为上窍阳中之阴，中实而横，两开相离较近。鼻嗅无形之气，为上窍阴中之阳，虚而形纵，虽亦两窍，外则仍统于一。口食有形之五味，为上窍阴中之阴，中又虚又实，有出有纳而形横，外虽一窍，而中仍二。合上窍观之，阳者偏，阴者正，土居中位也。阳者纵，阴者横，纵走气而横走血，血阴而气阳也。虽曰七窍，实则八也。阳窍外阳（七数）而内阴（八数），外奇而内偶，阳生于七，成于八也。生数，阳也；成数，阴也。阳窍用成数，七八成数也。下窍能生化之前阴，阴中之阳也。外虽一窍而内实二，阳窍用偶也。后阴但主出浊，为阴中之至阴，内外皆一而已，阴窍用奇也。合下窍观之，虽曰二窍，暗则三也。阴窍外阴（二数）而内阳（三数），外偶而内奇。阴窍用生数，二三生数也。上窍明七，阳也，暗八，阴也。下窍明二，阴也，暗三，阳也。合上下窍而论之，明九，暗十一。十一者，一也。九为老，一为少，老成而少生也。九为阳数之终，一为阳数之始，始终上下，一阳气之循环也。开窍者，运阳气也。妙谛无穷，一互字而已。但互中之互，最为难识，余尝叹曰：修身者，是字难。格致[2]者，互字难。

【注解】

[1]奇偶：奇为单数，偶为双数。

[2]格致：格物致知的略语。指穷究事物的道理，获得真正的理性认识。

人体外部官窍与内在脏腑密切相关，五脏六腑的生理病理可通过外部官窍呈现，是中医由外知内的重要诊病方法。吴氏从气血虚实、阴阳互根、有形无形、位置纵横、奇数偶数、生数成数等诸方面，对九窍进行了极有创意的描述，为人们重新认识九窍提供了思路。吴氏最后总结"始终上下，一阳气之循环也。开窍者，运阳气也"，值得临证揣摩和借鉴。

形体论

【原文】

《内经》之论形体，头、足、腹、背、经络、脏腑详矣，而独未总论夫形体之大纲。不揣鄙陋补之。人之形体，顶天立地，端直以长，不偏不倚，木之象也。在天为元，在五常[1]为仁。是天以仁付之人也，故使其体直，而麟凤龟龙之属莫与焉。孔子曰：人之生也，直；罔之生也，幸而免[2]。蘧蒢戚施[3]，直之对也。程子[4]谓生理本直。味本字之义，盖言天以本直之理生，此端直之形，人自当行公直之行也。人之形体，无鳞介毛羽，谓之倮[5]虫。倮者，土也。土主信，是地以信付之人也。人受天之仁，受地之信，备建顺五常之德，而有精神魂魄，心意志思智虑，以行孝悌忠信，以期不负天地付畀[6]之重，自别于麟凤龟龙之属。故孟子曰：万物皆备于我矣。又曰：惟圣人然后可以践形。《孝经》[7]曰：天地之道，人为贵。人可不识人之形体以为生哉！医可不识人之形体以为治哉！

【注解】

［1］五常：仁、义、礼、智、信。古代社会所提倡的伦理道德标准。

［2］人之生也，直；罔之生也，幸而免：指人出生后，一生之中身体都是挺直的，为人也应正直，所以在人世上能够生存，而那些不正直的人能生存下来，只是侥幸躲避灾难罢了。出自《论语·雍也》。

[3] 蘧蒢戚施：蘧蒢，qú chú，用竹或苇编的粗席，亦引申为身有残疾不能俯视的人。戚施，驼背者。

　　[4] 程子：北宋时期的哲学家程颐，字正叔。为北宋理学的主要奠基人之一。

　　[5] 倮：同裸。

　　[6] 付畁：fù bì，给予、托付。

　　[7]《孝经》：中国古代阐述孝道和孝治思想的儒家经典著作。

【评议】

　　吴氏引经据典，"以希贤希圣之心，行生物生人之道"。通过论述人的形体，指在强调为人为医，要有仁义、信付之心。人生理本直，人的一生则自当行公直之行。人无鳞介毛羽，别于麟凤龟龙。人受天之仁，受地之信，顺五常之德，行孝悌忠信，才不负天地托付之重任。人生如此，医生也要识人之形体而确立治法。

卷五　解产难

解产难题词[1]

【原文】

天地化生万物，人为至贵。四海之大，林林总总[2]，孰非母产。然则母之产子也，得天地、四时、日月、水火自然之气化，而亦有难云乎哉？曰：人为之也。产后偶有疾病，不能不有赖于医。无如医者不识病，亦不识药，而又相沿故习，伪立病名。或有成法可守者而不守，或无成法可守者，而妄生议论。或固执古人一偏之论，而不知所变通。种种遗患，不可以更仆[3]数。夫以不识之药，处于不识之病，有不死之理乎？其死也，病家不知其所以然，死者更不知其所以然，而医者亦复不知其所以然。呜呼冤哉！瑭目击神伤，作《解产难》。

【注解】

[1] 题词：即题辞，古代文体之一，是对作品进行评价或发表感想而题写的文字。

[2] 林林总总：事物众多繁杂的样子。

[3] 更仆：gēng pú，更番相代，一代又一代。

【评议】

吴氏从医生角度论述了妇女患病后难治的原因。主要有：不识病药、伪立病名、不守成法、妄生议论、执古不变等，医生之病可谓更仆难数。妇人患病死亡，病家、死者、医者皆不知其所以然，吴氏目击神伤，遂作解产难。反映了吴氏不仅是温病大家，更对妇科产后病有深刻的感悟及治疗经验。

产后总论

【原文】

产后治法，前人颇多，非如温病混入《伤寒论》中毫无尺度者也。奈前人亦不无间有偏见，且散见于诸书之中。今人读书不能搜求拣择[1]，以致因陋就简，相习成风。兹特指出路头[2]，学者随其所指而进步焉，当不歧于路矣。本论不及备录，古法之阙略[3]者补之，偏胜者论之，流俗之坏乱者正之，治验之可法者表之。

【注解】

[1] 拣择：jiǎn zé，挑拣，选择。

[2] 路头：lù tóu，道路、方向。

[3] 阙略：quē lüè，缺漏，简略，不完备。

【评议】

产后疾病治法，古人论述较多，但也有偏执，再加上医生读书不能"搜求拣择"，故吴氏著述本条的目的是为人们"指出路头"，通过对先前医者治疗产后病方法，予以"补之""论之""正之"，使学者有所进步而不歧于路，从而对正确治验之法可以"表之"。反映了吴氏深入钻研、继承创新的严谨态度。

产后三大证论一

【原文】

产后惊风之说，由来已久，方中行先生驳之最详，兹不复议。《金匮》谓新产妇人有三病：一者病痉，二者病郁冒[1]，三者大便难。新产血虚，多汗出，喜中风，故令人病痉；亡血复汗，故令郁冒；亡津液胃燥，故大便难。产妇郁冒，其脉微弱，呕不能食，大便反坚，但头汗出，所以然者，血虚而厥，厥而必冒，冒家欲解，必大汗出，以血虚下厥，孤阳上出，故头汗出。所以产妇喜汗出者，亡阴血虚，阳气独盛，故当汗出，阴阳乃复。大便坚，呕不能食，小柴胡汤主之。病解能食，七八日复发热者，此为胃实，大承气汤主之。按此论乃产后大势之全体也，而方则为汗出中风一偏之证而设，故沈目南谓仲景本意，发明产后气血虽虚，然有实证，即当治实，不可顾虑其虚，反致病剧也。

【注解】

［1］郁冒：头目昏眩而视物模糊。

【评议】

产后病痉、郁冒、大便难三大病证，出自《金匮要略·妇人产后病脉证治》。三大病证的产生，皆和产后阴血亏虚，阴阳失去平衡相关。病痉是由于阴血虚，加上汗出过多，再感外邪而致筋脉失养；郁冒是由于阴血亏虚，汗出阴伤，致头部失养，阴不敛阳；大便难是因阴血虚而肠道失去濡润。三病证皆因产后阴血虚所致，但如果有外感侵袭，出现大便坚，呕不能食者，用小柴胡汤和解；邪入阳明，胃家实者，则用大承气汤治疗。不可拘泥于产后虚证而纯用补法。

产后三大证论二

【原文】

按：产后亦有不因中风，而本脏自病郁冒、痉厥、大便难三大证者。盖血虚则厥，阳孤则冒，液短则大便难。冒者，汗者，脉多洪大而芤。痉者，厥者，脉则弦数，叶氏谓之肝风内动。余每用三甲复脉、大小定风珠及专翁大生膏而愈（方法注论悉载下焦篇），浅深次第，临时斟酌。

【评议】

产后郁冒、痉厥、大便难也可由脏腑本身自病而产生，并非由外邪中风所致。如出现痉者，吴氏基于叶氏理论，按肝风内动证，予以三甲复脉汤、大小定风珠及专翁大生膏治疗而获效。

产后三大证论三

【原文】

《心典》[1]云：血虚汗出，筋脉失养，风入而益其劲，此筋病也。亡阴血虚，阳气遂厥，而寒复郁之，则头眩而目瞀，此神病也。胃藏津液而灌溉诸阳，亡津液胃燥，则大肠失其润而大便难，此液病也。三者不同，其为亡血伤津则一，故皆为产后所有之病。即此推之，凡产后血虚诸证，可心领而神会矣。按以上三大证，皆可用三甲复脉、大小定风珠、专翁膏主之。盖此六方，皆能润筋，皆能守神，皆能增液故也，但有浅深次第之不同耳。产后无他病，但大便难者，可与增液汤（方注并见中焦篇温热门）。以上七方，产后血虚液短，虽微有外感，或外感已去大半，邪少虚多者，便可选用，不必俟外感尽净而后用之也。再产后误用风药，误用辛温刚燥，致令津液受伤者，并可以前七方斟酌救之。余制此七方，实从《金匮》原文体会而来，用之无不应手而效，故敢以告来者。

【注解】

[1]《心典》：指尤在泾著的《金匮要略心典》。

【评议】

一甲复脉汤、二甲复脉汤、三甲复脉汤、大定风珠、小定风珠、专翁大生膏、增液汤养阴七方，均可应用于产后血虚液亏证，即使微有外感之邪，或外感已去大半，呈现邪少虚多者，仍可选用，不必等到外感尽净而后用之。前六方所治病机，有浅深次第不同，可根据阴液损伤程度来区别选用。如产后无他病，表现大便难者，可与增液汤增液润肠。

产后瘀血论

【原文】

张石顽[1]云：产后元气亏损，恶露乘虚上攻，眼花头眩，或心下满闷，神昏口噤，或痰涎壅盛者，急用热童便主之。或血下多而晕，或神昏烦乱，芎归汤加人参、泽兰、童便，兼补而散之（此条极须斟酌，血下多而晕，血虚可知，岂有再用芎、归、泽兰辛窜走血中气分之品，以益其虚哉！其方全赖人参固之，然人参在今日，值重难办，方既不善，人参又不易得，莫若用三甲复脉、大小定风珠之为愈也，明者悟之）。又败血上冲有三：或歌舞谈笑，或怒骂坐卧，甚则逾墙上屋，此败血冲心，多死。用花蕊石散[2]，或琥珀黑龙丹[3]。如虽闷乱，不至癫狂者，失笑散加郁金。若饱闷、呕恶、腹满胀痛者，此败血冲胃，五积散[4]或平胃加姜、桂，不应，送来复丹。呕逆、腹胀，血化为水者，《金匮》下瘀血汤。若面赤、呕逆欲死，或喘急者，此败血冲肺，人参、苏木，甚则加芒硝荡涤之。大抵冲心者十难救一，冲胃者五死五生，冲肺者十全一二。又产后口鼻起黑色而鼻衄者，是胃气虚败而血滞也，急用人参、苏木，稍迟不救。愚按：产后原有瘀血上冲等证，张氏论之详矣。产后瘀血实证，必有腹痛拒按情形，如果痛处拒按，轻者用生化汤[5]，重者用回生丹最妙。盖回生丹以醋煮大黄，约入病所而不伤他脏，内多飞走有情食血之虫，又有人参护正，何瘀不破，何正能伤。近见产妇腹痛，医者并不问拒按喜按，一概以生化汤从事，甚至病家亦不延医，每至产后，必服生化汤十数帖，成阴虚劳病，可胜悼哉！余见古本《达生篇》[6]中，生化汤方下注云：专治产后瘀血腹痛、儿枕痛，能化瘀生新也。方与病对，确有所据。近日刻本，直云：治产后诸病，甚至有注产下即服者，不通已极，可恶可恨。再《达生篇》一书，大要教人静镇，待造化之自然，妙不可言，而所用方药，则未可尽信。如达生汤下，怀孕九月后服，多服尤妙，所谓天下本无事，庸人自扰之矣。岂有不问孕妇之身体脉象，一概投药之理乎？假如沉涩之脉，服达生汤则可，若流利洪滑之脉，血中之气本旺，血分温暖，何可再用辛走气乎？必致产后下血过多而成痉厥矣。如此等不通之语，辨之不胜其辨，可为长太息也！

【注解】

[1] 张石顽：名璐，字路玉，晚号石顽老人，清初医学家，著有《伤寒绪论》《伤寒缵论》《张氏医通》等书。吴氏所引语句出于《张氏医通·妇人门下》。

[2] 花蕊石散：为花蕊石末以童便调服，主治咳血。方源于元代葛可久《十药神书》。

[3] 琥珀黑龙丹：组成有五灵脂、当归、川芎、地黄、高良姜、赤石脂、花蕊石、琥珀、乳香、硫黄、百草霜等，主治产后一切血疾，方源于《太平惠民和剂局方》。

[4] 五积散：组成有白芷、川芎、炙甘草、茯苓、当归、肉桂、芍药、半夏、陈皮、枳壳、麻黄、苍术、桔梗、干姜、厚朴等，主治妇女血气不调，心腹痛等，方源于《太平惠民和剂局方》。

[5] 生化汤：组成有当归、川芎、桃仁、炮姜、甘草，主治妇女产后诸证，方源于《傅青主女科》。

[6]《达生篇》：清代亟斋居士著，论胎前临产产后之法，难产救治之方。

【评议】

吴氏首先引述张石顽有关产后瘀血之论，并对其辨治得失予以评述。认为产后病当辨虚实而治，不可一味滥用活血化瘀之品，如生化汤，化癥回生丹等，同时指出了当时产后腹痛盲目使用生化汤的弊端。产后阴血亏虚者多，再用川芎、当归、泽兰等辛窜走血之品，势必更伤正气，提出莫若用三甲复脉、大小定风珠等方以滋养津血，吴氏所论符合临床实际。

产后宜补宜泻论

【原文】

朱丹溪云：产后当大补气血，即有杂病，从末治之。一切病多是血虚，皆不可发表。张景岳云：产后既有表邪，不得不解。既有火邪，不得不清。既有内伤停滞，不得不开通消导。不可偏执。如产后外感风寒，头痛身热，便实中满，脉紧数，洪大有力，此表邪实病也。又火盛者，必热、渴、躁烦，或便结、腹胀，口、鼻、舌焦黑，酷喜冷饮，眼眵，尿痛，溺赤，脉洪滑，此内热实病也。又或因产过食，致停蓄不散，此内伤实病也。又或郁怒动肝，胸胁胀痛，大便不利，脉弦滑，此气逆实病也。又或恶露未尽，瘀血上冲，心腹胀满，疼痛拒按，大便难，小便利，此血逆实证也。遇此等实证，若用大补，是养虎为患，误矣。愚按：二子之说，各有见地，不可偏废，亦不可偏听。如丹溪谓产后不可发表，仲景先师原有亡血禁汗之条，盖汗之则痉也。产后气血诚虚，不可不补，然杂证一概置之不问，则亦不可。张氏驳之，诚是。但治产后之实证，自有妙法。妙法为何？手挥目送[1]是也。手下所治系实证，目中、心中、意中注定是产后。识证真，对病确，一击而罢。治上不犯中，治中不犯下，目中清楚，指下清楚，笔下再清楚，治产后之能事毕矣。如外感自上焦而来，固云治上不犯中，然药反不可过轻，须用多备少服法，中病即已，外感已即复其虚，所谓无粮之兵，贵在速战。若畏产后虚怯，用药过轻，延至三四日后，反不能胜药矣。余治产后温、暑，每用此法。如腹痛拒按则化瘀，喜按即补络，快如转丸，总要医者平日用功参悟古书，临证不可有丝毫成见而已。

【注解】

[1] 手挥目送：手挥即手挥五弦弹琴，目送即目光追视物体移动。手挥目送即手眼并用之意，形容技艺精熟、两面兼顾。

【评议】

产后宜补还是宜泻？其妙法是：手挥目送，辨证论治。

吴氏认为朱氏、张氏各有见的，朱丹溪认为产后不可用发表的药物，在张仲景《伤寒论》中就有亡血家不可发汗的禁忌，因为发汗会导致痉病。虽然产后确实气血亏虚，不可不用补法，但是把杂证一概不顾，也是极不妥当。治疗产后实证，其妙法就是手挥五弦、目送飞鸿之能的全面兼顾、辨证论治。虽所治是实证，但目中、心中、意中时时想到患者是产后体虚。治上不犯中，治中不犯下，认证清楚，切脉准确，方法药物正确，治疗产后病就能得心应手。"目中清楚，指下清楚，笔下再清楚，治产后之能事毕矣！"

另外，只有"医者平日用功参悟古书"，才可达到"手挥目送"的辨治疾病的目的，道出了学好经典，参悟古书，对于临床的重要性。但同时又指出"临证不可有丝毫成见而已"，即以临床辨证为根，不可拘泥于他人成见之说。

产后六气为病论

【原文】

产后六气为病，除伤寒遵仲景师外（孕妇伤寒，后人有六合汤法），当于前三焦篇中求之。斟酌轻重，或速去其邪，所谓无粮之师，贵在速战者是也。或兼护其虚，一面扶正，一面驱邪。大抵初起以速清为要，重证亦必用攻。余治黄氏温热，妊娠七月，胎已欲动，大实大热，目突舌烂，乃前医过于瞻顾[1]所致，用大承气一服，热退胎安，今所生子二十一岁矣。如果六气与痉瘈之因，皦然[2]心目，俗传产后惊风之说可息矣。

【注解】

[1]瞻顾：瞻前顾后，犹豫不决。

[2]皦然：皦，jiǎo，清晰明白之意。

【评议】

吴氏提出产后六气为病的治则是"或速去其邪""或兼护其虚"。温病初起，迅速清热为要，重证者也可用攻下。无粮之师，贵在速战，邪去则正安。产后多虚，感受外邪后，也可兼护其虚，"扶正驱邪"两施。吴氏列举速清法所治孕妇实热证一例，用大承气汤一剂而安，以说明祛邪的重要性。

产后不可用白芍辨

【原文】

朱丹溪谓：产后不可用白芍，恐伐生生之气。则大谬不然，但视其为虚寒、虚热耳。若系虚寒，虽非产后，亦不可用，如仲景有桂枝汤去芍药法，小青龙去芍药法。若系虚热，必宜用之收阴。后世不善读书者，古人良法不知守，此等偏谬处，偏牢记在心，误尽大事，可发一叹。按：白芍花开春末夏初，禀厥阴风木之全体，得少阴君火之气化，炎上作苦，故气味苦平（《本经》芍药并无"酸"字，但云苦平无毒，"酸"字，后世妄加者也）。主治邪气腹痛，除血痹，破坚积，寒热疝瘕，止痛，利小便，益气，岂伐生生之气者乎？使伐生气，仲景小建中汤，补诸虚不足而以之为君乎？张隐庵《本草崇原》中论之最详。

【评议】

《丹溪治法心要·产后》中说："产后，如服四物汤，勿用白芍，以其酸寒，伐生发之气也。"吴氏针对朱氏所说予以了批驳，认为白芍的应用当分虚寒、虚热。若是虚寒证，则不用，并举仲景方以证之。若属虚热证，必用白芍以收阴，观《温病条辨》所用白芍。张志聪《本草崇原》所论白芍较为全面，可为临证参考："芍药气味苦平，后人妄改圣经而曰微酸，元、明诸家相沿为酸寒收敛之品，凡里虚下利者，多用之以收敛，夫性功可以强辩，气味不可讹传，试将芍药咀嚼，酸味何在？又谓：新产妇人忌用芍药，恐酸收耳。夫《本经》主治邪气

卷五 解产难

腹痛，且除血痹寒热，破坚积疝瘕，则新产妇恶露未尽正宜用之。若里虚下利，反不当用也。"

临床白芍有生白芍和炒白芍之分，炒白芍寒性较弱。笔者临床常根据寒热虚实情况而区别用之。

产后误用归芎亦能致瘛论

【原文】

当归、川芎，为产后要药，然惟血寒而滞者为宜，若血虚而热者断不可用。盖当归秋分始开花，得燥金辛烈之气，香窜异常，甚于麻、辛，不过麻、辛无汁而味薄，当归多汁而味厚耳。用之得当，功力最速。用之不当，为害亦不浅。如亡血液亏，孤阳上冒等证，而欲望其补血，不亦愚哉！盖当归止能运血，裒多益寡[1]，急走善窜，不能静守，误服致瘛，瘛甚则脱。川芎有车轮纹，其性更急于当归，盖物性之偏长于通者，必不长于守也。世人不敢用白芍，而恣用当归、川芎，何其颠倒哉！

【注解】

[1] 裒多益寡：裒，póu，减少之意。指减有余，补不足。

【评议】

当归、川芎二味，名佛手散，亦名芎归汤，作用为养血活血，故为产后要药。吴氏认为此二味用于血寒而滞者为宜，血虚而热者不可用，确有一定道理。当归味甘而重，故专能补血，其气轻而辛，故又能行血，补中有动，行中有补，诚为血中之气药、圣药。但当归得燥金辛烈之气，香窜异常，亡血液亏、孤阳上冒者不宜使用。川芎味辛微甘，其性善散，为气中之血药，而川芎之散动尤甚于当归，故亦有较强的伤阴耗血之弊。当归、川芎服用时间较长，或用之不当，可致阴液损伤，筋脉失养，严重者可发生瘛疭或厥脱之变。

笔者临床常用此二味予以养血活血，常与芍药、熟地黄等养阴血药配伍，即四物汤方义，可避免其走窜伤阴动血之弊，且用量不大，成年人多为9～12g。

产后当究奇经论

【原文】

产后虚在八脉[1]，孙真人[2]创论于前，叶天士畅明于后，妇科所当首识者也。盖八脉丽[3]于肝肾，如树木之有本也。阴阳交构，胎前产后，生生化化，全赖乎此。古语云：医道通乎仙道者，此其大门也。

【注解】

[1] 八脉：即奇经八脉，指任脉、督脉、冲脉、带脉、阴跷脉、阳跷脉、阴维脉、阳维脉。

[2] 孙真人：即唐代医家孙思邈，著有《千金要方》《千金翼方》等。

[3] 丽：附着之意。

【评议】

吴氏认为，妇女产后虚在奇经八脉，是从事妇科医生首要认识的问题，也是医道通乎仙道的重要门户。肝肾为精血之脏，八脉附着于肝肾，犹树木之本，胎前产后的人体阴阳变化、生长化生，皆与此密切相关。吴氏继承了叶天士运用奇经八脉治病的理论，对于八脉实证者，亦常用苦辛和芳香以通脉络；其虚者，常用辛甘温补，佐以流行脉络。

《临证指南医案·产后》龚商年按语："至于奇经八脉，为产后第一要领。盖八脉丽于下，产后阴分一伤，而八脉自失所司，温补镇摄，在所必先，无奈世人罕知，即有一二讲论者，终属影响模糊，惟先生于奇经之法条分缕析，尽得其精微。如冲脉为病，用紫石英以为镇逆；任脉为病，用龟板以为静摄；督脉为病，用鹿角以为温煦；带脉为病，用当归以为宣补。凡用奇经之药，无不如芥投针。"论中针对任、督、冲、带脉疾病，提出了摄、温、镇、补四法，且选药精当。笔者用之，效果满意。

下死胎不可拘执论

【原文】

死胎不下，不可拘执成方而悉用通法，当求其不下之故，参之临时所现之证若何，补偏救弊，而胎自下也。余治一妇，死胎不下二日矣，诊其脉则洪大而芤，问其证则大汗不止，精神恍惚欲脱。余曰：此心气太虚，不能固胎。不问胎死与否，先固心气。用救逆汤加人参，煮三杯。服一杯而汗敛，服二杯而神清气宁，三杯未服而死胎下矣。下后补肝肾之阴，以配心阳之用而愈。若执成方而用平胃、朴硝，有生理乎？

【评议】

胎儿死在腹中而不下，不可以按传统之法予以通下治疗，当辨其不下的证候特点，虚则补之，实则泻下。吴氏通过亲身所治案例，证明了辨证施治的重要性，而不可拘执于平胃散、朴硝等成方。

催生不可拘执论

【原文】

催生亦不可拘执一辙，阳虚者补阳，阴损者翕[1]阴，血滞者通血。余治一妇素日脉迟，而有癥瘕、寒积、厥痛，余用通补八脉大剂丸料，服半载而成胎，产时五日不下，是夕[2]方延余诊视。余视其面青，诊其脉再至[3]，用安边桂五钱，加入温经补气之品，作三杯，服二杯而生矣，亦未曾服第三杯也。次日诊其脉涩，腹痛甚，拒按，仍令其服第三杯，又减其制，用一帖，下癥块长七八寸，宽二三寸，其人腹中癥块本有二枚，兹下其一，不敢再通矣。仍用温通八脉，由渐而愈。其他治验甚多，略举一二，以见门径耳。

【注解】

[1]翕：xī，收敛。

［2］夕：日暮。

［3］其脉再至：脉象缓慢，一息两至。

【评议】

妊娠若胎元完足，弥月而产，熟落有期，则不用催胎之法。吴氏谓催胎不可拘执一法，仍须辨证催生："阳虚者补阳，阴损者翕阴，血滞者通血。"并列举自己运用温补法催胎一例以说明辨证的重要性。《景岳全书·妇人规下》论述了气虚不生的方法："其有气虚无力艰于传送者，必用独参汤，随多随少，接济其力，皆为催生要法。若期未至，而妄用行气导血等剂，以为催生，亦犹摘方苞之萼，揠宋人之苗耳。"

产后当补心气论

【原文】

产后心虚一证，最为吃紧。盖小儿禀父之肾气，母之心气而成。胞宫之脉，上系心包，产后心气十有九虚，故产后补心气亦大扼要。再，水火各自为用，互相为体，产后肾液虚，则心体亦虚，补肾阴以配心阳，取坎填离[1]法也。余每于产后惊悸、脉芤者，用加味大定风珠，获效多矣（方见温热下焦篇，即大定风珠加人参、龙骨、浮小麦、茯神者）。产后一切外感，当于本论三焦篇中求之，再细参叶案则备矣。

【注解】

［1］取坎填离：坎，代表水，脏腑为肾；离，代表火，脏腑为心。取坎填离指滋肾水以壮心阳。

【评议】

吴氏提出产后补心气是治病扼要，因为小儿为母之心气而成，而胞宫又上系心包。又心肾相交，水火既济，互相为体，故产后也有肾阴精不足之象，进而提出产后亦需采用取坎填离之法。因此，吴氏治疗产后惊悸脉芤，选用加味大定风珠以补气阴，亦每获良效。

产后虚寒虚热分别论治论

【原文】

产后虚热，前则有三甲复脉三方，大、小定风珠二方，专翁膏一方，增液汤一方。三甲、增液，原为温病善后而设。定风珠、专翁膏，则为产后虚损，无力服人参而设者也。古人谓产后不怕虚寒，单怕虚热。盖温经之药，多能补虚，而补虚之品，难以清热也。故本论详立补阴七法，所以补丹溪之未备。又立通补奇经丸[1]，为下焦虚寒而设。又立天根月窟膏[2]，为产后及劳伤下焦阴阳两伤而设也，乃从阳补阴，从阴补阳互法，所谓天根月窟间来往，三十六宫都是春也。

【注解】

[1] 通补奇经丸：方见本篇保胎论二。

[2] 天根月窟膏：方见本篇保胎论二。

【评议】

吴氏对产后虚寒、虚热证提出了治疗方法。针对古人"产后不怕虚寒，单怕虚热"的认识，重点介绍了虚热使用补阴七法之方，以补充滋阴派朱丹溪养阴之不足。下焦虚寒者，又立通补奇经丸；阴阳两虚者，创立天根月窟膏。产后多血虚，然吴氏论治重点多考虑阴液不足，未强调补血一法，虽阴血并称，但治血与治阴也各自不同，血虚者必补阴，阴虚者未必补血，故临证时还应区别对待。

保胎论一

【原文】

每殒胎五六月者，责之中焦不能荫胎。宜平日常服小建中汤。下焦不足者，天根月窟膏，蒸动命门真火，上蒸脾阳，下固八脉，真精充足，自能固胎矣。

对于五六月殒胎者，吴氏抓住先后天脾肾两脏。责之于脾者，平时常服温中健脾益气的小建中汤；责之于下焦肾不足者，常用阴阳双补的天根月窟膏，一可补肾固八脉，二可上温脾阳。吴氏所列殒胎治法，为精血虚损而致，其他原因导致的殒胎则应根据不同病因辨证施治。

保胎论二

【原文】

每殒胎必三月者，肝虚而热，古人主以桑寄生汤。夫寄生临时保胎，多有鞭长莫及之患，且方中重用人参合天冬，岂尽人而能用者哉！莫若平时长服二十四味专翁膏（方见下焦篇秋燥门），轻者一料，即能大生，重者两料（滑过三四次者），永不堕胎。每一料得干丸药二十斤，每日早中晚服三次，每次三钱，约服一年。必须戒房事，毋令速速成胎方妙。盖肝热者成胎甚易，虚者又不能保，速成速堕，速堕速成，尝见一年内二三次堕者，不死不休，仍未曾育一子也。专翁纯静，翁摄阳动之太过（肝虚热易成易堕，岂非动之太过乎），药用有情者半，以补下焦精血之损。以洋参数斤代人参，九制以去其苦寒之性，炼九日以合其纯一之体，约费不过三四钱人参之价可办矣。愚制二十一味专翁膏，原为产后亡血过多，虚不肯复、痉厥、心悸等证而设，后加鹿茸、桑寄生、天冬三味，保三月殒胎三四次者，获效多矣，故敢以告来者。

通补奇经丸方（甘咸微辛法）

鹿茸八两（力不能者，以嫩毛角代之）　紫石英（生，研极细）二两　龟板（炙）四两　枸杞子四两　当归（炒黑）四两　肉苁蓉六两　小茴香（炒黑）四两　鹿角胶六两　沙苑蒺藜二两　补骨脂四两　人参（力绵者以九制洋参代之，人参用二两，洋参用四两）　杜仲二两

上为极细末，炼蜜为丸，小梧子大。每服二钱，渐加至三钱。大

便溏者，加莲子、芡实、牡蛎各四两。以蒺藜、洋参熬膏法丸。淋带者，加桑螵蛸、菟丝子各四两。癥瘕久聚、少腹痛者，去补骨、蒺藜、杜仲，加肉桂、丁香各二两。

天根月窟膏方（酸甘咸微辛法，阴阳两补、通守兼施复法也）

鹿茸一斤　乌骨鸡一对　鲍鱼二斤　鹿角胶一斤　鸡子黄十六枚　海参二斤　龟板二斤　羊腰子十六枚　桑螵蛸一斤　乌贼骨一斤　茯苓二斤　牡蛎二斤　洋参三斤　菟丝子一斤　龙骨二斤　莲子三斤　桂圆肉一斤　熟地四斤　沙苑蒺藜二斤　白芍二斤　芡实二斤　归身一斤　小茴香一斤　补骨脂二斤　枸杞子二斤　肉苁蓉二斤　萸肉一斤　紫石英一斤　生杜仲一斤　牛膝一斤　萆薢一斤　白蜜三斤

上三十二味，熬如专翕膏法。用铜锅四口，以有情归有情者二，无情归无情者二，文火次第煎炼取汁，另入一净锅内，细炼九昼夜成膏，后下胶、蜜。以方中有粉无汁之茯苓、莲子、芡实、牡蛎、龙骨、鹿茸、白芍、乌贼骨八味，为极细末，和前膏为丸，梧子大。每服三钱，日三服。

此方治下焦阴阳两伤，八脉告损，急不能复，胃气尚健（胃弱者不可与，恐不能传化重浊之药也），无湿热证者。男子遗精，滑泄，精寒无子，腰膝酸痛之属肾虚者（以上数条，有湿热皆不可服也）。老年体瘦痹中，头晕耳鸣，左肢麻痹，缓纵不收，属下焦阴阳两虚者（以上诸证有单属下焦阴虚者，宜专翕膏，不宜此方）。妇人产后下亏，淋带，癥瘕，胞宫虚寒无子，数数殒胎，或少年生育过多，年老腰膝尻胯酸痛者。

【评议】

吴氏认为三月殒胎多为肝热引起。肝藏血，主疏泄，肝肾同源而八脉丽于肝肾，故肝热易致胎动不安，主张用专翕大生膏滋补阴血，起到"专翕纯静，翕摄阳动之太过"作用。药物多半为血肉有情之品，以补下焦精血之损。以西洋参代人参，九制以去其苦寒之性，以便发挥更好的固摄胎气之用。吴氏二十一味专翕膏，原为产后亡血过多，虚不肯复，痉厥心悸等证而设，后加鹿茸、桑寄生、天冬三味，遂成保胎效方，吴氏用之，获效较多。

若属下焦阴阳两伤，八脉虚损，宜用阴阳两补、通守兼施法的天根月窟膏方治疗。因方中有较多的腥浊浓腻药物，易致胃气呆滞，故胃气虚弱者，当配合理气、健养脾胃之药。

通补奇经丸为下焦虚寒而设，方中以补阳为主，兼以养阴血，体现了任督冲带脉病的治疗方法和用药特点（表15）。

表15　通补奇经丸奇经八脉治法及用药表

奇经八脉	任脉	督脉	冲脉	带脉
治法	宜养	宜温	宜镇	宜固
药物	龟板、当归、枸杞子、沙苑子	鹿茸、鹿角胶、杜仲、补骨脂、肉苁蓉、小茴香	紫石英	人参

卷六 解儿难

解儿难题词

【原文】

儿曷[1]为乎有难？曰：天时、人事为之也，难于天者一，难于人者二。天之大德曰生，曷为乎难儿也？曰：天不能不以阴阳五行化生万物，五行之运，不能不少有所偏，在天原所以相制，在儿任[2]其气则生，不任其气则难，虽天亦莫可如何也，此儿之难于天者也。其难于人者奈何？曰：一难于儿之父母，一难于庸陋之医。天下之儿皆天下父母所生，天下父母有不欲其儿之生者乎？曷为乎难于父母耶？曰：即难于父母欲其儿之生也。父母曰：人生于温，死于寒。故父母惟恐其儿之寒也。父母曰：人以食为天，饥则死。故父母惟恐其儿之饥也。天下之儿，得全其生者此也。天下之儿，或受其难者，亦此也。谚有之曰：小儿无冻饿之患，有饱暖之灾。此发乎情，不能止乎义礼，止知以慈为慈，不知以不慈为慈，此儿之难于父母者也。天下之医，操[3]生人之术，未有不欲天下之儿之生，未有不利天下之儿之生。天下之儿之难，未有不赖天下之医之有以生之也。然则医也者，所以补天与父母之不逮[4]以生儿者也，曷为乎天下之儿，难于天下之医也？曰：天下若无医，则天下之儿难犹少，且难于天与父母无怨也。人受生于天与父母，即难于天与父母，又何怨乎？自天下之医愈多，斯天下之儿难愈广，以受生于天、于父母之儿，而难于天下之医，能无怨乎？曷为乎医愈多而儿之难愈广也？曰：医也者，顺天之时测气之偏，适人之情体物之理。名[5]也，物[6]也，象[7]也，数[8]也，无所不通而受之以谦，而后可以言医，尤必上与天地呼吸相通，下与小儿呼吸相通，而守之以诚，而后可以为医。奈何挟生人之名，为利己之术，不求岁气[9]，不畏天和，统举四时，率投三法[10]，毫无知识，囿[11]于见闻，并不知察色之谓何，闻声之谓何，朝微夕甚之谓何，或轻或重之谓何，甚至一方之中，外自太阳，内至厥阴，既与发表，又与攻里。且坚执小儿纯阳之说，无论何气使然，一以寒凉为准。无论何邪为病，一以攻伐为先。谬造惊风之说，惑世诬民。妄为疳疾之丸，戕生伐性。天下之儿之难，宁有终穷乎？前代贤医，历有辨难，而未成书。瑭虽不才，愿解儿难。

【注解】

[1] 曷：hé，怎么。

[2] 任：承受。

[3] 操：掌握。

[4] 不逮：不足，过错。

[5] 名：中国古代逻辑名词，指概念的意思。

[6] 物：内容，实质之意。

[7] 象：现象的意思。

[8] 数：规模之意。

[9] 岁气：一年的主气之意。

[10] 三法：汗、吐、下三法。

[11] 囿：yòu，局限。

【评议】

　　吴氏从自然、社会、父母、医生等方面，论述了小儿所患疾病情况及既病后难治的原因。"天时、人事为之也，难于天者一，难于人者二"可谓提纲挈领。天时，即自然界四时气候变化，人事即患儿本身、患儿父母、儿科医生之事。小儿如果能适应四时阴阳变化，则不生病。父母不溺爱，医生对世间事物的实质、现象、规律等无所不通，且又有诚心，治疗不犯错误，小儿的病难则可避免。吴氏的认识，对当代指导小儿健康保健具有积极意义。

儿科总论

【原文】

古称难治者，莫如小儿，名之曰哑科。以其疾痛烦苦，不能自达。且其脏腑薄，藩篱疏，易于传变。肌肤嫩，神气怯，易于感触。其用药也，稍呆则滞，稍重则伤，稍不对证，则莫知其乡，捉风捕影，转救转剧，转去转远。惟较之成人，无七情六欲之伤。外不过六淫，内不过饮食胎毒而已。然不精于方脉[1]、妇科，透彻生化之源者，断不能作儿科也。

【注解】

[1] 方脉：我国古代官方卫生机构医学分科的一种，相当于成年人疾病的内科。

【评议】

小儿疾病难治的原因主要有二：一是小儿本身原因。小儿哑科，其痛苦不能表达；脏腑薄弱，腠理疏松，防御功能较差，患病易于传变；肌肤娇嫩，神气怯弱，易于感触外邪。二是医生用药原因。稍用滋补则易使脾胃呆滞；药物稍重则伤脾胃；稍不对证，则不知其因，病情转重。

小儿疾病易治的原因也有二：一是小儿较成人，无七情六欲之伤。二是病因较单纯，多为六淫外感及饮食内伤所致。儿科医生必须通晓内科、妇科及人体生理病理，否则难成儿科良医。

吴氏的小儿发病观，"天时、人事为之也"，"外不过六淫，内不过饮食胎毒而已"，对儿科治疗和调护极有临床意义。笔者所在医院科室为中医全科医学（临床不分科），有四分之一是小儿疾病，临证时必告诉其父母，平时孩子需注意两条：一是随自然界的六气变化而增减衣服；二是饮食合理搭配，做到阴阳平衡，五味调和。

俗传儿科为纯阳辨

【原文】

古称小儿纯阳，此丹灶家[1]言，谓其未曾破身[2]耳，非盛阳之谓。小儿稚阳未充，稚阴未长者也。男子生于七，成于八，故八月生乳牙，少有知识。八岁换食牙，渐开智慧。十六而精通，可以有子。三八二十四岁，真牙[3]生（俗谓尽根牙）而精足，筋骨坚强，可以任事，盖阴气长而阳亦充矣。女子生于八，成于七，故七月生乳牙，知提携[4]。七岁换食牙，知识开，不令与男子同席。二七十四而天癸至。三七二十一岁而真牙生，阴始足，阴足而阳充也，命之嫁。小儿岂盛阳者哉！俗谓女子知识恒早于男子者，阳进阴退故也。

【注解】

[1]丹灶家：丹灶是古代炼丹的炉灶，丹灶家即指古代的炼丹术士。

[2]破身：初次性交。

[3]真牙：指大臼齿，也称智齿。

[4]提携：搀扶，带领之意。

【评议】

本条提出了小儿有"纯阳""盛阳""稚阳"之谓。纯阳并不是盛阳，而是道家所语，意指小儿尚未结婚，仍为童真。稚阳、稚阴是小儿的生理，即指小儿在功能活动（阳）和物质基础（阴）上成而未全，全而未壮，均未臻完善，即吴氏所说："小儿稚阳未充，稚阴未长者也。"一般来说，男子到二十四岁，女子到二十一岁，才阴气足而阳气旺。

儿科用药论

【原文】

世人以小儿为纯阳也，故重用苦寒。夫苦寒药，儿科之大禁也。丹溪谓产妇用白芍，伐生生之气，不知儿科用苦寒，最伐生生之气也。小儿，春令也，东方也，木德也，其味酸甘。酸味人或知之，甘则人多不识。盖弦脉者，木脉也，《经》谓：弦无胃气者死。胃气者，甘味也，木离土则死。再验之木实[1]，则更知其所以然矣。木实惟初春之梅子酸多甘少，其他皆甘多酸少者也。故调小儿之味，宜甘多酸少，如钱仲阳[2]之六味丸是也。苦寒之所以不可轻用者何？炎上作苦，万物见火而化，苦能渗湿。人，倮虫[3]也，体属湿土，湿淫固为人害，人无湿则死。故湿重者肥，湿少者瘦。小儿之湿，可尽渗哉！在用药者以为泻火，不知愈泻愈瘦，愈化愈燥。苦先入心，其化以燥也，而且重伐胃汁，直致痉厥而死者有之。小儿之火，惟壮火可减。若少火则所赖以生者，何可恣用苦寒以清之哉！故存阴退热为第一妙法。存阴退热，莫过六味之酸甘化阴也。惟湿温门中与辛淡合用，燥火则不可也。余前序温热，虽在大人，凡用苦寒，必多用甘寒监之，惟酒客不禁。

【注解】

[1] 木实：树木的果实。

[2] 钱仲阳：钱乙，字仲阳，宋代著名儿科医家，著《小儿药证直诀》等。

[3] 倮虫：luǒ chóng，无羽、毛、鳞、甲蔽身的动物，有时也专指人类。为"五虫"之一，即毛虫、羽虫、裸虫、介虫、鳞虫。

【评议】

1. 小儿慎用苦寒

小儿为稚阳之体，生生之阳容易被苦寒之品损伤。儿科外感以肺系最多，选药当用轻清之品。苦寒药黄芩等，即使应用，量不可过大。如果热邪较重，不必再多用其他苦寒药，可根据吴氏所说的宜用甘寒药佐之，如沙参、生地黄等，既可清热，又可以减轻苦寒药化燥伤阴的副作用。但小儿患湿温疾病，则可适当运用苦寒药。

2. 小儿慎用利湿

"小儿之湿，可尽渗哉！"吴氏反对一味使用利湿药，因为利湿药有耗气伤阴的副作用。笔者治疗小儿体内有湿，多用甘平而淡且能健脾的茯苓、薏苡仁等药，较少使用泽泻、猪苓等。

3. 小儿多用甘味

《素问·宣明五气》说"甘入脾"，《灵枢·终始》指出"阴阳俱不足……可将以甘药"，《温病条辨·下焦篇》第四条自注中说"甘能益气，凡甘皆补"，故甘味药能补、能缓，尤适宜于小儿生理特点，且甘味药口味纯正，易于小儿服用。笔者在治疗小儿外感热病中，常使用甘寒的芦根、金银花、蝉蜕；治疗小儿便秘，常用甘寒养阴的生地黄、麦冬；治疗小儿脾虚纳呆泄泻，常用甘微温的黄芪、白扁豆，也使用甘平的党参、黄精、山药、芡实、莲子等。

4. 小儿热证——"存阴退热"

吴氏谓小儿患热病，存阴退热为第一妙法，即根据儿童稚阴稚阳的生理特点，予以甘寒养阴为主，阴液得补，其热可降。若待阴伤再养阴，为时已晚。笔者常用的存阴药物有：芦根、生地黄、沙参、麦冬、天花粉、玄参等。

儿科风药[1]禁

【原文】

近日行方脉者，无论四时所感为何气，一概羌、防、柴、葛。不知仲景先师，有风家禁汗，亡血家禁汗，湿家禁汗，疮家禁汗四条，皆为其血虚致痉也。然则小儿痉病，多半为医所造，皆不识六气之故。

【注解】

[1] 风药：具有辛散，祛风发汗解表的药物。

【评议】

四时所感有六淫邪气的不同，有偏风寒者，有偏风热者等，当辨证论治予以解表，不可滥用辛散祛风发汗解表药，如因风热误用辛温发汗，则易导致出汗过多，阴液损伤，筋脉失养，出现痉病。因此，张仲景在《伤寒论》《金匮要略》中多处提到咽喉干燥者、淋家、疮家、衄家、亡血家、脉浮数而尺中脉微者、脉浮紧而尺中迟者等皆不可发汗之禁。儿科用药更应注意风药的使用。

痉因质疑

【原文】

痉病之因，《素问》曰：诸痉项强，皆属于湿。此"湿"字，大有可疑，盖"风"字误传为"湿"字也。余少读方中行先生《痉书》，一生治病，留心痉证，觉六气皆能致痉。风为百病之长，六气莫不由风而伤人。所有痉病现证，皆风木刚强屈伸[1]之象。湿性下行而柔，木性上行而刚。单一"湿"字，似难包得诸痉。且"湿"字与"项强"字即不对，中行[2]《痉书》一十八条，除引《素问》《千金》二条，余十六条内，脉二条，证十四条，俱无"湿"字证据。如脉二条：一曰：夫痉脉按之紧如弦，直上下行；二曰：《脉经》云：痉家，其脉伏坚，直上下。皆风木之象，湿之反面也。余十四条，风寒致痉居其十，风家禁下一条，疮家禁汗一条，新产亡血二条，皆无所谓湿也者。即《千金》一条，曰：太阳中风，重感于寒湿则变痉也。上下文义不续，亦不可以为据。中行注云：痉自《素问》以来，其见于《伤寒论》者，乃叔和所述《金匮》之略也。《千金》虽有此言，未见其精悉。可见中行亦疑之。且《千金》一书，杂乱无章，多有后人羼杂[3]，难以为据。《灵枢》《素问》二书，非神圣不能道，然多述于战国汉人之笔，可信者十之八九，其不可信者一二。如其中多有后世官名、地名，岂轩岐逆料后世之语而先言之哉？且代远年湮，不无脱简错误之处。瑭学述[4]浅陋，不敢信此"湿"字，亦不敢直断其非，阙疑[5]以俟来者。

【注解】

［1］屈拗：拗，ǎo，同拗，拘急不顺从之意。

［2］中行：指方中行。

［3］羼杂：羼，chàn，羼杂即掺杂。

［4］学述：学术。

［5］阙疑：quē yí，将疑难问题保留，不作判断。

【评议】

吴氏认为痉的原因主要是风邪，与肝关系密切。外风与内风皆可导致痉证，故对《素问·至真要大论》"诸痉项强，皆属于湿"之说，进行了阐述，提出了疑问，并分析了湿邪导致痉证的不可能性。因代远年湮，《内经》不无脱简错误之处，吴氏疑"湿"字为"风"字传写之误，见解甚是。但由于材料、论据尚不够充分，而又不可直断为非，"阙疑以俟来者"，吴氏这种严谨的实事求是的治学态度，值得我们学习。

湿痉或问

【原文】

或问：子疑《素问》痉因于湿，而又谓六淫之邪皆能致痉，亦复有湿痉一条，岂不自相矛盾乎？曰：吾所疑者"诸"字、"皆"字，似"湿"之一字，不能包括诸痉，惟风可以该括，一也；再者湿性柔，不能致强，初起之湿痉，必兼风而后成也。且俗名痉为惊风，原有急、慢二条。所谓急者，一感即痉，先痉而后病。所谓慢者，病久而致痉者也。一感即痉者，只要认证真，用药确，一二帖即愈，易治也。病久而痉者，非伤脾阳，肝木来乘，即伤胃汁、肝阴，肝风鸱张，一虚寒，一虚热，为难治也。吾见湿因致痉，先病后痉者多，如夏月小儿暑湿泄泻暴注，一昼夜百数十行，下多亡阴，肝乘致痉之类。霍乱最能致痉，皆先病后痉者也。当合之《杂说》中"风论"一条参看。以卒得痉病而论，风为百病之长，六淫之邪，皆因风而入。以久病致痉而论，其强直、背反、瘛疭之状，皆肝风内动为之也。似"风"之一字，可以包得诸痉。要知痉者，筋病也，知痉之为筋病，思过半矣。

【评议】

吴氏提出了"六淫之邪皆能致痉"，符合临床。但对《素问·至真要大论》"诸痉项强，皆属于湿"中的"诸""皆"二字有疑问，认为"似'风'之一字，可以包得诸痉"，而"似'湿'之一字，不能包括诸痉"，因为湿性柔腻，无刚强屈伸之象，故不能致强痉。湿证初起即痉者，"必兼风而后成也"，"先病后痉者多"，如夏月小儿患暑湿泄泻、霍乱等，虽是初起湿证，但因泻下急迫，阴液丢失，而后出现筋脉失养的痉证。薛生白《湿热病篇》第四条谓："湿热证，三四日即口噤，四肢牵引拘急，甚则角弓反张，此湿热侵入经络脉隧中。宜鲜地龙、秦艽、威灵仙、滑石、苍耳子、丝瓜藤、海风藤、酒炒黄连等味。"薛氏虽是论述湿邪致痉，但实为湿邪夹风证治。吴氏所论述的卒得痉病起于外风、久病致痉皆肝风的发病观，对临床有重要指导意义。

痉有寒热虚实四大纲论

【原文】

六淫致痉，实证也。产妇亡血，病久致痉，风家误下，温病误汗，疮家发汗者，虚痉也。风寒、风湿致痉者，寒证也。风温、风热、风暑、燥火致痉者，热痉也（按：此皆瘛证，属火，后世统谓之痉矣。后另有论）。俗称慢脾风者，虚寒痉也。本论后述本脏自病者，虚热痉也（亦系瘛证）。

温病过程中出现痉证，多为热极生风或阴虚风动而致，但亦有寒痉、虚寒痉等，外感、内伤病因皆可致痉。吴氏对痉病病因辨证的认识符合临床。

小儿痉病瘛病共有九大纲论

【原文】

寒痉

仲景先师所述方法具在，但须对证细加寻绎[1]，如所云太阳证体强，几几然[2]，脉沉迟之类，有汗为柔痉[3]，为风多寒少，而用桂枝汤加法。无汗为刚痉[4]，为寒痉，而用葛根汤。汤内有麻黄，乃不以桂枝立名，亦不以麻黄立名者，以其病已至阳明也。诸如此类，须平时熟读其书，临时再加谨慎，手下自有准的矣。

风寒嗽咳致痉者，用杏苏散辛温例，自当附入寒门。

风温痉（按：此即瘛证，少阳之气为之也。下温热、暑温、秋燥，皆同此例）

乃风之正令，阳气发泄之候，君火主气之时，宜用辛凉正法。轻者用辛凉轻剂，重者用辛凉重剂，如本论上焦篇银翘散、白虎汤之类。伤津液者，加甘凉，如银翘加生地、麦冬，玉女煎以白虎合冬、地之类。神昏谵语，兼用芳香以开膻中，如清宫汤、牛黄丸、紫雪丹之类。愈后用六味、三才、复脉辈，以复其丧失之津液。

风温咳嗽致痉者，用桑菊饮（方见上焦篇）、银翘散辛凉例。与风寒咳嗽迥别，断不可一概用杏苏辛温也。

温热痉（即六淫之火气，消铄真阴者也，《内经》谓先夏至为病温者是也）

即同上风温论治。但风温之病痉者，轻而少。温热之致痉者，多而重也。药之轻重浅深，视病之轻重浅深而已。

暑痉（暑兼湿热，后有湿痉一条，此则偏于热多湿少之病，去

温热不远,《经》谓后夏至为病暑者是也)

按:俗名小儿急惊风者,惟暑月最多,而兼证最杂,非心如澄潭[5],目如智珠[6],笔如分水犀[7]者,未易辨此。盖小儿肤薄神怯,经络脏腑嫩小,不奈三气[8]发泄。邪之来也,势如奔马。其传变也,急如掣电。岂粗疏者所能当此任哉!如夏月小儿身热头痛,项强无汗,此暑兼风寒者也,宜新加香薷饮。有汗则仍用银翘散重加桑叶。咳嗽则用桑菊饮。汗多则用白虎。脉芤而喘则用人参白虎。身重汗少则用苍术白虎。脉芤、面赤、多言、喘喝欲脱者,即用生脉散。神识不清者,即用清营汤加钩藤、丹皮、羚羊角。神昏者,兼用紫雪丹、牛黄丸等。病势轻微者,用清络饮之类。方法悉载上焦篇,学者当与前三焦篇暑门中细心求之。但分量或用四之一,或用四之二,量儿之壮弱大小加减之。痉因于暑,只治致痉之因而痉自止,不必沾沾[9]但于痉中求之。若执痉以求痉,吾不知痉为何物。夫痉,病名也,头痛亦病名也。善治头痛者必问致头痛之因,盖头痛有伤寒头痛、伤风头痛、暑头痛、热头痛、湿头痛、燥头痛、痰厥头痛、阳虚头痛、阴虚头痛、跌扑头痛、心火欲作痈脓之头痛、肝风内动上窜少阳胆络之偏头痛、朝发暮死之真头痛。若不问其致病之因,如时人但见头痛,一以羌活、藁本从事,何头痛之能愈哉!况痉病之难治者乎!

湿痉(按:此一条,瘛痉兼有,其因于寒湿者,则兼太阳寒水气,其泄泻太甚,下多亡阴者,木气来乘,则瘛矣)

按:中湿即痉者少。盖湿性柔而下行,不似风刚而上升也。其间有兼风之痉,《名医类案》中有一条云:"小儿吐呗[10],欲作痫者,五苓散最妙。"本论湿温上焦篇,有三仁汤一法。邪入心包,用清宫汤去莲心、麦冬,加银花、赤小豆皮一法。用紫雪丹一法。银翘马勃散一法。千金苇茎汤加滑石、杏仁一法。而寒湿例中,有形似伤寒,舌白不渴,经络拘急,桂枝姜附汤一法。凡此非必皆现痉病而后治。盖既感外邪,久则致痉,于其未痉之先,知系感受何邪,以法治之,而痉病之源绝矣,岂不愈于见痉治痉哉!若儿科能于六淫之邪见几于早，吾知小儿之痉病必少。湿久致痉者多，盖湿为浊邪，最善弥漫三焦，上蔽清窍，内蒙膻中，学者当于前中焦、下焦篇中求之。由疟、痢而致痉者，见其所伤之偏阴、偏阳而补救之，于疟、痢门中求之。

燥痉

燥气化火，消铄津液，亦能致痉。其治略似风温，学者当于本论前三焦篇秋燥门中求之。但正秋之时，有伏暑内发，新凉外加之证。燥者宜辛凉甘润，有伏暑则兼湿矣，兼湿则宜苦辛淡，甚则苦辛寒矣。不可不细加察焉。燥气化寒，胁痛呕吐，法用苦温，佐以甘辛。

内伤饮食痉（俗所谓慢脾风者是也）

按：此证必先由于吐泻，有脾胃两伤者，有专伤脾阳者，有专伤胃阳者，有伤及肾阳者。参苓白术散、四君、六君、异功、补中益气、理中等汤，皆可选用。虚寒甚者，理中加丁香、肉桂、肉果、诃子之类。因他病伤寒凉药者，亦同此例。叶案中有阴风入脾络一条，方在小儿痫痉厥门中。其小儿吐泻门中，言此证最为详细。案后华岫云驳俗论最妙，学者不可不静心体察焉！再参之钱仲阳、薛立斋、李东垣、张景岳诸家，可无余蕴矣。再按：此证最险，最为难治，世之讹传妄治已久，四海同风，历有年所，方中行驳之于前，诸君子畅论于后，至今日而其伪风不息，是所望于后之强有力者，悉取其伪书而焚耳。细观叶案治法之妙，全在见吐泻时，先防其痉，非于既痉而后设法也。故余前治六淫之痉，亦同此法，所谓上工不治已病治未病，圣人不治已乱治未乱也。

客忤[11]痉（俗所谓惊吓是也）

按：小儿神怯气弱，或见非常之物，听非常之响，或失足落空，跌扑之类，百证中或有一二，非小儿所有痉病，皆因于惊吓也。证现发热，或有汗，或无汗，面时青时赤，梦中呓语，手足蠕动，宜复脉汤去参、桂、姜、枣，加丹参、丹皮、犀角，补心之体以配心之用。大便结者，加元参，溏者加牡蛎。汗多、神不宁，有恐惧之象者，加龙骨、整琥珀、整朱砂块（取其气而不用其质，自无流弊），必细询病家确有所见者，方用此例。若语涉支离，猜疑不定者，静心再诊，必得确情，而后用药。

愚儿三岁，六月初九日辰时，倚门落空，少时发热，随热随痉，昏不知人，手足如冰，无脉，至戌时而痉止，身热神昏无汗。次日早，余方与复脉汤去参、桂、姜、枣，每日一帖，服三四杯。不饮不食，至十四日巳时，得战汗而愈。若当痉厥神昏之际，妄动乱治，岂有生理乎！盖痉厥则阴阳逆乱，少不合拍则不可救。病家情急，因乱投药饵，胡针乱灸而死者，不可胜纪。病家中无主宰，医者又无主宰，儿命其何堪哉！如包络热重，唇舌燥，目白睛有赤缕者，牛黄清心丸。本论牛黄安宫丸、紫雪丹辈，亦可酌而用之。

本脏自病痉（此证则瘛病也）

按：此证由于平日儿之父母，恐儿之受寒，覆被过多，著衣过厚，或冬日房屋热炕过暖，以致小儿每日出汗，汗多亡血，亦如产妇亡血致痉一理。肝主血，肝以血为自养，血足则柔，血虚则强，故曰本脏自病。然此一痉也，又实为六淫致痉之根。盖汗多亡血者，本脏自病。汗多亡卫外之阳，则易感六淫之邪也。全赖明医参透此理，于平日预先告谕小儿之父母，勿令过暖汗多亡血，暗中少却无穷之病矣，所谓治未病也。治本脏自病法，一以育阴柔肝为主，即同产后血亡致痉一例，所谓血足风自灭也。六味丸、复脉汤、三甲复脉三方、大小定风珠二方、专翁膏，皆可选用。专翁膏为痉止后，每日服四五钱，分二次，为填阴善后计也。六淫误汗致痉者，亦同此例。救风温、温热误汗者，先与存阴，不比伤寒误汗者急与护阳也，盖寒病不足在阳，温病不足在阴也。

【注解】

［1］寻绎：反复推求。

［2］几几然：形容强直之样。

［3］柔痉：痉病兼有太阳表虚证而有汗者。

［4］刚痉：痉病兼有太阳表实证而见无汗者。

［5］澄潭：清澈明净。

［6］智珠：智慧圆妙，明达事理。

［7］分水犀：非常犀利之意。

［8］三气：暑、湿、寒三气。

［9］沾沾：盯着之意。

［10］呗：xiàn，《说文解字》："不呕而吐。"《广韵》："小儿呕乳。"

［11］客忤：忤，wǔ，干犯，逆乱。客忤是指小儿突受惊吓后发生的面色发青，口吐涎沫，吐泻腹痛，肢体瘛疭，状似惊痫的一种病证。

【评议】

上条痉分寒热虚实是指痉的性质，而本条以病因分，将痉分为九纲。九纲所论，涵盖理法方药，叙证具体，方药使用，层层入细，对临床治疗痉证有很高的指导价值。外感、内伤皆可导致痉病发生。外感六淫致痉以暑邪为多，暑为阳邪，易直中肝经；内伤因素致痉尤应注重饮食与生活的调摄，勿伤食致泄及出汗过多等。对于吐泻致痉者，"全在见吐泻时，先防其痉，非于既痉而后设法也"，体现了上工治未病、治未乱的思想。

〰 小儿易痉总论

【原文】

按：小儿易痉之故，一由于肌肤薄弱，脏腑嫩小，传变最速；一由近世不明六气感人之理，一见外感无论何邪，即与发表。既痉之后，重用苦寒，虽在壮男壮女，二三十岁，误汗致痉而死者，何可胜数！小儿薄弱，则更多矣。余于医学，不敢自信，然留心此证几三十年，自觉洞彻此理，尝谓六气明而痉必少。敢以质之明贤，共商救世之术也。

【评议】

吴氏认为小儿易痉原因主要有二：一是体质。二是误治。体质在于抵抗力弱，误治主要是医生不明六淫，一概予以发汗解表。吴氏临床观察此类患者几十年，洞彻此理，经验丰富，愿与高明之士，共商救人之术，反映了吴氏作为医者的精诚之心。

痉病瘛病总论

【原文】

《素问》谓：太阳所至为痉[1]，少阳所至为瘛[2]。盖痉者，水也；瘛者，火也。又有寒厥、热厥之论最详。后人不分痉、瘛、厥为三病，统言曰惊风痰热，曰角弓反张，曰搐搦[3]，曰抽掣，曰痫、痉、厥。方中行作《痉书》，其或问中所论，亦混瘛而为痉，笼统议论。叶案中治痫、痉、厥最详，而统称痉厥，无瘛之名目，亦混瘛为痉。考之他书，更无分别。前痉病论因之从时人所易知也。谨按痉者，强直之谓，后人所谓角弓反张，古人所谓痉也。瘛者，蠕动引缩之谓，后人所谓抽掣、搐搦，古人所谓瘛也。抽掣搐搦不止者，瘛也。时作时止，止后或数日，或数月复发，发亦不待治而自止者，痫也。四肢冷如冰者，厥也；四肢热如火者，厥也；有时而冷如冰，有时而热如火者，亦厥也。大抵痉、瘛、痫、厥四门，当以寒热虚实辨之，自无差错。仲景刚痉、柔痉之论，为伤寒而设，未尝议及瘛病，故总在寒水一门，兼风则有有汗之柔痉，盖寒而实者也。除寒痉外，皆瘛病之实而热者也。湿门则有寒痉、有热瘛，有实有虚。热病久耗其液，则成虚热之瘛矣。前列小儿本脏自病一条，则虚热也。产后惊风之痉，有寒痉，仲景所云是也；有热瘛，本论所补是也。总之痉病宜用刚而温，瘛病宜用柔而凉。又有痉而兼瘛，瘛而兼痉，所谓水极而似火，火极而似水也。至于痫证，亦有虚有实，有留邪在络之客邪，有五志过极之脏气，叶案中辨之最详，分别治之可也。瑭因前辈混瘛与痉为一证，故分晰而详论之，以备裁采。

【注解】

[1] 痉：吴氏认为痉是强直的意思，后人所说的角弓反张，就是

古人所说的痉病。

[2]瘛：chì，吴氏认为瘛是蠕动引缩之意，后人所谓抽掣、搐搦就是古人所说的瘛。

[3]搐搦：搦，nuò，抽搐引动之意。

【评议】

吴氏对痉、瘛、痫、厥四种病证进行了鉴别。痉以项背强直，角弓反张，口噤为主症。瘛即瘛疭，又称抽掣、搐搦，表现为手足伸缩抽动不已。瘛，筋脉拘急而缩，疭，筋脉缓纵而伸。痫以突然昏倒，不省人事，四肢抽搐，口吐白沫，移时苏醒，醒后如常人为症，亦称癫痫。厥，传统分为两类，一是突然昏倒，不省人事，但大多能逐渐苏醒的病证。二是指四肢厥冷，有寒厥、热厥之分。四门疾病临证"当以寒热虚实辨之，自无差错"。强调了每个疾病辨证论治的重要性。吴氏认为痉病多寒，瘛病多热，提出了"痉病宜用刚而温，瘛病宜用柔而凉"的治则，有一定临床意义。因此，吴氏"因前辈混瘛与痉为一证，故分晰而详论之，以备裁采"。目前，多将痉与瘛合而论之。

六气当汗不当汗论

【原文】

六气六门，止有寒水一门，断不可不发汗者。伤寒脉紧无汗，用麻黄汤正条。风寒挟痰饮，用大小青龙一条。饮者，寒水也。水气无汗，用麻黄甘草、附子麻黄等汤。水者，寒水也，有汗者即与护阳。湿门亦有发汗之条，兼寒者也。其不兼寒而汗自出者，则多护阳之方。其他风温禁汗、暑门禁汗、亡血禁汗、疮家禁汗，禁汗之条颇多，前已言之矣。盖伤于寒者，必入太阳，寒邪与寒水一家，同类相从也。其不可不发者何？太阳本寒标热，寒邪内合寒水之气，止有寒水之本，而无标热之阳，不成其为太阳矣。水来克火，如一阳陷于二阴之中[1]，故急用辛温发汗，提阳外出。欲提阳者，乌得不用辛温哉！若温、暑伤手太阴，火克金也，太阴本燥标湿，若再用辛温，外助温、暑之火，内助脏气之燥，两燥相合，而土之气化无从，不成其为太阴矣。津液消亡，不痉何待！故初用辛凉以救本脏之燥，而外退温、暑之热；继用甘润，内救本脏之湿，外敌温、暑之火，而脏象化气，本来面目可不失矣。此温、暑之断不可发汗，即不发汗之辛甘，亦在所当禁也。且伤寒门中，兼风而自汗者，即禁汗，所谓有汗不得用麻黄。无奈近世以羌活代麻黄，不知羌活之更烈于麻黄也。盖麻黄之发汗，中空而通，色青而疏泄，生于内地，去节方发汗，不去节尚能通、能留，其气味亦薄。若羌活乃羌地所生之独活，气味雄烈不可当。试以麻黄一两，煮于一室之内，两三人坐于其侧，无所苦也。以羌活一两，煮于一室内，两三人坐于其侧，则其气味之发泄，弱者即不能受矣。温、暑门之用羌、防、柴、葛，产后亡血家之用当归、川芎、泽兰、炮姜，同一杀人利剑。有心者共筹之。

【注解】

[1] 一阳陷于二阴之中：一阳指太阳，二阴指寒邪、寒水。太阳阳气陷于寒邪、寒水之中，故需要辛温发汗，提阳外出。

【评议】

外邪侵入肌表，治疗可用发汗。性质偏寒者用辛温发汗，偏热者则用辛凉解表。阴邪在表，如风寒、寒湿误用辛凉，则易导致肌腠冰遏，卫气不畅；阳邪在表，误用辛温，则汗出伤阴，严重者津液消亡，甚至出现痉病。辛温药物麻黄、羌活发汗作用较强，尤其是羌活气味雄烈，凡阳邪在表皆宜禁之。小儿外感需发汗者，此二味更应谨慎使用。

疳疾论

【原文】

疳者，干也，人所共知。不知干生于湿，湿生于土虚，土虚生于饮食不节，饮食不节，生于儿之父母之爱其子，惟恐其儿之饥渴也。盖小儿之脏腑薄弱，能化一合[1]者，与一合有半，即不能化，而脾气郁矣。再，小儿初能饮食，见食即爱，不择精粗，不知满足，及脾气已郁而不舒，有拘急之象，儿之父母犹认为饥渴而强与之。日复一日，脾因郁而水谷之气不化，水谷之气不化而脾愈郁，不为胃行津液，湿斯停矣。土恶湿，湿停而脾胃俱病矣。中焦受气取汁，变化而赤是谓血。中焦不受水谷之气，无以生血而血干矣。再水谷之精气，内入五脏，为五脏之汁。水谷之悍气，循太阳外出，捍卫外侮之邪而为卫气。中焦受伤，无以散精气，则五脏之汁亦干；无以行悍气，而卫气亦馁[2]。卫气馁故多汗，汗多而营血愈虚，血虚故肢体日瘦。中焦湿聚不化而腹满，腹日满而肢愈瘦，故曰干生于湿也。医者诚能识得干生于湿，湿生于土虚，且扶土之不暇[3]，犹敢恣用苦寒，峻伤其胃气，重泄其脾气哉！治法允[4]推东垣、钱氏、陈氏[5]、薛氏[6]、叶氏，诚得仲景之心法者也。疏补中焦，第一妙法；升降胃气，第二妙法；升陷下之脾阳，第三妙法；甘淡养胃，第四妙法；调和营卫，第五妙法；食后击鼓，以鼓动脾阳，第六妙法（即古者以乐侑[7]食之义，鼓荡阳气，使之运用也）；《难经》谓伤其脾胃者，调其饮食，第七妙法；如果生有疳虫，再少用苦寒酸辛，如芦荟、胡黄连、乌梅、史君[8]、川椒之类，此第八妙法，若见疳即与苦寒杀虫便误矣；考洁古、东垣，每用丸药缓运脾阳，缓宣胃气，盖有取乎渣质有形，与汤药异歧，亦第九妙法也。

近日都下相传一方，以全蝎三钱，烘干为末，每用精牛肉四两，作肉团数枚，加蝎末少许，蒸熟，令儿逐日食之，以全蝎末完为度，治疳疾有殊功。愚思蝎色青，属木，肝经之虫，善窜而疏土，其性阴，兼通阴络，疏脾郁之久病在络者最良，然其性慓悍有毒。牛肉甘温，得坤土之精，最善补土，禀牡[9]马之贞[10]，其性健顺，既能补脾之体，又能运脾之用。牛肉得全蝎而愈健，全蝎得牛肉而不悍，一通一补，相需成功，亦可备用。一味金鸡散亦妙（用鸡内金不经水洗者，不拘多少，烘干为末，不拘何食物皆加之。性能杀虫磨积，即鸡之脾，能复脾之本性）。小儿疳疾，有爱食生米、黄土、石灰、纸、布之类者，皆因小儿无知。初饮食时，不拘何物即食之，脾不能运，久而生虫，愈爱食之矣。全在提携之者，有以谨之于先。若既病治法，亦惟有暂运脾阳。有虫者兼与杀虫，断勿令再食，以新推陈，换其脏腑之性，复其本来之真方妙。

【注解】

[1] 合：gě，古代容量单位，市制十合为一升。

[2] 馁：něi，饥饿，引申为虚弱。

[3] 暇：空闲。

[4] 允：公平得当之意。

[5] 陈氏：即陈文中，字文秀，南宋著名儿科医家，著《小儿痘疹方论》等。

[6] 薛氏：即薛己，字新甫，号立斋，明代著名医家。

[7] 侑：yòu，劝人（吃，喝）。

[8] 史君：使君子。

[9] 牡：指雄性动物。《增补评注温病条辨》作"牝"，牝是雌性动物。

[10] 贞：贞固操守之意。牝马符合地坤的柔顺，但并不盲目顺从。

【评议】

疳疾，即疳积，多见于婴幼儿，表现为面黄肌瘦，毛发枯槁，头大颈细，腹部膨大等，多由饮食不节或某些疾病引起。本病的根本病机在于中焦脾胃虚弱，纳运失常，积滞内阻，蕴热阴伤，或脾胃虚弱，气血生化之源亏乏。对于疳疾的治疗，吴氏提出了九法，全面而实用。当代由于生活条件较好，小儿单纯疳疾已不多见，但因调养不当，饮食不节或饮食搭配不合理，导致肺脾虚者极为常见，表现为汗多、面色萎黄、大便干、毛发黄而稀疏等。因此，吴氏提出的治疳九法广泛应用于当前小儿的其他疾病。

痘证总论

《素问》曰：治病必求其本。盖不知其本，举手便误，后虽有锦绣心思，皆鞭长莫及矣。治痘明家，古来不下数十，可称尽善，不比温病毫无把握，尚俟[1]愚陋之鄙论也。但古人治法良多，而议病究未透彻来路，皆由不明六气为病与温病之源。故论痘发之源者，祇[2]及其半。谓痘证为先天胎毒，由肝肾而脾胃而心肺是矣。总未议及发于子午卯酉之年，而他年罕发者何故。盖子午者，君火司天；卯酉者，君火在泉。人身之司君火者，少阴也。少阴有两脏，心与肾也。先天之毒，藏于肾脏。肾者，坎也。有二阴以恋一阳，又以太阳寒水为腑，故不发也，必待君火之年与人身君火之气相搏，激而后发也。故北口[3]外寒水凝结之所，永不发痘。盖人生之胎毒如火药，岁气之君火如火线，非此引之不发。以是知痘证与温病之发同一类也。试观《六元正纪》所载温厉大行，民病温厉之处，皆君相两火加临之候，未有寒水湿土加临而病温者，亦可知愚之非臆说矣。

【注解】

[1] 俟：sì，等待之意。

[2] 祇：zhǐ，只。

[3] 北口：一般指张家口。

【评议】

痘即天花，是由天花病毒感染人引起的一种烈性传染病。中国发明的人痘接种法和英国爱德华·琴纳发明的牛痘接种法，都为消灭天花发挥了作用，本病现已在世界绝迹。吴氏认为本病是由于先天胎毒内蕴，加之君火之年"与人身君火之气相搏，激而后发也"及"外寒水凝结之所，永不发痘"等，这些发病观的科学性有待进一步探讨，但运气学说为研究疫病发病提供了另一种思路和方法。

痘证禁表药论

【原文】

表药者，为寒水之气郁于人之皮肤经络，与人身寒水之气相结，不能自出而设者也。痘证由君火、温气而发，要表药何用？以寒水应用之药，而用之君火之证，是犹缘木而求鱼也。缘木求鱼，无后灾。以表药治痘疮，后必有大灾。盖痘以筋骨为根本，以肌肉为战场，以皮肤结痂为成功之地。用表药虚表，先坏其立功之地，故八九朝灰白塌陷，咬牙寒战，倒靥[1]黑陷[2]之证蜂起矣。古方精妙不可胜数，惟用表药之方，吾不敢信。今人且恣用羌、防、柴、葛、升麻、紫苏矣。更有愚之愚者，用表药以发闷证[3]是也。痘发内由肝肾，外由血络。闷证有紫白之分：紫闷[4]者，臬毒把持太过，法宜清凉败毒。古用枣变百祥丸，从肝肾之阴内透，用紫雪芳凉，从心包之阳外透；白闷[5]则本身虚寒，气血不支之证，峻用温补气血，托之外出。按理立方，以尽人力。病在里而责之表，不亦愚哉！

【注解】

[1]倒靥：靥，yè，酒窝。即痘疮灌浆后不结痂，反成腐烂后与皮一起脱去。

[2]黑陷：指痘疮颜色发黑，枯萎凹陷。

[3]闷证：内有火毒，外有温热，交争于肌表血络的一类痘证。

[4]紫闷：闷证见痘点色紫。

[5]白闷：闷证见痘点色白。

【评议】

表药多用于寒邪郁于肌表，而痘毒为火热证，病位与筋骨、肌肉、皮肤相关，若误用辛温表药，必致表虚，从而出现变证。

痘证初起用药论

【原文】

痘证初起，用药甚难，难者何？预护之为难也。盖痘之放肥[1]、灌浆、结痂，总从见点之初立根基，非深思远虑者不能也。且其形势未曾显张，大约辛凉解肌、芳香透络、化浊解毒者十之七八；本身气血虚寒，用温煦保元者十之二三。尤必审定儿之壮弱肥瘦，黑白青黄，所偏者何在，所不足者何在，审视体质明白。再看已未见点，所出何苗。参之春夏秋冬，天气寒热燥湿，所病何时。而后定方。务于七日前先清其所感之外邪，七日后只有胎毒，便不夹杂矣。

【注解】

[1] 放肥：胀起之意。

【评议】

痘证初起，吴氏提出应按照痘证形态、小儿体质壮弱、四季六淫邪气等运用药物，并尽早清除外邪，以防内外夹杂病变。"走马看伤寒，回头看痘疹"，提示我们此病病情传变较快，应灵活施治。

治痘明家论

【原文】

治痘之明家甚多，皆不可偏废者也。若专主于寒、热、温、凉一家之论，希图省事，祸斯亟矣。痘科首推钱仲阳、陈文中二家，钱主寒凉，陈主温热，在二家不无偏胜，在后学实不可偏废。盖二家犹水火也，似乎极不同性，宗此则害彼，宗彼则害此。然万物莫不成于水火，使天时有暑而无寒，万物焦矣。有寒而无暑，万物冰矣。一阴一阳之谓道。二家之学，似乎相背，其实相需，实为万世治痘立宗旨。宗之若何？大约七日以前外感用事。痘发由温气之行，用钱之凉者十之八九，用陈之温者一二。七日以后，本身气血用事，纯赖脏真之火，炼毒成浆，此火不外鼓，必致内陷，用陈之温者多，而用钱之凉者少也。若始终实热者，则始终用钱；始终虚寒者，则始终用陈。痘科无一定之证，故无一定之方也。丹溪立解毒、和中、安表之说，亦最为扼要。痘本有毒可解，但须解之于七日之前。有毒郁而不放肥、不上浆者，乌得不解毒哉！如天之亢阳不雨，万物不生矣。痘证必须和中，盖脾胃最为吃紧，前所谓以中焦作战场也。安表之论，更为妙谛。表不安，虽至将成犹败也。前所谓以皮肤结痂为成功之地，而可不安之也哉！安之不暇，而可混发以伤之也哉！至其宗钱而非陈，则其偏也。万氏[1]以脾胃为主，魏氏[2]以保元为主，亦确有见识。虽皆从二家脱化，而稍偏于陈。费建中[3]《救偏琐言》，盖救世人不明痘之全体大用，偏用陈文中之辛热者也。书名救偏，其意可知。若专主其法，悉以大黄、石膏从事，则救偏而反偏矣。胡氏[4]辄投汗下，下法犹有用处，汗法则不可也。翁仲仁[5]《金镜录》一书，诚为痘科宝筏。其妙处全在于看，认证真确，治之自效。初学必须先熟读其书，而后历求诸家，方不误事。后此瞿氏[6]、聂氏[7]，深以气血盈亏，解毒化毒，分晰阐扬钱氏、陈氏底蕴，超出诸家之上，然分别太多，恐读者目眩。愚谓看法必宗翁氏，叶氏有补翁仲仁不及之条。治法兼用钱、陈，以瞿氏、聂氏为钱、陈之注，参考诸家可也。近日都下盛行《正宗》一书，大抵用费氏、胡氏之法而推广之，恣用大汗大下，名归宗汤。石膏、大黄始终重用，此在枭毒太过者则可，岂可以概治天下之小儿哉！南方江西、江南等省，全恃种痘，一遇自出之痘，全无治法。医者无论何痘，概禁寒凉，以致有毒火者，轻者重，重者死，此皆偏之为害也。

【注解】

[1]万氏：明代医家万全，字密斋，著有《幼科发挥》等。

[2]魏氏：明代医家魏直，字桂岩，又字廷豹，著有《博爱心鉴》等。

［3］费建中：费启泰，字建中，明代医学家，著有《救偏琐言》《一见能医》等。

［4］胡氏：似指明代医学家胡璟，著有《秘传痘疹寿婴集》等。

［5］翁仲仁：字嘉德，明代医家。著有《痘疹心法》《痘疹金镜录》等。

［6］翟氏：指明代医学家翟良，字玉华，著有《痘科类编释意》等。

［7］聂氏：待考。

【评议】

吴氏对钱乙、陈文中、朱丹溪、万全、魏直、费建中、胡璟、翁仲仁、翟良、聂久吾等医家论治痘证予以了评判，认为痘证有寒有热，有实有虚，治疗不可偏执，"若专主于寒、热、温、凉一家之论，希图省事，祸斯亟矣"（表16）。

表16　吴氏论述的各家论治痘证观点表

治痘医家	治法
钱乙	寒凉
陈文中	温热
朱丹溪	解毒、和中、安表
万全	以脾胃为主
魏直	以保元为主
费启泰	辛热
胡璟	发汗、泻下
翁仲仁	其妙处全在于看，认证真确
翟良	气血盈亏，解毒化毒
聂氏	气血盈亏，解毒化毒
吴鞠通	皆不可偏废；痘科无一定之证，故无一定之方；大约七日以前，用钱之凉者十之八九，用陈之温者一二。七日以后，用陈之温者多，而用钱之凉者少。

痘疮稀少不可恃论

【原文】

相传痘疮稀少，不过数十粒，或百余粒，根颗圆绽[1]者，以为状元痘，可不服药。愚则以为三四日间，亦须用辛凉解毒药一帖，无庸多服。七八日间，亦宜用甘温托浆药一帖，多不过二帖，务令浆行满足。所以然者何？愚尝见稀少之痘，竟有浆行不足，结痂后患目，毒流心肝二经，或数月，或半年后，烦躁而死，不可救药者。

【注解】

[1]圆绽：形圆而饱满之意。

【评议】

痘疮外出稀少，而且呈现状元痘者，一般说明邪毒不重，可根据病程采用不同方法治疗。若三四日间，须用辛凉解毒药一剂，七八日间，用甘温托浆药一剂，其目的是使"浆行满足"，否则可患目疾、心肝之病。

痘证限期论

【原文】

痘证限期，近日时医，以为十二日结痂之后，便云收功。古传百日内，皆痘科事也。愚有表侄女，于三四月间出痘，浆行不足，百日内患目，目珠高出眼外，延至次年二月方死，死时面现五色，忽而青、而赤、而黄、而白、而黑，盖毒气遍历五脏，三昼夜而后气绝。至今思之，犹觉惨甚，医者可不慎哉！十二日者，结痂之限也。况结痂之限，亦无定期。儿生三岁以后者，方以十二日为准。若初周以后，只九日限耳。未周一岁之孩，不过七日限。

【评议】

痘证病程多在十二日结痂，但吴氏认为"亦无定期"，若小儿三岁以上的，方能以十二日为准；一岁以上的，限期为九日；不足一周岁的，结痂期限不过七日。

行浆务令满足论

【原文】

近时人心不古[1]，竟尚粉饰，草草了事。痘顶初浑，便云浆足，病家不知，惟医是听。浆不足者，发痘毒犹可医治。若发于关节隐处，亦致丧命，或成废人。患目烦躁者，百无一生，即不死而双目失明矣，愚经历不少。浆色大约以黄豆色为准，痘多者，腿脚稍清犹可。愚一生所治之痘，痘后毫无遗患，无他谬巧[2]，行浆足也。近时之弊，大约有三：一由于七日前过用寒凉，七日后又不知补托，畏温药如虎，甚至一以大黄从事，此用药之不精也；二由于不识浆色，此目力之不精也；三由于存心粉饰，心地之不慈也。余存心不敢粉饰，不忍粉饰，口过直而心过慈，以致与世不合，目击儿之颠连[3]疾苦而莫能救，不亦大可哀哉！今作此论，力矫时弊，实从数十年经历中得来。见痘后之证，百难于痘前。盖痘前有浆可上，痘后无浆可行。痘前自内而外出，外出者顺；痘后自外而内陷，内陷者逆也。毒陷于络，犹可以法救之。毒陷于脏而脏真伤，考古竟无良法可救。由逆痘而死者，医可以对儿。由治法不精，而遗毒死者，其何以对小儿哉？阅是论者，其思慎之于始乎！

【注解】

[1]不古：不淳朴、浇薄之意。

[2]谬巧：技巧、窍门之意。

[3]颠连：困苦、困顿不堪之意。

【评议】

吴氏通过一生所治的痘证，总结出治痘证的规律为"行浆足也"，其痘浆色以黄豆色为准。批驳了世医三大弊病：一是用药不精；二是目力不精；三是存心粉饰，心地不慈。故作此论的目的是"力矫时弊"，以解小儿"颠连疾苦"。

疹论

【原文】

若明六气为病，疹不难治。但疹之限期最迫，只有三日。一以辛凉为主，如俗所用防风、广皮、升麻、柴胡之类，皆在所禁。俗见疹必表，外道也。大约先用辛凉清解，后用甘凉收功。赤疹误用麻黄、三春柳等辛温伤肺，以致喘咳欲厥者，初用辛凉加苦梗、旋覆花，上提下降；甚则用白虎加旋覆、杏仁；继用甘凉加旋覆花以救之，咳大减者去之。凡小儿连咳数十声不能回转，半日方回如鸡声者，千金苇茎汤合葶苈大枣泻肺汤主之，近世用大黄者，杀之也。盖葶苈走肺经气分，虽兼走大肠，然从上下降，而又有大枣以载之、缓之，使不急于趋下。大黄则纯走肠胃血分，下有形之滞，并不走肺，徒伤其无过之地故也。若固执病在脏泻其腑之法，则误矣。

【评议】

吴氏本条论疹是麻疹病。麻疹是由麻疹病毒引起的传染病。主要临床表现有发热、流涕、咳嗽等，特征性表现为口腔麻疹黏膜斑及皮肤斑丘疹。我国实施计划免疫后，麻疹发病率和病死率已明显降低，麻疹大流行基本上得到控制。但由于人口流动增加，部分儿童麻疹疫苗漏种或免疫失败等因素，致使麻疹小规模流行时有发生。

麻疹分为初热期、见形期和没收期三个阶段，每期大约三日，整个病程十日左右。吴氏说："但疹之限期最迫，只有三日。"指的是麻疹，并非所有出疹疾病。

本病以清泄肺热为基本大法，"大约先用辛凉清解，后用甘凉收功"。初起邪在肺卫，或卫营同病者，治宜辛凉宣透，不可过用寒凉，防止气机冰遏；在表不可用辛温发汗，"如俗所用防风、广皮、升麻、柴胡之类，皆在所禁"。肺经气分郁热或气营同病者，当清泄肺热为主，佐以凉营透热，促使疹邪外透。肺热喘咳者，"初用辛凉加苦梗、旋覆花，上提下降；甚则用白虎加旋覆、杏仁；继用甘凉加旋覆花以救之"。风热之邪易伤肺胃之阴，甘寒养阴之法可贯穿在疾病的始终。若热毒攻喉，肺胃热盛者，治宜清热解毒，利咽消肿；毒陷心肝者，治宜清心开窍，凉肝息风；气阴两虚者，治宜益气生津，扶正透疹。

小儿连咳数十声不能回转，半日方回如鸡声者，类似百日咳，用千金苇茎汤合葶苈大枣泻肺汤清热肃降肺气。葶苈子走肺经气分，兼走大肠，从上下降，又有大枣以甘缓，使不急于趋下，治疗顿咳有较好的效果，《吴鞠通医案》中治小儿咳嗽有多案载之。

泻白散不可妄用论

【原文】

钱氏制泻白散，方用桑白皮、地骨皮、甘草、粳米，治肺火皮肤蒸热，日晡尤甚，喘咳气急，面肿，热郁肺逆等证。历来注此方者，只言其功，不知其弊。如李时珍以为泻肺诸方之准绳。虽明如王晋三、叶天士，犹率意用之。愚按：此方治热病后与小儿痘后，外感已尽真气不得归元，咳嗽上气，身虚热者，甚良。若兼一毫外感，即不可用。如风寒、风温正盛之时，而用桑皮、地骨，或于别方中加桑皮，或加地骨，如油入面，锢结而不可解矣。考《金匮》金疮门中王不留行散，取用桑东南根白皮以引生气，烧灰存性以止血，仲景方后自注云：小疮即粉之，大疮但服之，产后亦可服，如风寒，桑根勿取之。沈目南注云：风寒表邪在经络，桑根下降，故勿取之。愚按：桑白皮虽色白入肺，然桑得箕星之精，箕好风，风气通于肝，实肝经之本药也。且桑叶横纹最多而主络，故蚕食桑叶而成丝。丝，络象也。桑皮纯丝结成象筋，亦主络。肝主筋主血，络亦主血，象筋与络者必走肝，同类相从也。肝经下络阴器，如树根之蟠结于土中。桑根最为坚结，《诗》称彻彼桑土[1]，《易》言系于苞桑[2]是也。再按：肾脉之直者，从肾上贯肝膈，入肺中，循喉咙，挟舌本；其支者，从肺出，络心，注胸中。肺与肾为子母，金下生水。桑根之性，下达而坚结，由肺下走肝肾者也。内伤不妨用之，外感则引邪入肝肾之阴，而咳嗽永不愈矣。吾从妹[3]八九岁时，春日患伤风咳嗽，医用杏苏散加桑白皮，至今将五十岁，咳嗽永无愈期，年重一年。试思如不可治之嗽，当早死矣，如可治之嗽，何以至四十年不愈哉？亦可以知其故矣（受此害者颇多，不独小儿也）。愚见小儿久嗽不愈者，多因桑皮、地骨，凡服过桑皮、地骨而嗽不愈者，即不可治，伏陷之邪，无法使之上出也。至于地骨皮之不可用者，余因仲景先师风寒禁桑皮而悟入者也。盖凡树木之根，皆生地中，而独枸杞之根，名地骨者何？盖枸杞之根，深入黄泉，无所终极，古又名之曰仙人杖，盖言凡人莫得而知其所终也。木本之入下最深者，未有如地骨者，故独异众根，而独得地骨之名。凡药有独异之形，独异之性，得独异之名者，必有独异之功能，亦必有独异之偏胜也。地骨入下最深，禀少阴水阴之气，主骨蒸之劳热，力能至骨，有风寒外感者，而可用之哉！或曰：桑皮、地骨，良药也，子何畏之若是？余曰：人参、甘草，非良药耶？实证用人参，中满用甘草，外感用桑皮、地骨，同一弊也。

【注解】

[1]彻彼桑土：见《诗经·豳风》。彻，剥取之意；桑土，即桑树根。

[2]系于苞桑：见《周易·否卦》。苞，丛生的，一丛丛之意。苞桑指桑树的根深坚固。系于苞桑，是说凡物系于苞桑则牢固。

[3]从妹：叔、伯所生之女，即堂妹。

【评议】

钱乙的泻白散由桑白皮、地骨皮、甘草、粳米组成，具有清泻肺热，止咳平喘之功。主治肺热所致的喘咳，皮肤蒸热，日晡热甚，舌红，苔黄，脉细数等。方中桑白皮、地骨皮虽有寒凉之弊，但与甘草、粳米配伍，其作用平和，并无伤正副作用。吴氏所说的"凡药有独异之形，独异之性，得独异之名者，必有独异之功能，亦必有独异之偏胜也"是中医认识中药作用特点的重要方法。文中通过解释桑白皮、地骨皮的"格物"特性，来说明外感病证不可运用此药的道理，但实际上，确属肺中有热者，可以加减运用，若外感病属于风寒性质，或卫分证突出者，则不宜应用。

万物各有偏胜论

【原文】

无不偏之药，则无统治之方。如方书内所云：某方统治四时不正之气，甚至有兼治内伤产妇者，皆不通之论也。近日方书盛行者，莫过汪讱庵[1]《医方集解》一书，其中此类甚多。以其书文理颇通，世多读之而不知其非也。天下有一方而可以统治四时者乎？宜春者即不宜夏，宜春夏者更不宜秋冬。余一生体认[2]物情，只有五谷作饭[3]，可以统治四时饿病，其他未之闻也。在五谷中尚有偏胜。最中和者莫过饮食，且有冬日饮汤，夏日饮水之别，况于药乎！得天地五运六气之全者，莫如人。人之本源虽一，而人之气质，其偏胜为何如者？人之中最中和者，莫如圣人。而圣人之中，且有偏于任，偏于清，偏于和之异。千古以来不偏者，数人而已。常人则各有其偏，如《灵枢》所载阴阳五等可知也。降人一等，禽与兽也。降禽兽一等，木也。降木一等，草也。降草一等，金与石也。用药治病者，用偏以矫其偏。以药之偏胜太过，故有宜用、有宜避者。合病情者用之，不合者避之而已。无好尚，无畏忌，惟病是从。医者性情中正和平，然后可以用药，自不犯偏于寒热温凉一家之固执，而亦无笼统治病之弊矣。

【注解】

[1] 汪讱庵：名昂，清代医学家，著《本草备要》《医方集解》《汤头歌诀》等。

[2] 体认：体察，考察之意。

[3] 饭：fàn，同饭字。

【评议】

万物各有偏胜，药物自不离外，"用药治病者，用偏以矫其偏"。故不可用一药或一方统治四时之病，药物宜用还是宜避，需合病情者用之，不合者避之。人之气质亦各有偏胜，作为医者，应性情中正和平，除了详察病情，明辨性质外，还需熟悉药物性能。"无好尚，无畏忌，惟病是从"，不偏执于一家，自然无笼统治病的弊端。

草木各得一太极[1]论

【原文】

古来著本草者，皆逐论其气味性情，未尝总论夫形体之大纲，生长化收藏之运用，兹特补之。盖芦[2]主生，干与枝叶主长。花主化，子主收，根主藏，木也。草则收藏皆在子。凡干皆升，芦胜于干。凡叶皆散，花胜于叶。凡枝皆走络，须胜于枝。凡根皆降，子胜于根。由芦之升，而长、而化、而收。子则复降，而升、而化、而收矣。此草木各得一太极之理也。

愚之学，实不足以著书。是编之作，补苴罅漏[3]而已。末附二卷：《解儿难》《解产难》。简之又简，只摘其吃紧大端与近时流弊，约略言之耳。览者谅之。

【注解】

[1] 太极：哲学名词，易学的基本概念，太极生两仪，两仪生四象，四象生八卦。此指事物的根本原理。

[2] 芦：芽头

[3] 补苴罅漏：苴，jū，鞋底的草垫。罅，xià，瓦器的裂缝。补苴罅漏，指弥补缺陷之意。出自唐代韩愈《进学解》。

【评议】

草木的根、芦、枝、叶、子等，各得太极之理，都有其生、长、化、收、藏、升、降的基本规律。知其草木形态、功能特性，就能更好地用于治病。吴氏所论虽有一定的参考价值，但不可拘泥，如

"凡叶皆散，花胜于叶"，而旋覆花、枇杷叶等则有降肺胃之气的特点。

最后，吴氏谦逊地指出了撰写本书的目的是补苴罅漏。

主要参考文献

1. 吴瑭. 温病条辨［M］. 南京中医药大学温病教研室，整理. 北京：人民卫生出版社，2005.

2. 吴瑭. 温病条辨［M］. 北京：人民卫生出版社，2012.

3. 吴瑭. 温病条辨［M］. 宋咏梅，臧守虎，张永臣，点校. 北京：中国中医药出版社，2006.

4. 吴瑭. 吴鞠通医案［M］. 北京：人民卫生出版社，1960.

5. 杨进，王灿晖. 温病条辨临床学习参考［M］. 北京：人民卫生出版社，2002.

6. 李刘坤. 吴鞠通医学全书［M］. 北京：中国中医药出版社，1999.

7. 叶天士. 临证指南医案［M］. 苏礼等，整理. 北京：人民卫生出版社，2006.

8. 浙江省中医研究所.《温疫论》评注［M］. 2版. 北京：人民卫生出版社，1985.

9. 黄帝内经素问［M］. 田代华，整理. 北京：人民卫生出版社，2005.

10. 灵枢经［M］. 田代华，刘更生，整理. 北京：人民卫生出版社，2005.

11. 雷丰. 时病论［M］. 方力行，整理. 北京：人民卫生出版社，2007.

12. 严用和. 重辑严氏济生方［M］. 王道瑞，申好真，重辑. 北京：中国中医药出版社，2007.

13. 谷晓红，冯全生. 温病学［M］. 3版. 北京：人民卫生出版社，2016.

14. 张思超. 温病经典临床心悟［M］. 北京：中国中医药出版社，2014.

15. 钟赣生. 中药学［M］. 9版. 北京：中国中医药出版社，2012.

16. 熊曼琪. 伤寒学［M］. 2版. 北京：中国中医药出版社，2007.

17. 范永升. 金匮要略［M］. 2版. 北京：中国中医药出版社，2004.

方剂索引

（按《温病条辨》原文方名笔画顺序）